CB019216

PEDIATRIA
INSTITUTO DA CRIANÇA
E DO ADOLESCENTE
HOSPITAL DAS CLÍNICAS

EDITORES DA COLEÇÃO

BENITA G. SOARES SCHVARTSMAN
PAULO TAUFI MALUF JR.
MAGDA CARNEIRO-SAMPAIO

Urologia

Amilcar Martins Giron
Francisco Tibor Dénes

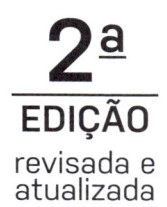

2ª
EDIÇÃO
revisada e
atualizada

EDITORES DA COLEÇÃO

BENITA G. SOARES SCHVARTSMAN
Doutora em Pediatria pela FMUSP. Nefrologista Pediatra da Clínica de Especialidades Pediátricas do Hospital Israelita Albert Einstein.

PAULO TAUFI MALUF JR.
Professor Livre-docente em Pediatria pela FMUSP. Médico Assistente da Unidade de Onco-Hematologia do Instituto da Criança e do Adolescente do HCFMUSP. Responsável pelo Serviço de Pediatria do Hospital Nove de Julho, São Paulo, SP.

MAGDA CARNEIRO-SAMPAIO
Professora Titular do Departamento de Pediatria da FMUSP. Vice-Presidente do Conselho Diretor do Instituto da Criança e do Adolescente do HCFMUSP. Membro da Academia Brasileira de Pediatria.

Urologia

COORDENADORES

Amilcar Martins Giron
Professor Livre-docente da Divisão de Urologia da FMUSP. Chefe do Setor de Urologia Perinatal.

Francisco Tibor Dénes
Professor Livre-docente de Urologia, Chefe da Unidade de Urologia Pediátrica da Divisão de Urologia do HCFMUSP.

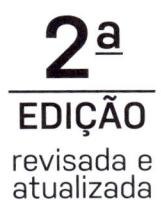

2ª EDIÇÃO
revisada e atualizada

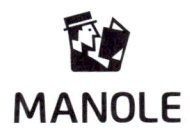

MANOLE

Este livro contempla as regras do Acordo Ortográfico da Língua Portuguesa de 1990, que entrou em vigor no Brasil.

Editor gestor: Walter Luiz Coutinho
Editora: Patrícia Alves Santana
Capa: Hélio de Almeida
Projeto gráfico: Departamento de Arte da Editora Manole
Editoração eletrônica: HiDesign Estúdio, Luargraf Serviços Gráficos
Ilustrações: HiDesign Estúdio, Luargraf Serviços Gráficos

CIP-BRASIL. CATALOGAÇÃO NA PUBLICAÇÃO
SINDICATO NACIONAL DOS EDITORES DE LIVROS, RJ

U75
2. ed.

Urologia / coordenação Amilcar Martins Giron, Francisco Tibor Dénes. - 2. ed. - Barueri [SP] : Manole, 2021.
    : il.   (Pediatria do ICr-HCFMUSP ; 15)

Inclui índice
Inclui encarte colorido
ISBN 9786555761634

1. Urologia pediátrica. I. Giron, Amilcar Martins. II. Dénes, Francisco Tibor. III. Série.

20-65847   CDD: 618.926
                                            CDD: 616.6-053.2

Meri Gleice Rodrigues de Souza - Bibliotecária - CRB-7/6439

1ª edição – 2011
2ª edição – 2021

Editora Manole Ltda.
Avenida Ceci, 672 – Tamboré
06460-120 – Barueri – SP – Brasil
Tel.: (11) 4196-6000
www.manole.com.br
https://atendimento.manole.com.br/

Impresso no Brasil | *Printed in Brazil*

Autores

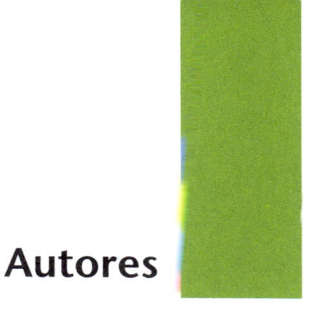

Alessandro Tavares

Médico Assistente do Setor de Uropediatria da Divisão de Clínica de Urologia do HCFMUSP.

Amilcar Martins Giron

Professor Livre-docente da Divisão de Urologia da FMUSP. Chefe do Setor de Urologia Perinatal.

Ana Catarina Lunz Macedo

Mestre em Imunologia pelo Instituto de Ciência Biomédicas da Universidade de São Paulo. Nefrologista Pediátrica pelo Instituto da Criança e do Adolescente (ICr) do HCFMUSP. Médica Assistente da Unidade de Nefrologia Pediátrica do ICr-HCFMUSP.

Andreia Watanabe

Mestre em Ciências pelo Departamento de Pediatria da FMUSP. Médica Coordenadora da Unidade de Nefrologia Pediátrica do Instituto da Criança e do Adolescente do HCFMUSP. Médica Nefrologista Pediátrica e Pesquisadora do Laboratório de Nefrologia Celular, Genética e Molecular (LIM-29) da FMUSP.

Benita Galassi Soares Schvartsman

Doutora em Pediatria pela FMUSP. Nefrologista Pediatra da Clínica de Especialidades Pediátricas do Hospital Israelita Albert Einstein.

Berenice Bilharinho de Mendonça

Professora Titular de Endocrinologia, Chefe da Divisão de Endocrinologia e do Laboratório de Hormônios e Genética Molecular da Divisão de Endocrinologia do HCFMUSP.

Carlos Alberto Buchpiguel

Coordenador do Serviço de Medicina Nuclear do Hospital das Clínicas e do Instituto do Câncer do Estado de São Paulo da FMUSP. Coordenador do Serviço de Medicina Nuclear e PET/CT do Hospital Sírio-Libanês. Coordenador do Serviço de PET/CT do Hospital do Coração (HCor). Professor Titular do Departamento de Radiologia e Oncologia da FMUSP.

Bruno Nicolino Cezarino

Médico Assistente do Serviço de Urologia do HCFMUSP. Grupo de Urologia Pediátrica e Urgências Urológicas.

Cristiano Mendes Gomes

Professor Livre-docente de Urologia pela FMUSP. Urologista do Setor de Disfunções Miccionais do HCFMUSP.

Elaine Maria Frade Costa

Professora Livre-docente de Endocrinologia, Chefe da Unidade de Endocrinologia do Desenvolvimento da Divisão de Endocrinologia do HCFMUSP.

Erika Arai Furusawa

Mestre e Doutora em Ciências pela FMUSP. Médica Assistente da Unidade de Nefrologia Pediátrica do Instituto da Criança e do Adolescente do HCFMUSP.

Fábio César Miranda Torricelli

Doutor e Pós-doutor pela FMUSP. *Fellowship* na Cleveland Clinic – Ohio. Assistente Doutor do HCFMUSP.

Flavio Eduardo Trigo Rocha

Professor Livre-docente de Urologia pela FMUSP. *Fellow* em Urologia pela Universidade da Califórnia San Francisco – EUA. Presidente da SBU – SP.

Francisco Tibor Dénes

Professor Livre-docente de Urologia, Chefe da Unidade de Urologia Pediátrica da Divisão de Urologia do HCFMUSP.

Frederico Arnaldo de Queiroz e Silva

Doutor, Livre-docente e Professor Associado pela FMUSP. Ex-chefe do Grupo de Uropediatria da Disciplina de Urologia Infantil na gestão dos Professores Sami Arap e Miguel Srougi da FMUSP.

João Victor Teixeira Henriques

Fellow em Urologia pelo Setor de Disfunções Miccionais do HCFMUSP. Urologista com Título de Especialista pela Sociedade Brasileira de Urologia.

Joceara Neves dos Reis
Mestre em Ciências pela FMUSP. Fisioterapeuta do Centro de Enurese do Hospital Municipal Infantil Menino Jesus, em SP.

Julyana Kanate Mazzoni Moromizato
Fellowship em Disfunções Miccionais, Urologia Feminina e Urologia Reconstrutiva na Divisão de Urologia do HCFMUSP. Título Especialista pela Sociedade Brasileira de Urologia.

Lilian Maria Cristofani
Professora Livre-docente pelo Departamento de Pediatria da FMUSP. Médica Assistente do Serviço de Onco-hematologia do Instituto da Criança e do Adolescente do HCFMUSP.

Lisa Suzuki
Doutora pelo Instituto de Radiologia (InRad) do HCFMUSP. Coordenadora da Radiologia do Instituto da Criança e do Adolescente do HCFMUSP.

Lorena Marçalo Oliveira
Médica Urologista, Ex-assistente da Unidade de Urologia Pediátrica da Divisão de Urologia do HCFMUSP.

Luiz Antonio Nunes de Oliveira
Especialista em Diagnóstico por Imagem. Médico Assistente do Instituto da Criança e do Adolescente do HCFMUSP.

Luccas Soares Laferreira
Urologista formado pelo HCFMUSP. *Fellowship* em Disfunções Miccionais e Urologia Feminina no HCFMUSP. Médico Colaborador do Grupo de Disfunções Miccionais do HCFMUSP.

Marcos Giannetti Machado
Médico Assistente Doutor do Setor de Uropediatria do Departamento de Urologia do HCFMUSP.

Marcos Figueiredo Mello
Médico Colaborador do Setor de Urologia Pediátrica do HCFMUSP.

Maria Helena Palma Sircili
Assistente Doutora da Unidade de Urologia Pediátrica da Divisão de Urologia e da Divisão de Endocrinologia do HCFMUSP.

Paulo Renato Marcelo Moscardi
Fellowship Clinic – Pediatric Urology University of Miami – Jackson Memorial Hospital. Urologista Pediátrico dos Hospitais São Luiz Anália Franco, Beneficência Portuguesa e Samaritano.

Ricardo Haidar Berjeaut
Fellow do Setor de Uropediatria do Departamento de Urologia do HCFMUSP.

Roberto Iglesias Lopes
Pós-doutor pela Universidade de Toronto. Associate Staff, The Hospital for Sick Children e Assistant Professor, Universidade de Toronto, Canadá (2015-2017). Médico Assistente Doutor do Grupo de Uropediatria da Divisão de Urologia do HCFMUSP.

Simone Nascimento Fagundes Sammour
Doutora em Ciências pela FMUSP. Médica Pesquisadora da Unidade de Nefrologia do Instituto da Criança e do Adolescente do HCFMUSP.

Sorahia Domenice
Assistente Doutora da Divisão de Endocrinologia do HCFMUSP.

Vera Hermina Kalika Koch
Professora Livre-docente do Departamento de Pediatria da FMUSP, na Unidade de Nefrologia Pediátrica do Instituto da Criança e do Adolescente do HCFMUSP. Coordenadora da COREME FMUSP.

William Carlos Nahas
Professor Titular de Urologia da FMUSP.

Zein Mohamed Sammour
Pós-doutor em Urologia pela FMUSP. Urologista com Título de Especialista pela Sociedade Brasileira de Urologia. Urologista do Setor de Disfunções Miccionais do HCFMUSP.

Sumário

Seção I – Avaliação funcional e morfologia

Seção II – Anomalias congênitas

Seção III – Genitália externa

Seção IV – Infecções

Prefácio da 1ª edição

Sinto-me honrado em prefaciar este precioso livro – *Urologia* – que o Instituto da Criança do HC-FMUSP está lançando agora. Minha satisfação é tripla. Primeiro, pela convivência estreita e produtiva que tenho mantido, por décadas, com os coordenadores do livro – professores Amilcar Martins Giron, Francisco Tibor Dénes e Miguel Srougi – da Disciplina de Urologia do Departamento de Cirurgia da FMUSP. Como pediatra e nefrologista pediátrico, trocamos, ao longo desses anos, conhecimentos e experiências técnico-científicas, na busca contínua da interdisciplinaridade. Aprendi a admirá-los por sua competência, seu compromisso institucional e seus valores humanos. Segundo, porque estes professores são os continuadores de uma longa tradição de uma escola de urologia da FMUSP e do HC-FMUSP, procurando sempre projetar a urologia, nacional e internacionalmente, no campo da assistência, do ensino e da pesquisa. E, terceiro, porque este livro que prefacio é a tradução palpável de um volume enorme de conhecimentos sistematizados e críticos, auferidos pela experiência de cada um e de toda a disciplina e cotejados com os conhecimentos urológicos de grandes centros nacionais e internacionais.

Essa experiência sistematizada e crítica está presente nas 9 seções e nos 29 capítulos do livro.

Ele se destina a estudantes de graduação, residentes de urologia e pediatria e também aos urologistas e nefrologistas. Você, meu caro leitor, vai se surpreender, favoravelmente.

Yassuhiko Okay
Professor Emérito da FMUSP
Vice-Diretor Geral da Fundação Faculdade de Medicina

Prefácio à 2ª edição

O avanço do conhecimento nas ciências da saúde tem trazido nova realidade para o campo da prevenção e da cura das doenças, para a promoção do bem-estar e da longevidade. Nesse progresso, destaca-se a contribuição da urologia e, dentro dela, a urologia pediátrica tem papel relevante. As novas abordagens diagnósticas e terapêuticas das anomalias congênitas do trato urinário, das doenças adquiridas durante a infância e do transplante renal mudaram o panorama da sobrevivência e da qualidade de vida de parcela significativa das crianças. Nessa trajetória exitosa, encontramos a contribuição expressiva dos coordenadores e dos autores do livro Urologia da Coleção Pediatria do Instituto da Criança e do Adolescente do Hospital das Clínicas da FMUSP.

Esta nova edição, revisada e ampliada, oferece seções e capítulos que abrangem desde a avaliação funcional e morfológica do trato urinário até os procedimentos diagnósticos, técnicos e terapêuticos mais avançados, baseados nos melhores resultados da pesquisa nacional e internacional e na vasta experiência dos especialistas da Unidade de Urologia Pediátrica da Divisão de Urologia do Hospital das Clínicas e da Disciplina de Urologia da Faculdade de Medicina da USP. Destaca-se a maneira objetiva e didática com que todos os temas são apresentados, o que torna a leitura e o aprendizado prazerosos.

Convido a todos a usufruírem do conhecimento expresso aqui, com a certeza de que este livro contribuirá na formação do especialista e no exercício cotidiano da clínica.

Sandra Josefina Ferraz Ellero Grisi
Professora Titular do Departamento de Pediatria
Faculdade de Medicina da Universidade de São Paulo

Introdução

A urologia pediátrica, nascida como subespecialidade da urologia, tem apresentado desenvolvimento fascinante nas últimas décadas, vindo a tornar-se quase que uma especialidade propriamente dita, à qual são atraídos e se dedicam não só os urologistas pediátricos, como também os cirurgiões pediátricos.

Com certeza, a área de abrangência da urologia pediátrica ampliou-se significativamente nas últimas décadas. Se nos seus primórdios, há 5 décadas, limitava-se ao tratamento da estenose da junção pieloureteral, do refluxo vesicoureteral e de algumas malformações genitais, atualmente testemunhamos grandes avanços no diagnóstico e no tratamento das mais variadas afecções dos aparelhos urinário e genital que acometem crianças e adolescentes.

Assim sendo, a pesquisa e utilização de marcadores biológicos na urina e sangue tornaram-se importantes no diagnóstico e no monitoramento das uropatias obstrutivas e inflamatórias dos rins. Também houve avanço substancial na identificação das características genéticas e moleculares do tumor de Wilms, do rabdomiossarcoma e dos distúrbios de diferenciação sexual, bem como na avaliação e tratamento de disfunções vesicoesfincterianas, com emprego da toxina botulínica e da eletroestimulação nervosa. O tratamento dos tumores urogenitais na infância também teve grande avanço, com melhora significativa na sobrevida dos pacientes e redução das sequelas com o uso de novos protocolos terapêuticos.

Adicionalmente, novas técnicas cirúrgicas foram incorporadas na cirurgia uropediátrica, seja na reconstrução das anomalias genitais e do trato urinário, como também para o tratamento da litíase, por meio de procedimentos abertos, endourológicos ou laparoscópicos. Pela mesma razão, o transplante renal nessa faixa etária também passou a oferecer resultados extremamente gratificantes. Com o aprimoramento tecnológico, espera-se que a cirurgia robótica possa assumir em futuro próximo um papel de destaque na maioria dos procedimentos hoje realizados por técnicas abertas e laparoscópicas.

Nesta nova edição, este livro pretende transmitir o conhecimento atualizado das principais afecções no âmbito da urologia pediátrica, bem como orientar, de maneira clara e objetiva, o cirurgião e o urologista pediátrica no aspecto terapêutico dessas afecções. Também servirá como um guia para a prática diária de pediatras e nefrologistas pediátricos, assim como um excelente manual de aprendizado para os residentes das especialidades acima mencionadas.

Amilcar Martins Giron
Francisco Tibor Dénes

Coleção Pediatria do Instituto da Criança e do Adolescente do HCFMUSP

1. Hematologia Pediátrica – 2ª edição
2. Doenças Reumáticas na Criança e no Adolescente – 3ª edição
3. Doenças Respiratórias – 3ª edição
4. Endocrinologia na Prática Pediátrica – 3ª edição
5. Alergia e Imunologia para o Pediatra – 3ª edição
6. A Promoção da Saúde na Infância – 2ª edição
7. Pronto-Socorro – 3ª edição
8. Otorrinolaringologia na Infância – 2ª edição
9. Dermatologia Pediátrica – 2ª edição
10. Fisioterapia – 2ª edição
11. Terapia Intensiva – 2ª edição
12. Nutrologia – 2ª edição
13. Doenças Cirúrgicas da Criança e do Adolescente – 2ª edição
14. Genética na Prática Pediátrica – 2ª edição
15. Urologia – 2ª edição
16. Neonatologia – 2ª edição
17. Gastroenterologia e Hepatologia
18. Infectologia – 2ª edição
19. Cardiologia Pediátrica
20. Psiquiatria da Infância e Adolescência
21. Diagnóstico por Imagem
22. Doenças Neoplásicas da Criança e do Adolescente
23. Neurologia
24. Oftalmologia
25. Medicina de Adolescentes

Seção I

Avaliação funcional e morfologia

1 Função renal do recém-nascido e da criança

Andreia Watanabe
Ana Catarina Lunz Macedo

 APÓS LER ESTE CAPÍTULO, VOCÊ ESTARÁ APTO A:

- Descrever os determinantes da função renal.
- Reconhecer o processo de desenvolvimento e maturação da função renal no recém-nascido e na criança.

INTRODUÇÃO

O rim é um órgão essencial para preservar a homeostase do organismo no ser humano. Contando com cerca de 1 a 2 milhões de néfrons, por meio dos processos de filtração, reabsorção e secreção, ele é responsável pela eliminação de resíduos do metabolismo, como ureia, creatinina e ácido úrico, e de drogas exógenas, colaborando significativamente para a manutenção dos equilíbrios hidreletrolítico e acidobásico do organismo e da regulação da pressão arterial sistêmica[1].

Além disso, o tecido renal também é capaz de realizar síntese de hormônios, como eritropoetina, renina e hidroxilação final da vitamina D[1].

O desenvolvimento do tecido renal a partir do mesoderma intermediário e a maturação de suas funções se dão ao longo da 6ª a 36ª semanas de gestação[2]. Após o nascimento, as funções de filtração e reabsorção aumentam progressivamente nas primeiras semanas de vida, atingindo sua função plena ao redor de 24 meses de idade[3].

FISIOLOGIA DA FUNÇÃO GLOMERULAR

O glomérulo é responsável pelo processo de filtração, pois permite a saída de escórias potencialmente tóxicas ao organismo; entretanto, preservando as proteínas e os aminoácidos necessários para a homeostase. O processo de filtração é o primeiro passo para a formação da urina[1].

Estrutura do Glomérulo

A parede do capilar glomerular é uma membrana semipermeável, caracterizada pela capacidade de filtrar água e solutos e de reter proteínas plasmáticas. Essa membrana é constituída por três camadas. A camada mais interna, o endotélio, é uma superfície fenestrada recoberta por cargas negativas. Ao redor do endotélio está a membrana basal, que é constituída por glicoproteínas de carga negativa e é a principal barreira da membrana filtrante. Finalmente, o epitélio visceral é composto pelos podócitos que, por meio de seus prolongamentos denominados pedicelos, estão aderidos à membrana basal glomerular[1] (Figura 1.1).

A porção central do tufo glomerular é composta pelas células mesangiais, cuja contratilidade pode alterar a área de superfície filtrante dos capilares glomerulares. As cé-

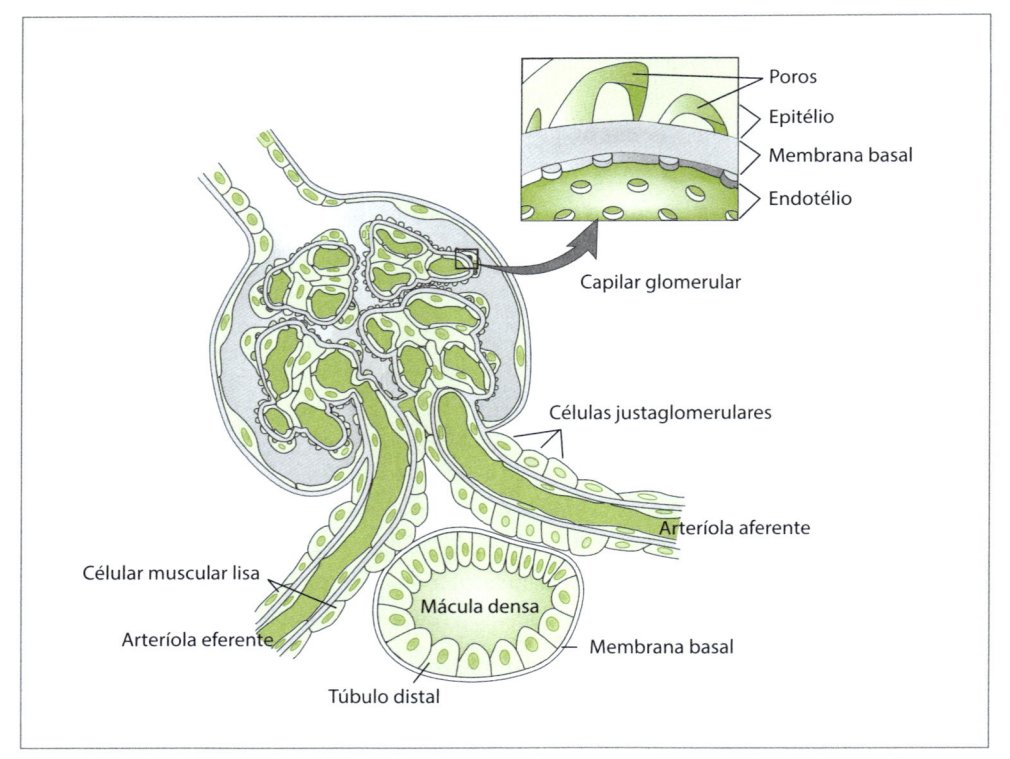

FIGURA 1.1 Estrutura básica do glomérulo, da parede do capilar glomerular e do aparelho justaglomerular[1].

lulas mesangiais também são capazes de fagocitar as macromoléculas que atravessam a membrana basal glomerular[3].

Determinantes da Filtração Glomerular

O ritmo de filtração glomerular (RFG) é determinado pelo coeficiente de ultrafiltração, que é o produto da permeabilidade do capilar glomerular vezes a sua área de superfície total, e pela pressão efetiva de ultrafiltração[4] (Figura 1.2).

A pressão efetiva de ultrafiltração representa a soma das forças hidrostáticas e coloidosmóticas através do capilar glomerular. A pressão hidrostática no capilar glomerular (P_{CG}) é uma força favorável à ultrafiltração, enquanto a pressão hidrostática no espaço de Bowman (P_{EB}) e a pressão coloidosmótica das proteínas plasmáticas do capilar glomerular (PoncCG) são forças contrárias à ultrafiltração. Em condições fisiológicas,

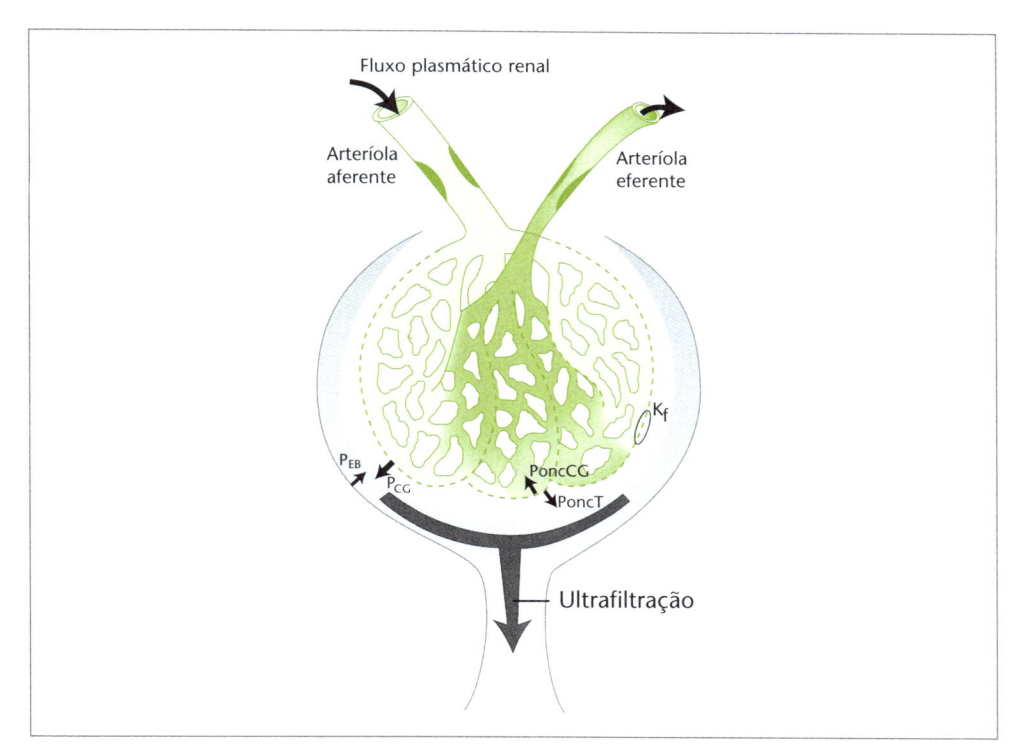

FIGURA 1.2 Representação do processo de filtração glomerular. O ritmo de filtração glomerular (RFG) é determinado pelo fluxo plasmático renal que entra no glomérulo através da arteríola aferente, pela pressão hidráulica no capilar glomerular (P_{CG}) menos a pressão hidráulica no espaço de Bowman (P_{EB}) e menos a pressão oncótica no capilar glomerular ($Ponc_{CG}$). O coeficiente de ultrafiltração (Kf) é determinado por propriedades que determinam a permeabilidade da membrana capilar[4,5].

o processo de filtração é dependente da pressão arterial do capilar glomerular, do fluxo sanguíneo renal (FSR) e do ritmo de fluxo plasmático glomerular. A pressão transcapilar glomerular também é regulada pela pressão arterial sistêmica e pela diferença das resistências entre as arteríolas eferente e aferente[4-6].

Substâncias como angiotensina II, prostaglandinas, peptídeo atrial natriurético, endotelina, óxido nítrico, bradicinina e adenosina e a inervação simpática regulam o RFG por meio da influência nos tônus aferente e eferente e da contratilidade de células mesangiais[3].

Autorregulação do Ritmo de Filtração Glomerular e do Fluxo Sanguíneo Renal

A autorregulação previne mudanças abruptas no RFG, as quais são explicadas por meio dos mecanismos miogênicos e de retroalimentação tubuloglomerular[2].

O mecanismo miogênico explica-se pela habilidade intrínseca da contração das arteríolas, quando a pressão sanguínea aumenta, e da vasodilatação, quando a pressão diminui. Esse mecanismo previne mudanças excessivas do FSR e do RFG quando há variações da pressão arterial sistêmica[4].

A retroalimentação tubuloglomerular envolve a mácula densa e o aparelho justaglomerular. A mácula densa percebe a quantidade de cloreto de sódio que chega ao túbulo distal. Quando ocorre diminuição da pressão arterial, consequentemente, há diminuição da pressão de filtração glomerular, provocando a redução do ultrafiltrado e, portanto, da carga de sódio filtrada. Estimula-se, assim, o sistema renina-angiotensina-aldosterona, que promove uma vasoconstrição preferencial da arteríola eferente e aumenta a pressão de filtração glomerular[4] (Figura 1.3).

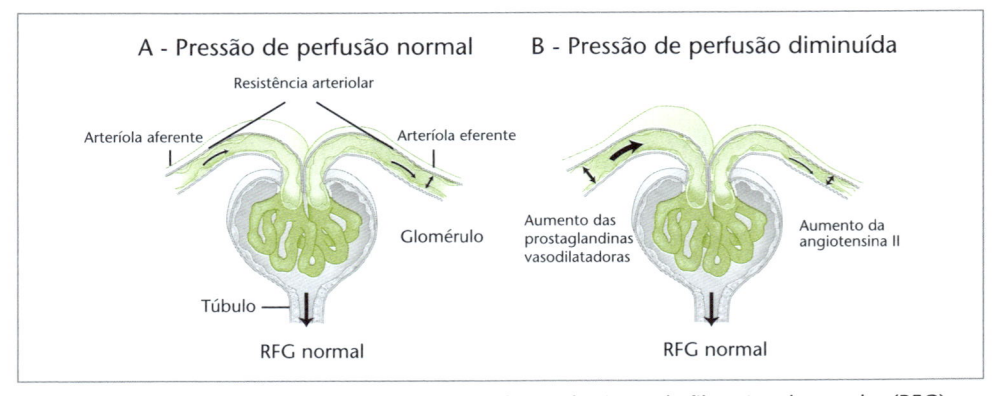

FIGURA 1.3 Mecanismo intrarrenal de autorregulação do ritmo de filtração glomerular (RFG) sob pressão de perfusão diminuída e redução do RFG por drogas. A: RFG normal; B: pressão de perfusão reduzida dentro do espectro regulatório, no qual o RFG é mantido normal pela vasodilatação da arteríola aferente e pela vasoconstrição da arteríola eferente[7].

TRANSPORTE TUBULAR DE ÁGUA E ELETRÓLITOS

Os túbulos processam o ultrafiltrado de maneira que a maioria das substâncias filtradas é seletivamente reabsorvida, através de mecanismos ativos e passivos dos túbulos para o sangue. Outras substâncias, principalmente o potássio e o hidrogênio, são secretadas da corrente sanguínea para o lúmen tubular[8].

A excreção urinária representa a carga filtrada menos a carga reabsorvida somada à carga de solutos secretada[8].

Cada segmento tubular tem uma característica distinta que contribui para diferentes taxas de reabsorção de água e eletrólitos ao longo do túbulo. As posições que esses segmentos tubulares ocupam em relação ao córtex e à medula renal também são importantes para essa especificidade (Figura 1.4).

No túbulo proximal, são absorvidos cerca de dois terços de todo sódio e água filtrados pelo glomérulo, pelo gradiente gerado pela ação da bomba Na^+-K^+-$ATPase$ na membrana basolateral. Todo esse potencial absortivo acaba por arrastar por convecção outros solutos, como potássio, cálcio, cloro, magnésio e ureia. Na membrana luminal, o sódio é trocado por hidrogênio. Na luz tubular, esse hidrogênio forma ácido carbônico e

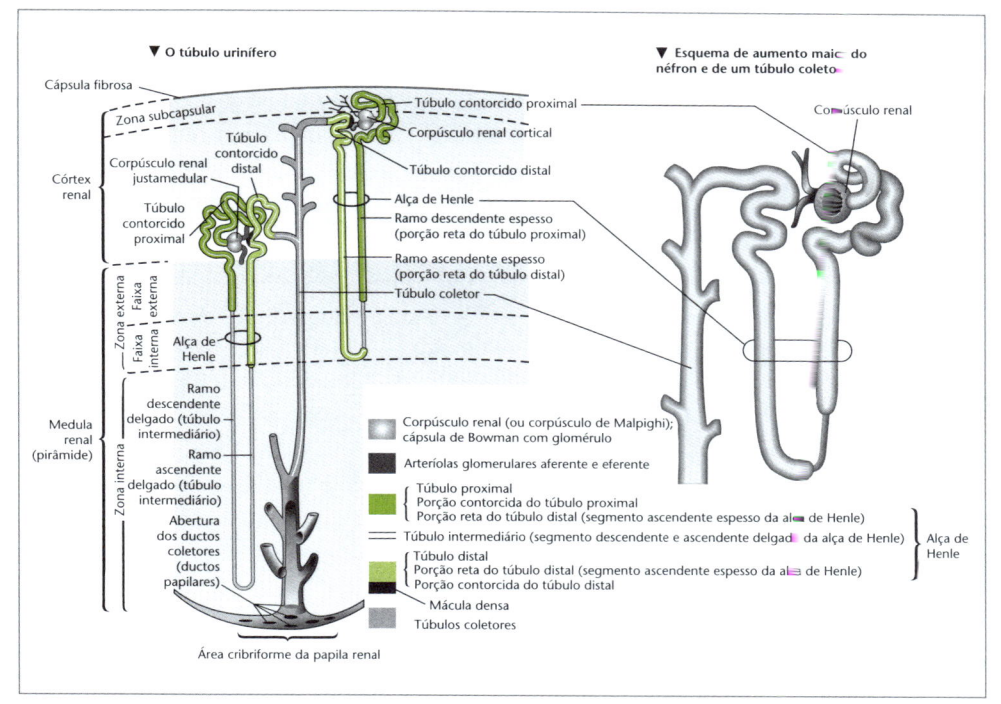

FIGURA 1.4 Néfrons corticais e justamedulares e seus segmentos tubulares com detalhamento de suas posições em relação ao córtex e à medula renal.

é dissociado pela enzima anidrase carbônica, que permite a difusão de CO_2 para dentro da célula, sendo convertido novamente a ácido carbônico e em última instância a bicarbonato, permitindo o transporte acoplado de sódio e bicarbonato na membrana basolateral (Figura 1.5). Neste segmento, também são reabsorvidos glicose e aminoácidos[9].

Na alça de Henle, cerca de 25-30% do sódio e água filtrados são reabsorvidos. A reabsorção de água ao longo da alça de Henle é seletiva. A bomba Na^+-K^+-ATPase na membrana basolateral gera o gradiente necessário para que o sódio na luz seja absorvido em cotransporte no canal Na^+-K^+-$2Cl^-$ na parte espessa ascendente dessa alça, contribuindo para a concentração urinária. A diferença de potencial elétrico permite o transporte passivo de cálcio, magnésio e potássio pela junções intercelulares[9] (Figura 1.6).

No túbulo contorcido distal, são reabsorvidos cerca de 5% do sódio filtrados. O gradiente gerado pela bomba Na^+-K^+-ATPase da membrana basolateral permite que na luz este sódio seja absorvido em cotransporte com o cloro[9] (Figura 1.7).

O túbulo de conexão e o duto coletor contribuem com a absorção de cerca de 3% do sódio filtrados. Três tipos celulares distintos contribuem para especificidade desse segmento. A célula principal faz o controle da excreção do potássio, mediada pela ação da aldosterona e facilitada tanto pelo potencial eletroquímico gerado pela Na^+-K^+-ATPase como pelo excesso intracelular de potássio. Na luz, isso se traduz por aumento dos canais luminais de absorção de sódio ENaC e dos canais de secreção de potássio ROMK.

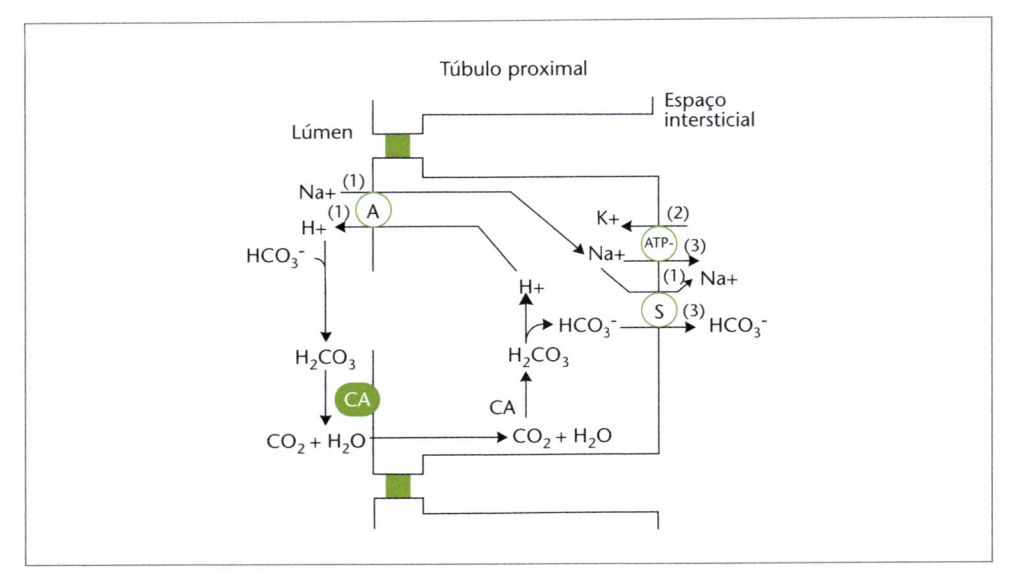

FIGURA 1.5 Túbulo proximal: bomba de Na^+-K^+-ATPase e cotransporte de Na^+ e bicarbonato na membrana basolateral. Detalhe da atividade da anidrase carbônica (CA) na reconstituição do bicarbonato a partir do CO_2 e H_2O.

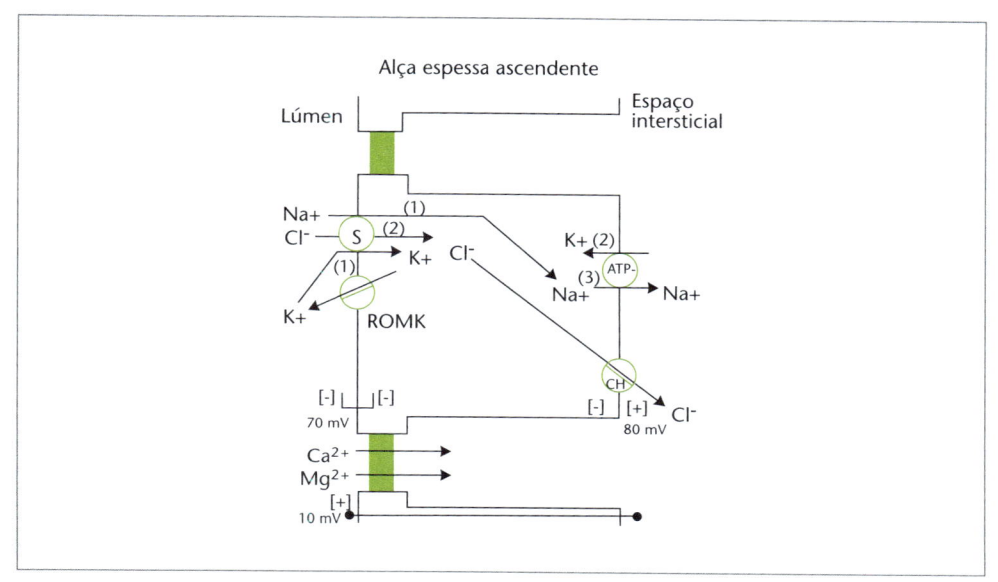

FIGURA 1.6 Alça espessa ascendente de Henle: bomba de Na⁺-K⁺-ATPase na membrana basolateral, gerando gradiente iônico para o funcionamento do transportador Na⁺-K⁺-2Cl⁻ na membrana luminal. O canal de K⁺ (ROMK) na membrana luminal "recicla" o K⁺ para o funcionamento do transportador Na⁺-K⁺-2Cl⁻. Na via paracelular, o transporte de cálcio e magnésio por gradiente eletroquímico.

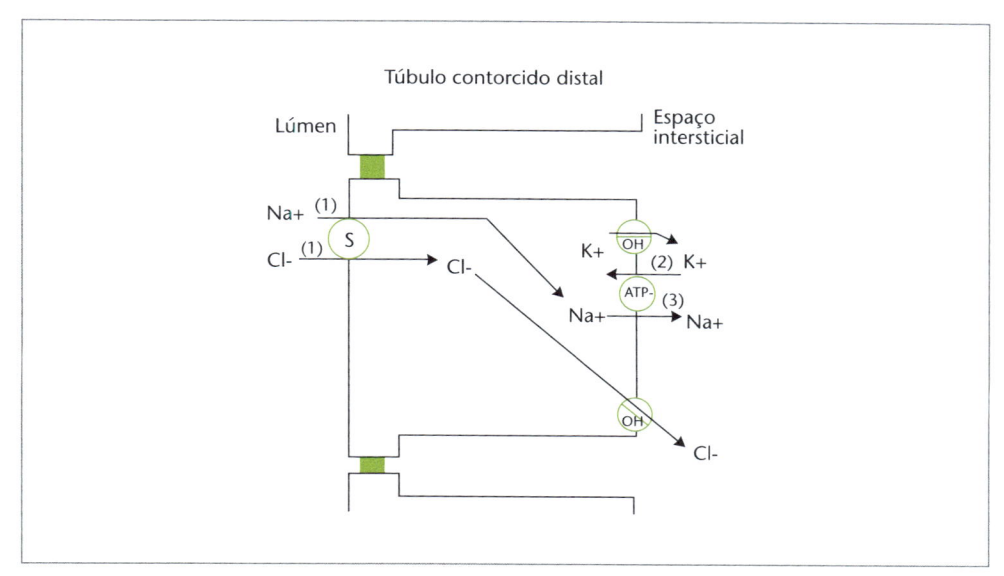

FIGURA 1.7 Túbulo contorcido distal: bomba de Na⁺-K⁺-ATPase na membrana basolateral gerando gradiente iônico para o funcionamento do transportador Na⁺-Cl⁻.

As células intercaladas alfa participam da acidificação urinária através da hidrogênio H-ATPase e as células intercaladas beta, na presença de alcalose, conseguem secretar bicarbonato para a luz[9] (Figura 1.8).

Crianças com uropatias obstrutivas podem apresentar alteração significativa da função tubular, principalmente nos segmentos distais. Isso se traduz clinicamente em maior perda de sódio e eventualmente na diminuição da secreção tubular de potássio e hidrogênio, levando à acidose tubular distal, caracterizada por hipercalemia e acidose metabólica[10]. Também se pode observar reduzida capacidade de concentração urinária pela baixa densidade de aquaporinas[10].

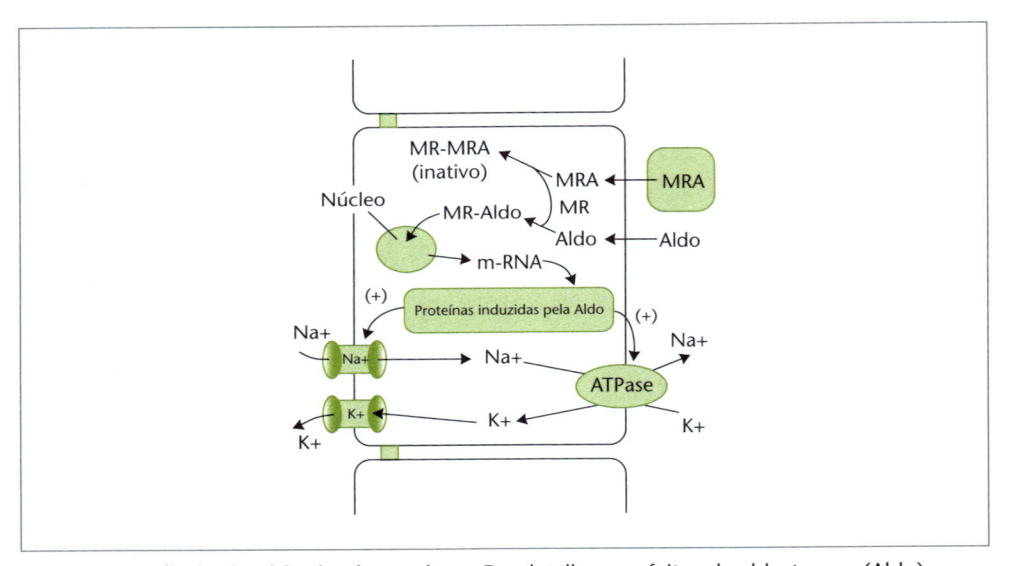

FIGURA 1.8   Túbulo distal final e duto coletor. Em detalhe, os efeitos da aldosterona (Aldo), o receptor mineralocorticoide (MR) e o antagonista do receptor mineralocorticoide (MRA). A aldosterona estimula a transcrição de proteínas que aumentam a produção, o recrutamento e a ativação dos canais Na+ (ENaC) e das bombas de Na+-K+-ATPase.

ADAPTAÇÃO RENAL NEONATAL À VIDA EXTRAUTERINA

Desenvolvimento da Filtração Glomerular

O rim fetal é caracterizado por baixo RFG, que é o resultado de baixa pressão arterial sistêmica, pequena superfície de filtração e alta resistência vascular. Esta é decorrente da intensa atividade de substâncias vasoativas e de hormônios, como a renina e angiotensina. O RFG aumenta gradativamente entre 28 e 35 semanas de idade gestacional[2], quando atinge aproximadamente 20 mL/min/1,73 m^2.

Ao nascimento, o débito cardíaco e a pressão arterial sistêmica aumentam, com conse-quente aumento da pressão no capilar glomerular. Além disso, ocorre diminuição da resis-tência vascular renal associada ao aumento da superfície e da permeabilidade do capilar glo-merular. Dessa maneira, o RFG aumenta progressivamente, atinge 50% de seu valor pleno ao final do primeiro mês de vida e, aos 2 anos de idade, chega ao RFG encontrado no adulto[2].

A pressão hidrostática glomerular também aumenta mais rapidamente que a pressão oncótica, o que favorece o aumento da ultrafiltração[3].

O rim do recém-nascido tem nesta fase aparência lobulada e apresenta maturação assimétrica de seus néfrons, com néfrons justaglomerulares alcançando a maturidade histológica antes dos néfrons corticais. Nos primeiros 2 a 3 dias de vida, a medida da creatinina do RN ainda reflete a creatinina maternal, de maneira que é esperada uma queda inicial de seus valores.

Fatores que Reduzem o Ritmo de Filtração Glomerular no Período Neonatal

O baixo RFG do recém-nascido é ainda mais acentuadamente baixo no prematuro e é regulado por delicado balanço entre substâncias vasoconstritoras e vasodilatadoras. Esse fato torna o rim neonatal vulnerável a alterações, como hipovolemia, hipoxemia, hipotensão, asfixia perinatal, ventilação pulmonar mecânica, e a algumas medicações, como inibidores da conversão da angiotensina II, anti-inflamatórios não hormonais e tolazolina, que favorecem a instalação da nefropatia vasomotora[7,11] (Figura 1.9).

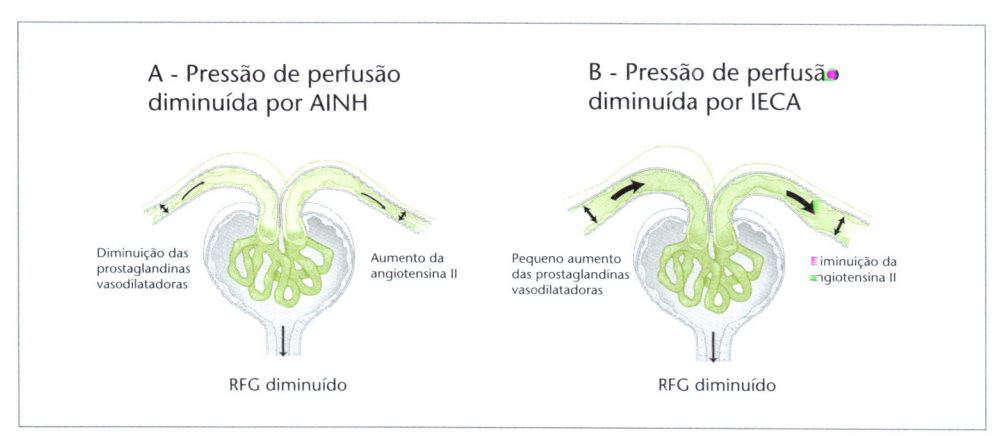

A - Pressão de perfusão diminuída por AINH

Diminuição das prostaglandinas vasodilatadoras

Aumento da angiotensina II

RFG diminuído

B - Pressão de perfusão diminuída por IECA

Pequeno aumento das prostaglandinas vasodilatadoras

Diminuição da angiotensina II

RFG diminuído

FIGURA 1.9 A) Pressão de perfusão reduzida com o uso de anti-inflamatório não hormonal (AINH), que inibe as prostaglandinas vasodilatadoras, aumentando a resistência da arteríola afe-rente, causando diminuição da pressão do capilar glomerular e diminuindo o ritmo de filtração glomerular (RFG); B: pressão de perfusão reduzida com o uso de inibidor da enzima conversora de angiotensina (IECA). Perda da ação da angiotensina II reduz a resistência eferente, causando diminuição do RFG e da pressão do capilar glomerular[7].

Imaturidade Tubular no Período Neonatal

O feto humano produz grande quantidade de urina rica em sódio, com fração de excreção que chega a 12,8%. Prematuros saudáveis, principalmente aqueles com idade gestacional menor que 30 semanas, continuam a excretar grande quantidade de sódio, o que pode colocá-los em risco para balanço negativo de sódio. A fração excretada de sódio vai diminuindo à medida que a idade gestacional se aproxima de 36 semanas[12].

A maturação dos túbulos renais é essencial para que o recém-nascido conserve o sódio, essencial para o seu crescimento. Durante o processo do desenvolvimento renal, ocorre aumento progressivo da densidade e da atividade de canais e transportadores, como o aumento do trocador Na^+-K^+-ATPase, que pode ser acelerado pela ação da aldosterona e corticoesteroides, além do alongamento da alça capilar e do aumento da permeabilidade do túbulo. Essas alterações aumentam a reabsorção tubular de sódio, e o túbulo distal parece ser o principal responsável por essa adaptação após o nascimento[13].

O balanço positivo de potássio também é necessário para o crescimento da criança. No nascimento, o ducto coletor cortical apresenta capacidade diminuída de secreção de potássio e menor resposta à aldosterona, diminuindo a excreção desse íon. Dessa maneira, os recém-nascidos, principalmente aqueles pré-termo, apresentam níveis plasmáticos mais elevados desse íon[14].

Nos prematuros, pela imaturidade tubular, podem ocorrer ainda glicosúria e aminoacidúria transitórias[15].

A capacidade de concentração urinária no RN de termo ainda é comprometida por uma medula renal de baixa concentração osmolar. Somente entre 1,5 e 2 anos, o lactente adquire a capacidade de concentração urinária máxima equivalente à do adulto. Embora a capacidade de diluição urinária do RN de termo seja próxima à do adulto, como ainda seu ritmo de filtração glomerular é menor, ele apresenta dificuldade de excretar o excesso de água livre em condições de sobrecarga hídrica[15].

MARCADORES DA FILTRAÇÃO GLOMERULAR

O RFG é a medida isolada mais importante na avaliação da função renal. A taxa de depuração de determinada substância ou marcador é técnica frequentemente utilizada para estimar o RFG. Um marcador ideal seria aquele totalmente filtrado, não reabsorvido, não secretado e não metabolizado pelo rim, uma vez que, nessa condição, a massa excretada é igual à carga filtrada[4].

A inulina é uma substância exógena, considerada um marcador preciso na determinação do RFG. Entretanto, por causa da complexidade técnica em sua realização, tem sido reservada para investigações clínicas[16].

A creatinina é um metabólito da creatina e da fosfocreatina, ambas produzidas quase exclusivamente pelo músculo. A creatinina circula de maneira não ligada a proteínas plasmáticas, é totalmente filtrada e uma pequena porcentagem é secretada através dos túbulos, processo que pode ser bloqueado por substâncias como a cimetidina e o trimetoprim[16]. Apesar de sofrer secreção tubular, a creatinina ainda é a substância mais utilizada como marcador do RFG, pelo fato de ser endógena e porque as técnicas de dosagem são simples e de baixo custo[17]. Na interpretação da estimativa do RFG, deve-se ter o cuidado de considerar que a creatinina é proporcional à massa muscular do indivíduo, que é variável ao longo da faixa etária pediátrica. Além disso, a depuração de creatinina superestima o RFG por causa da secreção tubular, que aumenta proporcionalmente com a redução da função renal[17]. É importante lembrar também que pode existir interferência de algumas substâncias, como bilirrubinas e cefalosporinas, na dosagem da creatinina, dependendo do método utilizado[16].

A estimativa do RFG por meio da fórmula descrita por Schwartz tem sido utilizada na população pediátrica. A grande vantagem é que não necessita de coleta de urina, muitas vezes complicada na faixa etária pediátrica, e aumenta a acurácia, quando comparada com a medida isolada da creatinina, pois considera o conteúdo muscular do peso do indivíduo. Portanto, deve-se considerar que, em pacientes com massa corporal fora da curva normal, outros métodos para estimativa de RFG podem ser necessários[17].

O cálculo da estimativa do RFG pela fórmula de Schwartz pode ser expresso pela seguinte equação:

$$RFG = kE/Crs$$

Na qual: RFG = mL/min/1,73 m^2, k = constante de proporcionalidade, E = estatura (cm) e Crs = concentração plasmática de creatinina (mg/dL).

Os valores de k são diretamente proporcionais ao conteúdo muscular do peso corporal e foram determinados pela análise de regressão (Tabela 1.1)[17].

TABELA 1.1 Valores de k (constante de proporcionalidade) conforme idade[10]	
Grupo por idade	**k**
Recém-nascido com baixo peso ≤ 1 ano	0,33
Recém-nascido a termo ≤ 1 ano	0,45
Crianças de 2 a 12 anos	0,55
Meninas de 13 a 21 anos	0,55
Meninos de 13 a 21 anos	0,70

Mais recentemente, com a dosagem da creatinina por método enzimático, o RFG pode ser estimado pela fórmula de Schwartz modificada[16]:

$$0,413 \times E/Crs$$

A cistatina C é uma proteína de baixo peso molecular produzida por todas as células nucleadas. É livremente filtrada pelos glomérulos e não é influenciada por massa muscular, estatura e sexo, como é a estimativa por meio da depuração de creatinina. Estudos em adultos, crianças e recém-nascidos têm demonstrado que a cistatina C é mais sensível e específica que a creatinina na estimativa do RFG; entretanto, essa vantagem não tem sido comprovada por causa do custo, da variabilidade entre os métodos de dosagem e da variabilidade intraindividual[17,19].

A melhor estimativa de RFG na faixa etária pediátrica considerada atualmente é aquela que leva em consideração a creatinina, a cistatina C e a ureia séricas, calculada pela seguinte fórmula:

$$39,8 \times (E/Crs)^{0,456} \times (1.8/CistC)^{0,418} \times (30/BUN)^{0,079} \times (1,076 \text{ menino})$$
$$(1,00 \text{ menina}) \times (E/1,4)^{0,179}$$

Em que: BUN = ureia/2,1428.

CONCLUSÕES

A função renal, que envolve filtração glomerular, reabsorção e secreção tubular, completa seu desenvolvimento por volta de 35 semanas de idade gestacional e atinge sua maturação por volta dos 2 anos de idade. O rim está mais vulnerável durante o período neonatal por causa do baixo RFG e da imaturidade característica dessa faixa etária.

A dosagem da creatinina para a estimativa do RFG por meio da fórmula de Schwartz, com suas considerações, é útil para avaliar a função renal na faixa etária pediátrica.

REFERÊNCIAS BIBLIOGRÁFICAS

1. Guyton AC, Hall JE. Urine formation by the kidneys: I. Glomerular filtration, renal blood flow, and their control. In: Guyton AC, Hall JE. Textbook of medical physiology. 10th ed. Philadelphia: WB Saunders Company; 2000. p.179-94.
2. Guignard JP. Postnatal development of glomerular filtration rate. In: Richard AP, William WF, Abman SH. Fetal and neonatal physiology. 3rd ed. Philadelphia: Saunders; 2004. p.1256-66.
3. Kon V, Ichikawa I. Glomerular circulation and function. In: Avner ED, Harmon WE, Niaudet P (eds.). Pediatric nephrology. 5th ed. Philadelphia: Lippincott Williams & Wilkins; 2004. p.25-44.
4. Zatz R. Fisiopatologia renal. São Paulo: Ateneu; 2000. p.3-20: Distúrbios da filtração glomerular.

5. Hunley TE, Kon V. Pathophysiology of acute renal failure in the neonatal period. In: Richard AP, William WF, Abman SH. Fetal and neonatal physiology. 3rd ed. Philadelphia: Saunders; 2004. p.1335-40.

6. Gong R, Dworkin LD, Brenner BM, Maddox DA. The renal circulation and glomerular ultrafiltration. In: Brenner BM. Brenner & Rector's The Kidney. Philadelphia: Saunders Elsevier; 2008. p.91-129.

7. Abuelo JG. Normotensive ischemic acute renal failure. NEJM. 2007;357:797-805.

8. Guyton AC, Hall JE. Urine formation by the kidneys: II. Tubular processing of the glomerular filtrate. In: Guyton AC, Hall JE. Textbook of medical physiology. 10th ed. Philadelphia: WB Saunders Company; 2000. p.295-312.

9. Zatz R. Bases fisiológicas da nefrologia. São Paulo: Atheneu; 2011. p. 45-84: Processamento de água e eletrólitos pelos túbulos renais.

10. Chevalier RL. Perinatal obstructive nephropathy. Semin Perinatol. 2004;28(2):124-31.

11. Heyn PT, Drukker A, Guignard JP. The stressed neonatal kidney: from pathophysiology to clinical management of neonatal vasomotor nephropathy. Pediatr Nephrol. 2000;14:227-39.

12. Jone DP, Chesney RW. Tubular function. In: Avner ED, Harmon WE, Niaudet P. Pediatric nephrology. 5th ed. Philadelphia: Lippincott Williams & Wilkins; 2004. p.45-82.

13. Feld LG, Howard EC. Renal transport of sodium during early development. In: Richard AP, William WF, Abman SH (eds.). Fetal and neonatal physiology. 3rd ed. Philadelphia: Saunders; 2004. p.1267-78.

14. Zhou H, Satlin LM. Renal potassium handling in healthy and sick newborns. Semin Perinatol. 2004;28(2):103-11.

15. Baum M. Renal tubular development. In: Avner, Harmon, Niaudet, Yoshikawa. Pediatric nephrology. 6th ed. Springer – Verlag Berlin Heidelberg; 2009. p.65-94.

16. Schwartz GJ, Muñoz A, Schneider MF, Mak RH, Kaskel F, Warady BA, et al. New equations to estimate GFR in children with CKD. J Am Soc Nephrol. 2009;20(3):629-37.

17. Israni AK, Kasiske BL. Laboratory assessment of kidney disease: clearance, urinalysis, and kidney biopsy. In: Brenner BM. Brenner & Rector's the kidney. 7th ed. Philadelphia: Saunders, Elsevier; 2008. p.724-56.

18. Schwartz GJ, Brion LP, Spitzer A. The use of plasma creatinine concentration for estimatin gloa merular filtration rate in infants, children, and adolescents. Pediatric Clin North Am. 1987;34(3):571-90.

19. Armangil D, Yurdakök M, Canpolat FE, Korkmaz A, Yig˜it S, Tekinalp G. Determination of reference values for plasma cystatin C and comparison with creatinine in premature infants. Pediatr Nephrol. 2008;23(11):2081-3.

Avaliação da função renal com radioisótopos

Carlos Alberto Buchpiguel

> **APÓS LER ESTE CAPÍTULO, VOCÊ ESTARÁ APTO A:**
>
> - Descrever os princípios de obtenção dos exames cintilográficos em urologia.
> - Reconhecer aspectos técnicos básicos que diferenciam os distintos exames aplicados.
> - Identificar as principais indicações clínicas dos exames atualmente disponíveis.

INTRODUÇÃO

A cintilografia é um método que se caracteriza por fornecer informações fisiológicas complementares, pois o princípio que permite a geração de imagens baseia-se exclusivamente nas propriedades funcionais dos diferentes órgãos que compõem o corpo humano. Como a resolução espacial desse exame é limitada quando comparada com os métodos estruturais de imagem como a ultrassonografia, a tomografia computadorizada e a ressonância magnética, deposita-se maior importância e relevância clínica das informações quantitativas funcionais nas diversas doenças renais. Um dos aspectos que reforçam a indicação dos métodos cintilográficos, especialmente em pediatria, é a ausência de efeitos colaterais, com baixa exposição à radiação ionizante. As imagens são produzidas com a administração de diferentes substâncias marcadas com radioisótopos, denominados radiofármacos. Entre os radioisótopos utilizados, destaca-se o tecnécio-99m, emissor de radiação gama com grande disponibilidade e características físicas ideais para uso *in vivo* (meia-vida de 6 horas e energia de 140 keV). A biodistribuição e o comportamento dinâmico desses traçadores são representados nas imagens obtidas em câmara à cintilação, um equipamento que permite detectar a radiação emitida por compostos concentrados no(s) órgão(s) do paciente.

Os exames variam conforme a particularidade que se queira avaliar, obedecendo aos princípios da fisiologia renal. Por meio da cintilografia, é possível avaliar as funções glomerular e tubular, com objetivos de indicação distintos.

EXAMES CINTILOGRÁFICOS

Cintilografia Renal Dinâmica

A cintilografia renal dinâmica baseia-se na administração por via venosa de radiofármacos que se caracterizam por rápidas concentração e eliminação renal. O parâmetro funcional avaliado dependerá do tipo de composto utilizado. Os agentes mais empregados na prática clínica são:

- DTPA-Tc99m (ácido dietilenotriaminopentacético marcado com tecnécio-99m): radiofármaco mais utilizado que é eliminado por filtração glomerular, sem secreção ou reabsorção tubular. Embora seja considerado bom agente de filtração glomerular, apresenta pequena taxa de ligação com proteínas plasmáticas.
- MAG3-Tc99m (mercaptoacetiltriglicina marcado com tecnécio-99m): é eliminado basicamente por secreção em túbulos proximais. Sua extração renal é maior que a do DTPA, levando a acúmulo e eliminação mais rápidos, motivo pelo qual é recomendado em crianças abaixo de 6 meses de idade, preferencialmente (por apresentarem usualmente certo grau de imaturidade funcional do rim), ou em pacientes com insuficiência renal. Contudo, o custo de produção desse radiofármaco é muito superior ao do DTPA.
- OIH-I131 ou OIH-I123 (hippuran ou ortoiodo-hippurato marcado com iodo 131): trata-se de um traçador misto eliminado por filtração glomerular e secreção tubular. Como quase todo o radiofármaco que chega aos rins é excretado, esse agente também é utilizado para cálculo do fluxo plasmático renal efetivo. O uso clínico do hippuran é prejudicado pelas altas doses de radiação e pela baixa qualidade de imagens, decorrentes das propriedades físicas inadequadas do iodo 131 (meia-vida física relativamente longa e alta energia com emissão de radiação corpuscular beta). O iodo 123 é alternativa de marcação do composto, porém com elevado custo e baixa disponibilidade.

Antes do estudo, o paciente deve ser hidratado e orientado a esvaziar a bexiga. Em seguida, deve ser posicionado em decúbito dorsal com o detector do equipamento posicionado na projeção posterior. Essa hidratação pode ser por via oral e recomenda-se a via endovenosa apenas quando a oral não é factível ou quando se deseja otimizar o grau de resposta ao estímulo diurético (prova de *wash out*). Durante o todo o período de estudo, o paciente deve se manter imóvel, mantido imobilizado quando é impossível obter a cooperação do paciente, por meio de restrição mecânica ou, quando necessário, por sedação anestésica. O estudo inicia-se com uma sequência de imagens de 1 a 4 segundos no primeiro minuto, após a administração endovenosa do radiofármaco, na qual se avalia a progressão vascular do traçador. A seguir, são obtidas as imagens com 1 a 5 minutos de duração por aproximadamente 30 minutos, registrando-se assim o acúmulo e a eliminação renal com a progressão do radiofármaco para as vias excretoras. A definição de áreas de interesse sobre os rins permite a construção de curva representativa da variação de atividade em relação ao tempo, denominada renograma. A porcentagem de atividade em cada rim nos primeiros minutos, na fase parenquimatosa antes da chegada às vias excretoras, permite estimar a função glomerular ou tubular renal em separado.

Cintilografia Renal Estática

A cintilografia renal estática utililza o DMSA-Tc99m (ácido dimercaptosuccínico marcado com tecnécio-99m), radiofármaco retido nos túbulos contornados proximais, com baixa eliminação urinária. É o método cintilográfico com melhor resolução do córtex renal, além de permitir a quantificação de função com mínima interferência de atividade extrarrenal ou das vias excretoras.

Por causa da extração renal lenta, as imagens são realizadas entre 3 e 6 horas após a injeção endovenosa, com o paciente em decúbito dorsal ou ventral e a câmara posicionada nas incidências anterior, posterior e oblíqua posterior. Com o advento de técnicas tomográficas (Spect), é possível obter cortes tomográficos de ambos os rins, com reconstrução das imagens nos planos transversal, coronal e sagital.

Quantificação da Função Renal

A quantificação relativa da função renal – cada rim individualmente em relação ao total – é realizada pela determinação da atividade em regiões de interesse definidas sobre o parênquima renal, subtraindo-se a interferência de estruturas extrarrenais (radiação de fundo). A quantificação deve ser realizada quando a atividade renal encontra-se no parênquima, não tendo chegado às vias excretoras. Na cintilografia renal dinâmica com DTPA (marcador de função glomerular), a quantificação é mais bem realizada e mais representativa da função glomerular entre o 2° e o 3° minuto após injeção venosa do radiofármaco. Na cintilografia renal estática com DMSA, a quantificação pode ser realizada a partir de 4 a 6 horas, porém, se houver retenção pielocalicial, deverá ser aumentado o intervalo para até 24 horas.

A quantificação absoluta da filtração glomerular ou do fluxo plasmático renal efetivo pode ser realizada *in vitro* ou *in vivo*. A velocidade de clareamento do traçador injetado pode ser estimada *in vitro* pela atividade em uma ou duas amostras plasmáticas. Na medida de filtração glomerular, podem ser empregados o DTPA-Tc99m ou, de preferência, o EDTA-Cr51; entretanto, este ultimo não pode ser usado na obtenção de imagens *in vivo* por causa das características físicas inadequadas do cromo-51[1]. O fluxo plasmático renal efetivo pode ser medido após administração de hippuran-I131, podendo ainda ser estimado pela eliminação tubular do MAG3-Tc99m.

A função absoluta pode ser estimada in vivo pelo cálculo da porcentagem de captação do radiofármaco em relação à atividade administrada ou pela taxa de acúmulo do radiofármaco observada na curva atividade versus tempo. Destacam-se os cálculos da filtração glomerular pelo método de Gates (porcentagem de captação do 2º ao 3º minuto) e Piepsz (taxa de acúmulo entre 80 e 180 segundos, correlacionada à concentração sanguínea do radiofármaco)[2].

APLICAÇÕES CLÍNICAS

Hidronefrose e Dilatação de Vias Excretoras

A dilatação de vias excretoras tem sido achado cada vez mais frequente em crianças, muitas vezes detectada ainda no período pré-natal. A possibilidade de boa recuperação ou interrupção da deterioração progressiva da função renal após correção da obstrução, mesmo em rins quase exclusos, torna ainda mais importante o diagnóstico precoce nesses pacientes[3]. Entretanto, a dilatação pode ter outras causas não obstrutivas, como megaureter idiopático, pelve extrarrenal e refluxo vesicoureteral, ou mesmo representar sequela de obstrução já corrigida.

A cintilografia renal dinâmica permite avaliar a excreção do radiofármaco e a variação deste após o uso de diuréticos, além do acompanhamento mais objetivo da função renal. O parênquima renal habitualmente apresenta concentração do radiofármaco, eventualmente retardada e reduzida, com preenchimento tardio das vias excretoras dilatadas. O nível da obstrução pode ser estimado conforme o padrão de dilatação observado e o padrão de dinâmica da função excretora. Dilatação apenas do sistema pielocalicinal sugere estenose de junção pieloureteral (JUP) e dilatação com estase em toda a extensão do ureter acompanhada de dilatação calicinal sugere preferencialmente estenose distal (junção ureterovesical, ureterocele, válvula de uretra posterior). Também é sugestiva de válvula de uretra posterior a redução volumétrica da bexiga. A identificação de bordas irregulares associada à redução significativa do volume vesical permite sugerir a presença de bexiga de esforço.

Mesmo em casos sem obstrução, pode haver retenção do radiofármaco na área de dilatação, pelo simples aumento da capacidade volumétrica e consequente estado hipotônico do sistema uroexcretor. Por esse motivo, é empregado o diurético que diferencia a estase funcional, com bom clareamento após o aumento do fluxo urinário (Figura 2.1), do processo obstrutivo, no qual se mantém a retenção do radiofármaco (Figura 2.2).

Apesar da variação nos protocolos de aquisição dos exames funcionais, é importante garantir que o paciente esteja bem hidratado no momento do estudo e se não existe dificuldade no esvaziamento do conteúdo da bexiga, pois um aumento na pressão intravesical pode comprometer o ritmo de esvaziamento ureteral. Recomenda-se, portanto, hidratação oral com 300 a 500 mL, de 30 minutos a 2 horas antes do estudo, podendo também ser empregada a hidratação endovenosa naqueles pacientes que não

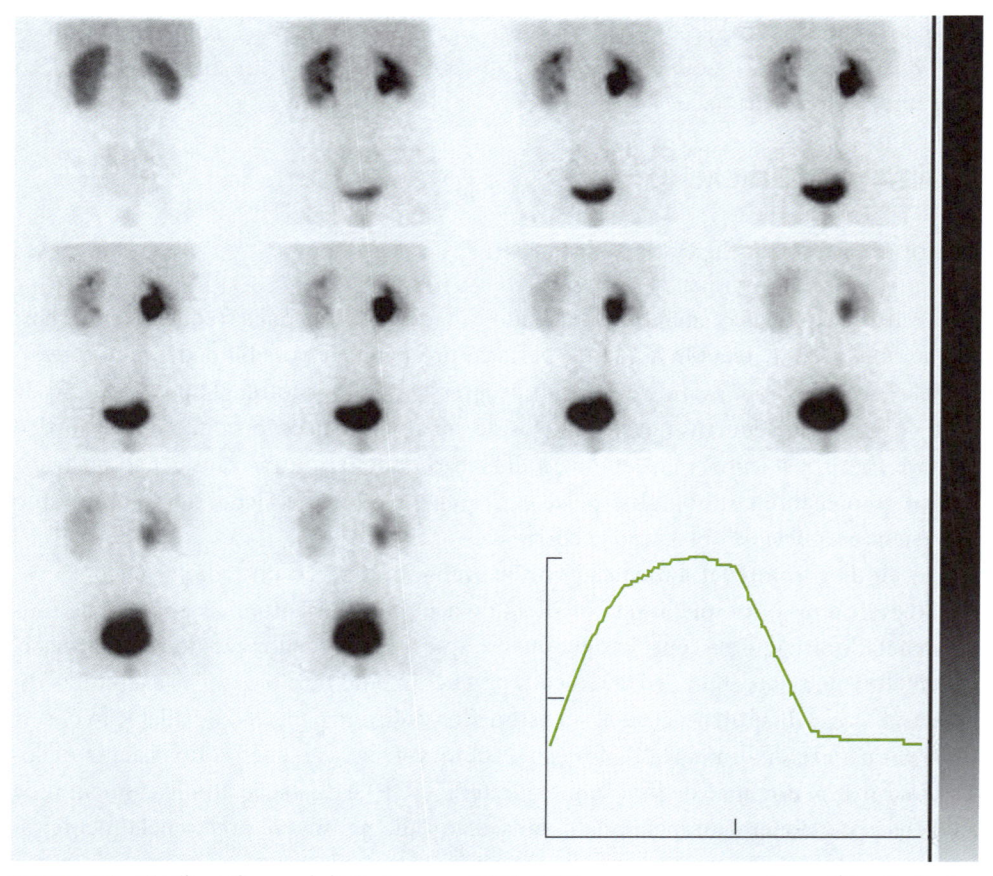

FIGURA 2.1 Cintilografia renal dinâmica com DTPA-Tc99m e renograma: estase piélica (à direita) com bom esvaziamento após uso do diurético.

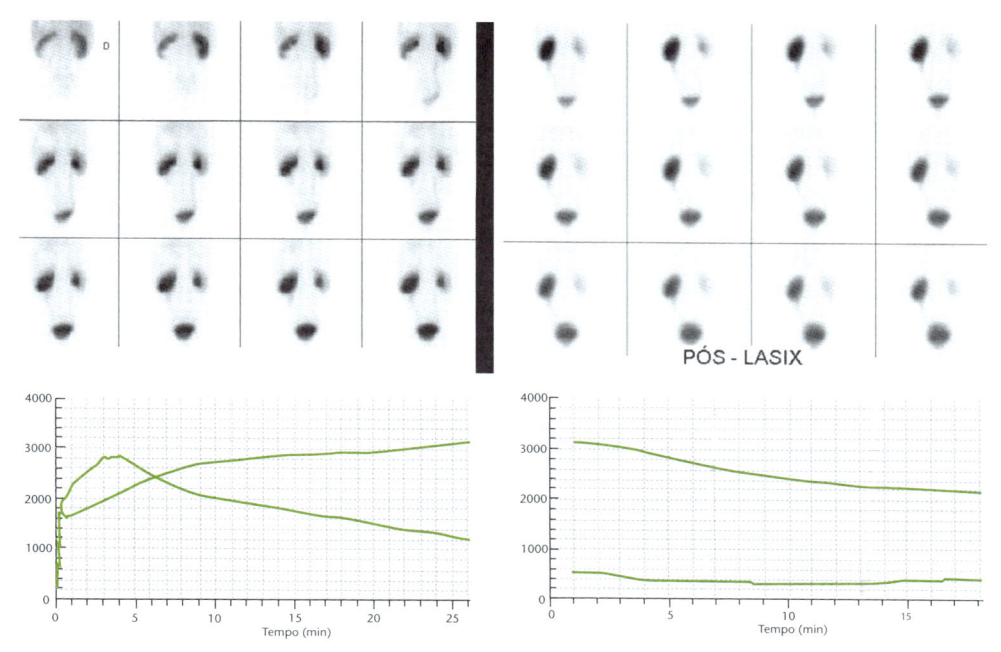

FIGURA 2.2 Cintilografia renal dinâmica com DTPA-Tc99m e renograma: estenose de junção ureteropélica com dilatação e estase pielocalicial (à esquerda) sem resposta satisfatória ao uso de diurético.

conseguem fazer a hidratação oral ou naqueles com dificuldade de compreensão ou cooperação. Apesar de estabelecido no consenso do Conselho de Medicina Nuclear Pediátrica e Sociedade para Urologia Fetal[4], o uso de 10 a 15 mL/kg de NaCl 0,9% diluído em SG 5% entre 15 minutos antes e até 15 minutos após o início da aquisição, com objetivo de promover hidratação mais efetiva em crianças, vem sendo recentemente questionado[5]. Contudo, sempre que o exame é realizado sob sedação anestésica, o que limita o grau de hidratação oral, recomenda-se a hidratação parenteral com objetivo de otimizar o grau de resposta ao estímulo diurético.

Antes da administração do radiofármaco, a bexiga deve ser esvaziada por micção espontânea ou por intermédio de sondagem vesical. A sondagem deve ser considerada em especial nos pacientes sem micção espontânea e com história de refluxo e doença vesicouretral, necessitando de melhor avaliação de ureter distal ou quando o grau de repleção vesical dificultar a drenagem. Além de remover a interferência da bexiga, a sonda vesical permite a monitoração da diurese.

A aquisição do estudo é feita da forma habitual, com o paciente em decúbito dorsal e a câmara posicionada posteriormente. Apesar de ser possível o posicionamento com o paciente em decúbito ventral ou sentado para reduzir a estase, essas manobras são em geral realizadas antes da administração do diurético ou ao final do estudo, em conjunto com imagem pós-miccional. O efeito da gravidade associado à micção é muitas vezes suficiente para que ocorra esvaziamento adicional ou resolução da estase em vias excretoras.

A indicação do diurético é feita após a constatação de estase significativa nas vias excretoras. Tem sido padronizada a administração do furosemide aos 20 minutos de estudo (F+20), havendo variações de protocolo com administração aos 15 minutos antes do início do estudo (F-15) ou apenas quando a atividade nas vias excretoras estiver estabilizada e no pico do enchimento calicinal. A dose recomendada é de 0,5 a 1 mg/kg de furosemide, até o máximo de 40 mg. Após a administração do diurético, prossegue-se com uma aquisição dinâmica adicional por 15 a 30 minutos, podendo ainda ser realizada imagem após micção e variação para posição ortostática[4,5].

A excreção do radiofármaco após o estímulo diurético é analisada nas imagens obtidas, levando em conta a morfologia, o grau de captação na fase parenquimatosa e a retenção aos 20 minutos, o tempo de trânsito cortical e tempos de aparecimento e clareamento das vias excretoras. Também são construídas as curvas que representam a variação de atividade versus tempo nas áreas de estase. Um critério frequentemente adotado para avaliação das curvas de esvaziamento pós-diurético é o tempo estimado para que ocorra a eliminação de 50% da atividade inicial (T1/2), considerando sugestivo de obstrução valores acima de 20 minutos e não obstrutivo valores inferiores a 10 minutos. Entretanto, esse critério não deve ser considerado isoladamente, sendo importante a avaliação conjunta das diferentes fases do estudo urodinâmico pela cintilografia. É também descrito o padrão de boa resposta inicial ao diurético seguida de novo enchimento após 10 a 15 minutos, sugestivo de hidronefrose intermitente, o que justifica a aquisição por pelo menos 15 minutos mesmo quando há esvaziamento mais precoce[5].

Entre as causas mais frequentes de resultado falso-positivo na avaliação da resposta ao diurético, estão a dilatação acentuada e a grande complacência das vias excretoras em associação com um déficit importante de função renal (RFG inferior a 15 mL/min ou < 20% da função global), que, por sua vez, retardam a resposta efetiva ao diurético. O MAG3 tem maior fração de extração que o DTPA, e isso promove resposta mais rápida e efetiva ao diurético, o que facilita a avaliação em pacientes com déficit functional mais importante. Também pode ser observada a manutenção do padrão obstrutivo imediatamente após cirurgia corretiva, sendo conveniente aguardar 6 meses para se realizar nova cintilografia de controle. Estudos falso-negativos são bem menos frequentes, podendo estar associados à obstrução em vias excretoras de pequeno diâmetro (sistema de baixa capacidade) e à obstrução parcial ou intermitente. Nos casos duvidosos, é importante excluir as causas citadas de falso-positivo, bem como avaliar a presença de déficit de função e a associação com a presença de sintomas clínicos.

Por causa da imaturidade renal, a avaliação do clareamento após diurético é prejudicada em recém-nascidos, assim como em pacientes com insuficiência renal. Se disponível, o MAG3 tem como vantagem em relação ao DTPA a sua maior fração de extração, sendo indicado nesse grupo de pacientes. Sugere-se aguardar um mês de vida, além de medir a concentração sérica de creatinina antes do estudo. Entretanto, mesmo nessa faixa etária precoce, o método tem elevado valor de predição negativo. O retardo do clareamento após diurético não tem tanto valor, sendo importante, nesses casos, valorizar a quantificação da função renal diferencial. Na suspeita de acometimento unilateral, se a função se encontra acima de 40% do total, a conduta pode ser expectante e deve-se considerar a possibilidade de intervenção nos pacientes com função reduzida ou quando há piora nos estudos de acompanhamento[6].

Contudo, apesar da importância da função excretora, tem-se dado crescente valor à avaliação sequencial e quantitativa da função renal como mais um elemento para avaliar o melhor tempo de intervenção cirúrgica, quando pertinente.

A cintilografia renal estática com DMSA tem indicação na identificação e localização de tecido funcionante no rim hidronefrótico, tendo, em geral, boa acurácia na quantificação da função renal diferencial. Quando ainda é observada estase nas vias excretoras, a quantificação deve ser postergada para imagens de 24 horas.

Infecção

A cintilografia renal estática com DMSA, ou cintilografia cortical, é considerada um método de importância no diagnóstico de infecção urinária alta, com maior sensibilidade que a ultrassonografia ou urografia excretora para detecção da pielonefrite aguda. O padrão mais encontrado na pielonefrite aguda é de áreas de hipocaptação focal, mais frequentemente nos polos ou irradiando-se da pelve para periferia, podendo, entretanto, haver déficit difuso de concentração do radiofármaco (Figura 2.3).

A   B

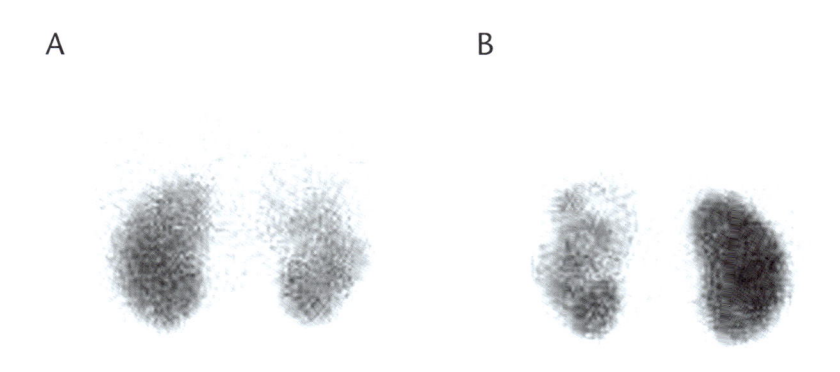

FIGURA 2.3 Cintilografia renal estática com DMSA-Tc99m: pielonefrite aguda com áreas de hipocaptação esparsas no rim esquerdo. A: Vista anterior; B: vista posterior.

No exame de acompanhamento, o déficit funcional focal ou difuso inicialmente observado pode ou não regredir, considerando que alterações persistentes por mais de 6 a 8 semanas já representam sequela cicatricial. A hipocaptação de DMSA na inflamação aguda ocorre possivelmente por associação de isquemia e alteração dos mecanismos de transporte tubular[7-9].

As imagens devem ser interpretadas em conjunto com os dados clínicos, em geral na vigência de infecção urinária baixa, pois a hipocaptação focal não é diferenciável cintilograficamente de outras causas de substituição do parênquima (p. ex., tumor, cisto, hematoma, infarto, cicatriz, nefrite intersticial focal).

Além do diagnóstico da pielonefrite aguda, a cintilografia renal estática é empregada de forma seriada em pacientes com episódios prévios de pielonefrite ou refluxo vesicoureteral. O acompanhamento permite detectar novas alterações cicatriciais e a variação de função renal, auxiliando a conduta clínica em crianças com pielonefrite crônica. Nesta, observa-se rim de dimensões reduzidas ou atrófico, com irregularidade de contornos por retrações corticais, além da redução de função (Figura 2.4).

A cistocintilografia direta ou indireta pode ser indicada para detecção de refluxo vesicoureteral. Entretanto, em crianças do sexo masculino, a uretrocistografia miccional é, sem dúvida, a primeira escolha pelas informações anatômicas que se pode obter com o emprego do referido exame.

A infecção pode também estar associada à estase e/ou à obstrução por outras doenças (p. ex., rim em ferradura, ectopia renal cruzada, estenose de JUP), sendo, nesses casos, indicada a cintilografia renal dinâmica.

Apesar de ser menos sensível que a cintilografia estática, a fase inicial ou parenquimatosa da cintilografia renal dinâmica também pode permitir a detecção de áreas focais hipofuncionantes. O gálio-67 também é ocasionalmente empregado na detecção de pielonefrite aguda, mas com maior dose de radiação absorvida e eliminação fisiológica

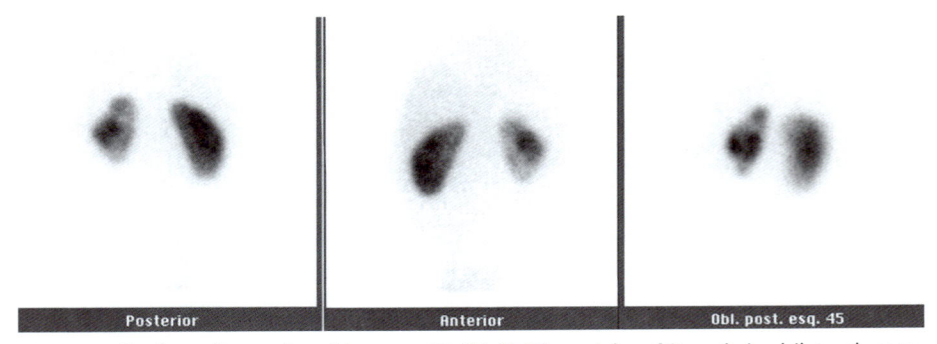

FIGURA 2.4 Cintilografia renal estática com DMSA-Tc99m: pielonefrite crônica bilateral, com acentuada redução volumétrica e da função tubular à esquerda (função diferencial – rim esquerdo = 15% e rim direito = 90%).

renal, o que pode dificultar a interpretação do estudo principalmente nas primeiras 24 horas após sua administração. Outras causas de hipercaptação de gálio-67 são: nefrite intersticial, vasculites, síndrome nefrótica, toxicidade a drogas e alguns tumores.

Malformação Renal

A cintilografia está indicada para identificação e avaliação morfológica e funcional dos rins e das vias excretoras na suspeita de alterações congênitas do trato geniturinário.

A cintilografia renal estática com DMSA permite boa caracterização de agenesia ou hipoplasia renal, rim pélvico, ectopia renal cruzada e rim em ferradura (Figura 2.5), bem como de eventual complicação dessas doenças por pielonefrite ou outras doenças. Também pode ser avaliada a função do istmo nos rins em ferradura.

A repercussão das malformações na filtração glomerular e na excreção urinária podem ser avaliadas pela cintilografia renal dinâmica com DTPA, associada ao uso de diurético se houver dilatação de vias excretoras ou suspeita de obstrução associada (p. ex., rim em ferradura, unidade superior de rim com duplicidade, síndrome de *Prune Belly*). Na duplicidade ureteropiélica, além da obstrução da unidade superior, pode também ser investigada a presença de refluxo vesicoureteral na unidade inferior.

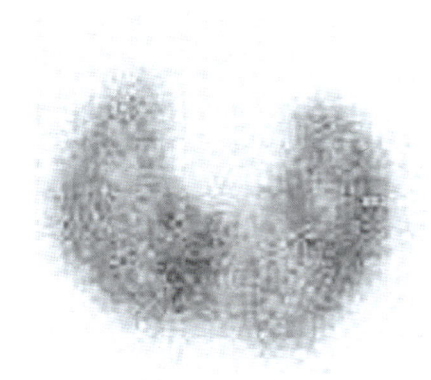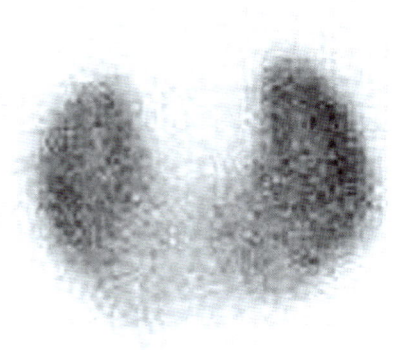

FIGURA 2.5 Cintilografia renal estática com DMSA-Tc99m: rim em ferradura com função tubular preservada.

CONCLUSÕES

O exame da função renal com radioisótopos permite avaliação qualitativa e quantitativa das funções glomerular e tubular renal. Por meio desses achados funcionais, apesar da limitada informação anatômica fornecida, esses exames possibilitam a diferenciação entre hidronefrose obstrutiva e funcional e, mais importante, o acompanhamento das crianças com quadros de hidronefrose, de forma muito pouco invasiva e praticamente isenta de complicações. A detecção do envolvimento do trato urinário superior em situações de infecção urinária aguda, por meio de princípios exclusivamente funcionais, é outra indicação clínica da cintilografia, empregando- se agente de concentração essencialmente tubular. Outra indicação menos prevalente, porém eventualmente observada, é na detecção de malformações congênitas, como rins em ferradura, e anomalias do número e da topografia dos rins.

 ## REFERÊNCIAS BIBLIOGRÁFICAS

1. Medeiros FS, Sapienza MT, Prado ES, Agena F, Shimizu MH, Lemos FB, et al. Validation of plasma clearance of 51Cr-EDTA in adult renal transplant recipients: comparison with inulin renal clearance. Transpl Int. 2009;22(3):323-31.
2. Blaufox MD, Aurell M, Bubeck B, Fommei E, Piepsz A, Russel C. Report of the radionuclides in nephrourology commitee on renal clearance. J Nucl Med. 1996;37(11):1883-90.
3. King LR, Coughlin PW, Bloch EC, Bowie ID, Ansong K, Hanna MK. The case for immediate pyeloplasty in the neonate with ureteropelvic obstruction. J Urol. 1984;132(4):725-8.
4. Conway JJ, Maizels M. The "well tempered" diuretic renogram: a standart method to examine the assymptomatic neonate with hydroneprosis or hydroureteronephrosis. J Nucl Med. 1992;33(11):2047-51.
5. O'Reilly P, Aurell M, Britton K, Kletter K, Rosenthal L, Testa T. Consensus on diuresis renography for investigating the dilated upper urinary tract. J Nucl Med. 1996;37(11):1872-6.
6. Heyman S. Radionuclide studies of the genitourinary tract. In: Miller JH, Gelfand MJ, editors. Pediatric nuclear imaging. Philadelphia: WB Saunders; 1994. p.195-251.
7. Goldraich NP, Ramos OL, Goldraich IH. Urography versus DMSA scan in children with vesicoureteric reflux. Pediatr Nephrol. 1989;3(1):1-5.
8. Handmaker H. Nuclear renal imaging in acute pyelonephritis. Semin Nucl Med. 1982;12(3):246-53.
9. Sty JR, Wells RG, Starshak RJ, Schroeder BA. Imaging in acute renal infection in children. AJR. 1987;148(3):71-7.

Avaliação do trato urinário por imagem

Luiz Antonio Nunes de Oliveira
Lisa Suzuki

APÓS LER ESTE CAPÍTULO, VOCÊ ESTARÁ APTO A:

- Solicitar o exame por imagem mais adequado de acordo com a suspeita clínica.
- Interpretar as imagens e correlacioná-las com o contexto clínico.
- Aplicar o algoritmo de diagnóstico diferencial com prevalência das afecções.
- Avaliar comparativamente as diversas modalidades de diagnóstico por imagem, incluindo radiografias simples, contrastadas, ultrassonografia, tomografia computadorizada e ressonância magnética.

INTRODUÇÃO

Nos anos recentes, houve significativa modificação na avaliação por imagem dos pacientes com doença renal. Atualmente, a urografia excretora (UE) é muito pouco utilizada e praticamente substituída por ultrassonografia (USG), ressonância magnética (RM), avaliação por medicina nuclear (MN) e tomografia computadorizada (TC). Os avanços tecnológicos em cada uma dessas modalidades com *softwares* permitem realizar estudos mais rápidos e com imagens tridimensionais.

A diversidade de opções, custos e potenciais efeitos adversos ao paciente obriga o médico a efetuar uma escolha que ofereça resposta rápida e eficiente para os questionamentos clínicos. Sugere-se a escolha mais adequada em alguns cenários clínicos selecionados[1]. O sistema urinário pediátrico pode ser afetado por desordens congênitas e adquiridas. O primeiro objetivo da imagem é fornecer informações sobre a natureza e a extensão da doença. Conhecimento de dados clínicos, laboratoriais e procedimentos terapêuticos influenciam na escolha da modalidade, considerando a eficácia diagnóstica e proteção de radiação. A radiografia digital permite substancial redução de dose até 50% sem diferença significativa na acurácia diagnóstica e qualidade da imagem[2].

Radiologistas e médicos solicitantes devem conhecer a técnica, limitações e interpretação das várias modalidades de diagnóstico disponíveis para a avaliação do sistema urinário e suas respectivas indicações.

RADIOGRAFIAS SIMPLES E CONTRASTADAS

Radiografia Simples de Abdome

A radiografia abdominal realiza-se em decúbito supino, com raios verticais e ocasionalmente com angulações cefálicas e caudais de 10° a 20°. Nesse exame, alguns procedimentos são necessários: proteção das gônadas com lâminas plumbíferas, colimação do feixe de raios X, técnica adequada (Figura 3.1) e eventual preparo intestinal quando se fizer necessário. Este clichê é útil em estudo de anomalias da coluna vertebral/óssea (Figura 3.2), calcificações[3], e em caso de massa abdominal palpável (Figura 3.3). É importante observar repercussão óssea secundária à insuficiência renal. Deve-se avaliar a densidade, o trabeculado e a forma dos ossos (Figura 3.4).

Na criança, os contornos dos rins e dos músculos iliopsoas são mal delineados, por causa da espessura tênue e da quantidade de tecido gorduroso e superposição de alças intestinais, sem e com conteúdo, gasoso e sólido. Ocasionalmente, podem ser perceptíveis espontaneamente os contornos da bexiga urinária quando em repleção, porém sua observação deve ser valorizada no contexto clínico.

Deve-se realizar incidência adicional de perfil em decúbito no caso de alterações morfoestruturais da coluna vertebral/óssea e oblíquas renais quando necessário.

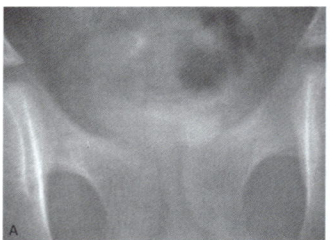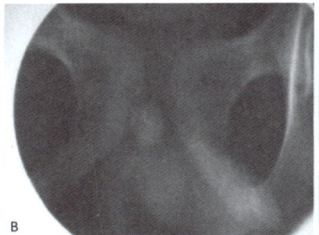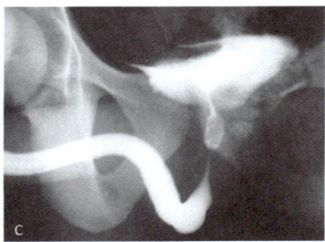

FIGURA 3.1 Calcificação na projeção da sínfise púbica, correspondendo a cálculo na uretra posterior (A). Observar radiografia com colimação e angulação do feixe de raios X, destacando a calcificação (B). Cistouretrografia confirmando a impactação uretral (C).

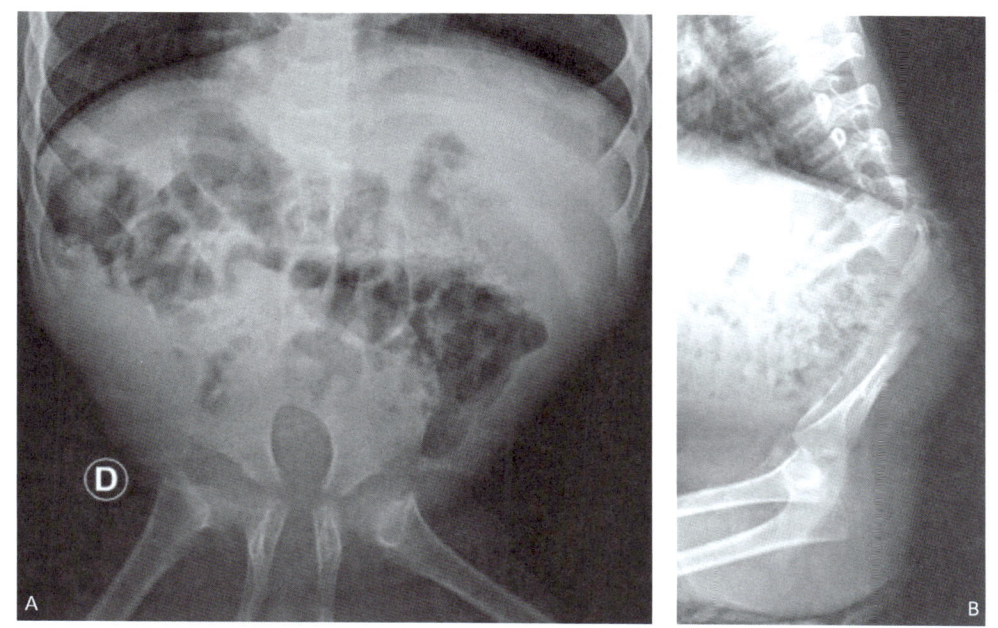

FIGURA 3.2 (A) Síndrome da regressão caudal. Observar agenesia de vértebras lombares; (B) Agenesia do sacro. Observar aproximação dos ilíacos. Paciente de 4 anos também com *situs inversus totalis*. Bexiga neurogênica.

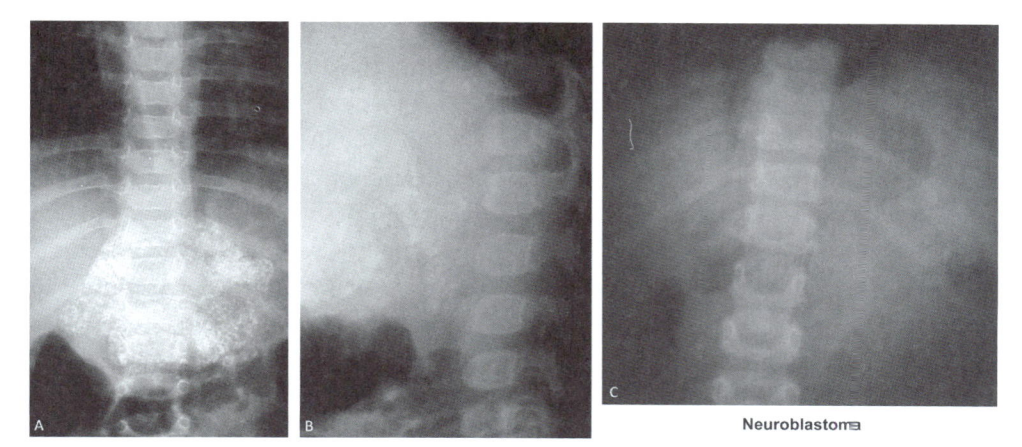

FIGURA 3.3 Neuroblastoma. (A) Massa retroperitoneal com calcificações amorfas e grosseiras. (B) Incidência em perfil. (C) Calcificação à esquerda deslocando a grande curvatura gástrica. Alargamento da linha paravertebral à direita na transição toracoabdominal por linfonodomegalias.

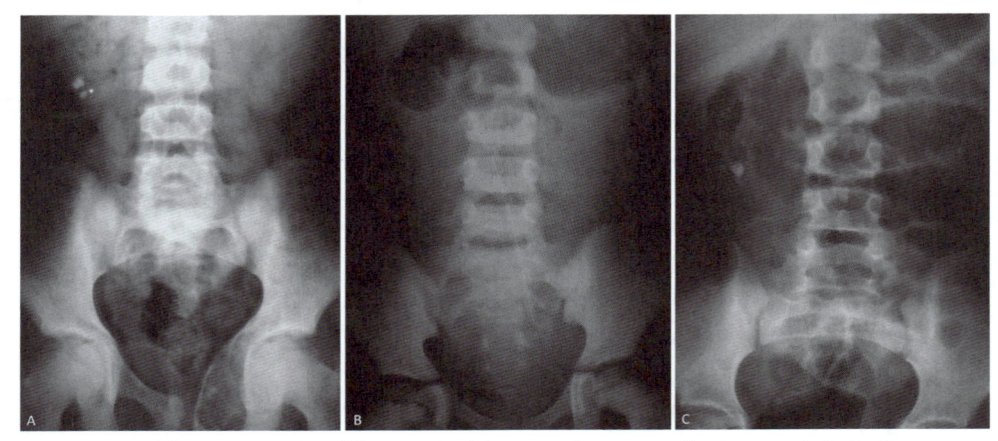

FIGURA 3.4   (A) Hiperparatireoidismo primário por adenoma: cálculos renais à direita no polo inferior e lesão osteolítica insuflativa do ramo iliopubiano esquerdo (tumor marrom); (B) Osteodistrofia renal: trabeculado ósseo grosseiro, certo grau de osteoesclerose e alargamento das fises proximais femorais (hiperparatireoidismo secundário). Observar cateter de diálise peritoneal. (C) Nefrocalcinose com múltiplas pequenas calcificações bilaterais nos complexos papilocalicinais.

Exames Contrastados

Cistografia, cistouretrografia miccional (CUM) e uretrocistografia retrógrada (UCR).

Cistografia e cistouretrografia miccional

Cistouretrografia miccional (CUM) é um exame clássico e bem estabelecido no diagnóstico em urorradiologia pediátrica. Introduz-se um cateter na bexiga e meio de contraste iodado, diluído adequadamente, radiopaco, é instilado na bexiga vazia. Pode ser observado detalhe anatômico da bexiga e uretra (assim como refluxo ureteral). Avaliação de perfil da uretra masculina é mandatório para avaliação de válvula da uretra posterior (VUP). Se for detectado refluxo vesicoureteral RVU, deve-se detalhar a extensão para o sistema pielocalicial, refluxo intrarrenal e drenagem dinâmica do contraste refluído. Deve-se utilizar pressão de enchimento fisiológica e informações funcionais e adicionais podem ser obtidas por guia fluoroscópico. O enchimento cíclico permite maior sensibilidade na detecção de refluxo. A fluoroscopia pulsada e o sistema digital com amplificação e congelamento de imagens contribuem para significativa redução de radiação[4].

Técnica

Para realização de cistografia/uretrocistografia e urografia excretora, não é necessário nenhum preparo intestinal[5] prévio ou jejum superior a 2 a 3 horas.

Escolha da técnica

Duas vias de acesso são possíveis: a via retrógrada e a punção suprapúbica. A via retrógrada é usada na maioria das vezes. Frequentemente é motivo de grande preocupação e receio dos pais e crianças maiores. Deve ser realizada sem traumas.

Em pacientes selecionados, pode-se utilizar sedação.

Via retrógrada: realizar assepsia local com higienização da região vulvar na menina ou a glande. Utilizar soluções antissépticas. Atenção na mobilização do prepúcio. No caso de meninos, injetar anestésico em gel por via retrógrada alguns minutos antes da cateterização (Figura 3.5).

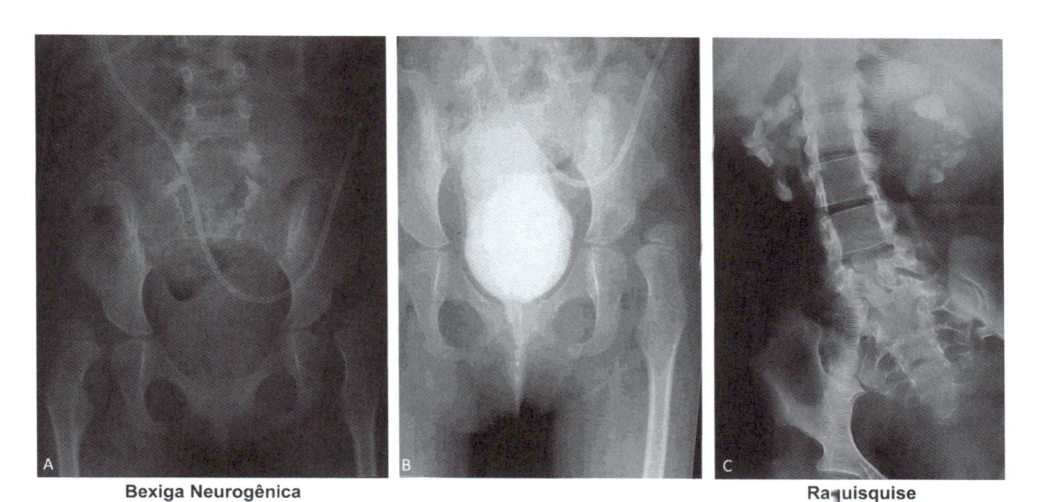

Bexiga Neurogênica **Raquisquise**

FIGURA 3.5 (A) Cateter de derivação ventriculoperitoneal e coxa valgas com luxações, indicativo de possível retardo do desenvolvimento psicomotor e distúrbio miccional. (B) Bexiga neurogênica contrastada, cateter de DVP e luxação do quadril esquerdo. (C) Infecção urinária de difícil controle, com abertura do arco neural, escoliose, báscula pélvica e calcificações renais.

Via suprapúbica: a punção suprapúbica será difícil se não houver repleção mediana ou completa, podendo ser útil o auxílio da USG.

Preparação: antissepsia e anestesia local para punção com agulha-cateter (tipo Jelco®) de calibre 18G ou 5F e comprimento superior a 40 mm. Deve-se esvaziar a bexiga antes da injeção de contraste e no final da exploração, se houver retenção pós-miccional.

É usada apenas em neonatos com retenção vesical, bexiga neurogênica e reconstruções complexas do aparelho urinário inferior[6].

Produtos de contraste

Utiliza-se contraste iodado hidrossolúvel não iônico diluído a 20 a 30% (120 a 140 mg iodo/mL), com aquecimento da solução na temperatura aproximada de 37°C.

Deve-se diluir o contraste, pois há risco de irritação química. Além disso, o contraste hiperdenso pode prejudicar a percepção de lesões elevadas ou vegetantes e intraluminares[7]. Embora na literatura haja descrições de complicações, essa técnica é segura e o desconforto pós- procedimento é leve e raro. Pode haver infecção urinária pós-cateterização e a melhor prevenção é a assepsia rigorosa ao realizar os exames pós-sondagem. O risco de infecção é particularmente importante no recém-nascido e lactente com RVU significativa. É essencial o uso de antibiótico com a consulta clínica. Foram descritas roturas vesicais por excessiva distensão em bexigas patológicas e extravasamentos limitados em pacientes submetidos a hemodiálise e a cateterismo intermitente.

No decorrer de cistografia por punção suprapúbica, pode haver extravasamento anterior (Figura 3.6) de contraste através de orifício de punção, que não representa gravidade.

Por fim, deve-se recordar que o contraste pode reabsorver-se em virtude da existência de escape mucosovascular, pelo qual podem surgir reações alérgicas.

Após rever os dados clínicos e resultados de exames prévios, é essencial explicar o procedimento para os pais e crianças para adquirir confiança e uma atmosfera agradável para se obter resultado satisfatório. Infecção do trato urinário (ITU) com sintomas clínicos é uma razão para postergar esse exame por até uma semana após o diagnóstico.

No caso da nefropatia induzida por contraste, deve-se calcular a função glomerular utilizando-se a equação de Schwarz, que é obtida após dosagem sérica de creatinina[7]. Alteração da função renal é uma contraindicação ao contraste iodado. Pacientes diabéticos com utilização de metformina, com função glomerular normal poderão utilizar contraste sem suspensão da droga. Conveninente reavaliação clínica quanto a decisão de suspender a droga por 48 horas antes da administração do meio de contraste e reintroduzi-la após..

Em relação ao gadolínio, agente de contraste utilizado em RM, também é fundamental a função glomerular ser normal para o risco presumido de fibrose sistêmica nefrogênca[8].

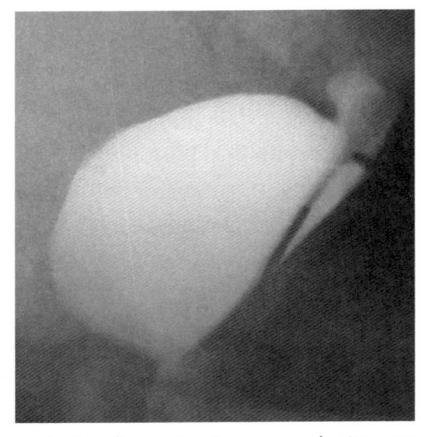

FIGURA 3.6   Extravasamento anterior de contraste, com coleção, em punção suprapúbica.

Para os pacientes com estudos de TC e RM e que formem risco para nefropatia induzida por meio de contraste, deve-se utilizar o menor volume possível do agente de contraste, reduzindo 50% da dose e é preciso evitar repetir o exame no mínimo em 48 horas[7].

O gadolínio não deve ser utilizado como alternativa ao contraste iodado, sendo a única exceção o paciente alérgico ao iodo com reação prévia significativa e mesmo assim com função renal normal[6].

Escolha da sonda

Deve-se utilizar sonda vesical flexível com extremidade cega e orifícios laterais, de calibre suficiente (8F em geral e para lactentes calibre 5). A saída de urina pela sonda indica, com certeza, a entrada vesical; sendo o momento adequado de fixar a sonda com fita adesiva.

Após coleta da urina cateterizada deve-se mensurar o volume residual e encaminhar amostra para cultura, quando esta for solicitada pelo clínico. O volume de contraste administrado será proporcional a capacidade vesical com o equipo na altura aproximada de 70 cm do nível da mesa de exame.

A capacidade vesical é variável, especialmente em crianças com menos de 4 anos, mas pode ser estimada pelas fórmulas[8]:

- Idade inferior a 1 ano:
    - Capacidade vesical = 7 vezes o peso (kg).
- Idade superior a 1 ano:
    - Capacidade vesical = [(idade em anos) + 2] X 30.
- Idade superior a 5 anos:
    - Capacidade vesical = [(idade em anos) + 1] X 30.

A título de orientação, a capacidade vesical é de 15 a 30 mL no recém-nascido, de 50 a 100 mL na idade de 1 ano e 150 a 200 mL a partir dos 7 anos[6].

Com o objetivo de manter dose baixa de radiação, a dose média ovariana é de 0,029 mGy, resultando uma dose de exposição comparável à de cistografia por radionuclídeo[6].

No início do exame é obtida incidência colimada na região vesical, com pequeno enchimento para avaliar falhas de enchimento, como ureterocele.

O refluxo vesicoureteral é graduado na fase de enchimento vesical (se passivo) e após a micção na projeção anteroposterior, de acordo com a classificação internacional de refluxo[9], que se baseia na extensão e grau de enchimento e dilatação do ureter, da pelve renal e dos cálices pela CUM (Figuras 3.7 e 3.8).

A acurácia diagnóstica de RVU em crianças com menos de 2 anos pode ser incrementada por exame cíclico. A UCG cíclica é mais importante para documentar a ausência de refluxo do que para graduá-lo[10] (Figuras 3.9 e 3.10).

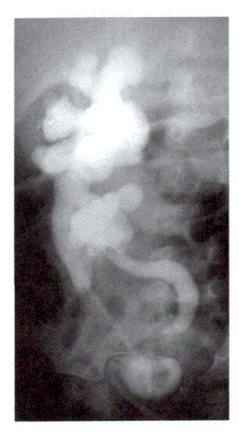

FIGURA 3.7   RVU grau IV/V bilateral. Observar ectopia renal esquerda cruzada.

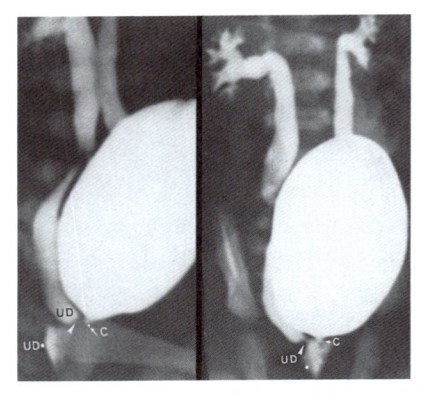

FIGURA 3.8   RVU grau III à esquerda, com ureter tópico e RVU grau V à direita com implantação ectópica e perda urinária (A) com maior grau de obliquidade para avaliação retrovesical.

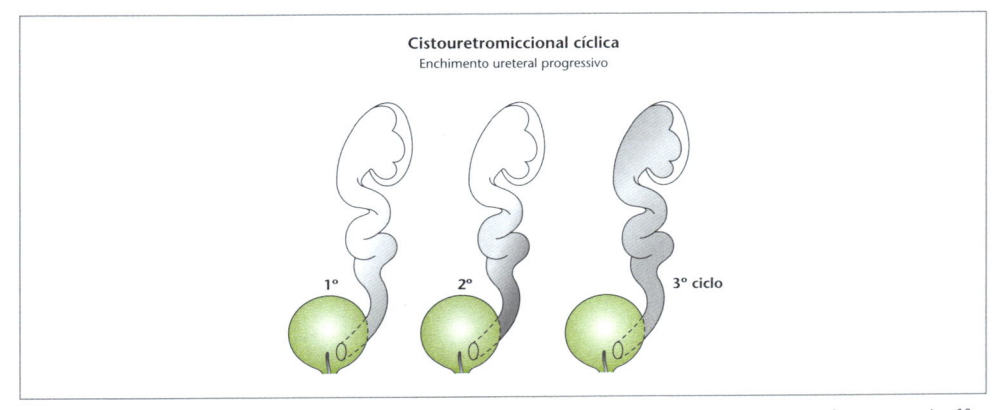

FIGURA 3.9   Esquema de cistouretrografia miccional cíclica, com repleção ureteral progressiva[10].

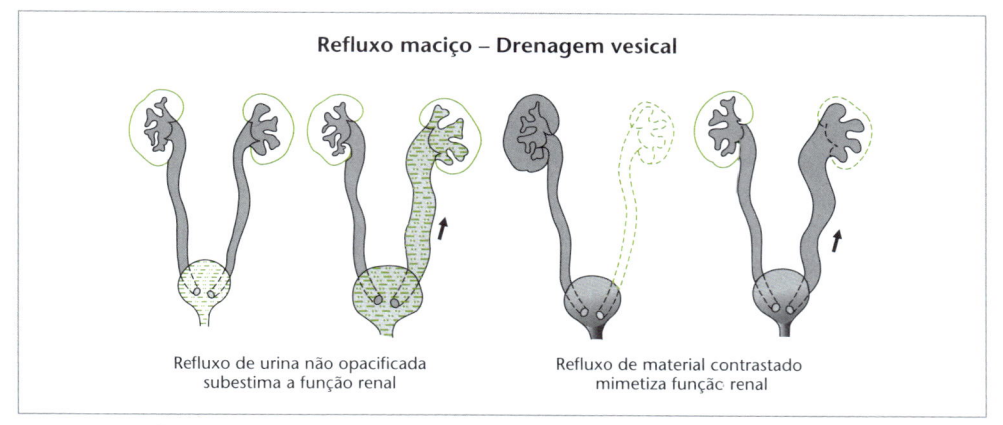

Refluxo maciço – Drenagem vesical

Refluxo de urina não opacificada
subestima a função renal

Refluxo de material contrastado
mimetiza função renal

FIGURA 3.10   Esquema para correlacionar refluxo maciço sem e com drenagem vesical[10].

Posicionamento e seriografia

A radiografia simples deverá ser realizada na primeira exploração. Durante o enchimento vesical são necessárias duas exposições com pequena repleção para assegurar ausência de anomalias intravesicais (ureterocele-litíase) e em repleção máxima para o estudo da forma e contornos da parede vesical.

Incidências miccionais são realizadas no início, meio e final da micção. Antes do início da micção, o menino é colocado em posição lateral ou oblíqua, e a menina, em posição anteroposterior. Desse modo, pode-se obter a exposição durante a micção, visualizando-se desde a uretra até os rins. Deve-se imobilizar a criança com dispositivos (sacos de areia, fitas de velcro e cintas de compressão). Sempre que possível deve-se utilizar proteção radiológica testicular.

Se for observado refluxo durante a micção, será útil a incidência oblíqua para avaliar o segmento retrovesical do ureter. No final da micção, deve-se obter um clichê para avaliação do resíduo urinário. Em casos de refluxo grau IV/V, um filme entre 5 e 15 minutos de retardo é útil para avaliar obstrução concomitante da junção ureteropiélica ou ureterovesical[6,10].

Resultados normais e algumas alterações patológicas

Bexiga: os contornos e elasticidade da parede vesical são avaliados perfeitamente durante a cistografia no início do enchimento, quando a prega horizontal interureteral (trígono) pode ser visível. Durante a micção, há irregularidades da parede no nível do contorno posterior por contração do músculo detrusor. O resíduo pós-miccional deve ter avaliação relativa por causa das condições anômalas de micção (decúbito, pós-cateterização, inibição etc.). No recém-nascido e em crianças com idade inferior a 2 anos, o plano vesical é mais elevado em relação à sínfise púbica e corresponde a vestígios da posição fetal da bexiga urinária (Figura 3.11).

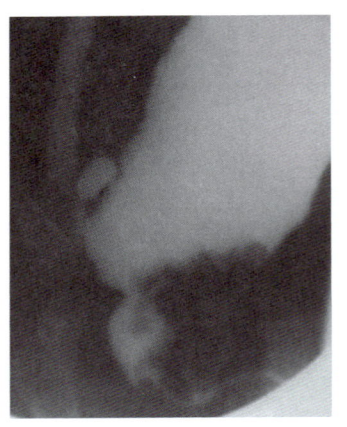

FIGURA 3.11 Falha de enchimento irregular na parede inferior e anterior da bexiga (sarcoma de Botryoides) – rabdomiossarcoma. Observar RVU e sácula de Hutch na junção ureterovesical direita.

Na menina, a morfologia uretral é simples: cilíndrica, cônica ou fusiforme, sem nítido limite entre os planos vesical, do colo e da uretra. A opacificação vaginal é possível e frequente no curso da micção, *a priori* sem significado clínico.

No menino é necessária incidência oblíqua miccional para o reconhecimento dos diversos segmentos anatômicos (Figuras 3.12 e 3.13).

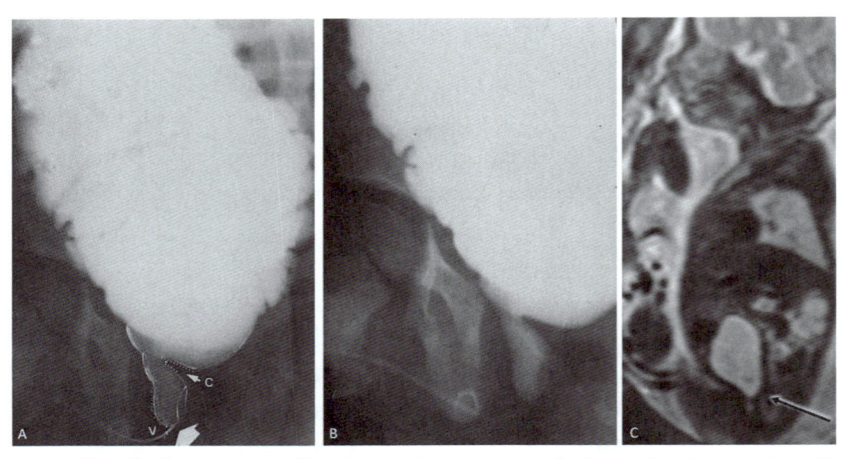

FIGURA 3.12 (A e B) Cistouretrografia miccional demonstrando transição abrupta de calibre ao nível da uretra posterior (seta). Observar a distensão vesical e o seu contorno trabeculado (esforço). (C) RM fetal demonstrando bexiga e mesmos achados intraútero em avaliação pré-natal.

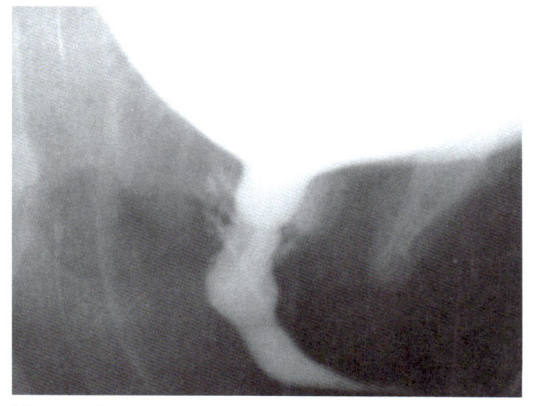

FIGURA 3.13 CUM de hipospadia mostrando dilatação da uretra posterior e refluxo prostático.

Uretrocistografia retrógrada

O exame retrógrado se realiza com sondas tipo Foley número 8 em geral, com insuflação do balão na fosseta navicular retromeatal, o que permite melhor distensão na uretra anterior. Pode se usar também a pinça de Brodney acoplada ao meato externo na uretra. Deverá ser o primeiro exame nas suspeitas de rotura uretral traumática[10,11], antes de cateterização vesical. Esse exame é indicado nos casos de doenças uretrais, como estenoses, pólipos e divertículos entre outras.

Urografia Excretora

Antes do advento da USG, a urografia excretora (UE) era a modalidade diagnóstica mais importante para avaliação do trato urinário na infância. Por causa da exposição à radiação, da relativa invasibilidade e do inadequado detalhamento de imagem na criança, sua indicação reduziu-se substancialmente, sendo substituída por USG, RM e medicina nuclear. Não é mais utilizada no período neonatal e é muito rara durante a infância. As indicações estão restritas às avaliações pré e pós-operatórias, ocasional em urolitíase e em condições traumáticas (suspeita de urinoma e injúria ureteral), quando a TC não está disponível.

Preparação

No recém-nascido e lactente, jejum de 2 a 3 horas é suficiente. Suspender a última mamada, sem restrição hídrica. Independentemente do tipo de contraste utilizado, as reações alérgicas ou não idiossincráticas são mais raras na infância, especialmente antes dos 10 anos[6].

Devem-se seguir as orientações de pesquisa de pacientes de risco para administração de meios de contraste iodado, assim como informe de consentimento assinado por responsáveis maiores de idade[6]. A utilização de contraste não iônico e o preparo antialérgico em grupos de risco estão indicados[6]. São necessárias condições de pronto atendimento e suporte de vida[7].

Meios de contraste

Utilizar contrastes iodados hidrossolúveis não iônicos.

Doses

- Recém-nascidos, lactentes e crianças menores: 2 mL/kg.
- Crianças maiores: 1 mL/kg.

Fatores de risco

Realizar questionário para pesquisa de pacientes de risco para utilização de meio de contraste iodado[7].

Em crianças de 2 a 5 anos, o cálculo efetivo de doses para quatro filmes *standard* na UE é 2 a 3 mSv[12].

Técnica

Quando necessário o paciente deve ser imobilizado. Deve-se realizar incidência em decúbito supino com as observações apresentadas no item "Radiografia simples de abdome". Deve-se também providenciar acesso venoso adequado[8].

A seriografia, radiografia simples feita antes da injeção do contraste, é útil, mas deve ser evitada no caso de explorações seriadas.

Incidência endovenosa de 5 a 7 minutos pós-contraste EV permite a avaliação da topografia, dimensões, forma e contornos dos rins. Observam-se simultaneamente opacificação e excreção do sistema coletor (pielocalicial) e dos ureteres.

Deve-se realizar clichê de 12 a 15 minutos em decúbito ventral. Após avaliação, é imprescindível indicar incidências suplementares oblíquas e tardias com retardo variável, conforme avaliações e correlações clínicas radiológicas. Portanto, a exploração deve responder à indagação clínica com o mínimo de exposição.

Alguns artifícios técnicos podem ser utilizados: distensão do estômago para melhor visibilidade dos contornos dos rins, compressões com faixas e balões para deslocamento de alças intestinais sobrepostas.

Em caso de RVU, aconselha-se realizar a exploração urográfica com prévia introdução de sonda vesical para assegurar seu esvaziamento e evitar fenômenos associados ao refluxo, que interferem na opacificação das vias urinárias.

Se existir megabexiga de caráter obstrutivo ou neurológico, é indispensável explorar ambos os rins, com a bexiga urinária vazia e cheia.

Para diferenciar dilatação obstrutiva de não obstrutiva do sistema coletor, e no caso de suspeita de obstrução ureteropiélica, pode-se utilizar diurético para exacerbar dilatação e fraco *washout* do contraste após 20 minutos, indicando obstrução relevante. Indicar furosemida (0,5 mg/kg).

Resultados normais

No recém-nascido com até um mês de idade, ainda há imaturidade renal com escassa filtração glomerular, débil concentração do contraste e certo grau de retardo na opacificação fisiológica dos cálices. As indicações nesse grupo etário são excepcionais e devem ser discutidas[10].

Rins: a UE mostra bem a topografia dos rins e seus eixos. É possível medir objetivamente o tamanho com boa reprodutibilidade. No lactente pode haver lobulação fetal que progressivamente vai desaparecendo. Em grupos etários maiores deve-se distinguir da retração cortical por cicatriz. Há grande variabilidade da morfologia piélica, dos infundíbulos e cálices renais.

Ureteres e bexiga: no lactente é frequente observar aspecto sinuoso dos ureteres e também pregas (ureteres fetais). No trajeto do ureter, as zonas fisiológicas de estreitamento serão avaliados em figuras e clichês contrastados. A repleção completa do ureter e sua visualização em toda a extensão dependem de compressões e obstrução. A bexiga pode apresentar variação anatômica como "orelha de bexiga" (Figuras 3.14 e 3.15) e é facilmente compressível por estruturas adjacentes.

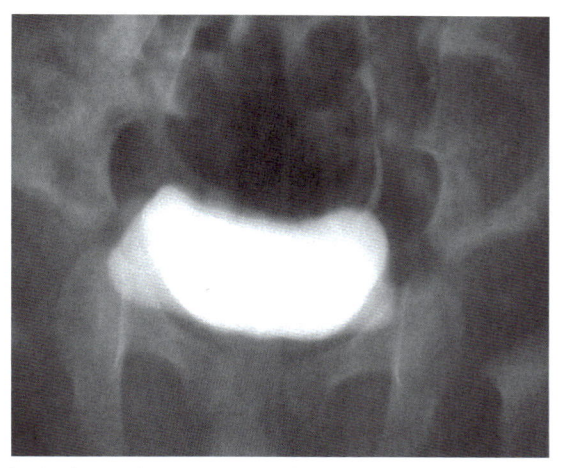

FIGURA 3.14 Saliência simétrica dos contornos da bexiga com aspecto de "orelha" (variação anatômica).

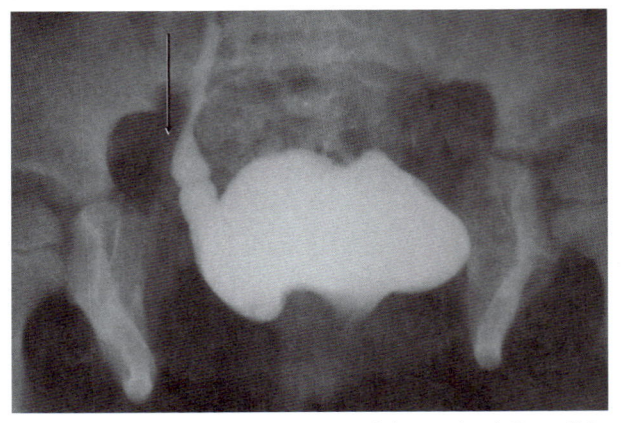

FIGURA 3.15 Contornos bocelados vesicais. Observar diástase da sínfise púbica. Extrofia vesical corrigida com neobexiga. Necessária correlação clínica cirúrgica.

Apesar das restritas indicações de urografia excretora, o uso frequente de tomografias computadorizadas com reconstruções coronais podem proporcionar informações semelhantes.

Pielografia Translombar

A exploração é indicada quando as vias excretoras intrarrenal e a pelve estão dilatadas. A pielografia translombar é realizada com o paciente em decúbito prono, com anestesia local ou geral e controle por fluoroscopia ou USG. Esse exame permite avaliar a morfologia das vias excretoras e particularmente o nível da obstrução e sua repercussão, quando os outros métodos forem insuficientes.

Este método permite drenagem por nefrostomia em casos de retenção urinária, geralmente infectada, com o intuito de equilibrar a função renal antes da decisão terapêutica definitiva[13].

Principais Controles Radiológicos Pós-Operatórios

A maior parte das intervenções cirúrgicas das vias urinárias da infância tem por objetivo a correção de malformação congênita e, mais raramente, o tratamento de uma doença adquirida, para restituir ao sistema anatomia e a função o mais próximo da normalidade[14].

Algumas enfermidades podem ser corrigidas em intervenção única, mas algumas vezes a correção será por etapas. Os controles radiológicos são determinantes para a decisão cirúrgica e as sucessivas intervenções necessárias (Figuras 3.16 a 3.20).

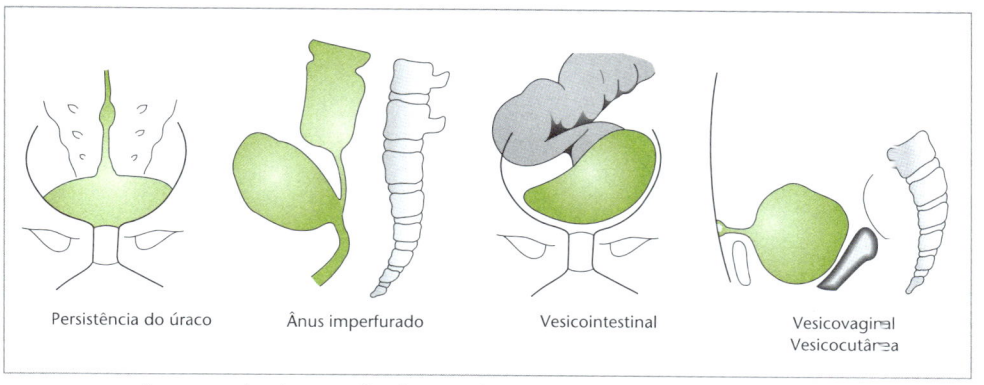

Persistência do úraco   Ânus imperfurado   Vesicointestinal   Vesicovaginal
Vesicocutânea

FIGURA 3.16   Esquema de algumas fístulas possíveis do trato geniturinário.

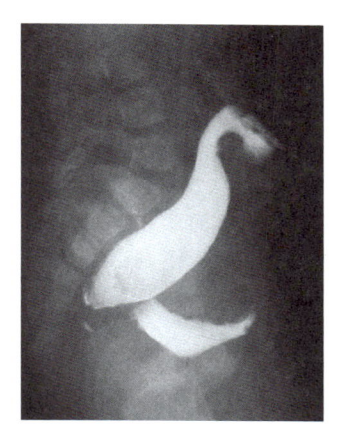

FIGURA 3.17   Anomalia anorretal com fístula para a bexiga. Observar introdução de contraste iodado diluído por colostomia.

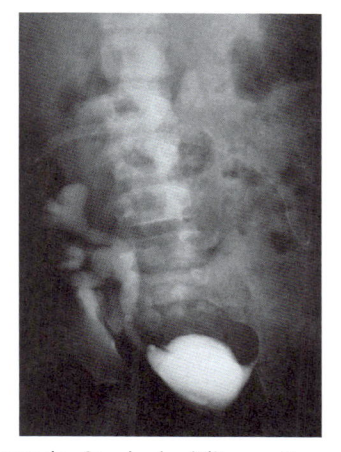

FIGURA 3.18   RVU – rim transplantado. Sonda de diálise peritoneal.

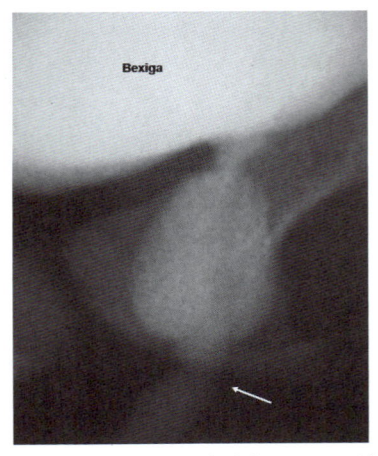

FIGURA 3.19   CUM – válvula de uretra posterior pós-fulguração. Observar a abertura no local da válvula pregressa. Notar certo grau de ectasia a montante.

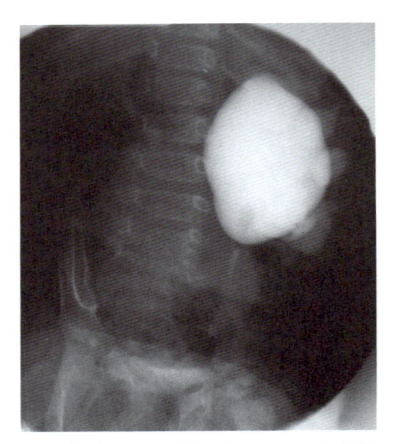

FIGURA 3.20   Urografia excretora pós-furosemida. Estenose da JUP com retardo da excreção do contraste à esquerda.

Técnica e Objetivo dos Controles

Todas as técnicas de diagnóstico por imagem podem ser utilizadas em razão dos objetivos pretendidos: opacificação de um trajeto fistuloso, punção percutânea, pielografia, uretrocistografia (UCG), urografia excretora, USG e outros.

Os controles por imagem objetivam detectar as eventuais complicações pós-operatórias imediatas ou tardias, demonstrar a eficácia da intervenção cirúrgica e avaliar a evolução morfofuncional das vias urinárias após intervenção cirúrgica corretora.

Para interpretação, essas técnicas devem ser correlacionadas com a técnica cirúrgica realizada e o estado inicial pré-operatório.

Exploração de fístulas urinárias e genitografia

Deiscência é caracteriza por coleções e extravasamento do meio de contraste. Genitografia é o estudo contrastado das malformações da genitália feminina. Deve-se injetar contraste iodado diluído nos orifícios presentes para avaliação de conduta terapêutica (Figuras 3.21 e 3.22).

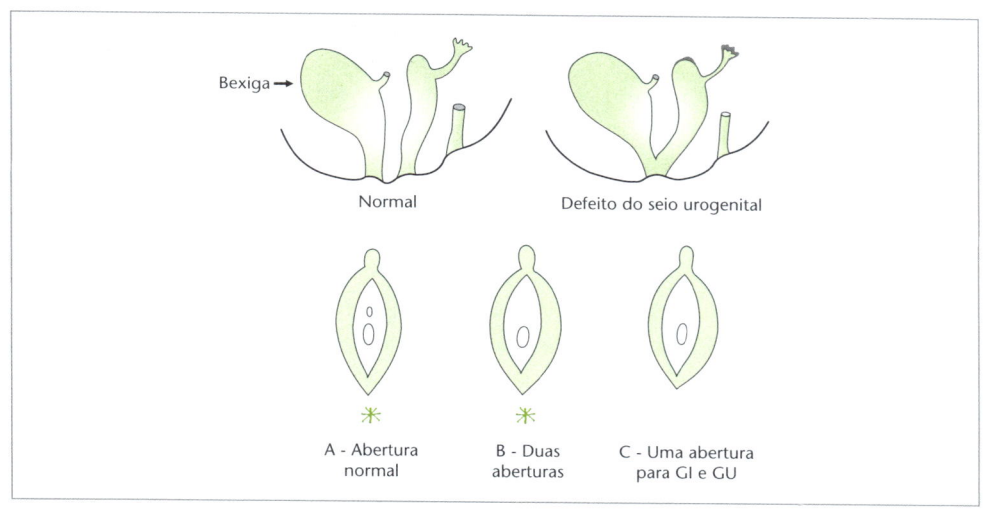

FIGURA 3.21 Esquema de malformação genitourinária e anorretal. (A) Orifícios femininos perineais normais: uretral, vaginal e anal (*). (B) Defeito do seio urogenital: dois orifícios, com uretra e vagina únicas; ânus (*). (C) Persistência da cloaca: orifício único para o trato GU e GI.

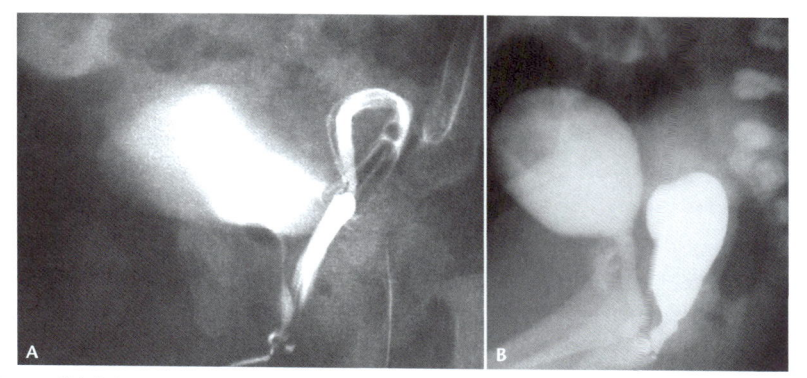

FIGURA 3.22 (A) Seio urogenital com opacificação da vagina, do útero e da bexiga. (B) Seio urogenital com opacificação da bexiga, vagina distendida, com contraste positivo (iodado diluído). Observar a ampola retal com gás.

Aplicações Clínicas

A maior indicação para CUM é a detecção de RVU em ITU, hidronefrose pré e pós-natal e megaureter.

CUM é indicada para crianças com idade inferior a 5 anos com a primeira infecção urinária documentada e crianças maiores com infecção urinária febril ou infecções recorrentes. No acompanhamento das crianças com refluxo tratadas clinicamente pode-se utilizar estudo cintilográfico.

Em pacientes com obstrução da junção ureteropiélica (JUP), a CUM deve ser usada se houver megaureter na USG.

CUM indicada também após ureterocistoneostomia (reimplantes) para avaliar obstrução ou refluxo mesmo com resultados limitados nos pacientes de risco para ITU febril. É utilizada também em distúrbios miccionais avaliando a morfologia vesical e da uretra posterior[16] e na investigação de malformação anorretal e de trauma[17].

A UE foi suplantada na avaliação do crescimento renal de massas abdominais, exclusão renal e lesões adrenais por USG, TC e RM. Nos casos de displasia renal a UE não contribui por conta da redução da função renal. A UE pode ser utilizada para informação morfológica em casos de duplicidade renal com o objetivo de identificar ureter ectópico ou ureterocele (Figuras 3.23 e 3.24), mas é inferior à pielografia ântero ou retrógrada nas lesões ureterais. Não é mais indicada em crianças com ITU não complicada e enurese[18].

Entretanto, quando se usa o clássico critério para cicatriz renal, deformidade calicial e redução da espessura cortical do parênquima, o UE é capaz de detectar nefropatia por refluxo ou pielonefrite crônica atrófica[19].

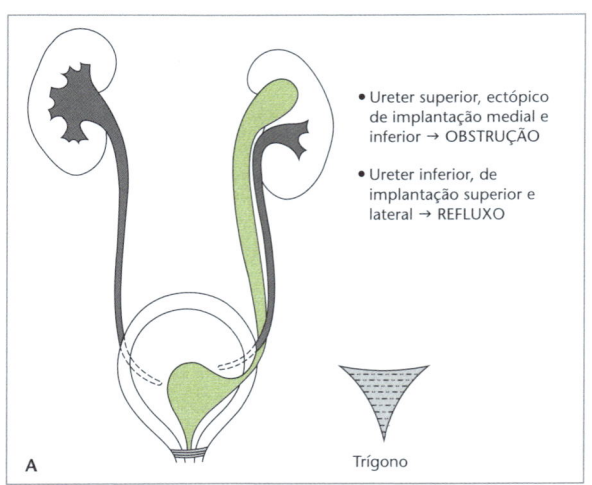
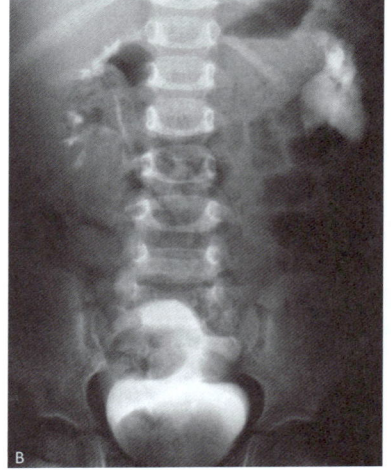

- Ureter superior, ectópico de implantação medial e inferior → OBSTRUÇÃO
- Ureter inferior, de implantação superior e lateral → REFLUXO

Trígono

A   B

FIGURA 3.23 Lei de Weigert-Meyer. Anomalias da junção ureterovesical. Regra: (A) unidade superior apresenta hidronefrose por obstrução. (B) Unidade inferior com dilatação por refluxo.

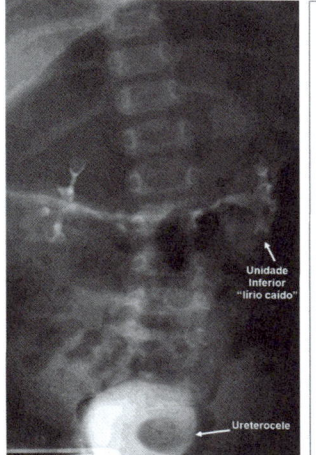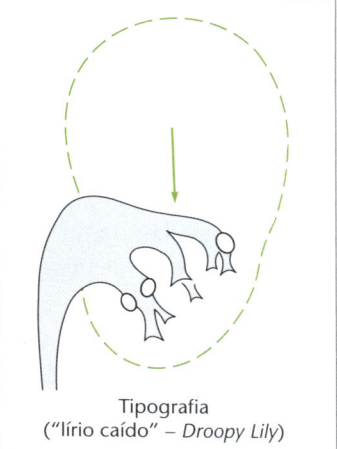

Tipografia
("lírio caído" – *Droopy Lily*)

FIGURA 3.24 Urografia excretora: exclusão da unidade superior esquerda por hidronefrose, com deslocamento caudal da unidade inferior ("lírio caído") – ureterocele ectópica.

Em pacientes com uropatia obstrutiva, UE deve ser realizada após USG somente se a USG e o renograma diurético forem inconclusivos. A UE permanece útil na avaliação de doença calculosa do trato urinário, mas pode ser substituída por USG e TC[20]. Entretanto, esse exame continua importante no planejamento pré-operatório de litotripsia extracorpórea em crianças.

ULTRASSONOGRAFIA

As ultrassonografias convencionais e com Doppler colorido são métodos de imagem extremamente importantes na investigação diagnóstica de doenças nefrourológicas em crianças, principalmente por causa da ausência de risco. Não utiliza radiação ionizante, como na radiografia e na TC, não há riscos de reação alérgica ou de nefrotoxicidade pelo uso de contraste iodado intravenoso (TC) ou ainda, de fibrose sistêmica nefrogênica pelo uso de gadolínio em pacientes com insuficiência renal na RM. Também não há a necessidade de anestesiar ou sedar a criança, exceto em casos selecionados. A USG convencional é o exame mais utilizado na investigação das doenças do trato urinário em pediatria e é o método de escolha inicial na maioria dos casos.

Principais Indicações

1. Anomalias do trato urinário detectadas na USG fetal.
2. Massa abdominal palpável.

3. Infecção do trato urinário.
4. Hematúria.
5. Proteinúria.
6. HAS.
7. Síndromes ou alterações físicas associadas a tumores renais: hemi-hipertrofia, aniridia esporádica entre outras.
8. Anomalias físicas associadas a anomalias renais: anomalias vertebrais, cardíacas, anais, de membros e presença de plica auricular.
9. História familiar de anomalias renais.
10. Infecções, febre, piúria, déficit de crescimento inexplicável.
11. Enurese noturna, urgência miccional, poliúria.

Preparo

O exame é realizado com a ingestão de líquido aproximadamente 1 a 2 horas antes para a avaliação da bexiga. Não há necessidade de jejum. Em neonatos e lactentes, convém iniciar o exame pela bexiga, pois frequentemente a criança urina com a manipulação. Utiliza-se transdutor convexo ou microconvexo de no mínimo 5 MHz de frequência, e também o transdutor linear de alta frequência (> 7 MHz) para análise mais detalhada, principalmente em crianças pequenas.

Características de Rim Pediátrico Normal

O rim na faixa pediátrica apresenta algumas particularidades, principalmente nos períodos neonatais e lactentes. A ecogenicidade cortical é maior nesta faixa etária, sendo comparável ou maior do que a do parênquima hepático e esplênico[21]. A presença de maior número de estruturas anatômicas no córtex nessa fase (maior quantidade de glomérulos e alças de Henle) explica este aumento da ecogenicidade[21]. As pirâmides renais são maiores e mais hipoecogênicas, provavelmente secundário ao maior volume medular, resultando em uma relação corticomedular de aproximadamente 1,6:1 no período neonatal, comparado à 2,6:1 de adultos[22]. Essas duas características resultam em pirâmides muito mais proeminentes, por vezes simulando presença de dilatação do sistema pielocalicinal ou mesmo cistos (Figura 3.25). À medida que a criança cresce, há redução progressiva da hiperecogenicidade cortical e da hipoecogenicidade piramidal e a relação corticomedular adquire padrão de adulto. Essa transição ocorre entre 4 e 6 meses de vida. Outra característica é o complexo ecogênico central, que é pequeno nesta faixa etária pela ausência de gordura no seio renal[22].

A bexiga com repleção adequada apresenta paredes finas e com espessura de até 3 mm. Em crianças sem controle miccional e bexiga vazia, a sua parede deve ser con-

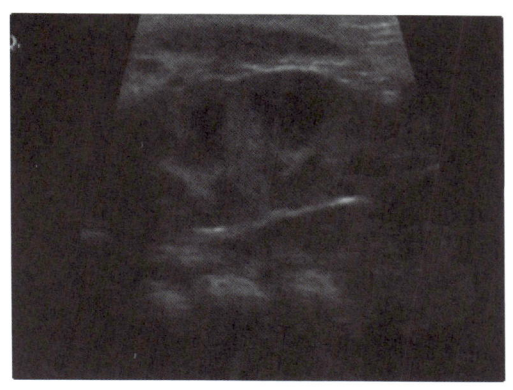

FIGURA 3.25   USG de rim normal em um recém-nascido evidenciando proeminênc a das pirâmides renais.

siderada espessada quando maior do que 5 mm[23]. Os meatos ureterais devem ser sempre examinados para descartar ureteroceles.

Dilatação Pielocalicinal

Um dos principais papéis da USG é a investigação diagnóstica de dilatação pielocalicinal e ureteral em recém-nascidos, muitas vezes detectada durante o período fetal. A USG deve ser realizada entre o sexto e o sétimo dias de vida, exceto em casos de dilatação acentuada, que necessita de diagnóstico e tratamento precoces. Esse intervalo é necessário para evitar resultados falsos-negativos decorrentes da desidratação fisiológica e imaturidade renal do recém-nascido. Também é importante que a graduação da dilatação definida no período pré-natal tenha uma correlação com a graduação no período pós natal, para melhor definição do prognóstico e conduta, como foi proposto no consenso multidisciplinar de classificação de dilatação do trato urinário pré e pós natal (sistema de classificação da dilatação do trato urinário – UTD *classification system*)[24,25]. De acordo com o consenso, a sugestão é a de que o diâmetro da pelve renal seja medida no eixo transversal com a criança em decúbito ventral, no local de maior diâmetro da pelve circundado por parênquima renal (deste modo o segmento extrarrenal não é considerado, mesmo apresentando maior calibre). De acordo com esse consenso, as dilatações seriam classificadas em baixo risco (P1), risco intermediário (P2) e alto risco (P3)[26,27] Além da estratificação do risco, a USG convencional pode sugerir o diagnóstico da provável causa da hidronefrose baseada no local predominante da dilatação, presença ou não de dilatação ureteral[28] ou de alterações vesicais, como espessamento da parede ou dilatação do colo vesical[29] (Figuras 3.26 e 3.27). Já em casos de refluxo vesicoureteral, sua sensibilidade e especificidade são menores, necessitando de outros estudos para seu diagnóstico[28].

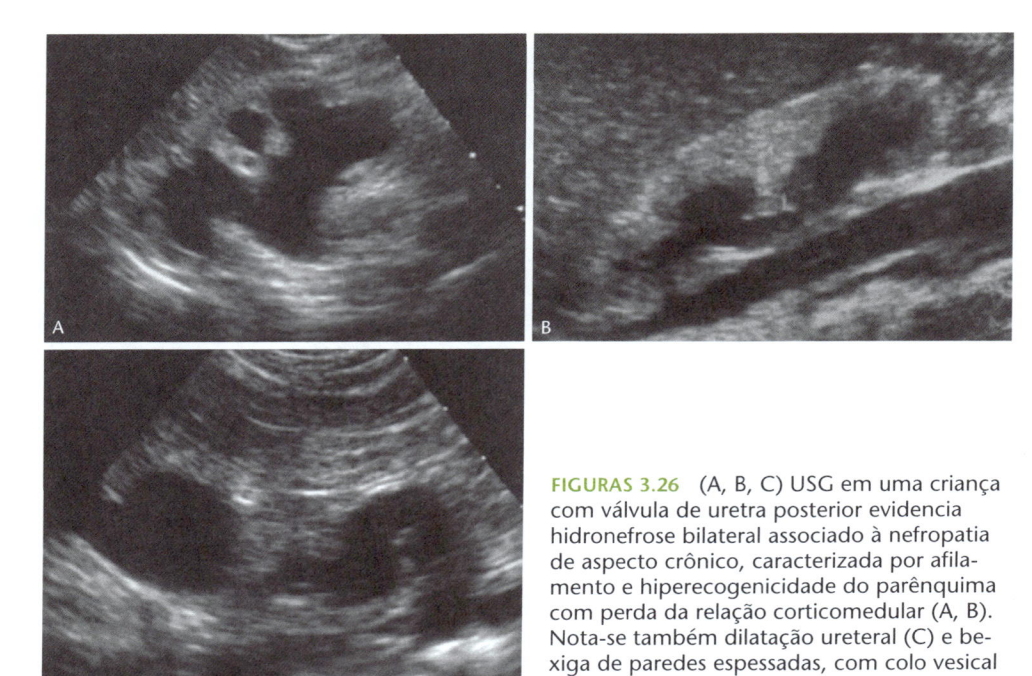

FIGURAS 3.26 (A, B, C) USG em uma criança com válvula de uretra posterior evidencia hidronefrose bilateral associado à nefropatia de aspecto crônico, caracterizada por afilamento e hiperecogenicidade do parênquima com perda da relação corticomedular (A, B). Nota-se também dilatação ureteral (C) e bexiga de paredes espessadas, com colo vesical alargado (seta, Figura 3.27).

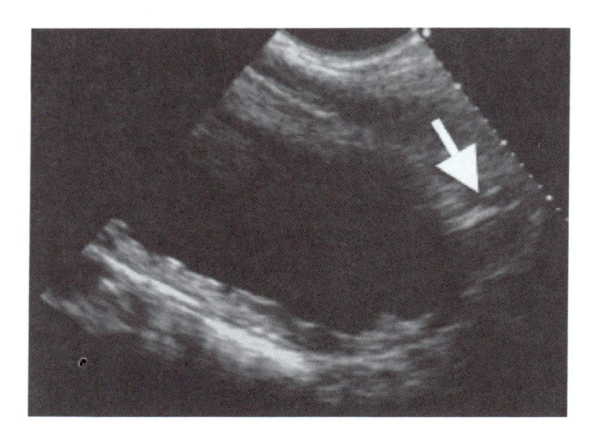

FIGURA 3.27

TABELA 3.1	Principais achados de imagem (quando não há associação entre as doenças)				
	Dilatação pielocalicinal	Dilatação ureteral	Espessamento da parede vesical	Colo vesical	CUM (associação com refluxo)
Estenose de JUP	Pode ter predomínio piélico ou difuso	Não	Não	Normal	Pode ter
Estenose de JUV	Difuso	Sim	Não	Normal	Pode te
Duplicidade com hidronefrose da unidade superior	Variável, pode não ser visível em casos crônicos	Geralmente sim, pode ter ureterocele associado	Não	Normal	Pode ter
Válvula de uretra posterior	Acentuado ou até ausente (devido à nefropatia crônica secundária à obstrução)	Sim	Sim	Alargado	Geralmente sim
Refluxo vesicoureteral	Variável, pode ser intermitente	Variável, pode ser segmentar e intermitente	Sim, se bexiga neurogênica	Normal	Sim
Síndrome de *Prune-Belly*	Graus variáveis	Sim	Não, bexiga aumentada	Alargado ou normal	Sim

* Os achados descritos são os usuais, pode haver variações.

Infecção do Trato Urinário

O objetivo da USG mediante o quadro agudo de infecção do trato urinário (ITU) é descartar presença de pielonefrite aguda. Durante a pesquisa do mesmo, pode se estudar a presença de condições anatômicas associadas à ITU[30,31].

Achados de ultrassonografia em crianças com infecção do trato urinário
Infecção do trato urinário alto (pielonefrite aguda)
- Área nodular hipoecogênica ou hiperecogênica no parênquima renal, avascular ao Doppler colorido (Figura 3.28).
- Intumescimento do rim com aumento difuso da ecogenicidade do parênquima renal.

Infecção do trato urinário baixo
- Normal (80 a 90%).
- Espessamento da parede vesical.

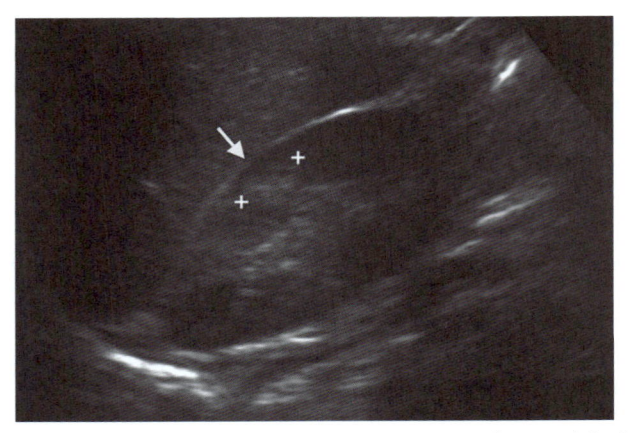

FIGURA 3.28   USG em uma criança com pielonefrite focal no rim: área nodular hiperecogênica no terço médio do rim (seta).

Achados associados

■   Redução das dimensões renais, unilateral ou bilateral, dilatação pielocalicinal transitória ou persistente, duplicidade pielocalicinal (com ou sem nefropatia ou dilatação pielocalicinal segmentar), nefropatia de aspecto crônico, ureterocele, espessamento do urotélio, retração cortical renal, resíduo pós-miccional, dilatação ureteral distal transitória ou persistente.

Urossonografia Miccional

A urossonografia miccional pode ser utilizado como método alternativo à CUM para pesquisa de RVU ou no seu acompanhamento. A sua vantagem é a não utilização da radiação ionizante, porém ainda é um exame invasivo, pois requer sondagem vesical para administração de contraste de microbolhas[32-34]. Há também a limitação da disponibilidade, de ser operador dependente e não permite uma avaliação panorâmica como a CUM (Figura 3.29).

Ultrassonografia com Doppler Colorido

As principais indicações da USG com Doppler colorido (USDC) na faixa pediátrica são[35]:

■   Pesquisa de estenose da artéria renal em casos de hipertensão arterial sistêmica renovascular.

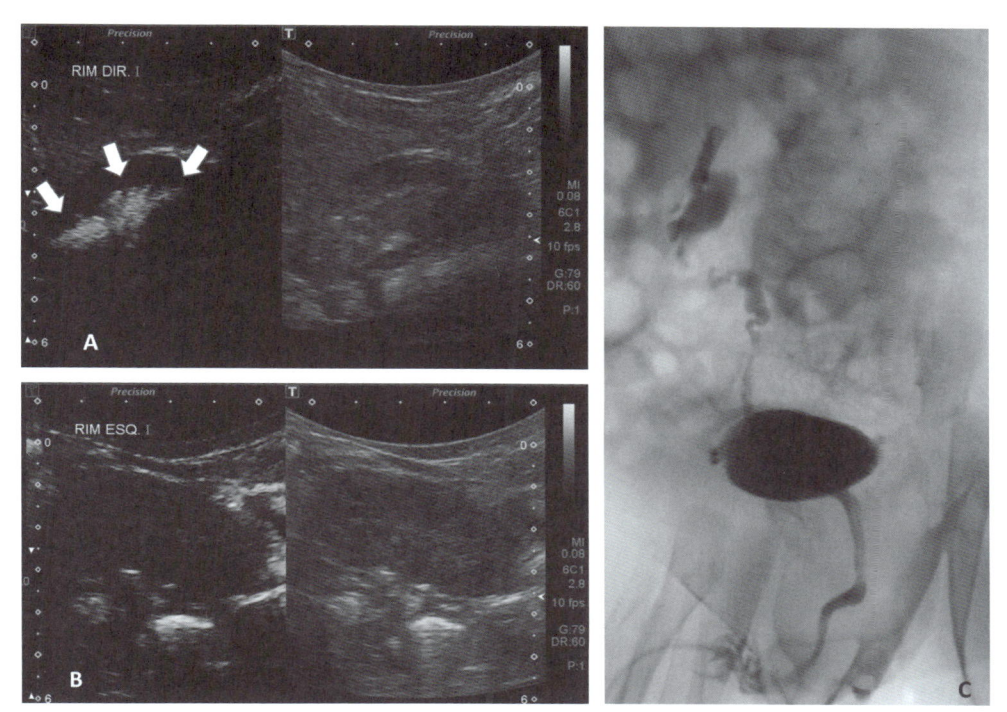

FIGURA 3.29 A-C: Urossonografia miccional (A e B). USG com contraste vesical a base de microbolhas demonstra retorno do meio de contraste para o rim direito, delineando o sistema pielocalicinal sem dilatação (setas em A). O rim esquerdo não demonstra retorno do contraste (B). Do lado direito das figuras encontram-se as imagens em modo B, para comparação, normais. (C) A uretrocistografia miccional demonstra refluxo vesicoureteral grau II à direita, em correspondência com a urossonografia miccional. (Cortesia Dr. Marcelo Straus Takahashi).

- Pesquisa de estenose da veia renal esquerda em casos da síndrome de Nutcracker ou "quebra-nozes".
- Pesquisa de trombose de veia ou artéria renal.
- Acompanhamento de crianças submetidas a transplante renal.
- Determinação de fator prognóstico na síndrome hemolíticourêmica

Geralmente, o exame é realizado em jejum de aproximadamente 4 a 6 horas, sem anestesia ou sedação, mesmo em crianças pequenas. Em crianças constipadas, recomenda-se um preparo com laxante um dia antes do exame. Os índices de resistividade habitualmente são maiores em neonatos e lactentes, com valores de até 0,9 em neonatos prétermos. Com a maturação há uma redução gradual do IR, atingindo valores semelhantes ao do adulto após 1 ano de idade[36,37].

Hipertensão Renovascular

A USG convencional pode detectar achados secundários sugestivos de presença de estenose da artéria renal, como redução das dimensões renais ou presença de retrações segmentares ou corticais decorrentes de hipofluxo crônico. A sensibilidade da USG com Doppler colorido (USDC) varia de 60 a 100% na literatura, em estudos envolvendo população adulta, provavelmente decorrente de vários fatores que incluem a expertise do examinador, do equipamento utilizado, do biótipo do paciente, local da estenose e da população estudada. Embora a sensibilidade possa ser variável, existem parâmetros ao USDC que quando presentes são específicos de estenose de artéria renal hemodinamicamente significativa, como velocidade de pico sistólico da artéria renal principal > 180 – 200 cm/s, desaceleração do fluxo distal à estenose, com tempo de aceleração > 70 milissegundos e índice de aceleração < 300 cm/s^2 nas artérias intrarrenais (segmentares ou interlobares), com caracterização de fluxo de padrão "tardus-parvus" em estenoses acentuadas. Outros parâmetros comparando as velocidades entre a artéria renal principal estenosada e outros vasos, como a aorta (relação renal/aorta > 2,3 – 3,5) e artérias segmentares (relação renal/segmentar > 5) também são utilizados para aumentar a sensibilidade do método[38]. Apesar de todos esses parâmetros existentes, a USDC apresenta limitações, não somente decorrentes do biótipo do paciente, da presença de hipermeteorismo intestinal, mas também pela eventual presença e acometimento de artérias renais acessórias ou estenose de artérias segmentares intrarrenais, muitas vezes frequentes na displasia fibromuscular, uma causa comum de HAS renovascular na faixa pediátrica. Perante um resultado de USCD negativo ou inconclusivo em pacientes com forte suspeita clínica de HAS renovascular, a angioTC ou a angioRM devem ser considerados como opções no prosseguimento da investigação diagnóstica[38].

Transplante renal

A avaliação por imagem de crianças submetidas à transplante renal deve ser realizada tanto com o USG convencional como com o USCD. A avaliação das dimensões renais, da espessura e da ecogenicidade do parênquima renal, presença de dilatação pielocalicinal, espessamento do urotélio e coleções adjacentes (linfoceles, hematomas, urinomas e abscessos) devem ser incluídos no estudo pós transplante renal. Porém a avaliação com USDC é fundamental para estudo vascular, principalmente na pesquisa de tromboses e estenoses de anastomoses arterial e venosa e avaliação de índices de resistência e pulsatilidade das artérias intrarrenais. Na trombose da artéria renal, frequentemente uma complicação da rejeição hiperaguda, não há caracterização do fluxo arterial e observa-se fluxo venoso intrarrenal com padrão pulsátil. A trombose arterial ainda pode ser segmentar, resultando em áreas hipo ou hiperecogênicas parenquimatosas. Na trombose da veia renal, há um aumento das dimensões renais, com hipoecogenicidade difusa do parênquima renal e linhas hiperecogênicas intermedulares (correspondendo à presença de trombos nas artérias ou infartos hemorrágicos). O estudo com Doppler colorido, evidencia, além da não caracterização do fluxo na veia renal, fluxo de alta resistências nas artérias renais intrarrenais, com ausência de diástole ou diástole reversa. Na estenose da artéria renal, observa-se geralmente aumento da velocidade do pico sistólico local acima de 200 cm/s, com fluxo distal de padrão *tardus-parvus* e IR menor que 0,5. O *kinking* da artéria renal também poderá resultar em aumento da velocidade do pico sistólico, sendo um diagnostico diferencial da estenose da artéria renal. Na estenose da anastomose da veia renal, observa-se aumento da velocidade de 3 a 4 vezes em relação ao segmento pré-anastomose. Pseuoaneurismas e fistulas arteriovenosas podem ser detectados pelo Doppler colorido como complicação da biopsia renal[39].

Ultrassonografia com contraste intravenoso (microbolhas)

O estudo ultrassonográfico com contraste (microbolhas) tem sido cada vez mais utilizado em pediatria, principalmente após liberação do seu uso pelo FDA em 2016 nos Estados Unidos. As suas vantagens são inúmeras: o contraste é eliminado pelo pulmão e não apresenta nefrotoxicidade, sendo indicado para pacientes com insuficiência renal e transplantados; não utiliza radiação ionizante, não necessita de anestesia, além da possibilidade de realização à beira do leito. Os pré-requisitos para realização são: necessidade de equipamento com software específico, necessidade de punção venosa e de profissional com treinamento adequado. As principais indicações renais são para estudo de nódulos e cistos complexos, trauma e complicações de transplantes[40-43] (Figura 3.30).

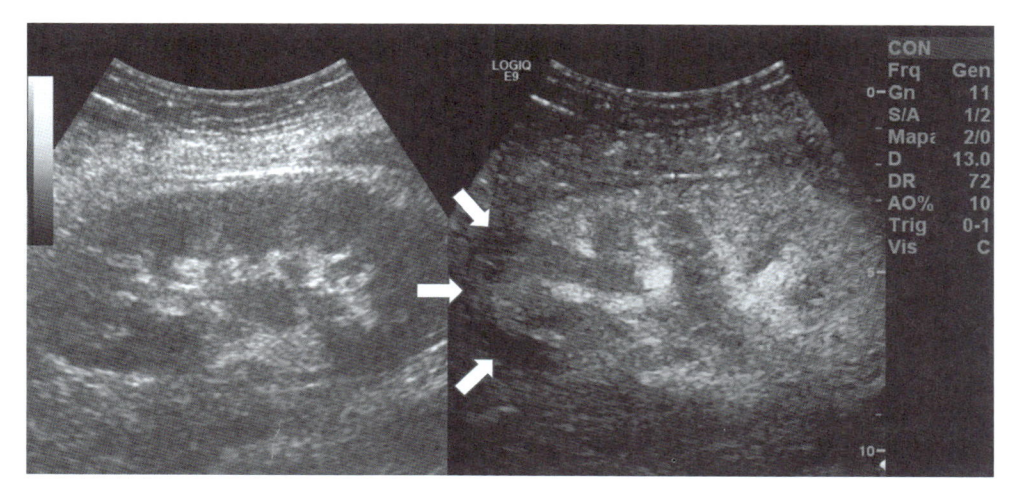

FIGURA 3.30   USG com contraste intravenoso a base de microbolhas (imagem à direita) demonstra realce homogêneo do enxerto renal, exceto na região periférica do polo superior do rim (setas), onde se observa área hipovascular, compatível com área isquêmica. A imagem à esquerda, em modo B, não demonstra alterações. (Ver imagem colorida no encarte.)

TOMOGRAFIA COMPUTADORIZADA

A sua indicação deve ser bastante criteriosa em decorrência dos efeitos potencial-mente nocivos da radiação ionizante, que é cumulativa e maior na faixa pediátrica[44]. Por-tanto, todos os cuidados para minimizar esse risco potencial devem ser considerados, desde doses de radiação apropriados ao peso da criança (conceito *as low as reasonably achievable* – ALARA, ou seja, a radiação deve ser o mínimo possível, desde que a ima-gem ou o estudo seja diagnóstico), protocolos enxutos e indicações clínicas precisas[45].

Riscos da Radiação Médica

Não há evidências conclusivas até o momento de causa e efeito entre a radiação usada nos exames diagnósticos e aumento da incidência de câncer. Porém, alguns es-tudos de grandes populações expostas à radiação demonstram pequeno aumento de incidência, mesmo em baixas doses de exposição, principalmente em crianças[45]. Em termos comparativos, uma criança submetida à radiografia de tórax é exposta à dose de radiação equivalente a um dia de radiação de fundo; à TC de crânio à dose de radiação equivalente a até 12 meses de radiação natural ou de fundo; e à TC de abdome, à dose equivalente de até 20 meses. A estimativa do risco de desenvolver câncer a partir de uma única TC é controversa[45-47]. O Colégio Americano de Radiologia lista os estudos de imagens mais apropriados/mais indicados para cada situação clinica, considerando a presença de radiação ionizante[48]

Meios de Contraste

Os meios de contraste intravenosos utilizados nos exames de TC são iodados não iônicos de baixa osmolaridade, por apresentar menor risco de desenvolver eventos ad-versos. O contraste, embora considerado seguro e apresentar pouca reação adversa nes-ta faixa etária, principalmente nos mais novos[49], é contraindicado em pacientes com alergia a iodo, asma grave ou outros quadros alérgicos importantes e em pacientes com insuficiência renal moderada a grave não dialítica. Suspeita de feocromocitoma e uso de hipoglicemiantes orais à base de metformina são contraindicações relativas.

O meio de contraste via oral é utilizado somente nas TC de abdome geral, que não sejam direcionadas ao estudo arterial. A água é o meio de contraste "neutro" utilizado principalmente para os estudos do abdome superior e em abdome total por alguns ser-viços, pois, além de não ter o gosto desagradável do meio de contraste à base de iodo diluído, pode aumentar o contraste entre as estruturas após o uso do meio de contraste. O contraste via retal é utilizado quando há suspeita de lesão na região pélvica e geral-mente é utilizado o contraste positivo.

Sedação

A necessidade de sedação nas TC multidetectores é menor, por causa da maior velocidade na aquisição das imagens e considerável redução no tempo do exame Pappas et al.[50] constataram uma redução na frequência de sedação de 18 para 3,3%, comparando-se à TC convencional.

Indicações

As principais indicações da TC em nefrourologia pediátrica estão listadas a seguir. Deve-se lembrar novamente que é preciso considerar a relação risco (radiação e nefrotoxicidade)/benefício do exame e, sempre que possível, substituir por métodos que não utilizem a radiação:

- Pesquisa de litíase renal, quando a USG for inconclusiva. A USG é o exame de escolha inicial na pesquisa de cálculo, porém a sua sensibilidade é variável, dependendo das dimensões do cálculo, da experiência do profissional, do equipamento e do transdutor utilizados e muitas vezes, do biótipo do paciente. Perante um exame de USG negativo ou inconclusivo e na persistência de suspeita clínica, um exame de TC sem contraste deve ser realizado, pois a sua sensibilidade é superior na detecção de cálculos renais.
- Pesquisa de abscesso renal, quando a USG for inconclusiva (Figura 3.31).

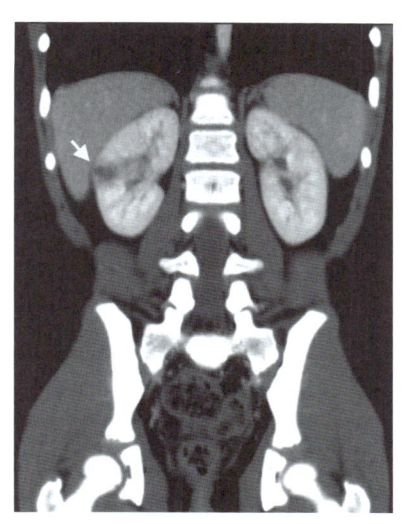

FIGURA 3.31 TC de abdome com contraste intravenoso e reformatação coronal evidencia área hipoatenuante no terço médio do rim direito (seta), compatível com pielonefrite focal.

- Caracterização, estadiamento e controle evolutivo de tumores na indisponibilidade da RM. Necessita de contraste intravenoso e oral.
- Traumas de alta intensidade. Necessita de contraste intravenoso.

RESSONÂNCIA MAGNÉTICA

A RM é um método que, através de um campo magnético e pulsos de radiofrequência, é capaz de gerar imagens de ótima definição tecidual. A grande vantagem em relação à TC é a não utilização de radiação ionizante e contraste intravenoso nefrotóxico. As desvantagens são o alto custo, menor disponibilidade e maior tempo de exame, além de necessitar de sedação, principalmente em crianças menores.

Meios de Contraste e Fibrose Sistêmica Nefrogênica

Praticamente todos os exames de RM para estudo renal e das vias urinárias necessitam de contrate intravenoso. O meio de contraste utilizado é à base de gadolínio, muito seguro, porém não é isento de riscos, principalmente em pacientes com insuficiência renal grave aguda ou crônica. Esses pacientes podem desenvolver fibrose sistêmica nefrogênica (FSN) quando expostos ao gadolínio, uma doença grave que cursa com manifestações decorrentes de processos inflamatórios e fibroses cutâneas e sistêmicas, potencialmente fatais e sem tratamento efetivo até o momento[51-53]. A FSN foi descrita pela primeira vez em 1997 e as manifestações cutâneas, que incluem edema, placas eritematosas e espessamento, incialmente nas extremidades distais dos membros com progressão proximal, podem resultar em esclerodactilias, limitações de motilidade e contraturas em flexão. As manifestações sistêmicas incluem fibrose em tecidos musculares, articulares, tendões, fígado, coração, pulmão e fenômenos trombóticos. O diagnóstico é realizado por meio da biópsia de pele e do músculo (para avaliação da extensão), achados laboratoriais compatíveis com processo inflamatório e história de exposição ao gadolínio. Os diagnósticos diferenciais incluem esclerodermia, escleromixedema, fasceíte eosinofílica, calcifilaxia e mixedema pré-tibial. Apesar de não haver um tratamento efetivo até o momento, há descrições de que a melhora da função renal em pacientes com disfunção renal aguda pode reduzir a progressão ou até mesmo ter alguma reversão no processo. Atualmente, há diretrizes de utilização de gadolínio, que podem variar conforme a localização geográfica (Estados Unidos ou Europa), porém, além da identificação dos grupos de risco que são pacientes com transplantes de fígado ou rim com doença renal, em hemodiálise ou diálise peritoneal e com insuficiência renal crônica, a recomendação geral é de que se o paciente tiver uma IR discreta a moderada (graus 1 a 3), com *clearance* estimado de creatinina superior a 30 mL/min/1,73 m^2, pode-se administrar gadolínio, porém com cautela em relação à dose, que preferencialmente deve ser reduzida. Já em pacientes com IR grave (graus 4 e 5 com *clearance* estimado de creatinina inferior a 30 mL/min/1,73 m²), considerados grupo de risco para desenvolvimento de fibrose sistêmica nefrogênica, a indicação deve ser muito criteriosa, levando-se em consideração o risco e o benefício. No caso de pacientes com insuficiência renal aguda de qualquer severidade ou relacionada à síndrome hepatorrenal, deve-se esperar a melhora da função renal após o tratamento da doença de base para depois se submeter ao exame. Outras recomendações incluem evitar múltiplas exposições e utilizar preferencialmente meio de contraste com quelantes de gadolínio ciclicos. Em crianças com menos de um ano de idade, o gadolínio deve ser utilizado com cautela.

Anestesia

A necessidade de sedação ou anestesia nos exames de RM é bastante frequente, principalmente em crianças menores, por causa do tempo da realização do exame, que é em média de aproximadamente 35 a 45 minutos. A necessidade pode variar conforme a criança, porém em crianças abaixo de 6 anos de idade, a frequência é bastante elevada[54]. Uma questão que tem sido discutido ultimamente são os efeitos a longo prazo de anestesias prolongadas e repetitivas para realização de exames de imagem[55,56].

Indicações

As principais indicações de RM são:

- Tumor renal e seu estadiamento. Avaliar custo/benefício da anestesia, eventualmente considerar a realização de TC se este não precisar de anestesia.
- Urografia por Ressonância Magnética (UroRM).

Urografia por ressonância magnética (uroRM)

A uroRM é um excelente exame para avaliação anatômica e funcional do rim, com a vantagem de não utilizar radiação ionizante. As principais indicações são: estudo de anatomia renal e vias urinarias complexas, suspeita de obstrução urinária e avaliação pré e pós cirúrgica[57,58]. Na avaliação de vias urinarias obstruídas ou dilatadas, a anatomia poderá ser analisada mesmo sem a utilização do meio de contraste. Já na avaliação de vias urinárias sem obstrução, o uso do meio de contraste será essencial para delinear de forma precisa a sua anatomia, auxiliando na definição da inserção ureteral, em casos de suspeita de inserção ectópica, quando a ultrassonografia não for conclusiva (Figura 3.32). Em casos de obstrução da junção pielaoureteral (estenose de JUP), será possível a diferenciação entre causas intrínsecas e extrínsecas (compressão vascular). Também

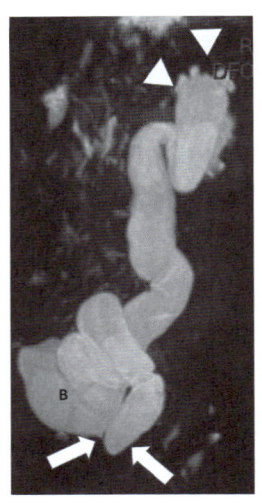

FIGURA 3.32 UroRM em um menino de 2 anos de idade: Rim esquerdo com duplicidade pie-localicinal. A unidade superior apresenta acentuada dilatação pielocalicinal (cabeça de seta). O ureter, dilatado e tortuoso, apresenta uma inserção inferior à bexiga, provavelmente na uretra prostática (setas). B = bexiga.

com a utilização do meio contraste, a análise funcional poderá ser realizada, como estimar a função quantitativa de cada rim e o tempo de excreção do meio de contraste. Dessa forma, a uroRM oferece informações equivalentes à fornecidas pela ultrassonografia, TC, urografia excretora e cintilografia em um só exame. A sua desvantagem é o custo e o tempo de exame, muitas vezes necessitando de anestesia para sua realização.

Angiografia por tomografia computadorizada (angioTC) e ressonância magnética (angioRM)

A angiografia por TC (angioTC) é realizada em tomógrafos com múltiplos detectores (*multislice* ou multidetector), que utiliza vários detectores na aquisição das imagens, diferentemente do TC convencional ou helicoidal, que utilizam um único detector. O número de detectores disponíveis no mercado variam de 4 a 320 detectores, sendo atualmente os mais comuns de 16, 64 e 128.

A grande vantagem dessa tecnologia, que permite a aquisição de maior número de informações em menor intervalo, é uma melhora sensível da qualidade das imagens, pela redução dos artefatos decorrentes da movimentação do paciente, além da possibilidade de reformatação e reconstrução em imagens tridimensionais em planos sagital e coronal (Figura 3.33).

São necessárias a injeção rápida do meio de contraste iodado intravenoso e a imobilização do paciente durante a aquisição das imagens, o que muitas vezes requer anestesia e um bom acesso venoso, principalmente em TC com poucos detectores.

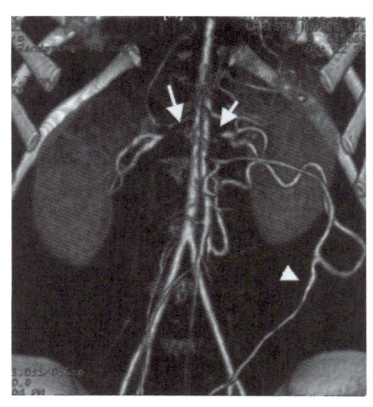

FIGURA 3.33   AngioTC com reconstrução em 3D – VR evidencia acentuada estenose das artérias renais na sua emergência (setas). Nota-se também uma artéria colateral à esquerda, estendendo-se da aorta até a artéria ilíaca esquerda (cabeça de seta). (Ver imagem colorida no encarte.)

A angiografia por RM (angioRM) é realizada com contraste intravenoso e o tempo de realização do exame é semelhante ao demais exames de RM (aproximadamente 35 a 45 minutos), sendo necessária a sedação em crianças menores.

As principais indicações são: pesquisas de tromboses e estenoses arteriais e venosas, estudo de anatomia vascular em doadores e receptores de transplantes, suspeita de compressões vasculares.

A sensibilidade e a especificidade da angioTC no diagnóstico de estenose das artérias renais variam entre 90 e 95% e 94 e 99%, respectivamente, e não apresentam diferenças estatisticamente significativas em relação à angioRM[59,60]. Portanto, os fatores que devem ser considerados na hora da indicação do exame são os riscos de cada um: a nefrotoxicidade do meio de contraste iodado utilizado na TC e o potencial desenvolvimento da fibrose sistêmica nefrogênica pelo gadolínio utilizado em RM, nos pacientes com insuficiência crônica. Já os riscos de reação alérgica pelo contraste iodado têm se reduzido nos últimos anos pelo uso de contraste não iônico[61,62].

A vantagem da angioRM em relação à angioTC é a ausência de radiação ionizante.

CONCLUSÕES

O diagnóstico por imagem nas patologias renais, urológicas e genitais é frequentemente necessário para o manejo clínico e cirúrgico dos pacientes. O principal objetivo é prover informações sobre a natureza e extensão das doenças. O conhecimento dos dados clínicos de interesse, laboratoriais e procedimentos terapêuticos aplicados, é necessário para determinar a escolha da modalidade mais apropriada. Este é o primeiro passo para reduzir a radiação ionizante e escolha do método mais sensível, seguro e de melhor custo-benefício. A equipe multidisciplinar deve estar familiarizada com as técnicas, suas limitações e interpretações das diversas modalidades disponíveis para avaliação do trato geniturinário e suas indicações (Tabela 3.2). A USG pré-natal aumentou a incidência de hidronefrose tratada no período neonatal. Obstrução da JUP é a causa número um, porém permite tratamento precoce e prevenção de infecção. Válvula de uretra posterior é a causa principal de obstrução uretral, responsável por aproximadamente um terço das insuficiências renais e maior causa de ascite urinária. É importante conhecer a lei de Weigert-Meyer, aplicada nos casos de duplicidade do sistema coletor urinário (Tabela 3.2). Os métodos cintilográficos possuem importância clínica reconhecida na avaliação de algumas doenças nefrourológicas pediátricas, entre as quais a hidronefrose obstrutiva, o refluxo vesicoureteral e as consequentes infecções pielonefríticas. Estes métodos são complementares na sua maioria à propedêutica armada utilizada convencionalmente em pediatria, com destaque para a USG. Portanto, a relevância da informação que o método fornece reside no questionamento clínico e no possível impacto que essa informação trará para a conduta terapêutica e acompanhamento do paciente. Novas perspectivas com o desenvolvimento da imagem molecular poderá trazer novos paradigmas de avaliação em nefrourologia pediátrica.

TABELA 3.2   Avaliação comparativa das diversas modalidades de diagnóstico por imagem[20]

Variação*	Urografia excretora	Tomografia computadorizada	Ultrassonografia	Ressonância magnética	Cistoscopia/ pielografia
Sistema coletor	++++	++/+++	++	++	++++
Parênquima	+++	++++	+++	++++	0
Massa renal	++	++++	+++	++++	0
Função	++++	++++	0	++++	0
Cálculo	+++	++++	++	0	++
Ureter	++++	+++	0	++	++++
Bexiga	++/+++	+++	++	+++	++++
Retroperitôneo	+	++++	+++	++++	0
Custo	++++	+	++++	+	0
Radiação ionizante	++	+	++++	++++	+++

* Escala de 0 a ++++, em que 0 = pior; ++++ = ideal.

As Tabelas 3.3 e 3.4 apresentam anomalias e achados que podem ser encontrados nos estudos, independentemente dos diversos métodos e de suas respectivas prevalências, como amostragem de diferentes momentos clínicos.

TABELA 3.3 Prevalência de anomalias	
Massa cística abdominal	
Hidronefrose (grave)	
Rim displásico multicístico	Comum
Abscesso	
Cisto do úraco	
Teratoma ou dermoide	
Tumor necrótico	Incomum
Hemorragia adrenal (em resolução)	
Cisto multilocular renal	
Calcificações e radiodensidade intra-abdominal	
Calcificação irregular/floconosa	
Tumor (neuroblastoma)	Comum
Idiopática adrenal	Moderadamente comum
Corpo estranho	
Necrose papilar (renal)	Incomum
Linfonodos	
Vesical (ciclofosfamida)	Rara
Oxalose (renal)	
Calcificação curvilínea	
Tumor cístico	Moderadamente comum
Contorno pós-hemorrágico adrenal	
Hidronefrose	
Cistos renais	Relativamente raro
Necrose cortical renal	
Cálculo (pedra)	
Nefrolitíase	Moderadamente comum
Rim esponja medular	Raro
Flebolítos	
Calcificação formada	
Teratoma, dermoide	Comum
Cálculo coraliforme	Raro
Fetus-in-fetu	Muito raro
Miscelânea (difusa)	
"Leite de cálcio" em hidronefrose, cavidade	
Renal difusa (oxalose, acidose tubular renal, glomerulonefrite crônica, infecções/granulomas)	Raro
Doença de Wolman (adrenal)	

continua

TABELA 3.3 Prevalência de anomalias *(continuação)*	
Massa renal	
Tumor de Wilms*	Comum
Nefroma mesoblástico*	
Nefrônia lobar*, abscesso**	Moderadamente comum
Cisto renal**	Incomum
Cisto multilocular**	
Nefroblastoma epitelial**	
Carcinoma de células renais*	
Linfoma*	
Tumor rabdoide*	
Sarcoma de células claras*	
Angiomiolipoma*	Raro
Tumor de células justaglomerulares*	
Linfangioma**	
Teratoma*	

* Sólido ou complexo; ** cístico.

TABELA 3.4 Principais síndromes que podem apresentar cistos renais[15]	
Anomalias cromossômicas	• Trissomia 13-15
	• Trissomia 16-18
	• Trissomia 21
	• Síndrome de Turner
Síndromes genéticas	• Autossômica dominante
	– Esclerose tuberosa de Bourneville
	– Doença de von Hippel-Lindau
	• Autossômica recessiva
	– Síndrome de Zellweger
	– Síndrome de Meckel-Grüber
	– Síndrome de Jeune
	• Ligado ao cromossomo X
	– Síndrome de Gorlin
Massa vesical	• Coágulo sanguíneo
	• Cálculo
	• Corpo estranho
	• Infecção/debris
	• Ureterocele
	• Rabdomiossarcoma

continua

TABELA 3.4 Principais síndromes que podem apresentar cistos renais[15] *(continuação*		
Massa pélvica em meninas	• Cisto/tumor ovariano	
	• Torção de ovário	
	• Gravidez	
	• Hidrometrocolpus	
	• Distensão vesical	
	• Duplicação intestinal	
	• Teratoma sacrococcígeo	
Dificuldade de esvaziamento vesical	• Válvula de uretra posterior (frequente no menino)	
	• Ureterocele ectópica (frequente na menina)	
	• Divertículo vesical	
	• Obstrução do colo vesical: cálculo, corpo estranho, ureterocele, rabdomiossarcoma	
	• Estenose uretral	
	• Divertículo da uretra anterior	
	• Síndrome de *Prune Belly*	
	• Estenose meatal/fimose	
Massa ou aumento adrenal	• Bexiga neurogênica	
	• Hemorragia adrenal	Comum
	• Neuroblastoma ou ganglioneuroma	
	• Hiperplasia cortical adrenal	Moderadamente comum
	• Carcinoma adrenocortical	Raros
	• Adenoma cortical	
	• Feocromocitoma	
	• Cisto congênito	Raros
	• Abscesso	
	• Doença de Wolman	

continua

TABELA 3.4   Principais síndromes que podem apresentar cistos renais[15] *(continuação)*

Rins aumentados	• Síndrome nefrótica*	Comuns
	• Glomerulonefrite aguda*	
	• Hidronefrose	
	• Anomalia de duplicação	
	• Hipertrofia compensatória**	Moderadamente comuns
	• Ectopia com fusão**	
	• Criança de mãe diabética*	
	• Doença policística autossômica recessiva*	
	• Doença policística autossômica dominante*	
	• Rim multicístico displásico**	
	• Leucemia – linfoma*	
	• Síndrome hemolítica urêmica*	
	• Púrpura de Henoch-Schönlein*	
	• Abscesso e hematoma intrarrenal**	
	• Trombose de veia renal (aguda)**	Incomuns
	• Glicogenose*	
	• Esclerose tuberosa*	
	• Síndrome de Beckwith-Widermann*	
	• Doença falciforme*	
	• Nefroblastomatose*	Rara
Rins pequenos	• Pielonefrite crônica***	Comuns
	• Glomerulonefrite crônica***	
	• Hipoplasia congênita****	
	• Trombose de veia renal (crônica com atrofia)****	Moderadamente comum
	• Atrofia pós-uropatia obstrutiva***	
	• Nefropatia por refluxo***	
	• Estenose da artéria renal, oclusão****	
	• Pós-radioterapia****	
	• Necrose papilar (tardia)***	
	• Rim Ask-Upmark****	
	• Nefronofitíase (esponja medular)***	
Bexiga – anormalidade de tamanho/ capacidade		

continua

TABELA 3.4 Principais síndromes que podem apresentar cistos renais[15] *(continuação)*		
	• Neurogênica espástica	Comum
	• Obstrução do cólo vesical (hipertrofia)	
Bexiga pequena	• Cistite grave (infecção, drogas)	Incomuns
	• Derivação vesical	
	• Congênita	Raras
	• Compressão extrínseca tumoral	
	• Neurogência hipotônica	Comum
	• Síndrome de *Prune Belly*	Moderadamente comuns
Bexiga grande	• Terapia diurética crônica	
	• *Diabetes insipidus*	
	• Síndrome megacística-microcólon	Raros
	• Síndrome de Bartter	
	• Pós-instrumentação	Moderadamente comum
Gás no trato urinário	• Infecção por germe formador de gás, especialmente no diabetes	Raros
	• Fístulas	
	• Ferimentos penetrantes	

* Usualmente bilateral; ** usualmente unilateral; *** frequentemente e usualmente bilateral; **** usualmente unilateral.

📖 REFERÊNCIAS BIBLIOGRÁFICAS

1. Wymer DC. Imaging. Floege J, Johnson RJ, Feehally J, eds. Comprehensive clinical Nephrology. 4.ed. 2010. p.56-74.
2. Riccabona M. Urinary tract imaging in infancy. Pediatr Radiol. 2009;39(Suppl 3):S436-S445.
3. Kaste SC, McCarville MB. Imaging Pediatric Abdominal Tumors. Semin Roentgenol. 2008;43(1):50-9.
4. Leibovic SJ, Lebowitz RL. Reducing patient dose in voiding cystourethrograohv. Urol Radiol. 1980;2:103-7.
5. Bailey SR, Tyrrell PN, Hale M. A trial to assess the effectiveness of bowel preparation prior to intravenous urography. Clin Radiol. 1991;44:335-7.
6. Becker W, Meller J, Zappel H, Leenen A, Seseke F. Imaging in paediatric urology. Springer; 2003. p.69-84.
7. Dawson P, Clauss W. Constrast media in practice: questions and answers. 2nd ed. Springer; 1999.
8. Karcaaltincaba M, Oguz B, Haliloglu M. Current status of contrast-induced nephropathy and nephrogenic systemic fibrosis in children. Pediatr Radiol. 2009;39(Suppl 3):S382-S384.
9. Kuhn JP, Slovis TL, Haller JO. Caffey's, pediatric diagnostic imaging. 10.ed. Philadelphia: Mosby; 2004. p.1704-56.
10. Paltiel HJ, Rupich RC, Kirulata HG. Emhandec detection of vesicoureteral reflux in infants and small children with use of cyclic voiding cystourethrography. Radiology. 1992;184:753-5.
11. Sandler CM, Phillips JM. Harris JD, Toombs BD. Radiology of the bladder and urethra in blunt pelvic trauma. Radiol Clin North Am. 1981;19:195-211.
12. Almen A, Mattsson S. The radiation dose to children from X-ray examinations of the pelvis and the urinary tract. Br J Radiol. 1995;68:604-13.
13. Ball WS Jr, Towbin RB, Strife JL, Spencer R. Interventional genitourinary radiology in children: a review of 61 procedures. AJR. 1986;147:791-6.

14. Chung EM. American Registry of Pathology. Armed Forces Institute of Pathology. Washington DC. Radiologic Pathology 7th ed. 2009. p. 549-58.

15. Devred P. Versión española de la obra original em lengua francesa Imagerie de l'appareil urinaire de l'enfant. Masson S.A., 1997. p.132.

16. Bachelard M, Verkauskas G, Bertilsson M, et al. Recognition of bladder instability on voiding cystourethrography in infants with urinary tract infection J Urol. 2001;166:1899-903.

17. Boemers TM, Beek FJ, Bax NM. Guidelines for the urological screening and initial management for lower urinary tract dysfunction in children with anorectal malformation – the ARGUS protocol. BJU Int. 1999;83:662-71.

18. Alon U, Berant M, Pery M. Intravenous pyelography in children with urinary tract infection and vesicoureteral reflux. Pediatrics. 1989;83:332-6.

19. Staatz G, Honnef D, Piroth W, Rodkon T. Direct diagnosis in radiology: pediatric imaging. 2008. p.184-7.

20. Hattery RR, King BR. Invited commentary. Author's Response. RadioGraphics. 2001;21:823. Disponível em: http://radiographics.rsna.org/content/21/4/822.full.

21. Haller JO, WE Berdon, Friedman AP. Increased renal cortical echogenicity: a normal finding in neonates and infants. Radiology. 1982;142(1):173-4.

22. Hricak H, et al. Neonatal kidneys: sonographic anatomic correlation. Radiology. 1983;147(3):699-702.

23. Jequier S; Rousseau O. Sonographic measurements of the normal bladder wall in children. AJR Am J Roentgenol. 1987;149(3):563-6.

24. Nguyen HT, Benson CB, Bromley B, Campbell JB, Chow J, Coleman B, et al. Multidisciplinary consensus on the classification of prenatal and postnatal urinary tract dilation (UTD classification system). J Pediatr Urol. 2014;10(6):982-98.

25. Braga LH, McGrath M, Farrokhyar F, Jegatheeswaran K, Lorenzo AJ. Associations of Initial Society for Fetal Urology Grades and Urinary Tract Dilatation Risk Groups with Clinical Outcomes in Patients with Isolated Prenatal Hydronephrosis. J Urol. 2017;197(3 Pt 2):831-7.

26. Braga LH, McGrath M, Farrokhyar F, Jegatheeswaran K, Lorenzo AJ. Society for Fetal Urology Classification vs Urinary Tract Dilation Grading System for Prognostication in Prenatal Hydronephrosis: A Time to Resolution Analysis. J Urol. 2018;199(6):1615-21.

27. Chow JS, Koning JL, Back SJ, Nguyen HT, Phelps A, Darge K. Classification of pediatric urinary tract dilation: the new language. Pediatr Radiol. 2017;47(9):1109-15.

28. Chopra A, Teele RL. Hydronephrosis in children: narrowing the differential diagnosis with ultrasound. J Clin Ultrasound. 1980;8(6):473-8.

29. Estrada Jr. CR, Prenatal hydronephrosis: early evaluation. Curr Opin Urol. 2008;18(4):401-3.

30. Huang HP, et al. Renal ultrasonography should be done routinely in children with first urinary tract infections. Urology. 2008;71(3):439-43.

31. Jahnukainen T, et al. Ultrasonography after the first febrile urinary tract infection in children. Eur J Pediatr. 2006;165(8):556-9.

32. Piskunowicz M, Świętoń D, Rybczyńska D, Czarniak P, Szarmach A, Kaszubowski M, et al. Comparison of voiding cystourethrography and urosonography with second-generation contrast agents in simultaneous prospective study. J Ultrason. 2016;16(67):339-47.

33. Kis E, Nyitrai A, Várkonyi I, Máttyus I, Cseprekál O, Reusz G, et al. Voiding urosonography with second-generation contrast agent versus voiding cystourethrography. Pediatr Nephrol. 2010;25(11):2289-93.

34. Darge K. Voiding urosonography with US contrast agent for the diagnosis of vesicoureteric reflux in children: an update. Pediatr Radiol. 2010;40(6):956-62.

35. Coley BD. Pediatric applications of abdominal vascular Doppler: Part II. Pediatr Radiol. 2004;34(10):772-86.

36. Murat A, et al. Renal resistive index in healthy children. Eur J Radiol. 2005;53(1):67-71.

37. Kuzmic AC, et al. Doppler sonographic renal resistance index in healthy children. Eur Radiol. 2000;10(10):1644-8.

38. Dillman JR, Smith EA, Coley BD. Ultrasound imaging of renin-mediated hypertension. Pediatr Radiol. 2017;47(9):1116-24.
39. Damasio MB, Ording Muller LS, Piaggio G, Marks SD, Riccabona M. Imaging in pediatric renal transplantation. Pediatr Transplant. 2017;21(3).
40. Ntoulia A, Anupindi SA, Darge K, Back SJ. Applications of contrast-enhanced ultrasound in the pediatric abdomen. Abdom Radiol (NY). 2018;43(4):948-59.
41. Rafailidis V, Deganello A, Watson T, Sidhu PS, Sellars ME. Enhancing the role of paediatric ultrasound with microbubbles: a review of intravenous applications. Br J Radiol. 2017;90(1069):20160556.
42. Kazmierski B, Deurdulian C, Tchelepi H, Grant GG, Applications of contrast-enhanced ultrasound in the kidney. bdom Radiol (NY). 2018;43 (4):880-98.
43. Álvarez Rodríguez S, Hevia Palacios V, Sanz Mayayo E, Gómez Dos Santos V, Díez Nicolás V, Sánchez Gallego MD, et al. The usefulness of contrast-enhanced ultrasound in the assessment of early kidney transplant function and complications. Diagnostics (Basel). 2017;7(3).
44. Slovis T, Berdon W, Hall E. Effects of radiation on children. In: Kuhn J, Slovis T, Haller J, eds. Caffey´s Pediatric Diagnostic Imaging. 10th ed. Philadelphia: Mosby; 2004. p.3-12.
45. Frush DP, Applegate KE. Radiation risk from medical imaging in children. In: Medina LS, Applegate KE, Blackmore CC, eds. Evidence-based imaging in pediatrics. New York: Springer; 2010. p.25-39.
46. Image Gently Alliance. Disponível em: https://www.imagegently.org. (Acesso 6 ago 2020.)
47. Latin Safe. Disponível em: http://www.latinsafe.org/espanol/. (Acesso 6 ago 2020.)
48. ACR Appropriateness Criteria. Disponível em: https://www.acr.org/Clinical-Resources/ACR--Appropriateness-Criteria. (Acesso 6 ago 2020.)
49. Callahan M, Poznauskis L, Zurakowski D, Taylor G. Nonionic iodinated intravenous contrast material-related reactions: incidence in large urban children's hospital – retrospective analysis of data in 12,494 patients. Radiology. 2009;250(3):674-81.
50. Pappas J, Donnelly L, Frush D. Reduced frequency of sedation of young children with multisection helical CT. Radiology. 2000;215(3):897-9.
51. Mundim JS, Lorena SC, Abensur H, Elias RM, Moysés RMA, Castro MCM, et al. Nephrogenic systemic fibrosis: a severe complication of use to gadolinium in patients with kidney failure. Rev Assoc Med Bras. 2009;55(2):220-5.
52. Leite CC. Fibrose nefrogênica sistêmica: novas diretrizes. Radiol Bras. 2010;43(2):V-VI.
53. Abu-Alfa AK. Nephrogenic systemic fibrosis and gadolinium-based contrast agents. Adv Chronic Kidney Dis. 2011;18(3):188-98.
54. Edwards AD, Arthurs OJ. Paediatric MRI under sedation: is it necessary? What is the evidence for the alternatives? Pediatr Radiol. 2011;41(11):1353-64.
55. Cauldwell C. Anesthesia risks associated with pediatric imaging. Pediatr Radiol. 2011;41:949-50.
56. Barton K, Nickerson JP, Higgins T, Williams RK. Pediatric anesthesia and neurotoxicity: what the radiologist needs to know. Pediatric Radiologiy. 2018;48(1):31-36.
57. Jones RA, Grattan-Smith JD, Little S. Pediatric magnetic resonance urography. J Magn Reson Imaging. 2011;33(3):510-26.
58. Dickerson EC, Dillman JR, Smith EA, Dipietro MA, Lebowitz RL, Darge K. Pediatric MR urography: indications, techniques, and approach to review. Radiographcs. 2015;35 (4):1203-30.
59. Rountas C, et al. Imaging modalities for renal artery stenosis in suspected renovascular hypertension: prospective intraindividual comparison of color Doppler US, CT angiography, GD-enhanced MR angiography, and digital substraction angiography. Ren Fail. 2007;29(3):295-302.
60. Glockner JF, Vrtiska TJ. Renal MR and CT angiography: current concepts. Abdom Imaging. 2007;32(3):407-20.
61. Tullus K, Brennan E, Hamilton G, Lord R, McLaren CA, Marks SD, et al. Renovascular hypertension in children. Lancet. 2008;371(9622):1453-63.
62. O'Neill WC, Bardelli M, Yevzlin AS. Imaging for renovascular disease. Semin Nephrol. 2011;31(3):272-82.

4 Avaliação urodinâmica na criança

João Victor Teixeira Henriques
Julyana Kanate Mazzoni Moromizato
Zein Mohamed Sammour
Cristiano Mendes Gomes

APÓS LER ESTE CAPÍTULO, VOCÊ ESTARÁ APTO A:

- Identificar as principais indicações para realização do exame urodinâmico em crianças.
- Descrever os pontos importantes do preparo do paciente para o exame.
- Descrever os principais métodos dos exames urodinâmicos.
- Relatar as particularidades do exame urodinâmico em crianças e suas implicações.
- Detalhar os principais padrões urodinâmicos em crianças com disfunções do trato urinário inferior.

INTRODUÇÃO

A urodinâmica compreende um grupo de testes diagnósticos que têm por objetivo avaliar a função do trato urinário inferior, por meio da medida de parâmetros hidrodinâmicos fisiológicos e fisiopatológicos envolvidos no armazenamento, no transporte e na eliminação da urina[1].

Tais métodos permitem avaliar funcionalmente o trato urinário inferior, ao contrário dos exames de imagem e endoscópicos que estudam estruturalmente os órgãos do trato urinário[2].

Sua introdução na prática clínica permitiu grandes avanços à compreensão e ao manejo de disfunções miccionais de todas as etiologias e em todas as faixas etárias, podendo trazer importantes informações na avaliação das disfunções miccionais infantis[2,3].

Este capítulo aborda aspectos relacionados a indicação, realização e interpretação de exames urodinâmicos em crianças, sem particularizar as várias condições clínicas potencialmente acompanhadas de disfunções vesicoesfincterianas na população pediátrica. O leitor interessado poderá dirigirse aos capítulos específicos nos quais as variadas doenças são abordadas de forma detalhada.

ASPECTOS TÉCNICOS

Exames urodinâmicos compreendem desde exames simples e não invasivos, como a urofluxometria, até complexas análises das pressões vesicais e abdominais, juntamente com eletromiografia e/ou fluoroscopia. Para que seja realizado de forma reprodutível, requer a colaboração do paciente e o entendimento entre ele e o examinador. Nas crianças, é importante que os cuidadores/familiares também participem desse entendimento[1,4].

Os princípios básicos do exame urodinâmico completo (EUD) e o equipamento utilizado são os mesmos da população adulta, mas os pacientes pediátricos podem exigir abordagem diferente e aspectos peculiares às diferentes faixas etárias e as doenças típicas da população infantil devem ser considerados[4].

É necessário que a seleção das crianças que farão o exame seja criteriosa, a fim de evitar testes desnecessários. Embora também seja verdade para pacientes adultos e para outros exames, isso tem especial relevância quando se refere à indicação do exame urodinâmico em crianças. Os familiares precisam estar orientados sobre todos os aspectos do exame e motivados quanto sua natureza e importância. Proporcionar um ambiente acolhedor e confortável, na presença dos pais, pode ajudar na realização do exame e na análise dos resultados encontrados[5,6]. Ciente da potencial dificuldade na colaboração do paciente pediátrico, o examinador deve realizar avaliação dirigida para atingir resultado satisfatório e extrair as informações desejadas[3].

INDICAÇÕES

As indicações dos exames urodinâmicos em crianças são variadas. Exames não invasivos, como a urofluxometria, o diário miccional e a medida do resíduo pós-miccional, podem ser realizados liberalmente em crianças com disfunções do trato urinário inferior não neurogênicas e mesmo na investigação inicial das disfunções neurogênicas do trato urinário inferior[7-9].

Tipicamente, o exame urodinâmico invasivo deve ser realizado quando tem valor diagnóstico, prognóstico ou na escolha do tratamento. Para alguns tipos de disfunção miccional, sua indicação é reservada para pacientes em que houve falha dos tratamentos conservadores e para os quais algum tratamento invasivo possa estar sendo considerado[7,10].

Para crianças com disfunção neurogênica do trato urinário (o paciente típico é a criança com mielomeningocele ou espinha bífida), a Sociedade Internacional de Continência (ICCS) reconhece como indicações para a realização de exame urodinâmico as seguintes condições:

- Avaliação inicial, nos primeiros 2 a 3 meses de vida (exame para caracterizar as pressões vesicais e servir como *baseline* para acompanhamento).
- Na ocorrência de uretero-hidronefrose ou sua piora no acompanhamento.
- Quando houver mudança dos sintomas e/ou se houver suspeita de compressão medular (como na medula presa em crianças com mielomeningocele).
- Para avaliação de resposta ao tratamento realizado[4].

Em pacientes com disfunção não neurogênica do trato urinário inferior, os exames urodinâmicos invasivos são geralmente reservados para casos mais graves, refratários aos tratamentos conservadores iniciais (comportamental, medicamentoso e/ou fisioterápico) ou que apresentem sinais de maior gravidade, como volumoso resíduo pós-miccional e alterações significativas do trato urinário (p. ex., uretero--hidronefrose, espessamento vesical, divertículos). Pacientes que podem com mais frequência requerer exame urodinâmico incluem: aqueles com frequência urinária inferior a 3 vezes ao dia; crianças com jato urinário fraco e volumoso resíduo pós-miccional; incontinência urinária refratária ao tratamento medicamentoso; disfunção miccional associada ao refluxo vesicoureteral. É importante ressaltar que a enurese noturna primária monossintomática não é indicação para o exame urodinâmico. Mesmo as condições citadas previamente geralmente não necessitam de exame urodinâmico na abordagem inicial, já que a avaliação clínica e os exames não invasivos, como urofluxometria com ou sem eletromiografia de superfície e ultrassonografia com medida de resíduo, são geralmente suficientes para permitir início de tratamento[4].

No Brasil, as principais causas de encaminhamento para exames[6] têm sido as disfunções associadas à mielomeningocele[11], avaliação de crianças com incoordenação vesicoesfincteriana, incontinência urinária diurna e, em casos selecionados de pacientes com enurese[12], refluxo vesicoureteral e/ou infecções recorrentes do trato urinário[13,14].

ESTUDO URODINÂMICO

O estudo urodinâmico deve fornecer informações objetivas sobre função e disfunção do trato urinário inferior.

Em grupos selecionados de pacientes (p. ex., espinha bífida), a avaliação urodinâmica deve ser feita precocemente, servindo para orientar o adequado manejo e também como avaliação basal para realização de comparações evolutivas, já que nessa população são frequentes mudanças decorrentes do tratamento, do crescimento e/ou da maturação e dos quadros de medula presa[4,15].

Inicialmente, é fundamental entender as queixas clínicas do paciente e a indicação do exame, para saber que informações buscar durante o estudo. Questionários validados podem ser ferramentas úteis nessa avaliação[16,17].

A função vesical e o próprio estudo urodinâmico podem ser divididos em duas fases: enchimento ou armazenamento vesical e esvaziamento. A fase de enchimento/armazenamento é avaliada durante a cistometria; a fase de esvaziamento é avaliada pela fluxometria livre e pelo estudo miccional fluxo-pressão. A eletromiografia de superfície ou a adição dos exames de imagem por fluoroscopia (com enchimento vesical com solução contrastada – videourodinâmica) podem ajudar na caracterização das anormalidades anatômicas e funcionais do trato urinário inferior[1,18].

O exame é realizado com um cateter na bexiga (através da uretra) e um no reto, medindo as pressões vesical e abdominal, respectivamente. Os cateteres são conectados a transdutores de pressão externos ligados a um computador. As pressões e o fluxo urinário são registrados continuamente, sendo demonstrados na tela do computador por meio de *software* especializado[7]. A Figura 4.1 mostra o aparato de realização do exame urodinâmico.

A tecnologia para a realização dos exames urodinâmicos tem avançado, de modo que novas alternativas como exames sem cateter e o uso de cateteres especiais têm sido

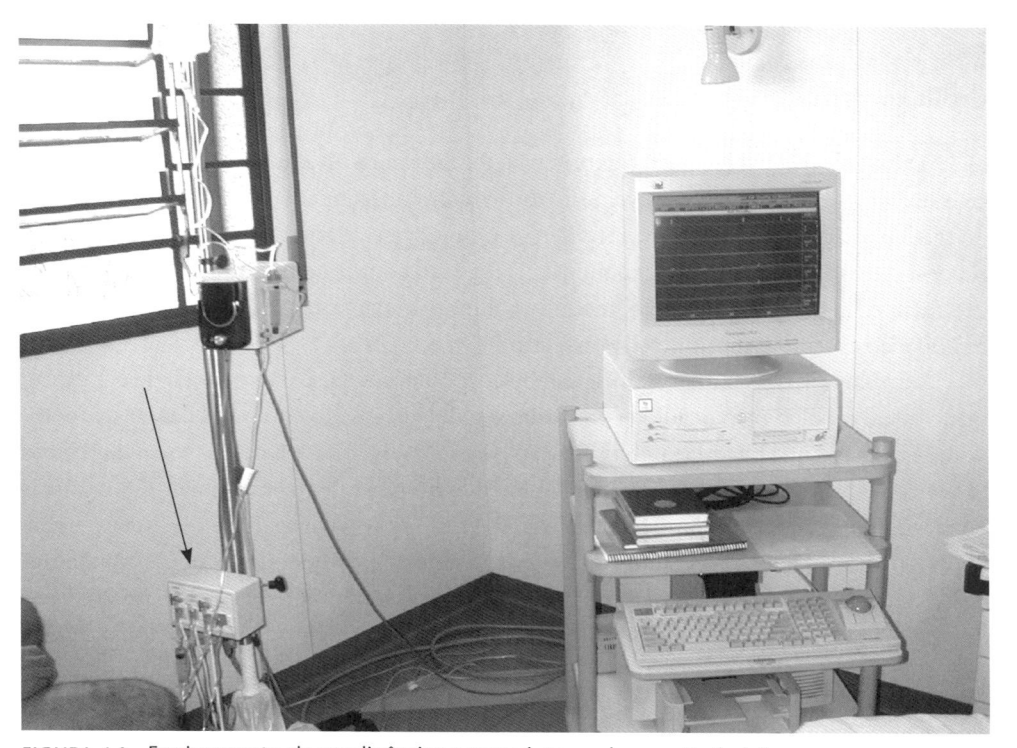

FIGURA 4.1   Equipamento de urodinâmica e transdutores de pressão (seta).

propostas. As tecnologias, entretanto, ainda não foram amplamente testadas e não estão disponíveis universalmente, sendo consideradas alternativas. O cateter preenchido com ar utiliza um balão cheio de ar, ao redor do cateter de polietileno, para fazer a medição da pressão. Esta tecnologia permite a leitura circunferencial da medição de pressão. Outra recente adição foi um cateter que possui uma fibra-óptica na ponta, faz a medição da pressão e leva os dados diretamente ao programa por intermédio de um cabo. Esses métodos teriam como vantagem a diminuição dos erros de medição produzidos por artefatos. Como mencionado anteriormente, os estudos com esses métodos de medição ainda não demonstraram sua equivalência ou superioridade em relação aos cateteres tradicionais. Em casos excepcionais, a pressão abdominal pode ser aferida com sucesso de forma alternativa, com o posicionamento do cateter num estoma abdominal ou mesmo no interior da vagina[1].

É imperioso que o examinador tente criar condições de acolhimento e tranquilidade para o paciente durante o exame. Sempre que possível, deve-se tentar reproduzir as queixas clínicas do paciente, minimizando seu desconforto e ansiedade. Preferencialmente, os exames em crianças devem ser feitos em ambiente com decoração apropriada (motivos infantis), disponibilidade de brinquedos e equipe de enfermagem acostumada com essa população. Também deve-se limitar o acesso de pessoas (p. ex., enfermeiros e residentes) ao ambiente do exame[4].

Urofluxometria

A fluxometria livre, ou urofluxometria, é o primeiro estágio do exame urodinâmico e se configura em indispensável teste de primeira linha na investigação de disfunções do trato urinário inferior. Produz informação objetiva e quantitativa que ajuda na compreensão dos sintomas de esvaziamento. É realizada antes da introdução dos cateteres uretral e retal. O procedimento mede o volume de urina eliminado por unidade de tempo e é expresso em mililitros por segundo[9,19].

A urofluxometria não é capaz de estabelecer ou descartar o diagnóstico de obstrução infravesical ou de diminuição da contratilidade detrusora. No entanto, trata-se de método não invasivo que permite a identificação de pacientes com deficiência de esvaziamento vesical e deve ser complementado pela medida do resíduo pósmiccional. Nas crianças que farão o exame urodinâmico completo, o resíduo é medido pelo cateterismo vesical, necessário para realizar a cistometria e o estudo miccional. Quando somente a fluxometria é solicitada, o resíduo pode ser medido por ultrassonografia ou pelo chamado *bladderscan* – aparelho portátil que avalia o volume de enchimento da bexiga por ultrassonografia, porém sem a capacidade de avaliar detalhes estruturais da anatomia vesical[9,19].

A fluxometria e a medida do resíduo miccional podem ser afetadas por fatores como o volume de enchimento vesical, a inibição do paciente para urinar no ambiente do exame e outros. Assim, o ideal é obter 2 a 3 medidas de cada exame (fluxo e resíduo) para determinar a consistência dos achados. Volumes urinados menores que 50% da capacidade vesical estimada não são considerados representativos, comprometendo a acurácia do método. Assim, deve-se sempre buscar volume urinado superior a 50% da capacidade vesical esperada para a idade[20,21].

O padrão de curva de urofluxometria normal tem a forma de sino (Figura 4.2A). Outros formatos da curva de fluxo, quando encontrados, podem sugerir outros diagnósticos. Entretanto, é necessário ter cautela na atribuição de diagnósticos urodinâmicos baseada no padrão de fluxo urinário já que sua acurácia é limitada e outros dados devem ser avaliados. São exemplos de traçados anormais as curvas achatada (Figura 4.2B), assimétrica e intermitente (Figura 4.2C)[1,4].

A realização simultânea de eletromiografia de superfície ajuda a avaliar o padrão de esvaziamento vesical, notadamente quando se suspeita de incoordenação vesicoes-fincteriana[1,4]. Na Figura 4.3, observam-se padrão de esvaziamento vesical normal com relaxamento esfincteriano (3A) e padrão de micção incoordenada com aumento da atividade eletromiográfica do esfíncter uretral durante a micção (3B).

O resíduo pós-miccional corresponde ao volume de urina que permanece na bexiga imediatamente após o término da micção. Volume residual de urina superior a 50 mL é geralmente considerado aumentado em adultos. Em crianças de 6 anos, valores acima de 20 mL, ou > 10% da capacidade vesical, são geralmente considerados anormais. O resíduo miccional elevado pode identificar as crianças que esvaziam mal a bexiga, que podem requerer investigação mais aprofundada[22].

Embora muitos urologistas utilizem o volume residual como importante parâmetro na avaliação de pacientes com sintomas do trato urinário inferior, algumas variáveis comprometem a sua acurácia: método de medição (por cateterismo ou ultrassonografia); volume urinado; variabilidade intraindividual significativa, independentemente da técnica de medição utilizada e falta de correlação com a intensidade dos sintomas, urofluxometria e parâmetros clínicos. Assim como com a fluxometria, é recomendável obter ao menos 2 medidas do resíduo para confirmar a consistência desse parâmetro[1,4].

Cistometria

A cistometria é a fase do exame que registra as relações entre pressão e volume vesicais ao longo de determinado período de tempo. Informações sobre a função de armazenamento são extraídas dessa fase do estudo. O enchimento vesical deve ser realizado lentamente, com velocidade de enchimento controlada, normalmente entre 5 e 40 mL/min ou 5-10% da capacidade vesical estimada por minuto. O enchimento vesical com velocidades altas pode provocar o aparecimento de hiperatividade detrusora precoce ou levar a elevações

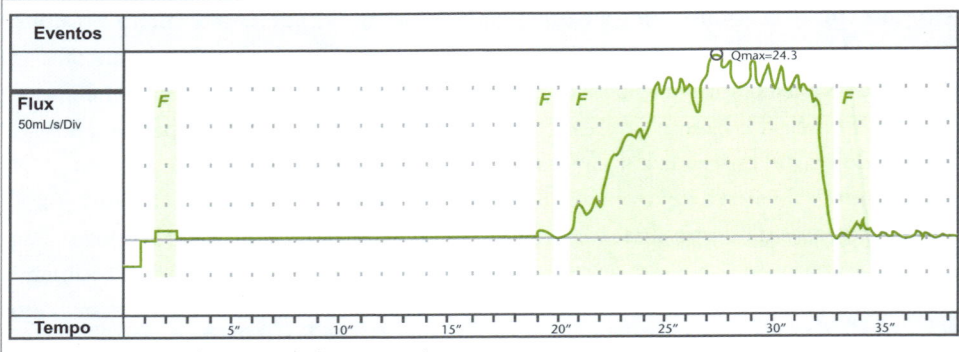

A: Curva normal, com padrão em sino

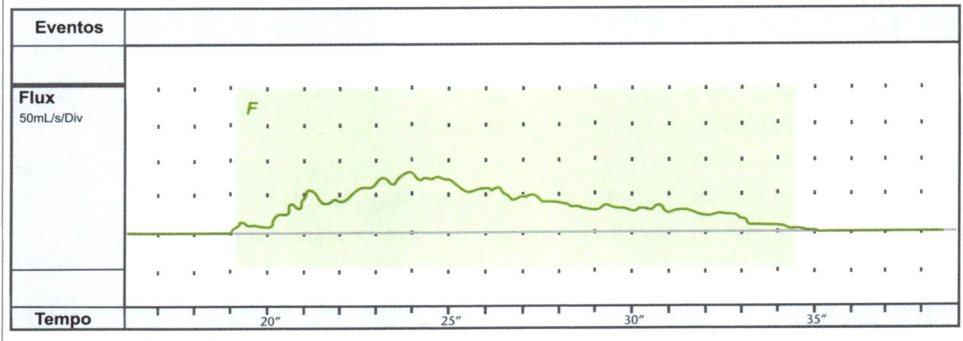

B: Curva achatada

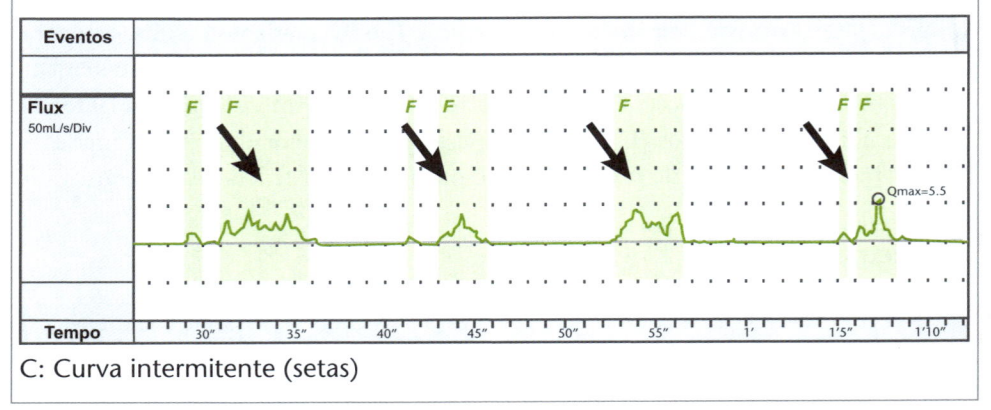

C: Curva intermitente (setas)

FIGURA 4.2 A) Fluxo normal, em forma de sino, contínuo, com valor de fluxo máximo superior a 20 mL/s. B) Fluxo contínuo, achatado, com Qmáx reduzido, consistente com a presença de obstrução anatômica da bexiga, como na estenose uretral. C) Fluxo intermitente, com Qmáx reduzido, consistente com o uso de prensa abdominal ou com incoordenação vesicoesfincteriana.

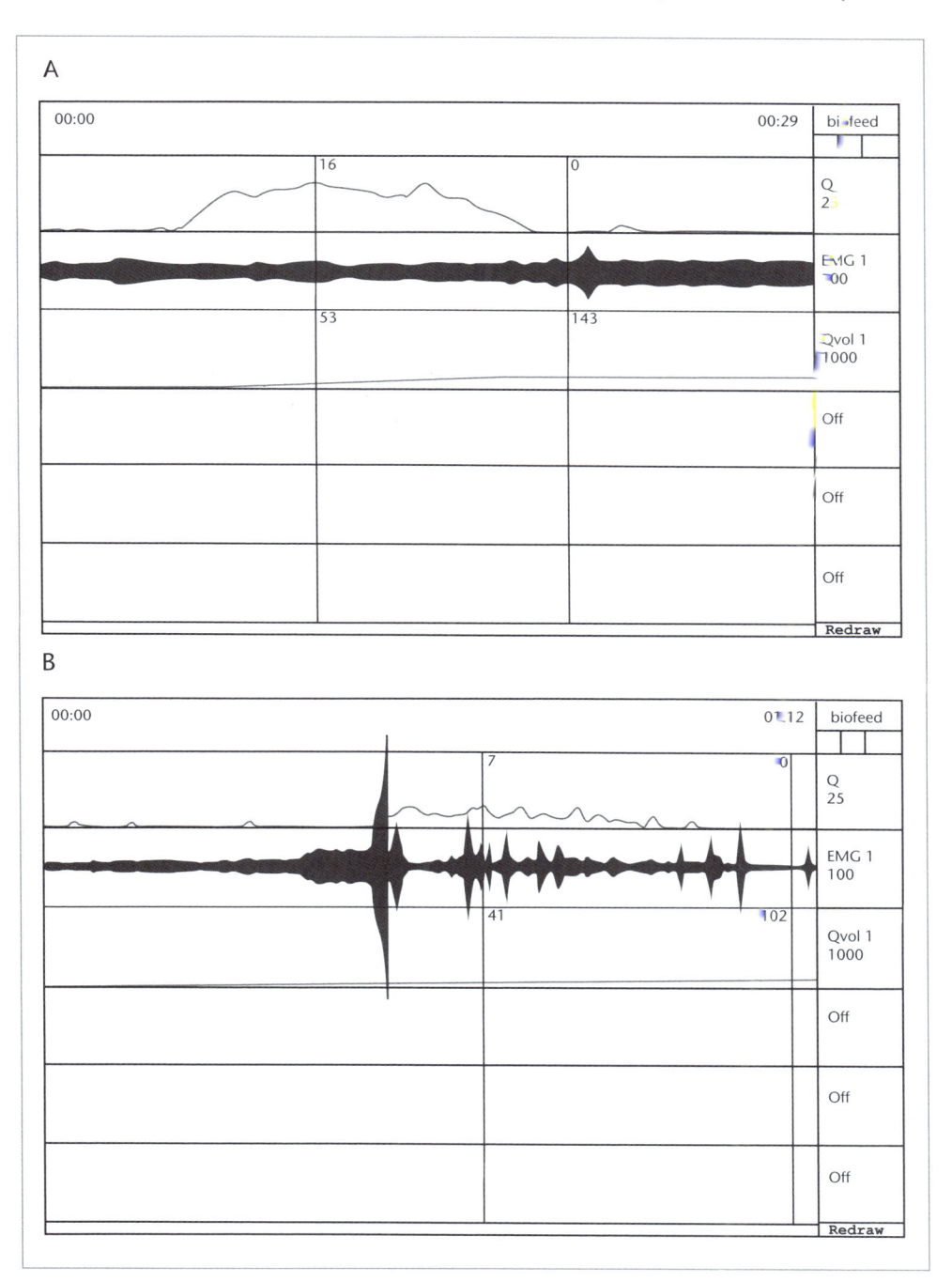

FIGURA 4.3 Fluxometria livre com eletromiografia de superfície. A) Padrão de esvaziamento vesical normal com relaxamento esfincteriano. B) Fluxo achatado, Qmáx reduzido concomitante a um aumento da atividade eletromiográfica do esfíncter uretral.

da pressão vesical que indiquem má complacência mesmo em pacientes que, de outra forma, não teriam esses achados anormais no exame (falso-positivo)[1,4].

O cálculo da capacidade vesical esperada para a idade pode ser realizado das seguintes maneiras[23]:

- Crianças com idade inferior a 2 anos: peso (kg) × 7 = capacidade (mL).
- Crianças com 2 anos ou mais: (idade + 2) × 30 = capacidade (mL).

A videourodinâmica é uma modalidade do estudo urodinâmico que consiste na obtenção de imagens juntamente com os dados funcionais/pressóricos da urodinâmica. Tipicamente, ela se refere ao exame feito com enchimento vesical com meio de contraste e imagens obtidas por fluoroscopia. Pode-se, também, obter imagens por ultrassonografia, mas este tipo de exame é pouco realizado e muito dependente do examinador. A videourodinâmica com fluoroscopia é valiosa ferramenta para diagnóstico e manejo de pacientes com bexiga neurogênica. O método permite avaliar a morfologia da bexiga, a abertura ou o fechamento do colo vesical, a abertura da uretra proximal, a presença de refluxo vesicoureteral, os divertículos vesicais e outras possíveis anormalidades estruturais do trato urinário inferior. As imagens são registradas de forma intermitente, e o examinador deve estar atento aos eventos de variação da pressão vesical e aos sintomas do paciente. Com a utilização de protocolos de uso limitado da fluoroscopia, a quantidade total de radiação utilizada é muito baixa[1].

Os aspectos urodinâmicos mais importantes durante a cistometria são:

- Complacência: é definida como a capacidade da bexiga de acomodar volumes progressivamente maiores de urina sem aumentar significativamente a pressão intravesical (Figura 4.4). Pode ser medida numericamente como a capacidade vesical (medida em mL) dividida pela variação da pressão detrusora ao longo do enchimento (medida em cmH_2O). Considera-se complacência normal quando a relação é > 40 mL/cmH_2O. A complacência vesical tem grande importância, pois quando diminuída (valores de complacência menores que 20 mL/cmH_2O) pode representar risco para a deterioração da bexiga e para o trato urinário superior (Figura 4.5). A presença de hiperatividade detrusora ou de perdas urinárias por deficiência esfincteriana pode dificultar a avaliação da complacência[1,4].
- Capacidade vesical funcional: este é um importante parâmetro a ser avaliado durante o exame. Como mencionado, a capacidade vesical varia com idade e peso da criança. No exame urodinâmico, a capacidade vesical pode estar diminuída por aumento da sensibilidade vesical, levando a desejo miccional precoce, presença de hiperatividade detrusora e incontinência urinária por deficiência esfincteriana (impedindo o enchimento vesical a não ser mediante compressão uretral) ou

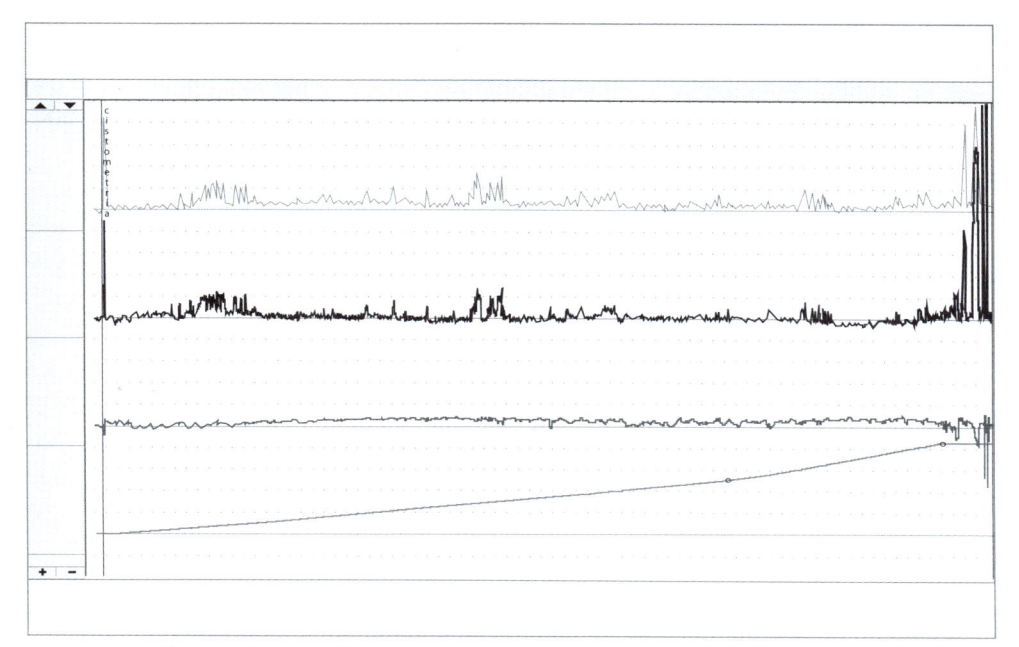

FIGURA 4.4 Cistometria normal: não ocorre nenhuma elevação significativa da pressão detrusora em resposta ao enchimento vesical, o que denota boa complacência vesical.

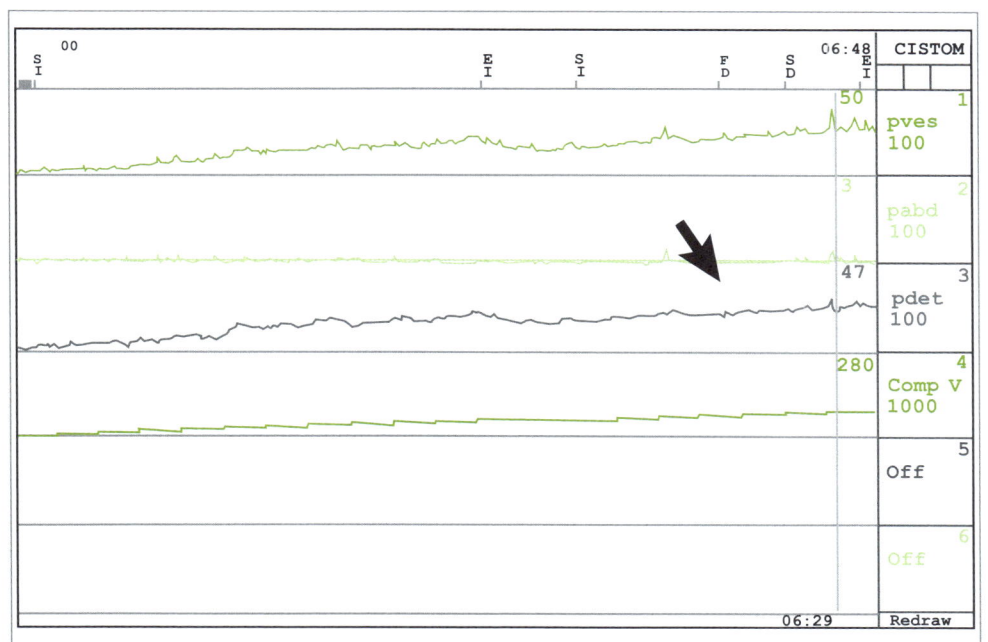

FIGURA 4.5 Paciente de 10 anos com passado de correção cirúrgica de mielomeningocele que apresenta déficit de complacência por elevação progressiva da pressão detrusora associada ao enchimento vesical (seta).

pelo déficit de complacência. A capacidade vesical é mais bem definida pelo diário miccional, que representa mais adequadamente a capacidade cotidiana. No diário miccional, várias medições da capacidade vesical são feitas durante as atividades diárias normais do paciente[24,25].

- Sensibilidade: a sensibilidade vesical é avaliada no exame urodinâmico pelas sensações relatadas pelo paciente ao longo do enchimento vesical. Os parâmetros mais frequentemente avaliados incluem o volume de enchimento vesical em que ocorre o primeiro desejo miccional e o volume de sensação de plenitude vesical. Em pacientes com hiperatividade detrusora, a sensação de urgência é considerada normal. A presença de dor vesical ao enchimento geralmente indica aumento da sensibilidade vesical (a não ser na presença de grande enchimento vesical). A sensibilidade vesical é um parâmetro de difícil avaliação por envolver aspectos subjetivos. Normalmente, o paciente apresenta primeiro desejo miccional com cerca de metade da capacidade máxima, relatando desejo moderado ou intenso na capacidade máxima[26,27].

- Atividade detrusora na fase de enchimento: o detrusor normal mantém-se relaxado durante a fase de enchimento vesical. A presença de elevações físicas da pressão detrusora na fase de enchimento vesical configura a hiperatividade detrusora (HD). Em pacientes com sensibilidade vesical presente, a HD é geralmente acompanhada de urgência ou forte desejo miccional (Figura 4.6). Pode ocorrer incontinência urinária associada. A hiperatividade detrusora pode ser chamada de neurogênica ou idiopática dependendo de causa neurológica estabelecida. Os pacientes com doença neurológicas em nível torácico ou cervical tipicamente apresentam padrão de dissinergia vesicoesfincteriana, isto é, falta de coordenação entre a contração detrusora e o relaxamento do esfíncter urinário (Figura 4.7). Em crianças, contrações detrusoras involuntárias (HD) podem ocorrer em até 10% de indivíduos normais[9,20].

A função esfincteriana também é avaliada nessa fase do exame. Para isso, são feitas as manobras de elevação da pressão abdominal – como valsalva, crede ou tosse – à medida que se aumenta o enchimento vesical (Figura 4.8). A ocorrência de perda urinária associada a essas manobras é denominada de incontinência urinária de esforço. Denomina-se pressão de perda abdominal ou por valsalva a menor pressão abdominal em que ocorre a perda urinária associada às manobras de esforço (na ausência de hiperatividade detrusora). De maneira geral, quanto menores as pressões abdominais em que ocorrem as perdas urinárias aos esforços, pior é a deficiência esfincteriana. Na população infantil, a deficiência esfincteriana é mais encontrada em crianças com mielomeningocele lombossacral[11,1].

Em pacientes com má complacência vesical, o enchimento vesical contínuo é acompanhado de elevação progressiva da pressão detrusora. Esta elevação persiste até

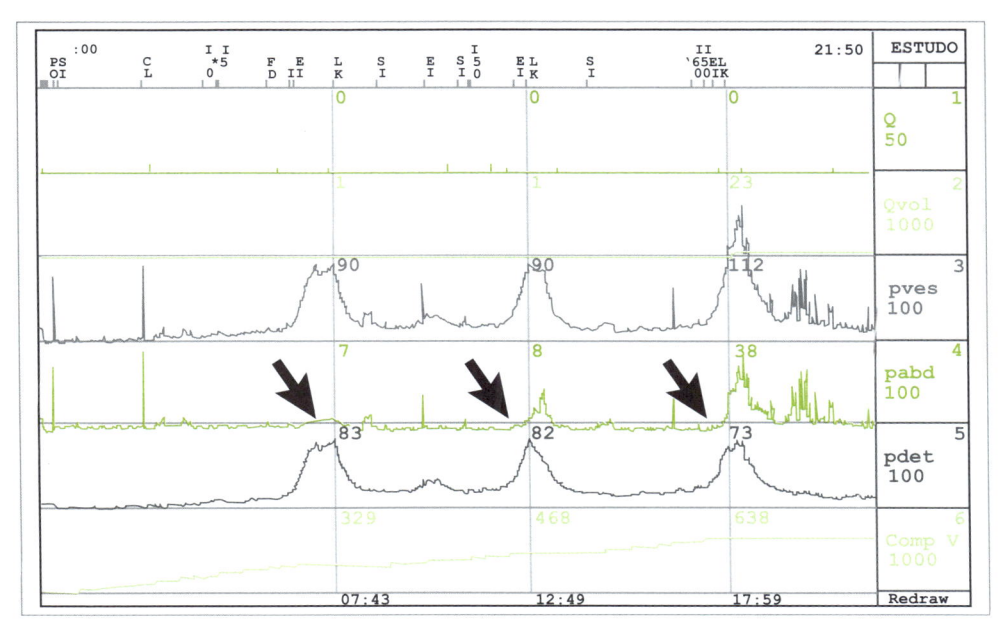

FIGURA 4.6 Criança de 12 anos com lesão medular no nível lombar, pós-traumatismo raqui-medular, que apresenta contrações detrusoras involuntárias caracterizadas no traçado pelas elevações fásicas da pressão detrusora (setas).

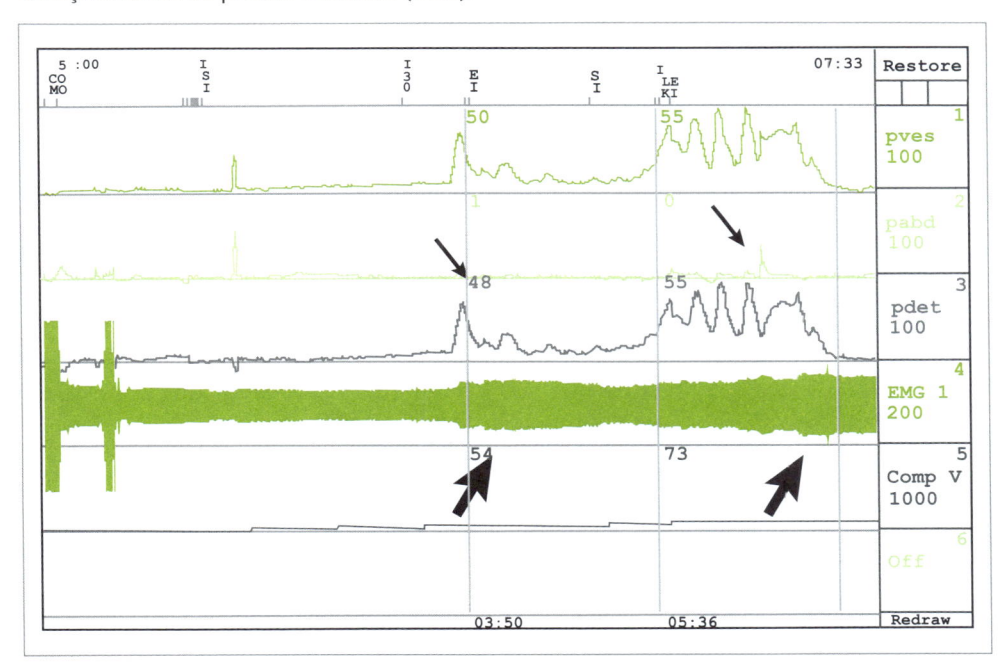

FIGURA 4.7 Criança com lesão medular em nível torácico que apresenta dissinergia vesicoesfinc-teriana durante o enchimento, caracterizada por contrações detrusoras involuntárias (setas finas) acompanhadas de aumento da atividade eletromiográfica perineal (setas largas).

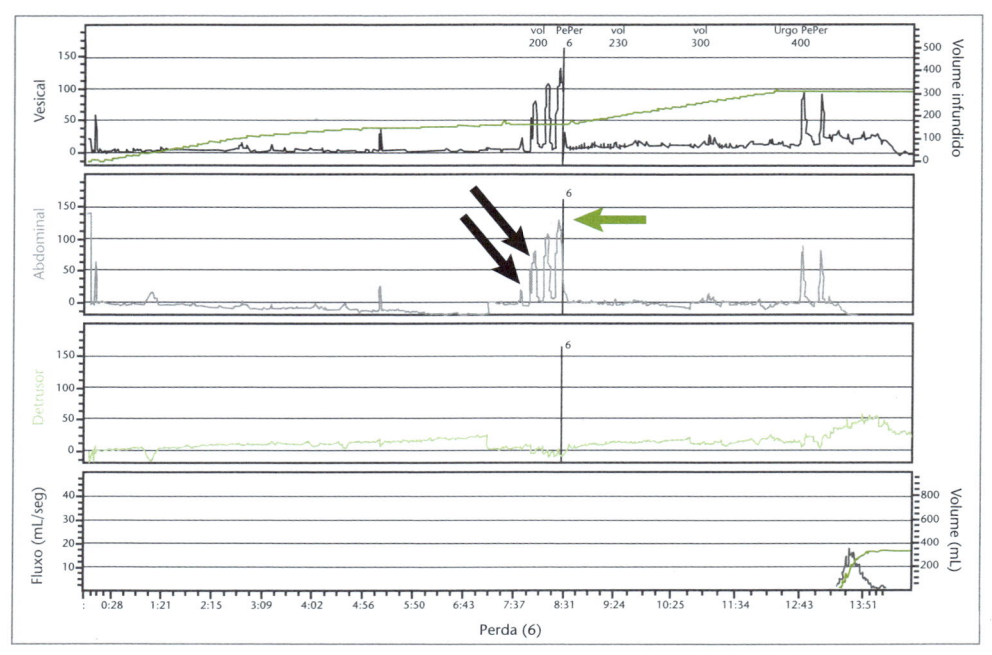

FIGURA 4.8 Teste de perda ao esforço, com elevação da pressão abdominal por Valsalva (setas). São realizadas as manobras com pressões progressivamente maiores (setas pretas) até o momento em que há perda urinária (seta verde).

determinada pressão, a partir da qual passa a ocorrer perda urinária contínua, em gotejamento. Este ponto é determinado a pressão de perda detrusora (Figura 4.9). Foi demonstrado que, em crianças com disfunção neurogênica do trato urinário, a presença de pressão de perda detrusora superior a 40 cmH$_2$O associa-se com risco aumentado de deterioração do trato urinário superior[1].

Estudo fluxo-pressão

A terceira fase do exame urodinâmico é o estudo fluxo-pressão, que se inicia no momento em que o paciente relata desejo miccional e é autorizado a esvaziar a bexiga. São registrados a contração detrusora, o fluxo urinário, o volume urinado e o resíduo pós-miccional final. Com esses dados, pode-se avaliar a eficiência da contração detrusora, a coordenação entre esta e o esfíncter urinário estriado e a intensidade do fluxo urinário, para se pesquisar a presença de obstrução infravesical[1,28-30].

A micção normal é feita pela contração detrusora voluntariamente iniciada juntamente com a abertura sincronizada do esfíncter uretral, devendo levar ao esvaziamento total da bexiga. Em situação de normalidade, a pressão detrusora é baixa, e o fluxo urinário, elevado (Figura 4.10)[29].

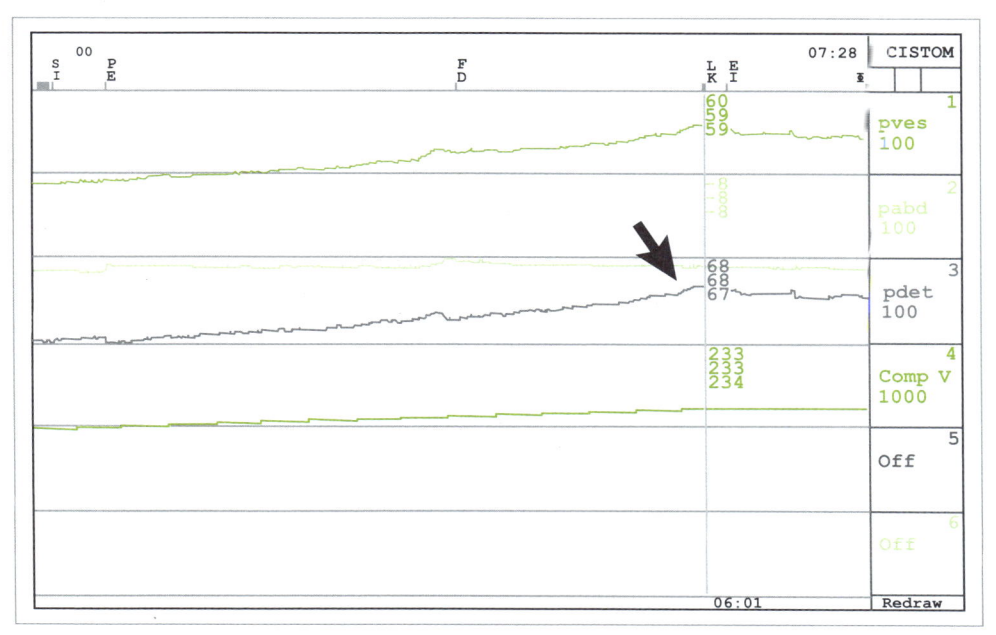

FIGURA 4.9 Elevação progressiva da pressão detrusora (seta) até o nível de 68 cm de H_2O que caracteriza baixa complacência, culminando em perda urinária com gotejamento contínuo a partir desse momento (pressão de perda detrusora: 68 cmH_2O).

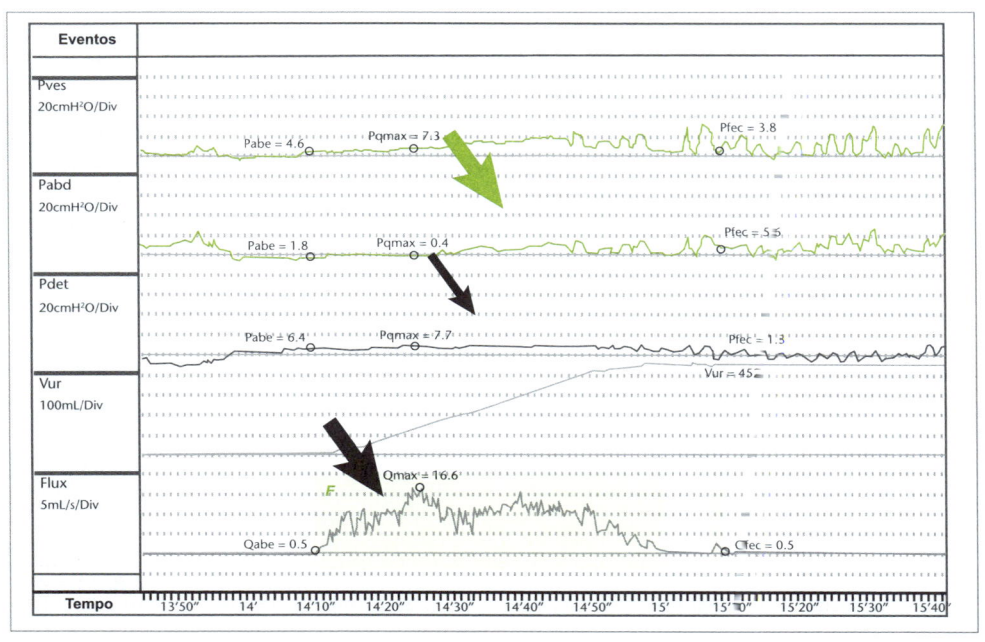

FIGURA 4.10 Estudo pressão-fluxo normal. Baixa pressão detrusora (seta preta fina), bom fluxo (seta preta larga) e ausência de elevação da pressão abdominal (seta verde).

O músculo detrusor pode apresentar força de contração insuficiente para efetivamente esvaziar a bexiga, provocando fluxo urinário baixo e resíduo elevado. Neste caso, caracteriza-se detrusor hipoativo ou hipocontrátil (Figura 4.11). Um detrusor acontrátil não demonstra nennhuma atividade durante a micção. Se essa alteração tiver causa neurológica, pode-se chamá-la de arreflexia detrusora[30].

A obstrução infravesical pode ocorrer pela obstrução anatômica da uretra (como na presença de válvula de uretra posterior, estenose de uretra, doenças prostáticas). A obstrução anatômica se caracteriza por um segmento fixo de obstrução, tipicamente resultando em padrão de fluxo em forma de platô (Figura 4.12), com fluxo máximo baixo, a despeito de alta pressão detrusora. Outra causa de obstrução urinária é a hiperatividade do esfíncter urinário durante a contração detrusora, criando intensa oposição ao fluxo, de forma constante ou intermitente. Essa anormalidade é denominada incoordenação ou dissinergismo vesicoesfincteriano, sendo caracterizada pela associação de baixo fluxo, pressão detrusora elevada e aumento da atividade eletromiográfica do esfíncter estriado durante a micção (Figura 4.13). Pode ocorrer em crianças com doenças neurológicas, como a mielomeningocele. Em algumas crianças, o tratamento com *biofeedback* para condicionar o relaxamento esfincteriano pode proporcionar melhora importante (Figura 4.14). As obstruções anatômicas e funcionais podem ser

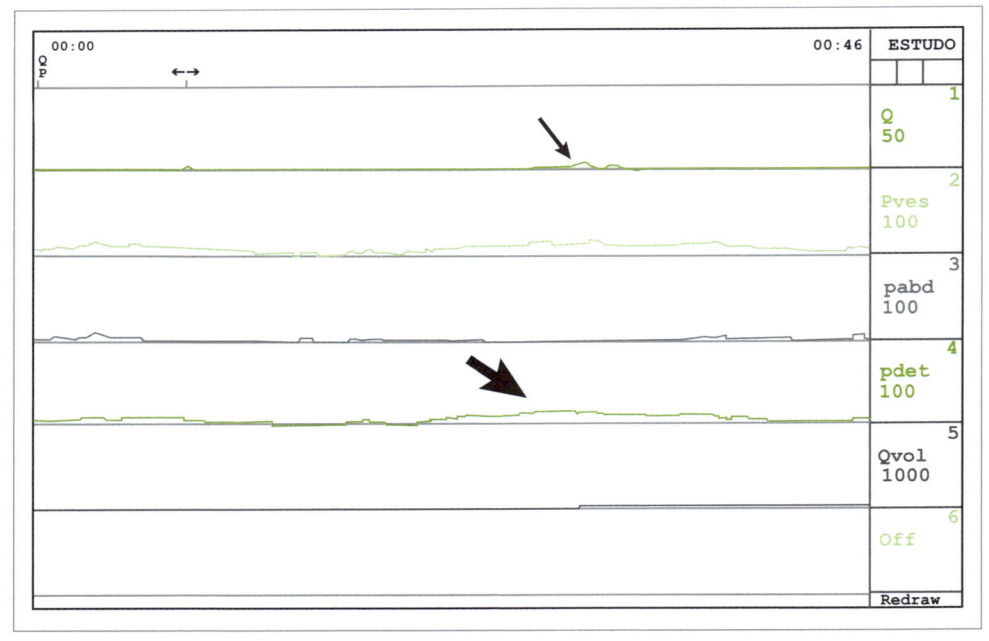

FIGURA 4.11 Hipocontratilidade detrusora em criança de 10 anos com jato urinário fraco em pós-operatório tardio de fulguração de válvula de uretra posterior. Falência detrusora caracterizada por baixo fluxo (seta fina) e baixa pressão detrusora (seta larga).

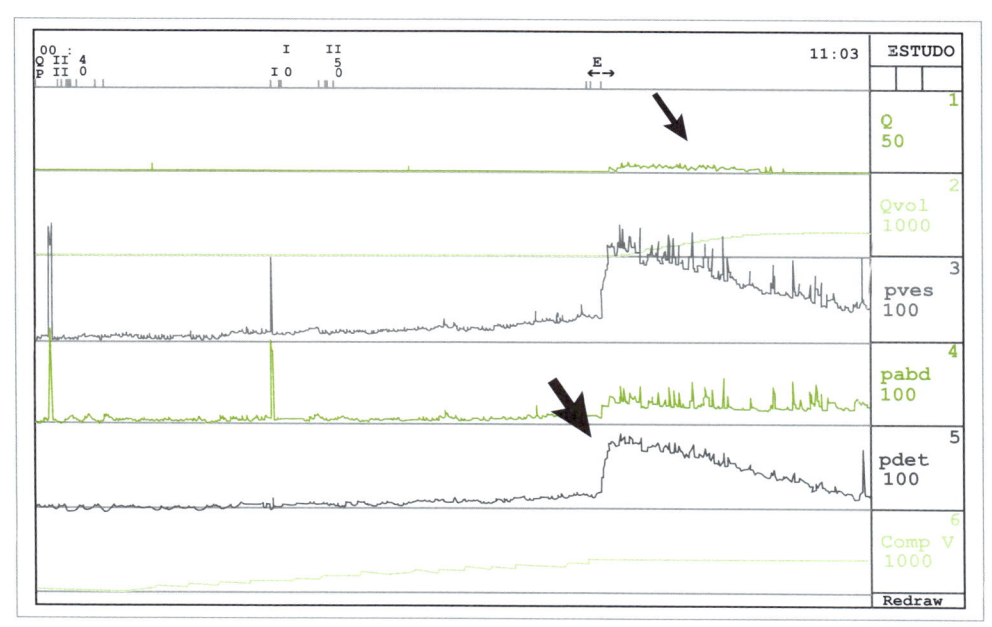

FIGURA 4.12 Estudo miccional em criança portadora de válvula de uretra posterior não tratada. Obstrução vesical caracterizada por baixo fluxo (seta fina) e elevada pressão detrusora (seta larga).

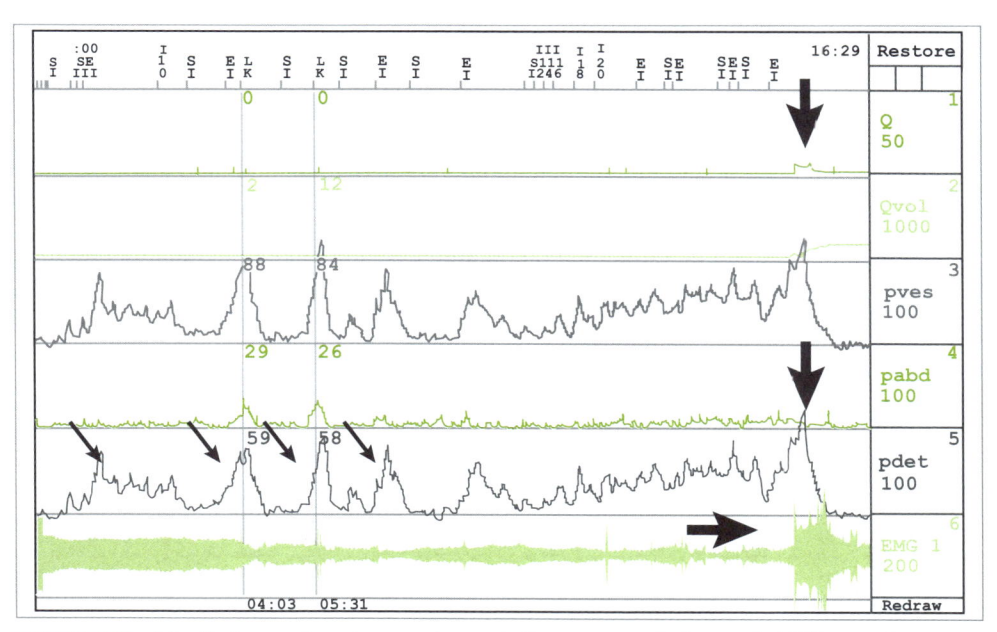

FIGURA 4.13 Micção incoordenada em criança de 8 anos com síndrome de Williams: observar presença de hiperatividade detrusora na fase de enchimento vesical (setas finas) e micção com jato fraco, elevada pressão detrusora e aumento da atividade esfincteriana durante a micção (setas largas).

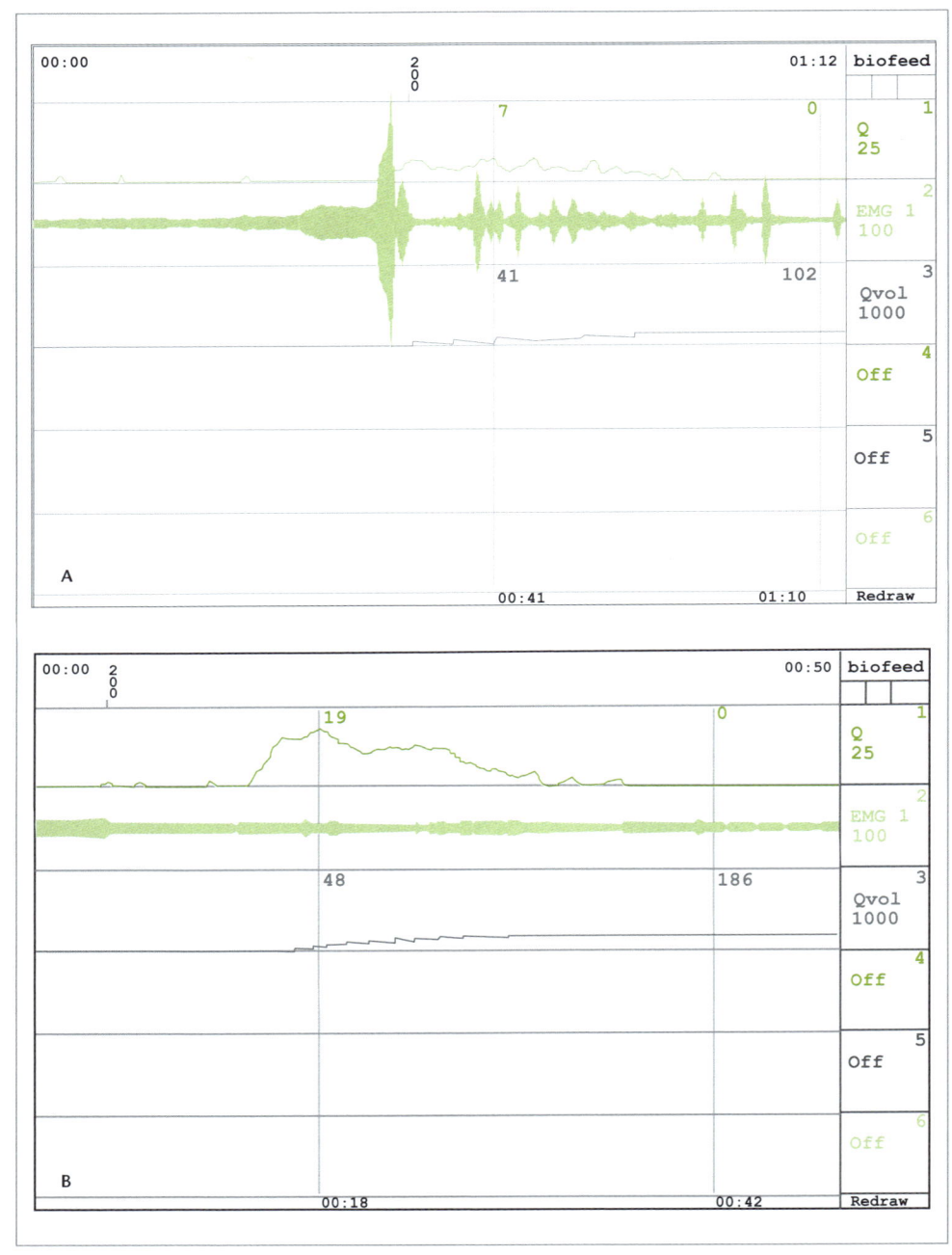

FIGURA 4.14 Fluxometrias com eletromiografia em uma mesma criança de 7 anos com micção incoordenada. A) Observar fluxo fraco e intermitente associado a elevações intermitentes da atividade eletromiográfica esfincteriana. B) Após tratamento da incoordenação com *biofeedback* para o assoalho pélvico, demonstrando jato forte e contínuo e relaxamento esfincteriano adequado durante a micção.

diferenciadas por meio da eletromiografia do esfíncter estriado, realizada concomitantemente ao exame urodinâmico, ou mesmo com a ajuda da ferramenta da videourodinâmica[25].

ANTIBIOTICOPROFILAXIA PARA A AVALIAÇÃO URODINÂMICA

A incidência de infecção do trato urinário (ITU) após o exame urodinâmico não é bem definida, na medida em que a definição de ITU varia muito entre os estudos. Estima-se que a taxa de infecção urinária sintomática, após uma semana do exame urodinâmico em crianças, varia de 1,4% a 15,8%. A contaminação advinda da introdução do cateter na via urinária é a principal causa[1].

É recomendado que se realize urocultura com antibiograma para todos os pacientes antes do estudo urodinâmico. Se a cultura de urina for negativa antes do EUD e não houver fator de risco para ITU (infecção urinária recorrente e resíduo > 100 mL), a profilaxia com antibiótico não é preconizada. No entanto, alguns pacientes sem fatores de risco conhecidos podem vir a ser diagnosticados com anomalia do trato urinário, como refluxo vesicoureteral, disfunção neurogênica do trato urinário inferior ou esvaziamento incompleto da bexiga no momento da realização do EUD. Nesses pacientes, o uso de antibioticoprofilaxia deve ser considerado[31].

Em pacientes portadores de condições neurológicas relevantes e alta suspeição para disfunção neurogênica do trato urinário inferior, preconiza-se a profilaxia antibiótica administrada imediatamente antes do EUD[31,32]. Na vigência de infecção ativa, o exame deve ser suspenso e postergado até que a infecção tenha sido tratada, uma vez que existe o risco de agravar a infecção, além de falsear os dados urodinâmicos obtidos nessas condições. Não há dados publicados sobre a morbidade associada à realização de uma EUD durante uma ITU ativa ou sintomática, já que esse é um critério de exclusão em todos os estudos[32,33].

CONCLUSÕES

O estudo urodinâmico é valiosa ferramenta na avaliação dos distúrbios miccionais infantis. No entanto, é um exame invasivo, realizado em condições anormais e potencialmente estressantes que não representam o ambiente natural da criança. Por isso, deve ser indicado em pacientes selecionados e precisa ser cuidadosamente realizado, a fim de evitar que os potenciais artefatos inerentes ao método atrapalhem os resultados e a interpretação do exame. O exame deve ser interpretado dentro do contexto clínico do paciente, em harmonia com as outras ferramentas diagnóstico-terapêuticas. O médico assistente deve fazer a seleção adequada dos pacientes, atentar para os cuidados técnicos do exame e sempre considerar as limitações do método.

📖 REFERÊNCIAS BIBLIOGRÁFICAS

1. Rosier PFW, Schaefer W, Lose G, Goldman HB, Guralnick M, et al. International Continence Society Good Urodynamic Practices and Terms 2016: Urodynamics, uroflowmetry, cystometry, and pressure-flow study. Neurourol Urody. 2017;36:1243-60.

2. KoffSA, Mundy AR. Urodynamics in children. In: Mundy AR, Stephenson TP, Wein AJ, editors. Urodynamics: principles, practice and application. 2nded. Edinburgh: Churchill Livingstone; 1994. p.37787.

3. Lavoura Jr. N. Avaliação urodinâmica na criança. In: D'Ancona CAL, Trigo Rocha FE, editores. Manual de urodinâmica. SãoPaulo: PlanMark; 2007. p.18995.

4. Austin PF, Bauer SB, Bower W, Chase J, Franco I, Hoebeke P, et al. The standardization of terminology of lower urinary tract function in children and adolescents: Update report from the standardization committee of the International Children's Continence Society. Neurourol Urody. 2016;35(4):471-81.

5. Ewalt DH, Buer SB. Pediatricneurourology. Urol Clin North Am. 1996;23(3):501-9.

6. Monteiro LMC. Avaliação urodinâmica em crianças. Urodinâmica e Uroginecologia. 2002;5(2):3540.

7. Winters JC, Dmochowski RR, Goldman HB, Herndon A, Kobashi KC, Kraus SR, et al. American Urological Association; Society of Urodynamics Female Pelvic Medicine & Urogenital Reconstruction. Urodynamic studies in adults: AUA/SUFU guideline. J Urol. 2012;188:2464-72.

8. van Waalwijk van Doorn E, Anders K, Khullar V, Kulseng-Hanssen S, Pesce F, Robertson A, Rosario D, et al. Standardisation of ambulatory urodynamic monitoring: report ofthe sandardisation sub-committee of the International Continence Society for Ambulatory Urodynamic Studies. Neurourol Urodyn. 2000;19(2):113-125.

9. Hougardy V, Vandeweerd JM, Reda AA, Foidart JM. The impact of detailed explanatory leaflets on patient satisfaction with urodynamic consultation: a double-blind randomized controlledtrial. Neurourol Urodyn. 2009;28:374-9.

10. McNanley AR, Duecy EE, Buchsbaum GM. Symptom-based, clinical, and urodynamic diagnoses of urinary incontinence: howwell do they correlate in postmenopausal women? Female Pelvic Med Reconstr Surg. 2010;16:97-101.

11. Zilo C, D'Ancona CAL, QuerneFAO, Leitão VA, IkariO, Neto NR Jr. Tratamento das disfunções vesicais em pacientes com mielomeningocele: resultados a longo prazo. Urodinâmica e Uroginecologia. 2004;7(1-2):22-6.

12. Fonseca EGO, Costa Monteiro LM. Prevalência de disfunção vesical em crianças e adolescentes enuréticos. Urodinâmica e Uroginecologia. 2001;5:216.

13. Mayo M. O estudo urodinâmico em criança portadora de refluxo vesicoureteral sem neuropatia vesical. Urodinâmica. 1998;1(1):1-9.

14. Trigo-Rocha F. Refluxo vesicoureteral e disfunção vesical neurogênica. Urodinâmica e Uroginecologia. 2003;6(2):42-6.

15. Arap MA, Gomes CM, Arap S. Distúrbios miccionais na infância e adolescência. In: Ribeiro RM, Rossi P, Pinotti JA, editores. Uroginecologia e cirurgia vaginal. SãoPaulo: Roca; 2001. p.18898.

16. Rosier PF, de Ridder D, Meijlink J, Webb R, Whitmore K, Drake MJ. Developing evidence-based standards for diagnosis and management of lower urinary tract or pelvicfloor dysfunction. Neurourol Urodyn. 2012;31:621-4.

17. Abrams P, Cardozo L, Fall M, Griffiths D, Rosier P, Ulmsten U, et al. Standardisation sub-mommittee of the International Continence Society. The standardisation of terminology in lower urinary tractfunction: report from the standardisation sub-committee ofthe International Continence Society. Urology. 2003;61(1):37-49.

18. Schäfer W, Abrams P, Liao L, Mattiasson A, Pesce F, Spangberg A, et al. International Continence Society. Good urodynamic practices: uroflowmetry, filling cystometry, and pressure-flow studies. Neurourol Urodyn. 2002;21(3):261-74.
19. Singh G, Lucas M, Dolan L, Knight S, Ramage C, Hobson PT. Minimum standards for urodynamic practice in the UK. United Kingdom Continence Society. Neurourol Urodyn. 2010;29:1365-72.
20. Smith AL, Nissim HA, Le TX, Khan A, Maliski SL, Litwin MS, et al. Misconceptions and miscommunication among aging women with overactive bladder symptoms. Urology. 2011;77(1):55-9.
21. Sullivan J, Lewis P, Howell S, Williams T, Shepherd AM, Abrams P. Quality control in urodynamics: a review of urodynamic traces from one centre. BJU Int. 2003;91:201-7.
22. Moore KC, Emery SJ, Lucas MG. Quality and quantity: an auditof urodynamics practice in relation to newly published National Standards. Neurourol Urodyn. 2011;30:38-42.
23. Koff SA. Estimating bladder capacity in children. Urology.1983;21:248.
24. Heesakkers JP, Vandoninck V, van Balken MR, Bemelmans BL. Bladderfilling by autologous urine production during cystometry: a urodynamic pitfall! Neurourol Urodyn. 2003;22:243-5.
25. Lee SW, Kim JH. The significance of natural bladder filling by the production of urine during cystometry. Neurourol Urodyn. 2008;27:772-4.
26. Erdem E, Akbay E, Doruk E, Cayan S, Acar D, Ulusoy E. How reliable are bladder perceptions during cystometry? Neurourol Urodyn. 2004;23:306-9.
27. Erdem E, Tunçkiran A, Acar D, Kanik EA, Akbay E, Ulusoy E. Is catheter cause of subjectivity in sensations perceived during filling cystometry? Urology. 2005;66:1000-3.
28. Rosier PF, de la Rosette JJ, Koldewijn EL, Debruyne FM, Wijkstra H. Variability of pressure-flow analysis parameters inrepeated cystometry in patients with benign prostatic hyperplasia. J Urol. 1995;153:1520-5.
29. Witjes WP, de Wildt MJ, Rosier PF, Caris CT, Debruyne FM, dela Rosette JJ. Variability of clinical and pressure-flow study variables after 6 months of watchful waiting in patients with lower urinary tract symptoms and benign prostatic enlargement. J Urol. 1996;156:1026-34.
30. Sonke GS, Kortmann BB, Verbeek AL, Kiemeney LA, Debruyne FM, de La Rosette JJ. Variability of pressure-flow studies in men with lower urinary tract symptoms. Neurourol Urodyn. 2000;19:637-51.
31. Cameron AP, Campeau L, Brucker BM, Clemens JQ, Bales GT, Albo ME, et al. Best practice policy statement on urodynamic antibiotic prophylaxis in the non-index patient. Neurourology and Urodynamics. 2017;36(4):915-26.
32. Snow-Lisy DC, Halline C, Johnson EK, Diaz-Saldano D, Meyer T, Yerkes EB. Reassessing the utility of routine urine culture with urodynamics: UTI incidence and risk factors. J Pediatric Urology. 2017;13(4):372.e1-372.e8.
33. Egrot C, Dinh A, Amarenco G, Bernard L, Birgand G, Bruyère F, et al. Antibioprophylaxis in urodynamics: clinical practice guideline using a formal consensus method. Prog Urol. 2018;28(17):943-52.

Seção II

Anomalias congênitas

Frederico Arnaldo de Queiroz e Silva
Francisco Tibor Dénes

5 Anomalias do desenvolvimento renal

APÓS LER ESTE CAPÍTULO, VOCÊ ESTARÁ APTO A:

- Descrever a anomalia renal conforme erros no desenvolvimento das matrizes: blastemas metanefrogênicos e brotos ureterais.

- Orientar a pesquisa diagnóstica das anomalias estruturais renais.

- Descrever doenças renais císticas de transmissão genética.

INTRODUÇÃO

As malformações dos parênquimas renais podem ser classificadas com base nas características macro ou microscópicas que apresentam. Essas anomalias não são excludentes entre si, isto é, podem coexistir, mesmo que em graus variáveis, uni ou bilateralmente. Considera-se, no entanto, que o somatório de lesões microscópicas pode alterar as características macroscópicas dos rins.

De forma simplificada, o parênquima renal é constituído pelos néfrons, cujos glomérulos filtram o sangue, produzindo a urina, a qual é concentrada no conduto que se segue (alça de Henle), o qual desemboca nos ductos coletores intrarrenais, que têm grandeza progressivamente maior. Estes ductos, por sua vez desembocam nos cálices renais, através das suas papilas. Os cálices renais recebem a urina e a impulsionam para a pelve do rim, através de pequenas ondas peristálticas. O peristaltismo individual dos cálices é sincronizado na pelve renal, na qual se forma um bolo de urina que progride ao longo do ureter, levando a urina à bexiga.

As anomalias dos néfrons e/ou dos seus ductos coletores devem, em tese, ser atribuídas a erros no desenvolvimento das matrizes organogênicas daquelas estruturas, ou seja, os blastemas metanefrogênicos e os brotos ureterais, respectivamente.

BLASTEMAS METANEFROGÊNICOS E BROTOS URETERAIS

Os blastemas metanefrogênicos são duas matrizes organogênicas que primitivamente têm as seguintes características: são grupamentos celulares amorfos, contínuos, independentes entre si e posicionados na região pélvica do embrião um de cada lado da futura bexiga e que darão origem a toda população de néfrons do rim definitivo.

Os brotos ureterais, por sua vez, são duas matrizes organogênicas que emergem dos segmentos distais dos ductos mesonéfricos, ou de Wolff, também posicionados de cada lado da bexiga e que formarão todo o sistema coletor do trato urinário definitivo, ou seja, todo o ureter do meato ureteral até os ductos coletores intrarrenais (Figura 5.1A).

Isso ocorre por um processo de alongamento cranial dos brotos ureterais, os quais, ao atingir o blastema metanefrogênico, dilatam sua extremidade superior para formar o bacinete. A seguir, por meio de um processo de dicotomisação progressiva, o primitivo broto ureteral irá insinuar-se por toda a extensão do blastema metanefrogênico primitivo, resultando na formação dos cálices renais e dos ductos coletores. Paralelamente, induzem à diferenciação dos tecidos adjacentes do blastema, resultando na formação dos nefrons dos rins definitivos (Figura 5.1B). Note-se que os néfrons são estruturas secretoras, que devem harmonizar-se anatômica e funcionalmente com os elementos coletores, ou seja, ductos, cálices e pelve renal. Estas conexões ocorrem concomitantemente com o crescimento fetal, e os blastemas metanefrogênicos vão ascendendo na região lombar, fazendo uma rotação medial e carreando consigo as estruturas a eles conectadas. Em condições normais, os blastemas realizam esses movimentos de ascensão e rotação interna de forma independente do contralateral, posicionando-se finalmente nas regiões lombares altas do embrião[1,2] (Figura 5.2).

Os brotos ureterais e os blastemas metanefrogênicos constituem um binômio organogênico indissociável e com uma relação indutor-induzido reconhecida, ou seja, os brotos ureterais são as matrizes organogênicas indutoras, e os blastemas metanefrogênicos, as induzidas. Partindo da premissa de que não pode haver estrutura induzida (rim) na ausência do indutor correspondente (ureter), deve-se concluir que no embrião definitivo pode existir ureter sem rim, mas não haverá rim normal sem um ureter. Qualquer interferência genética e/ou incidental em algum momento da organogênese dos elementos retrocitados origina malformações macro e/ou microscópicas dos parênquimas renais.

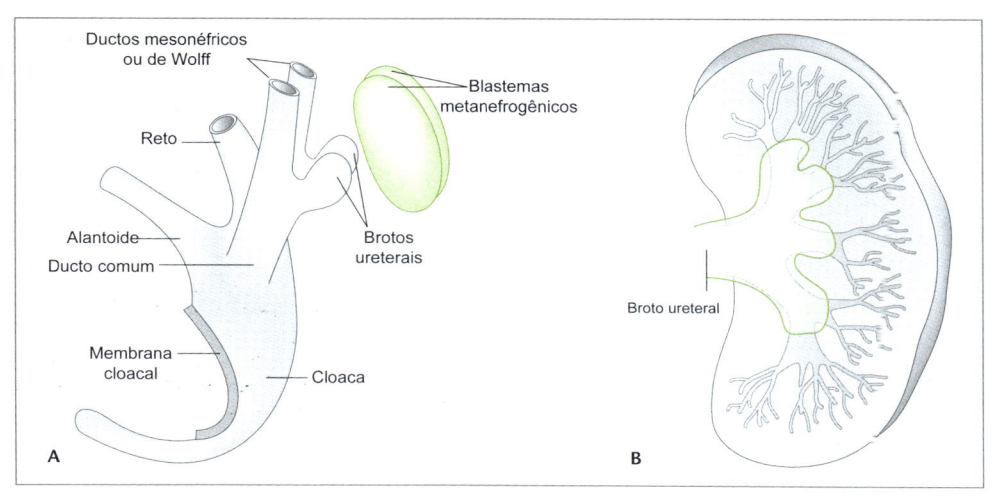

FIGURA 5.1 A: Brotos ureterais emergindo dos ductos mesonéfricos e penetrando os blastemas metanefrogênicos[1]. B: Broto ureteral no nível do seio renal e no interior do blastema metanefrogênico[2].

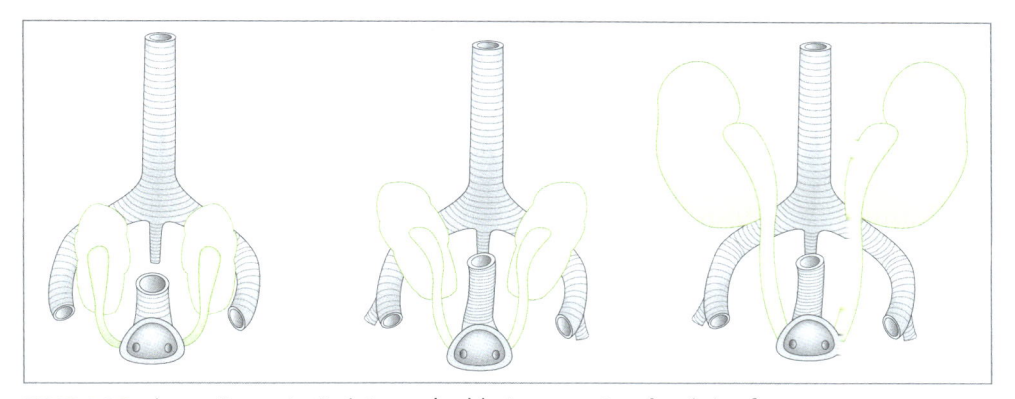

FIGURA 5.2 Ascensão e rotação interna dos blastemas metanefrogênicos[2].

MALFORMAÇÕES MACROSCÓPICAS

Por razões de ordem didática, as anomalias macroscópicas serão apresentadas antes das microscópicas e pressupõem a normalidade destas, ou seja, aquelas que afetam os néfrons e os ductos coletores intrarrenais. Serão consideradas macroscópicas as malformações renais de: superfície, volume, número, fusão ou forma, migração e rotação (Quadro 5.1).

QUADRO 5.1   Anomalias macroscópicas do desenvolvimento renal[1]
Superfície
▪ Rim lobular
Volume
▪ Rim hipoplásico
▪ Rim com hipertrofia vicariante
Número
▪ Rim duplo fundido
▪ Agenesia renal
▪ Rim supranumerário
Fusão ou forma
▪ Rim "em bolo"
▪ Rim "em ferradura"
▪ Rim "sigmoide"
▪ Rim "anular"
Migração ou posição
▪ Ectopia renal simples
▪ Ectopia renal cruzada
▪ Ectopia renal torácica
Rotação
▪ Rotação renal reversa
▪ Super-rotação renal

Anomalias Renais de Superfície

Os blastemas metanefrogênicos serão penetrados pelos brotos ureterais, que estão em um processo de dicotomização progressiva, para induzirem à diferenciação das áreas adjacentes daqueles blastemas. Pela natureza desse processo, a estrutura amorfa adquire uma superfície irregular, que lembra a do cacho de uvas, mas que, ao término do processo de desenvolvimento, torna-se lisa, e cada blastema adquire a forma definitiva, que lembra um grão de feijão.

Rim lobular

O parênquima renal, que na forma definitiva conserva a sua superfície irregular, é denominado rim lobular ou rim com lobulação fetal.

Anomalias Renais de Volume

Se os blastemas sofrem uma interrupção ou um estímulo exagerado de desenvolvimento pelas renotrofinas, resultarão anomalias que alterarão o volume dos rins definitivos.

Rim hipoplásico

Historicamente, essa denominação foi usada para caracterizar todos os rins peque-nos, ou seja, com volumes menores que o normal (Figura 5.3). Sabe-se, no entanto, que essa diminuição volumétrica tanto pode ser congênita quanto adquirida. Esta, quando decor-rente de nefropatias, por exemplo, a consequente ao refluxo vesicoureteral[3,4]. Atualmente, o termo hipoplasia é aplicado corretamente para os rins congenitamente pequenos, com menor número de cálices e que, no exame microscópico, apresentam menor densidade de néfrons, sem sinais de cicatrizes secundárias a alguma forma de nefropatia. Rim peque-no com poucos cálices no exame urográfico é bom indício para se suspeitar de hipoplasia, aspecto que, no entanto, deverá ser histologicamente confirmado.

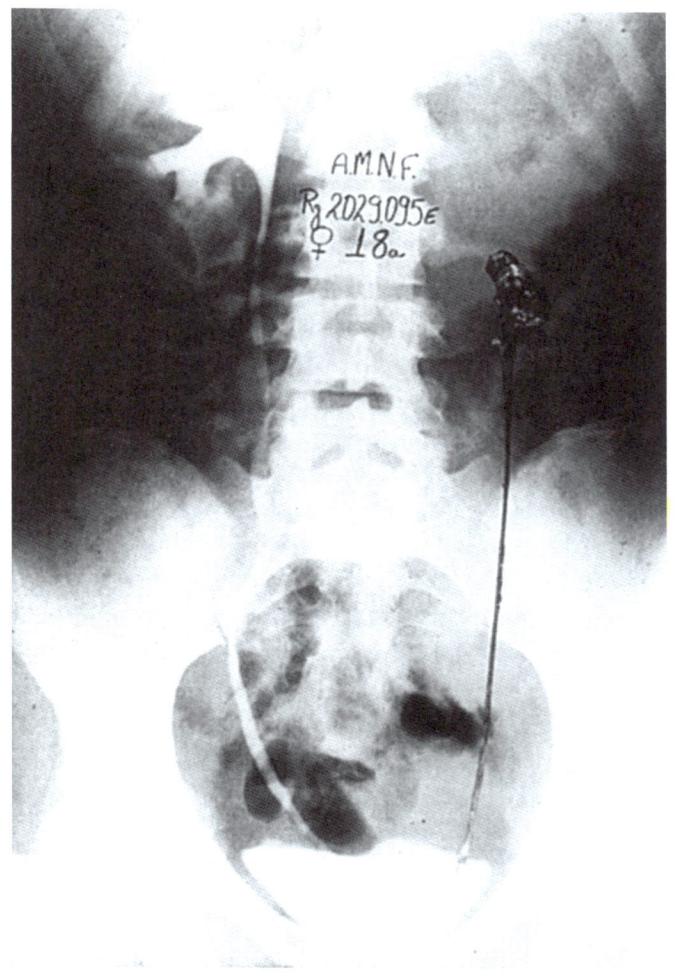

FIGURA 5.3 Hipoplasia renal esquerda: montagem de peça cirúrgica sobre urografia.

Rim hipertrófico vicariante

Neste tipo de anomalia, existe um aumento volumétrico do parênquima renal, condição que está habitualmente associada à agenesia ou à hipoplasia renal contralateral, razão pela qual essa hipertrofia é denominada vicariante ou compensatória. A hipertrofia vicariante é mais evidente nas doenças congênitas que nas adquiridas e, nestes casos, há incremento proporcional de função desse rim. Consequentemente, há aumento da sua produção de urina, o que pode provocar discreta dilatação das suas vias excretoras. Assim, a informação de aumento de volume do rim vicariante com dilatação das vias excretoras por sobrecarga hídrica deve ser recebida com reservas.

Anomalias Renais de Número

Estas anomalias tanto podem ser para menos, a agenesia renal uni ou bilateral (esta incompatível com a sobrevida fetal), quanto para mais, na qual ocorrem os rins supranumerários.

Agenesia renal

A inexistência do broto ureteral e/ou a refratariedade do blastema ao seu estímulo indutor têm como consequência a agenesia renal uni ou bilateral. Quando unilateral, a condição é compatível com vida normal, podendo inclusive haver a vicariância renal contralateral. Nos casos de bilateralidade, a ausência de produção de urina fetal causa um oligoidrâmnio intenso, o qual compromete o desenvolvimento dos pulmões. Esse quadro é extremamente grave e sempre fatal, pois a insuficiência respiratória aguda, agravada pela insuficiência renal, condena o recém-nascido a uma sobrevida muito curta. O diagnóstico da agenesia pode ser suspeitado por ultrassonografia antenatal; discute-se a interrupção da gestação nos casos de fetos com agenesia bilateral[5].

Rim supranumerário

O rim supranumerário resulta da fragmentação do blastema metanefrogênico no mesmo lado, desenvolvendo-se duas unidades separadas, que podem ser tópicas ou ectópicas, com sistemas de drenagem para ureteres bífidos ou duplos (Figura 5.4). O volume total dos parenquimas supranumerários habitualmente equivale ao de um rim normal.

Não se deve confundir os rins supranumerários, que têm parênquimas separados, com os que têm parênquima único, contínuo, mas apresentam bifidez ou duplicidade apenas das vias excretoras (ureter, pelve e cálices correspondentes), sugerindo a existência de dois rins em um único lado (Figura 5.5). Na verdade, trata-se de um único rim, cuja anomalia decorre da dicotomização precoce do broto ureteral único (bifidez) ou de broto duplo (duplicidade), que impregnam um único blastema. A forma e o volume desses rins são praticamente normais[2].

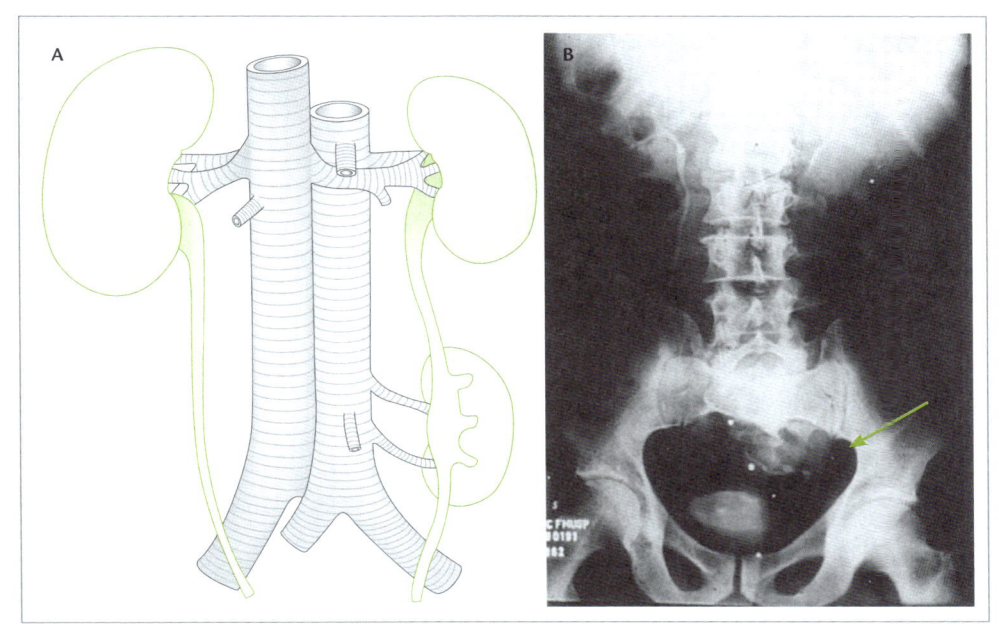

FIGURA 5.4   Rim supranumerário na região ilíaca. A: Esquema. B: Aspecto urográfico.

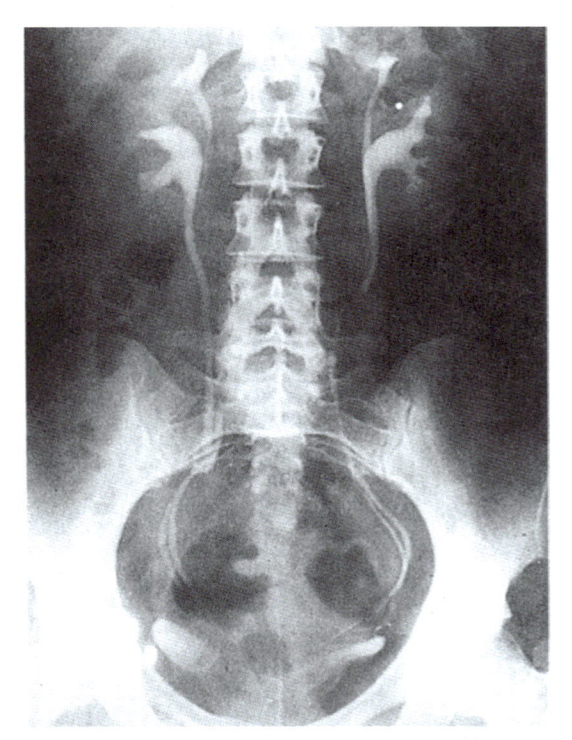

FIGURA 5.5   Rim com duplicidade ureteral bilateral: aspecto urográfico.

Anomalias Renais de Fusão ou Forma

Os blastemas, além de conservarem a continuidade do parênquima, deverão manter individualidade, ou seja, sua independência em relação ao contralateral. Se houver uma aproximação anormal entre eles na região pélvica do embrião primitivo, deverá resultar em algum grau de anomalia de fusão, fato que comprometerá a forma dos rins definitivos. O grau de fusão e a forma que esses rins adquirem são muito variáveis, e as malformações resultantes são identificadas de acordo com alguma forma aos quais sejam semelhantes.

Rim "em bolo"

Decorre da fusão maciça e total dos blastemas, do que resulta massa renal única (rim "em bolo"), a qual encontra dificuldade ou impossibilidade de migrar para a região lombar. O rim "em bolo" ocupa posição pélvica, tem bacinetes anteriorizados, disposição pielocalicial bizarra e vascularização múltipla e aleatória. Nessa anomalia de fusão, as artérias e as veias renais são habitualmente tributárias dos segmentos inferiores da aorta e veia cava inferior e/ou dos vasos ilíacos[2]. Se necessárias, as intervenções cirúrgicas sobre esses rins são habitualmente delicadas e, idealmente, deveriam ser precedidas de avaliação urotomográfica. Deve-se tomar cuidado na indicação de nefrectomia em rins pélvicos, pois podem ser únicos ("em bolo"), e a vascularização múltipla praticamente inviabiliza uma eventual revascularização (Figura 5.6). Antes do desenvolvimento de métodos atuais de imagem, muitos rins "em bolo", erroneamente identificados como tumores pélvicos, foram removidos cirurgicamente, causando insuficiência renal aguda e definitiva a esses pacientes.

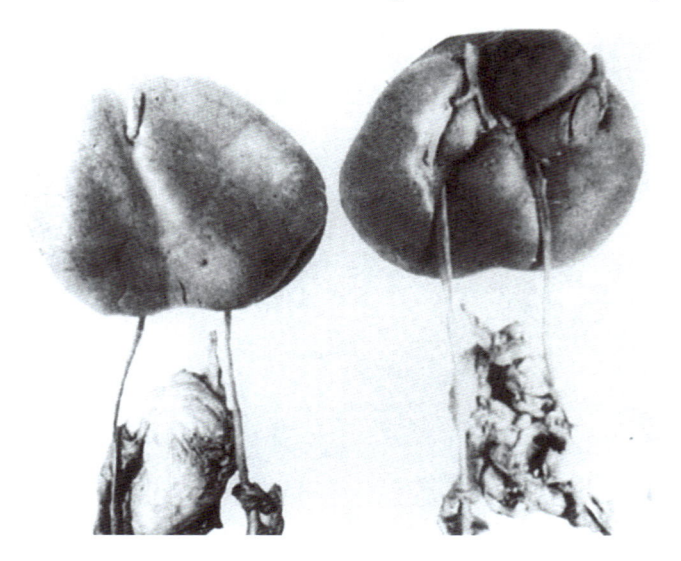

FIGURA 5.6   Rim "em bolo" (peça de autópsia).

Rim "em ferradura"

Esta malformação é consequência da fusão dos segmentos mais inferiores dos blastemas, mantendo separados os superiores. O grau de fusão é muito variável, desde pequena faixa de tecido fibroso até parênquima renal com características normais. Quando a área de fusão é larga e parenquimatosa, identificam-se cálices superiores com aspecto praticamente normal, porém os cálices inferiores ficam situados medialmente aos respectivos bacinetes, ocupando essa faixa de parênquima que une os dois polos inferiores (Figura 5.7). O rim "em ferradura", menos que o rim "em bolo", também encontra dificuldade para migrar superiormente, pois os tirantes vasculares, representados pela artéria mesentérica inferior e pelos vasos ilíacos, são obstáculos à migração superior desses rins com vícios de fusão. Tendo os polos superiores separados, existe a possibilidade de migração parcial, de maneira que os rins "em ferradura" tendem a ocupar uma posição um pouco mais alta que o rim "em bolo", mas ambos estão em posição mais baixa que os rins normais[2].

Como consequência do afastamento dos polos superiores e da aproximação dos inferiores, há um desvio do eixo bipolar de cada unidade renal, o que fará com que esses eixos convirjam inferiormente, não superiormente como nos rins normais. Sempre que se encontrar inversão do ponto de convergência do eixo bipolar de cada rim, com cálices inferiores localizados medialmente aos bacinetes respectivos, impõe-se o diagnóstico de rim "em ferradura". Como habitualmente não há dificuldade de drenagem

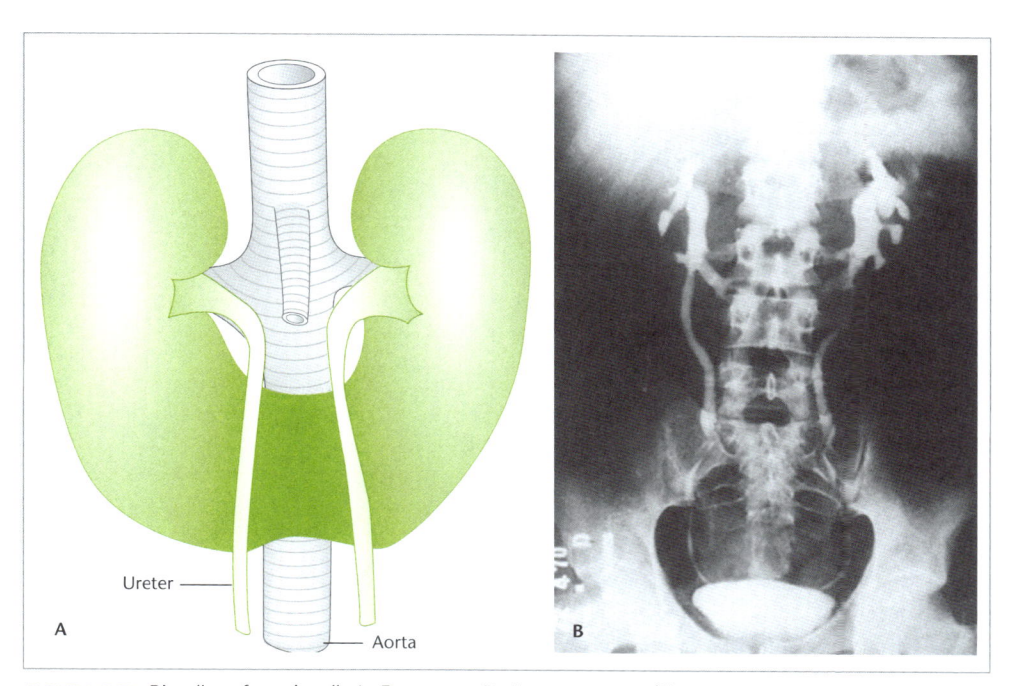

FIGURA 5.7   Rim "em ferradura". A: Esquema. B: Aspecto urográfico.

pieloureteral, a maioria dos portadores dessa anomalia de fusão é assintomática. No entanto, podem ocorrer graus variados de obstrução da pelve renal quando o istmo é muito parenquimatoso ou por compressão extrínseca da pelve ou ureter por alguma variante vascular desse rim. Alguns pacientes também podem apresentar dor lombar e/ou hematúria decorrentes da compressão do istmo nas posturas que flexionam a coluna[2]. O rim "em ferradura" é a mais frequente das anomalias de fusão.

Rim "sigmoide"

O rim "sigmoide" resulta da fusão do segmento inferior de um blastema, que migra ipsilateralmente, com o superior do outro, que migra contralateralmente, levando consigo o segmento superior do seu respectivo ureter. A anomalia de forma resultante lembra grosseiramente um S, por isso é chamada de "sigmoide"[6]. Também é conhecida como ectopia renal cruzada com fusão (Figura 5.8). Os meatos ureterais desses rins estão posicionados normalmente na bexiga, configurando a base do trigono vesical.

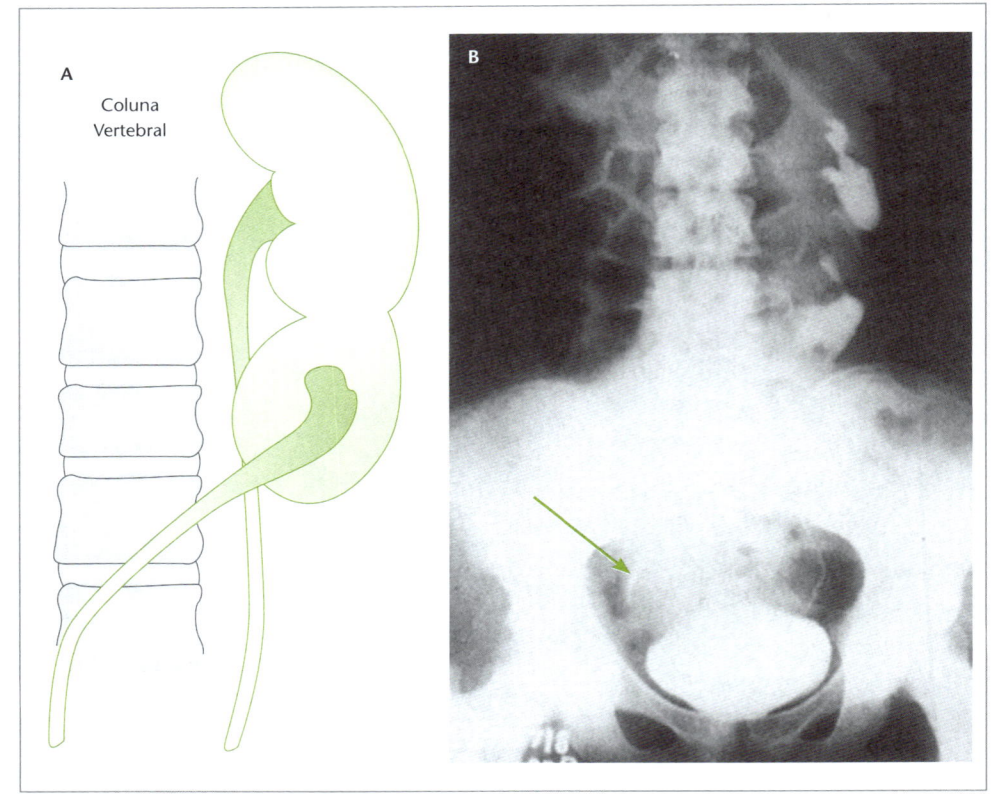

FIGURA 5.8 Ectopia renal cruzada com vício de fusão e rotação. A: Esquema. B: Aspecto urográfico (notar o ureter distal da unidade inferior no lado direito).

Rim "anular"

Trata-se de malformação rara que resulta da fusão dos segmentos superiores e inferiores dos blastemas, os quais, mantendo-se separados nas regiões médias, sugerem a forma de anel. Rins com anomalias de fusão frequentemente apresentarão pedículo vascular bizarro e dificuldade de drenagem pieloureteral, mais sujeitos, portanto, a processos obstrutivos, infecciosos ou litiásicos[2].

Anomalias Renais de Migração ou Posição

Qualquer desvio do padrão de migração ascendente ipsilateral fará com que os rins definitivos apresentem algum tipo de "vício de migração".

Ectopia renal simples

É a condição na qual o rim definitivo, uni ou bilateralmente, situa-se em uma posição mais baixa que a habitual. Nessas condições, o pedículo vascular do rim tem inserção mais baixa, nos vasos pélvicos, e o ureter é caracteristicamente mais curto que o normal, fato que distingue a ectopia simples da nefroptose. Nesta, o rim localiza-se na na região lombar, com pedículo vascular de inserção habitual e ureter de comprimento correspondente, porém na posição ortostática desloca-se inferiormente por excesso de mobilidade, assumindo posição lombar baixa ou mesmo pélvica[2]. As ectopias simples podem evoluir absolutamente assintomáticas, mas as pélvicas podem sugerir tumor no toque vaginal (Figura 5.9). Nas nefroptoses, pode ocorrer desconforto lombar decorrente dos deslocamentos do rim.

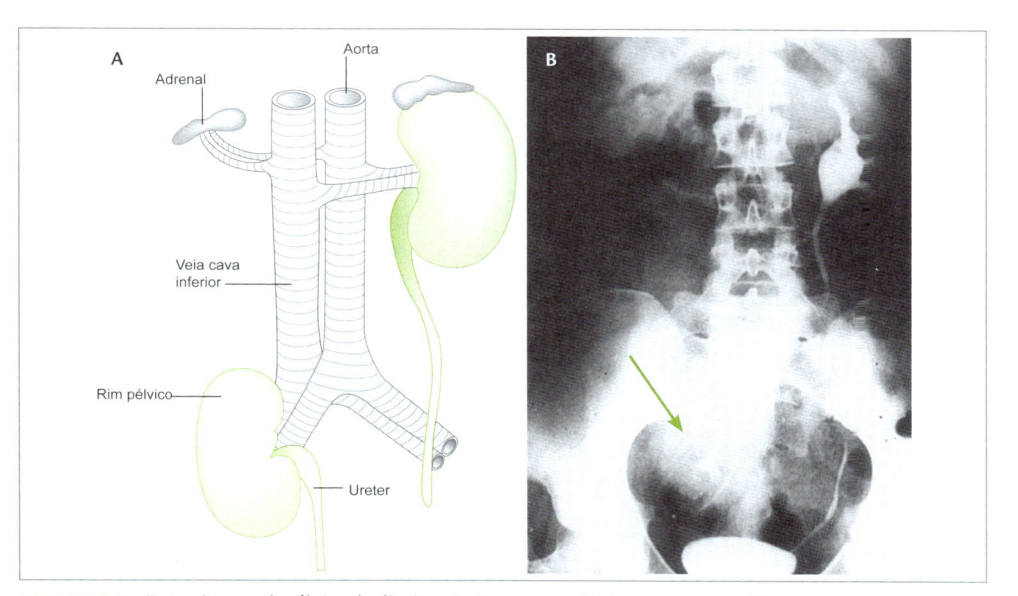

FIGURA 5.9 Ectopia renal pélvica à direita. A: Esquema. B: Aspecto urográfico.

Ectopia renal cruzada

Quando um dos rins cruza para o lado oposto, mas não se funde com aquele que manteve sua lateralidade, está caracterizada a ectopia renal cruzada sem fusão, na qual as duas unidades renais têm a forma e o tamanho dos rins normais. Se houver cruzamento da linha média e fusão dos parênquimas, estará configurada a ectopia renal cruzada com fusão, também conhecida como rim "sigmoide", já apresentado anteriormente (Figura 5.8). Distinguir uma anomalia da outra tem interesse relativo e pode ser feito com métodos propedêuticos de imagem. O rim que migrou para o lado oposto arrasta consigo apenas suas vias excretoras superiores, razão pela qual o meato do ureter correspondente a ela está normalmente posicionado na bexiga[2]. Em outras palavras, o rim é ectópico cruzado, mas o meato ureteral é tópico, o que pode ser comprovado endoscopicamente. Muito raramente, ambos os rins cruzam a linha média, ou seja, migram para lados opostos de seus respectivos meatos.

Ectopia renal torácica

No processo de migração ascendente, por razões desconhecidas, o rim pode ultrapassar o limite superior habitual dessa ascensão, a cúpula diafragmática. Nessa condição, uni ou bilateralmente, parcial ou totalmente, o rim fica alojado na cavidade torácica. Se não houver outra doença associada, o diagnóstico poderá ser incidental, feito durante uma propedêutica do tórax ou do trato urinário.

Anomalias Renais de Rotação

Além da migração ascendente da região pélvica para a lombar, os rins devem fazer um movimento de rotação interna em direção à coluna vertebral, em um ângulo de aproximadamente 90°. Após essa rotação, os hilos renais que, na região pélvica, estavam posicionados anteriormente aos respectivos parênquimas ficarão posicionados medialmente a eles. Se essa rotação não se fizer da maneira descrita, os hilos renais ficarão em posições variáveis, genericamente descritas como vícios de rotação, cujos extremos são representados pela rotação reversa ou a super-rotação[2] (Figura 5.10).

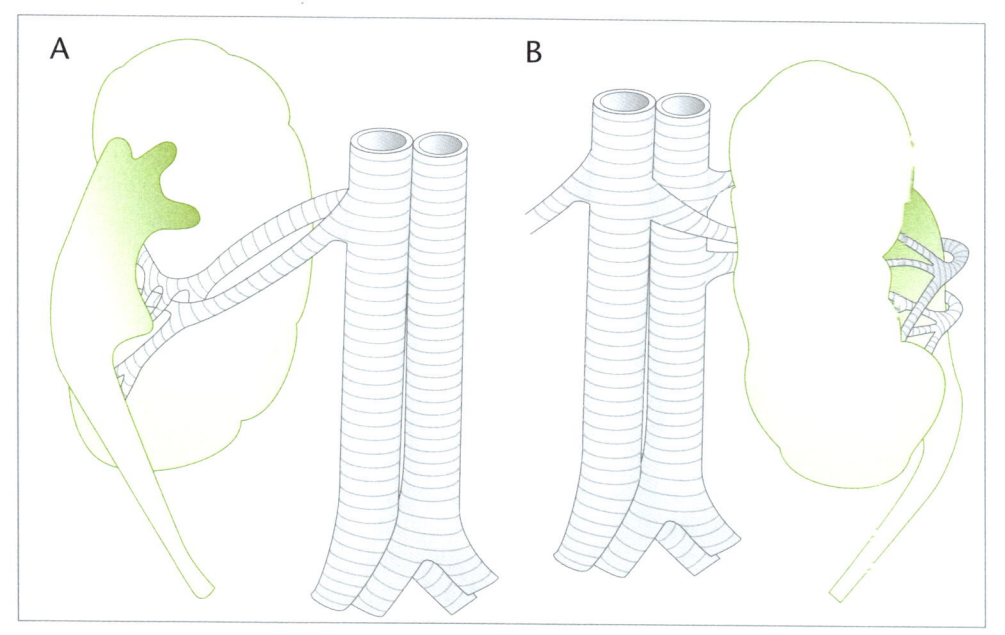

FIGURA 5.10 Vícios de rotação. A: Reversa. B: Super-rotação[2].

Rotação renal reversa

Resulta da rotação no sentido inverso daquele que foi descrito, isto é, externo com relação à coluna, afastando-se, portanto, dela (Figura 5.10A). Como consequência desse vício de rotação, o hilo renal, ou seja, vias excretoras superiores, vasos e nervos, uni ou bilateralmente, ficarão deslocados lateralmente ao parênquima renal, não medialmente a ele, como seria o normal.

Super-rotação renal

Nesta condição, o rim roda no sentido certo, internamente em direção à coluna, mas ultrapassa o limite de rotação de 90°, que seria o normal (Figura 5.10B). Se o rim rodar 270°, o hilo, uni ou bilateralmente, ficará lateralmente ao rim, como na rotação reversa. Para distinguir uma rotação reversa de 90° da super-rotação de 270°, deve-se recorrer a exames de imagem, ultrassonografia com ecodoppler e angiotomografia que localizem o trajeto dos vasos do hilo em relação ao parênquima renal. Na reversa, o pedículo vascular se localiza anterolateralmente ao rim, enquanto na super-rotação, posterolateralmente a ele[2]. Os rins que não rodam da forma habitual configuram genericamente os vícios de rotação, geralmente com pouco significado clínico (Figura 5.11).

As anomalias de número, fusão, migração e rotação podem associar-se aleatoriamente, dando origem a malformações complexas.

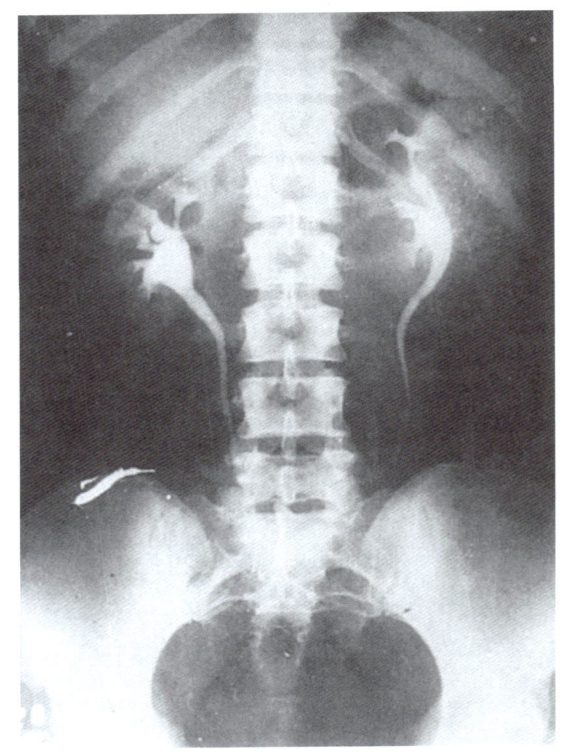

FIGURA 5.11 Rim esquerdo com vício de rotação: aspecto urográfico.

MALFORMAÇÕES MICROSCÓPICAS

Os brotos ureterais e os blastemas metanefrogênicos constituem um binômio organogênico indissociável e com uma relação indutor-induzido reconhecida, ou seja, os brotos ureterais são as matrizes organogênicas indutoras, e os blastemas metanefrogênicos, as induzidas. Partindo da premissa de que não pode haver estrutura induzida (blastema) na ausência do indutor correspondente (broto ureteral), deve-se concluir que no embrião definitivo pode existir ureter sem rim, mas não haverá rim sem um ureter. Adicionalmente, embora a harmonização anatomofuncional entre o blastema e o broto ureteral seja habitual, podem ocorrer anormalidades, que explicam muitas das malformações microscópicas dos parênquimas renais definitivos. Qualquer interferência perversa, genética e/ou ambiental, em algum momento da organogênese dos elementos retrocitados, origina malformações macro e/ou microscópicas dos parênquimas renais.

As anomalias do desenvolvimento dos parênquimas renais afetam os diversos segmentos dos néfrons e/ou dos túbulos coletores intrarrenais de qualquer ordem. Para estudá-las, é necessário uniformizar terminologias, sinonímias e conceitos, os quais são muito polêmicos. Essas dificuldades motivaram a formação de um comitê da Academia Americana de Pediatria cujo propósito foi tentar uniformizar a linguagem correlata e estabelecer critérios mais explícitos para reconhecer essas disgenesias com critérios menos elásticos e classificá-las[3,4]. Para melhor avaliá-las e entendê-las, é necessário obter mais informações individuais, familiares e também histopatológicas, e, no caso de disgenesias transmissíveis, também informações genéticas. Sabe-se que muitas dessas anomalias microscópicas têm quadro clínico, laboratorial e imagenológico sugestivo, cabendo à histopatologia e à genética a responsabilidade de identificá-las de forma mais confiável[4]. Diz-se apenas mais confiável, não absolutamente confiável, com a prudência daqueles que reconhecem que o exame histopatológico não está imune a interpretações difíceis e não convergentes. Nesses exames, há nuanças muito sensíveis, "de sintonia fina", o que faz com que as interpretações nos laudos histopatológicos não sejam obrigatoriamente consensuais. Deve-se considerar, sempre, a subjetividade de cada examinador e sabe-se que onde entra o subjetivo não sai consenso. Do que foi apontado, deve-se concluir que as anomalias microscópicas dos parênquimas renais constituem doenças de largo espectro, com interfaces em várias áreas de interesse, resultando em enorme dificuldade em diagnosticá-las com propriedade.

No que se refere à organogênese e à etiopatogenia dessas disgenesias, atualmente é aceita a teoria de que a implantação viciosa do broto ureteral no seu ducto mesonéfrico pode ser condição necessária e suficiente para gerar anomalias microscópicas, tanto dos ductos coletores intrarrenais quanto dos diversos segmentos dos néfrons. Pode-se inferir que, do ponto de vista organogênico, as disgenesias aplásticas, hipoplásticas e displásticas parecem ser decorrentes da desarmonia na relação indutor-induzida, ou seja, entre o broto ureteral e o blastema metanefrogênico correspondente[2]. Essas anomalias afetam a estrutura, o tamanho e/ou a forma dos rins e são genericamente denominadas disgenesias. Esta denominação é tão difundida e consagrada quanto inespecífica e vaga, pois não tem especificidade etimológica nem histopatológica. Além disso, as disgenesias são classicamente descritas em relação à época do seu aparecimento, mas, pelo fato de a policística do tipo infantil poder manifestar-se no adulto e a do tipo adulto na infância, verificou-se que o critério etário é falho. Desses fatos, resulta que as assim ditas disgenesias, para serem mais bem caracterizadas, deveriam ser acompanhadas de informações histopatológicas.

Algumas disgenesias císticas, transmissíveis por genes dominantes ou recessivos, devem ser estudadas sob a óptica da genética, pois podem previsivelmente afetar os descendentes dos portadores dessa anomalia.

Diagnóstico das Disgenesias

De forma simplificada, as disgenesias são reconhecidas como aplásticas, hipoplásticas, displásticas e císticas. De todas, apenas algumas císticas têm características transmissíveis.

O diagnóstico é feito principalmente por exame de imagem que fornece informações sobre as alterações macroscópicas das disgenesias. As imagens têm sensibilidade para identificá-las, mas não têm especificidade para classificá-las. Para tanto, há necessidade de coleta de material por algum procedimento, menos ou mais invasivo, para submeter o material à avaliação histopatológica. Não é difícil para um imagenologista identificar uma disgenesia *lato sensu*, mas será muito importante caracterizá-la *stricto sensu*, pois, de acordo com as decisões do comitê já citado, a caracterização é baseada em critérios microscópicos. Do ponto de vista conceitual acadêmico, não há o que contestar, mas, sob a óptica do médico atendente, pelos riscos envolvidos, pode ser questionada, mesmo porque na prática teria pouca utilidade, a não ser que houvesse suspeita do envolvimento de transmissibilidade genética. Sob a óptica clínica, portanto, pelo fato de as lesões estarem estabelecidas e não havendo expectativa de reversão, poderia não haver razão para progredir na investigação apenas para catalogar as disgenesias em aplásticas, hipoplásticas e displásticas. Inversamente, as císticas, pelo seu carater hereditário, têm de ser bem caracterizadas, porque podem estar sendo transmitidas pelos pais dos pacientes ou para seus descendentes.

Aplásticas

Também denominadas aplásicas, constituem um tipo extremo de disgenesia na qual não há nenhuma evidência, funcional ou imagenológica, de parênquima renal ou de vias excretoras. Em uma exploração cirúrgica eventual, evidencia-se um tecido amorfo no qual não se encontram segmentos de néfrons nem de ductos coletores na extremidade de um ureter atrófico. Se houver vestígios das estruturas retrocitadas, essas disgenesias não devem ser classificadas como aplásticas e, caracteristicamente, não se transmitem aos descendentes. Podem ser unilaterais e, quando bilaterais, comprometem a função renal de forma irreversível[7,8].

Hipoplásticas

O termo hipoplasia tem sido usado de forma indiscriminada para caracterizar qualquer rim pequeno, identificado por qualquer método de imagem. O comitê da Academia Americana de Pediatria sugere que o diagnóstico definitivo dessa disgenesia seja histopatológico, em que o rim tem de ser primariamente pequeno, exibir menor densidade de glomérulos com características histológicas normais e ter pequeno número de cálices, de um a cinco. O tamanho dos rins e o quadro clínico dependem da gravidade e da extensão das lesões, mas os critérios para identificar as hipoplasias primárias das secundárias não são muito bem definidos. A hipoplasia segmentar dos polos superiores dos rins sugere que essas lesões sejam secundárias ao refluxo vesicoureteral mais do que uma hipoplasia primária. A chamada "nefropatia do refluxo" é uma doença que parece ter maior especificidade semântica do que histopatológica. As disgenesias hipoplásticas são também conhecidas como oligonefronia, para distingui-las da condição em que os glomérulos, ainda que em menor número, estejam hipertrofiados, configurando uma oligomeganefronia. A extensão e a bilateralidade dessas lesões podem comprometer ou não a função renal[3,4,8].

Displásticas

As disgenesias displásticas são caracterizadas pela identificação de glomérulos e túbulos coletores imaturos, que coexistem com ilhas de tecido cartilaginoso localizadas nas camadas corticais dos rins. Se as características displásticas estiverem associadas a menor número de néfrons imaturos, a condição é conhecida como hipodisplasia. A uni ou bilateralidade da malformação e/ou sua extensão podem comprometer ou não a função renal[3,8,9].

Císticas

As secreções urinárias elaboradas pelos néfrons e que, por várias razões, não são coletadas e/ou conduzidas harmonicamente pelos ductos coletores intrarrenais, de qualquer ordem, darão origem às disgenesias císticas dos parênquimas renais. Algumas dessas anomalias são muito complexas, pois se estabelecem em uma região do parênquima renal com grande atividade organogênica, na qual estruturas originárias de uma matriz terão de se conectar a outras, originárias de matriz diferente da primeira. Exemplificando, é nessa área que os néfrons, que derivam dos blastemas metanefrogênicos, têm de se adequar estrutural e funcionalmente aos ductos coletores intrarrenais de terceira ordem, elementos que derivam dos brotos ureterais. Se esse processo não estiver em absoluta consonância ou harmonia funcional, haverá condições para que se instalem algumas disgenesias renais císticas, que podem afetar a estrutura, o tamanho, a forma e a função dos rins definitivos[2,3,8,9].

As disgenesias císticas podem afetar ou não os descendentes, razão pela qual são classificadas em transmissíveis, dominantes ou recessivas e não transmissíveis, respectivamente (Quadro 5.2). E mais, várias disgenesias císticas fazem parte do grupo de malformações múltiplas de várias síndromes hereditárias, como von Hippel-Lindau, Jeune, Meckel, Goldston, Zellweger, Simopoulos, Miranda (ou de Bourneville) e Ehler-Danlos[8].

QUADRO 5.2 Disgenesias císticas[1]	
Transmissíveis	**Não transmissíveis**
Dominantes	• Doença multicística
• Doença policística do adulto	• Cisto simples
• Doença cística medular	• Cisto multilocular
• Doença glomerulocística familiar	• Espongiose medular

(continua)

QUADRO 5.2 **Disgenesias císticas**[1] *(continuação)*	
Recessivas	▪ Doença glomerulocística esporádica
▪ Doença policística da criança	▪ Doença cística adquirida
▪ Nefronoftise juvenile	▪ Divertículo pielocalicial
▪ Nefrose congênita	▪ Cisto parapiélico

Doenças Císticas Transmissíveis Dominantes

Doença policística do adulto

Caracteristicamente, acomete vários membros de uma mesma família e, com frequência, começa a se manifestar ao redor dos 30 anos de idade, embora possa surgir na infância. É bilateral e tem caráter progressivo, o qual ficará mais evidente com o passar dos anos. Com frequência, constatam-se cistos hepáticos e microaneurismas das artérias cerebrais do polígono de Willis, que provocam hemorragias subaracnóideas e óbito em aproximadamente 15% dos casos. Antes do aparecimento da insuficiência renal, a hipertensão, os quadros dolorosos e/ou infecciosos e as roturas dos cistos são tratados de forma conservadora. Os pacientes acometidos são candidatos ao transplante renal, pois a doença não é de ordem imunológica e, via de regra, agride pouco o rim transplantado. No entanto, um doador geneticamente relacionado ao paciente pode ser portador da mesma doença que o receptor, ainda que em estado incipiente.

Doença cística medular

É relativamente rara e costuma manifestar-se ao redor da terceira década com um quadro clínico de polidipsia e poliúria. A poliúria é decorrente da incapacidade de os túbulos reterem sal e é refratária ao uso de vasopressina. Essa disgenesia cística transmissível geralmente evolui para a insuficiência renal, e uma das formas de retardá-la consiste em aumentar a ingestão de líquidos e a reposição de sais[3,8,9].

Doença glomerulocística familiar

Começa a aparecer na idade adulta, mas, para ser caracterizada, precisa exteriorizar-se em duas gerações e haver dilatações glomerulares e comprometimento da função renal.

Doenças Císticas Transmissíveis Recessivas

Doença policística da criança

É muito mais rara que a forma adulta, geralmente descoberta por acaso, tem caráter familiar, mas, como se trata de moléstia autossômica recessiva, só se manifesta nos embriões homozigotos e será mais grave quanto mais precoce for sua manifestação. Se, na vida fetal, os rins forem anormalmente grandes, poderão dificultar o trabalho de parto e, dependendo do grau de prejuízo da função renal, poderá haver oligoidrâmnio e hipoplasia pulmonar, condições que podem levar ao óbito já no período neonatal. Pelo fato de estar intimamente relacionada com a fibrose hepática congênita, se houver condições clínicas, o transplante duplo de rim e fígado pode ser cogitado.

Nefronoftise juvenil

O quadro clínico poliúria-polidipsia e o histopatológico são muito semelhantes aos da doença cística medular. Diferem desta na forma de transmissão e quanto à época do aparecimento, pois é geneticamente recessiva e aparece dos 6 aos 20 anos de idade. Tanto a doença cística medular quanto a nefronoftise juvenil são raras e não têm tratamento específico, exceto aumentar a ingestão de líquidos e a reposição de sais[3,7,8].

Nefrose congênita

Conhecida também como "síndrome nefrótica familiar", a nefrose congênita provoca proteinúria maciça, habitualmente refratária a tratamento. A hipoproteinemia consequente pode provocar grande prejuízo no desenvolvimento físico, com risco de sepse. Além disso, pode levar a pessoa ao óbito nos dois primeiros anos de vida, seja pela insuficiência renal seja pelas intercorrências. Histopatologicamente, a nefrose congênita é caracterizada pela dilatação dos túbulos contornados proximais, que lenta e progressivamente desenvolve quadro de insuficiência renal.

Doenças Císticas não Transmissíveis

Doença multicística

Embora com etimologia diferente, os termos multicístico e policístico têm o mesmo significado semântico, razão pela qual, durante muito tempo, foram usados indistintamente. Hoje, porém, está convencionado que a doença policística apresenta caráter hereditário e é transmissível por um gene dominante, enquanto a doença multicística não possui caráter familiar, ou seja, não é transmissível. O rim multicístico apresenta-se como um conglomerado de cistos de tamanho variado, com ausência de parênquima renal normal. Em geral, decorre de uma interação anormal do blastema metanefrogênico por um broto ureteral atrésico ou hipoplásico (Figura 5.12). A ultrassonografia, ante ou pós-natal, pode sugerir que se trata de rim hidronefrótico e não multicístico, pois, com esse exame, a distinção entre eles é difícil. A presença de uma "lesão cística" medial maior (o bacinete), com outras periféricas menores (os cálices e o parênquima renal identificável), sugere mais rim hidronefrótico que multicístico. Se forem identificadas as comunicações entre as dilatações císticas, e houver algum tecido renal presente, o diagnóstico de hidronefrose é reforçado. Quando bilateral, a doença policística geralmente se associa a oligoidrâmnio e hipoplasia pulmonar, condições que podem causar a morte no período neonatal. O rim multicístico geralmente é assintomático, observando-se sua progressiva diminuição com o tempo até tornar-se indetectável. Historicamente, pelos relatos anedóticos de hipertensão arterial e/ou degeneração maligna, recomendou-se a nefrectomia. Atualmente, sabendo-se que essas complicações são muito raras e que os métodos imagenológicos são mais confiáveis, recomenda-se o acompanhamento clínico e ultrassonográfico até a regressão total do rim[3,7,8]. A nefrectomia seria indicada para aqueles casos em que se constata aumento de volume progressivo dos rins multicísticos.

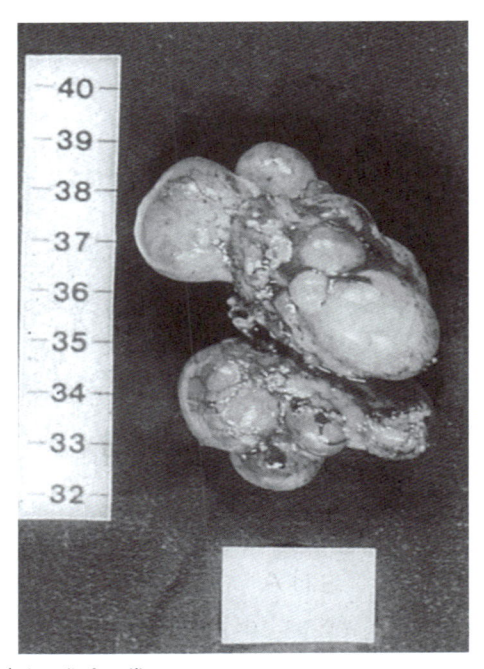

FIGURA 5.12 Rim multicístico (infantil).

Cisto simples

Pode ser congênito ou adquirido, único ou múltiplo, uni ou bilateral. Pelo fato de sua incidência aumentar com a idade, há quem considere o cisto simples uma doença adquirida. O volume dos cistos é muito variável, e a identificação deles é feita com maior frequência durante exames imagenológicos rotineiros (Figura 5.13). Mais raramente, apresentam-se como massas abdominais palpáveis. Podem se romper espontaneamente para o espaço retroperitonial ou para as vias excretoras, dando origem a um divertículo calicial ou piélico. A hematúria é mais frequentemente microscópica e sem dismorfismo eritrocitário. Na ultrassonografia, esses cistos são descritos como estruturas esféricas e anecoides, com paredes finas e limites nítidos. Quando essas características não são explícitas, na presença de "cistos complexos", deve-se recorrer a outros exames de imagem, particularmente a ressonância magnética, para melhor avaliação desses cistos de acordo com a escala de Bosniak[10], que pretende diferenciar uma neoplasia cística dos cistos benignos. Em condições muito particulares, pode-se recorrer à punção percutânea monitorada por ultrassonografia, para estudar o conteúdo do cisto e, eventualmente, submetê-lo à citologia oncótica. Quando múltiplos e bilaterais, devem ser diferenciados da doença policística dominante, investigando-se os antecedentes familiares dos pacientes. Os cistos simples, desde que não atinjam volumes preocupantes, não causem dor e não representem obstáculo à drenagem pieloureteral, devem ser observados. Se indicada, a terapêutica cirúrgica consiste na marsupialização do(s) cisto(s) pela via percutânea, procedimento que pode ser precedido pela tentativa de esvaziamento do cisto, seguida de injeção de líquido esclerosante, como álcool absoluto.

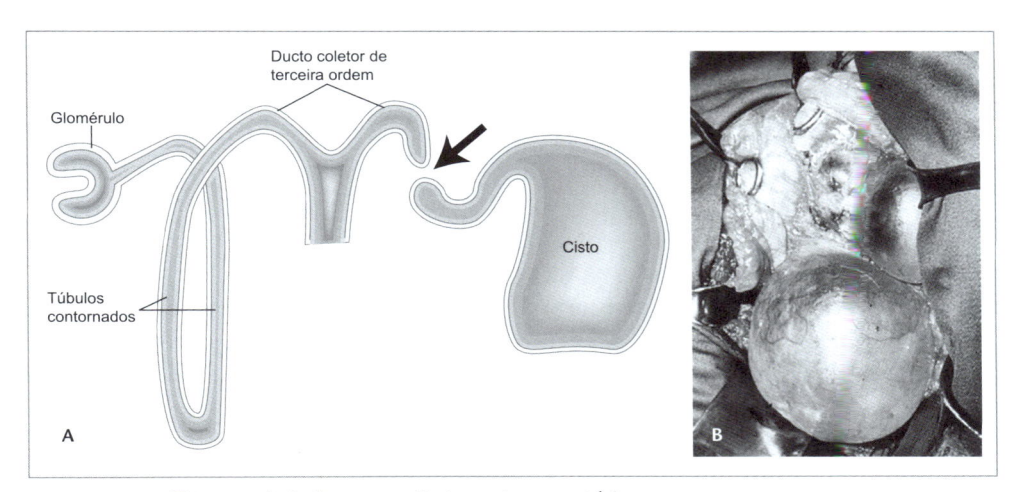

FIGURA 5.13 Cisto renal. A: Esquema. B: Aspecto operatório.

Cisto multilocular

Conhecido também como nefroma cístico multilocular, habitualmente apresenta paredes mais espessas e limites menos nítidos que os cistos simples.

Trata-se de lesões mais complexas, nas quais é imperioso descartar a possibilidade de neoplasia maligna, como o tumor de Wilms do tipo cístico. Se os exames imagenológicos não forem suficientes para excluir a possibilidade de ser uma neoplasia maligna, está indicada a biópsia percutânea ou mesmo a exploração cirúrgica, quando poderá se decidir pela tumorectomia, no caso de uma lesão bilateral, ou pela nefrectomia, para o caso de ser unilateral[5].

Espongiose medular

Os portadores desta doença, também conhecida como doença de Cacci-Ricci, podem ser assintomáticos ou apresentar queixa de hematúria silenciosa, macro ou microscópica, sem dismorfismo eritrocitário, cólica nefrética ou infecção urinária. O melhor exame para diagnosticar essa doença é a urografia excretora em seus tempos mais precoces e sem compressão dos ureteres. O exame exibirá uma imagem muito sugestiva, denominada "imagem em pincel" (*brush sign*). A espongiose medular pode afetar o parênquima renal, setorial ou universalmente, uni ou bilateralmente. Quando extensa e de grande intensidade, dará origem a uma imagem que lembra um cacho de uvas. A imagem urográfica da espongiose medular confunde-se com aquela da nefronoftise juvenil e da doença cística medular, mas, diferentemente destas, não tem caráter hereditário. No exame histopatológico, a espongiose medular, caracteristicamente, evidenciará dilatação cística dos ductos coletores intrarrenais justapapilares. Um pequeno número de portadores dessa disgenesia cística evolui para insuficiência renal crônica, particularmente se houver superposição de litíase e/ou infecção[3,4,8].

Doença glomerulocística esporádica

Esta doença não tem caráter familiar, razão pela qual é dita esporádica ou ocasional. Afeta difusamente o parênquima renal, é bilateral e não é acompanhada de cistos em outros órgãos. Os exames de imagem e a evolução poderão confundi-la com a doença policística dominante, mas, diferentemente desta, não tem caráter familiar. O exame histopatológico evidencia cistos glomerulares ou do espaço de Bowman[4,9].

Doença cística adquirida

Inicialmente descrita em pacientes renais crônicos em diálise, foi constatada, posteriormente, em renais crônicos não submetidos a tratamento dialítico. Sua incidência parece aumentar com a duração da insuficiência renal e a idade do paciente. O tamanho dos cistos é variável e pode haver dor lombar ou hematúria[3,8].

Divertículo pielocalicial

Consiste em uma estrutura cavitária identificada no parênquima renal e que se comunica com o sistema pielocalicial, razão pela qual é conhecida também como divertículo calicial ou cisto pielogênico, quando a comunicação é com o cálice ou com o bacinete, respectivamente. Uma das teorias para explicar a ocorrência de divertículo pielocalicial seria a rotura de um cisto nas vias excretoras superiores. Geralmente, é assintomático, mas pode abrigar cálculos e causar sangramentos e/ou infecções[4,8,9]. Em razão disso, o tratamento tem de ser individualizado.

Cisto parapiélico

Trata-se de dilatações, únicas ou múltiplas, que se localizam na superfície do bacinete e geralmente têm seu conteúdo rico em linfócitos. A histologia da parede dos cistos para-piélicos sugere que sejam vasos linfáticos. Por essa razão, essas dilatações císticas são atri-buídas à obstrução desses vasos, embora cistos serosos tenham sido descritos nessa locali-zação. Em geral, não merecem tratamento, exceto se dificultarem a drenagem da urina[3,8,9].

CONCLUSÕES

As anomalias do desenvolvimento renal teoricamente devem ser atribuídas a erros no desenvolvimento organogênico do blastema metanefrogênico e/ou do broto ureteral.

É de importância vital o conhecimento da embriologia do broto ureteral na forma-ção do trato urogenital para maior facilidade no diagnóstico das anomalias estruturais renais, por meio de métodos de imagem estática e/ou morfofuncional.

As anomalias renais císticas são, com frequência, não funcionantes e importantes no diagnóstico diferencial das uropatias obstrutivas. Determinadas disgenesias císticas com caráter genético são transmissíveis por genes dominantes ou recessivos; devem ser reconhecidas com o auxílio de geneticistas, atuando na prevenção de lesão renal de eventuais portadores familiares.

 ## REFERÊNCIAS BIBLIOGRÁFICAS

1. Bauer SB, Perlmutter AD, Retik AB. Anomalies of the upper urinary tract. In: Wein AJ, Kavoussi RL, Novick AC, Partin AW, Peters CA (eds.). Campbell's urology. 9th ed. Philadelphia: Saunders Company; 2007. p.3269.
2. Glassberg KI, Stephens FD, Lebowitz RL, Braren V, Duckett JW, Jacobs EC, et al. Renal dysgenesis and cystic disease of the Kidney: a report of the committee on terminology, nomeclature and clas-sification, section on Urology, American Academy of Pediatrics. J Urol. 1987;138(4 Pt 2):1085-92.
3. Glassberg KI. Renal dysgenesis and cystic disease of the kidney. In: Wein AJ, Kavoussi EL, Novick AC, Partin AW, Peters CA (eds.). Campbell's urology. 9th ed. Philadelphia: Saunders Company; 2007. p.3305.
4. Hill GS. Cystic and dysplastic disease of the Kidney: developmental lesions. In: Uropathology. New York: Churchill Livingstone; l989. p.81.
5. Patten BM. Development of the urogenital system. In: Human embriology. Philadelphia: Blakiston Company; 1946. p.549.
6. Testut L. Traité d'anatomie humaine. 6eme ed. Paris: Editeurs Octave Doins et fils; 1912. p.395.
7. Cruz J, Saldanha LB. Malformações congênitas. In: Cruz J, Praxedes JN, Cruz HMM (eds.). Nefro-logia. 2.ed. São Paulo: Sarvier; 2006. p.464-74.
8. Queiroz e Silva FA. Anomalias do desenvolvimento renal. In: Maksoud JG (ed.). Cirurgia pediátri-ca. 2.ed. Rio de Janeiro: Revinter; 1998. p.1163.
9. Queiroz e Silva FA. Embriologia do trato urogenital – organogênese normal e patológica. São Pau-lo: Sarvier; 1997: Organogênese do trato urinário.
10. Israel GM, Bosniak MA. Followup CT of moderately complex cystic lesions of the kidney Bosniak category IIF. ARJ Am Roentgenol. 2003;181(3):627-33.

6 Anomalias do desenvolvimento ureteral

Marcos Gianetti Machado
Ricardo Haidar Berjeaut

APÓS LER ESTE CAPÍTULO, VOCÊ ESTARÁ APTO A:

- Identificar as principais anomalias ureterais.
- Descrever os diagnósticos diferenciais e os métodos de investigação clínica e tratamento de cada doença.

INTRODUÇÃO

As anomalias do desenvolvimento do ureter são condições congênitas que podem causar alterações na conformação, no posicionamento ou no funcionamento dessa estrutura. A importância desse tema se deve ao fato de muitas as alterações causarem impacto no desenvolvimento e no funcionamento renais, tanto no período embriológico quanto durante o desenvolvimento da criança. No Capítulo 5, "Anomalias do desenvolvimento renal", são descritas as diversas etapas da embriogênese ureteral, tanto normal como anômala, razão pela qual sua sua leitura é recomendada.

No presente capítulo, serão discutidas as anomalias mais importantes do ureter, destacando a obstrução da junção ureteropiélica (JUP), o megaureter, a duplicidade pieloureteral, a ureterocele e a ectopia ureteral.

OBSTRUÇÃO DA JUNÇÃO URETEROPIÉLICA

A obstrução da JUP é a causa mais comum de hidronefrose no neonato. Sua incidência é de 1:500 nascidos vivos. É mais frequente no sexo masculino (2:1) e pode ser bilateral em 20-40% dos casos[1,2].

Existem dois tipos principais de obstrução de JUP, as de natureza intrínseca e as extrínsecas. A intrínseca é a mais comum no neonato, explicada pela disfunção ou adinamia na peristalse ureteral, causadas pela distribuição anormal das fibras musculares (lisas), do colágeno e da inervação na transição da pelve renal ao ureter. As alterações extrínsecas, representadas por vasos cruzantes, dobras, aderências e bandas ureterais, alterações de rotação do rim ou até inserção alta do ureter na pelve, podem dificultar a drenagem da urina e causar hidronefrose, tendo diagnósticos mais comumente na adolescência[3]. As consequentes alterações no desenvolvimento e na função do rim dependem do período embriológico de aparecimento da doença, do grau de obstrução e do tempo de evolução.

A grande maioria dos casos de obstrução de JUP intrínseca é atualmente diagnosticada já no período antenatal, por meio da ultrassonografia morfológica. A obstrução geralmente é unilateral e, nesse caso, raramente causa problemas ante ou perinatais. Contudo, pode ser bilateral em 10-40% dos casos, quando, dependendo da intensidade da obstrução, pode até acarretar alteração na função renal fetal, com diminuição no volume do líquido amniótico. Durante o exame ultrassonográfico, identifica-se hidronefrose, com dilatação de cálices e pelve renal associada a graus variados de afilamento cortical, porém sem dilatação do ureter.

Pacientes que não apresentavam dilatação no período fetal, ou que nunca fizeram exames de ultrassonografia, particularmente aqueles que têm alguma forma de obstrução extrínseca da JUP, podem se manifestar tardiamente, comumente apresentando sinais e sintomas que suscitam a hipótese clínica, como massa palpável no flanco, dor lombar, infecção urinária ou hematúria.

O método mais utilizado para diagnóstico da obstrução da JUP é a ultrassonografia de rins e vias urinárias. A avaliação do rim deve contar com informações sobre diâmetro anteroposterior da pelve renal (no plano transverso), presença de dilatação dos cálices eespessura e ecotextura do parênquima renal. É preciso certificar-se de que não haja dilatação do ureter (Figura 6.1).

Outro exame importante é a cintilografia renal dinâmica com DTPA (dietileno triaminopentacético). Nesse exame, o fármaco é administrado por via endovenosa e a sua curva de excreção na via excretora é avaliada, eventualmente em comparação com o rim contralateral normal. Antes ou durante o exame, administra-se uma dose de diurético, para estimular a excreção do radiofármaco e excluir o "efeito de reservatório", mais comum nos rins mais dilatados, desse modo diminuindo a probabilidade de resultado falso-positivo para obstrução (Figura 6.2)[4].

A cintilografia estática com DMSA (ácido dimercaptossuccínico) é importante para avaliar a função renal relativa de cada rim, bem como simetria e eventuais cicatrizes dos parênquimas renais. Considera-se importante a queda de função de mais de 10% para indicar intervenção cirúrgica. Também é utilizado para monitorar

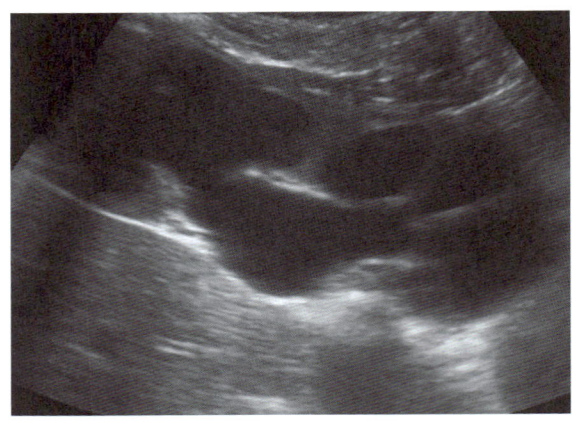

FIGURA 6.1 Hidronefrose observada pela ultrassonografia, evidenciando pelve e cálices renais dilatados, acentuado afilamento cortical, sem evidências de dilatação ureteral.

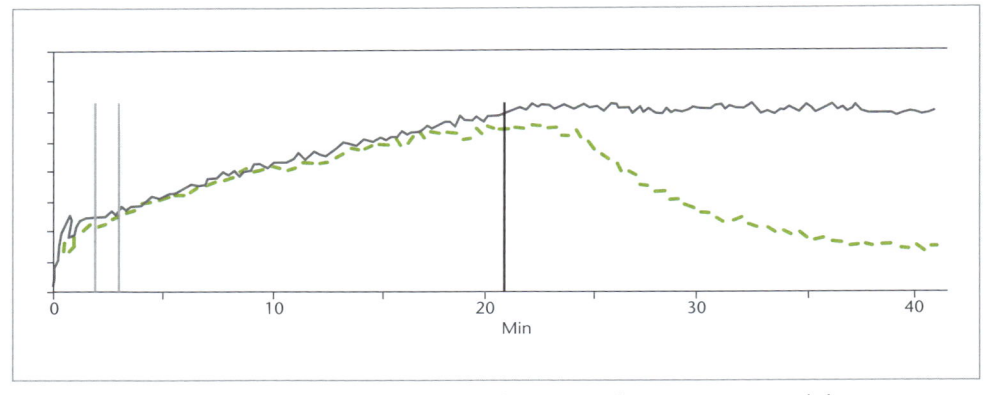

FIGURA 6.2 Cintilografia com DTPA evidenciando a curva de excreção normal do contraste pelo rim esquerdo (curva superior), associada a acúmulo e falta de excreção no rim direito (curva inferior).

a evolução funcional no acompanhamento clínico da dilatação pielocalicinal, nos casos sem obstrução evidente.

A urorressonância é um exame inovador que fornece imagem funcional e anatômica mais completa e rápida que a urografia excretora, sem o uso de radiação e contraste, pois utiliza a própria urina como meio de contraste. O ponto negativo é que, dependendo da idade, a criança necessitará de anestesia geral para realizar o exame, limitando sua aplicação para casos muito selecionados.

Embora muito popular no passado, a urografia excretora perdeu espaço na prática clínica pelo uso de contraste e radiação e pelo tempo necessário para sua realização.

Tratamento

Atualmente, há grande discussão na literatura acerca da indicação e do tempo correto para a correção da obstrução. Embora a correção cirúrgica seja necessária nos casos com obstrução franca, caracterizada por dados clínicos e pelos exames anteriormente descritos, muitas dilatações podem ser funcionais, isto é, sem comprometimento funcional do rim, sem afilamento do parênquima ou consequências danosas como ITU, podendo ser controlados clinicamente. Assim, cabe ao urologista pediátrico definir a terapêutica adequada a cada caso.

Classicamente, a correção está indicada para pacientes com sintomas clínicos evidentes, ultrassonografia com dilatação pielocalicinal e afilamento cortical progressivos, perda funcional ipsilateral maior que 10% no DMSA e curva francamente obstrutiva no DTPA, com retardo de excreção.

A técnica mais difundida e com melhores resultados funcionais é a pieloplastia desmembrada com a técnica de Anderson-Hynes, que apresenta taxa de sucesso de 95%. Seu sucesso é explicado não só por resolver os casos de obstrução extrínseca, como na presença de vaso cruzante, mas também por possibilitar a excisão do fragmento de junção pieloureteral estenótico ou adinâmico nos casos de obstrução intrínseca, permitindo também a pielorredução, caso a pelve seja muito volumosa (Figura 6.3).

Outras formas de correção não desmembrada da junção pieloureteral são possíveis, no entanto apresentam taxas menores de sucesso[5].

Em neonatos e crianças até 1 ano, a pieloplastia é preferencialmente realizada pela técnica aberta, geralmente por acesso posterior (Figura 6.4). Em crianças maiores, a preferência atual é pela realização por abordagem minimamente invasiva (ver Capítulo 27 – Laparoscopia e cirurgia robótica em urologia pediátrica).

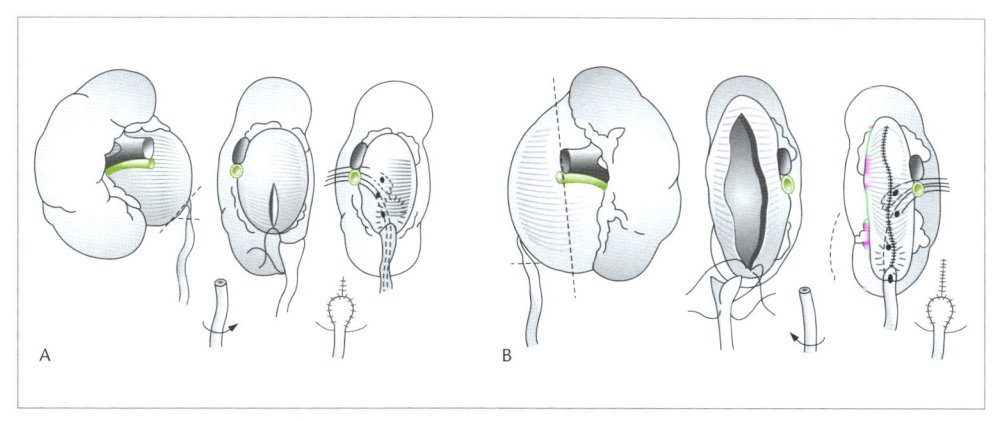

FIGURA 6.3. Tratamento cirúrgico da estenose de junção pieloureteral pela técnica de Anderson-Hynes. A: Sem pielorredução no rim direito; B: com pielorredução no rim esquerdo.

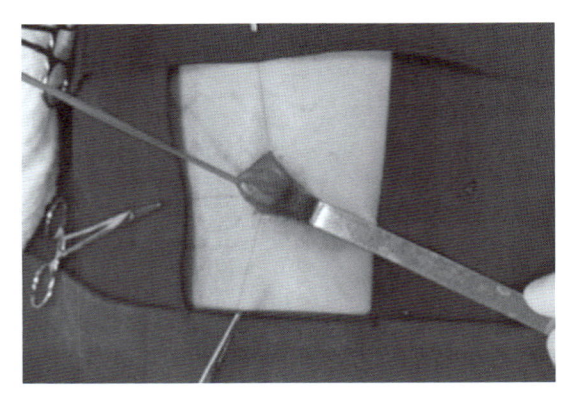

FIGURA 6.4 Pieloplastia aberta com acesso posterior, com exposição da pelve dilatada sem dilatação do ureter. (Ver imagem colorida no encarte.)

MEGAURETER

O termo megaureter é empregado para caracterizar a dilatação do ureter de 7 mm de diâmetro ou mais, independentemente de sua etiologia. Com base em estudos descritivos, considera-se que o limite superior para o diâmetro de um ureter normal em crianças de até 16 anos de idade é de 5 a 6,5 mm[6]. Dependendo da extensão e da magnitude da dilatação, pode ser caracterizado como megaureter segmentar (geralmente no segmento distal) ou completo ou ainda como dolicomegaureter, se completo e acompanhado de tortuosidade (Figuras 6.5 e 6.6).

De acordo com a etiologia da dilatação, o megaureter pode ser primário, por doença do próprio ureter, ou secundário, no qual a dilatação é consequência de obstrução funcio-

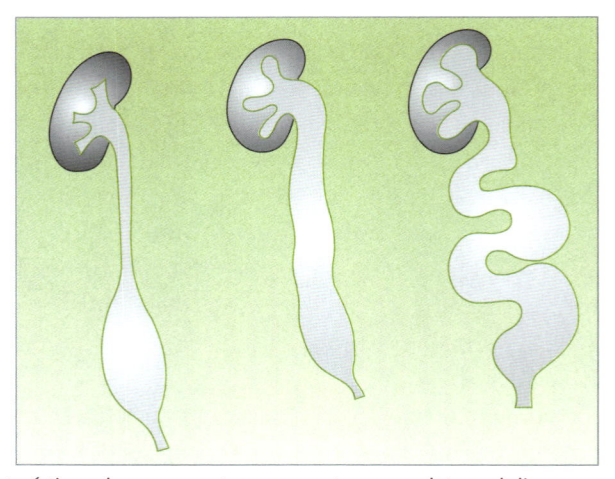

FIGURA 6.5 Características do megaureter segmentar, completo e dolicomegaureter.

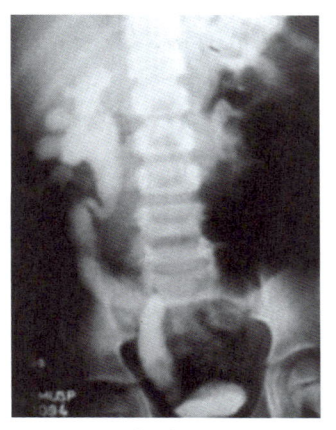

FIGURA 6.6   Urografia excretora caracterizando dolicomegaureter direito, com rim esquerdo normal.

nal ou anatômica do trato urinário inferior, como válvula de uretra posterior ou bexiga neurogênica. O megaureter primário é mais comum em meninos e, curiosamente, costuma acometer o lado esquerdo com maior frequência. Pode ser bilateral em até 25% dos casos, e sua associação com doenças obstrutivas contralaterais não é infrequente (15%)[7].

O megaureter pode ser subdividido em quatro categorias:

- Obstrutivo.
- Obstrutivo e refluxivo.
- Refluxivo (tema abordado no Capítulo 8 – Refluxo vesicoureteral).
- Não obstrutivo nem refluxivo.

De um lado, é relativamente fácil caracterizar o megaureter refluxivo por meio da uretrocistografia, enquanto a diferenciação entre megaureter obstrutivo do não obstrutivo pode ser desafiadora, por outro lado, uma vez que os exames de imagenológicos e funcionais nem sempre são suficientes para definir a etilogia. Importante ressaltar que o megaureter obstrutivo pode cursar com deterioração progressiva da função renal, portanto deve ser tratado, enquanto os não obstrutivos podem ser acompanhados clinicamente.

Aceita-se que o megaureter obstrutivo primário (MOP) ocorre pela presença de um segmento hipoplásico ou estenótico do ureter próximo à junção ureterovesical (JUV), que acarreta obstrução e dilatação a montante. Já o não obstrutivo ocorre por alteração da dinâmica peristáltica normal do ureter, causando estase no ureter a montante, mas sem fator obstrutivo evidente.

O megaureter é comumente diagnosticado nos exames ultrassonográficos de pré-natal. Após o nascimento, a maior parte dos casos é assintomática. Contudo, os pacientes com megaureter obstrutivo ou refluxivo podem apresentar infecção recorrente do trato urinário, aumento progressivo da dilatação com afilamento cortical e perda de função nos exames de controle durante o acompanhamento. Além da ultrassonografia, a cintilografia renal com DTPA é utilizada para o diagnóstico etiológico e o acompanhamento clínico do megaureter.

Tratamento

A antibioticoprofilaxia deve ser mantida até a determinação da etiologia do megaureter. O megaureter pode ser acompanhado conservadoramente caso a dilatação não seja maior que 8 mm e não haja perda da função renal. Com o crescimento do paciente, a maior parte dos casos de megaureter não obstrutivo (cerca de 80%) tem melhora progressiva com redução espontânea da dilatação (Figuras 6.7 e 6.8).

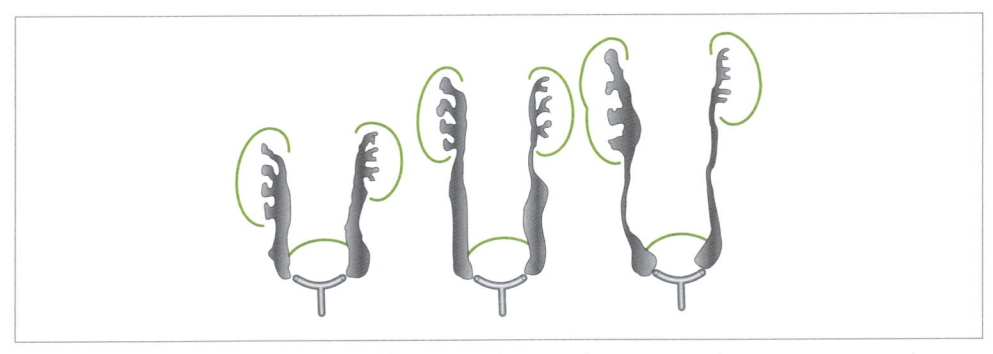

FIGURA 6.7   Padrão de melhora da dilatação pieloureteral com o crescimento, nos casos de megaureter não obstrutivo.

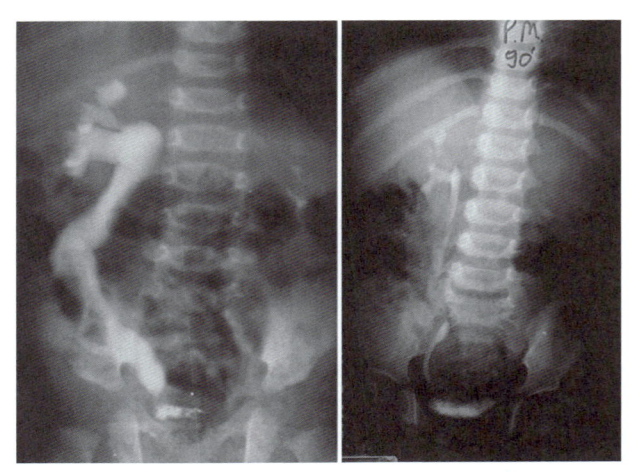

FIGURA 6.8   Paciente com megaureter não obstrutivo não refluxivo. À esquerda, urografia com 10 meses de idade; à direita, com 4 anos evidenciando melhora espontânea da dilatação pieloureteral.

Já nos casos de MOP, com ocorrência de ITU mesmo na vigência de antibioticoprofilaxia, aumento da dilatação, afilamento do parênquima renal ou o diminuição na captação do radiofármaco na cintilografia com DMSA, deve-se indicar o tratamento cirúrgico. O tratamento clássico do MOP é o reimplante ureterovesical, com ressecção do segmento ureteral distal obstrutivo e reimplante ureterovesical com técnica antirrefluxo (Figura 6.9).

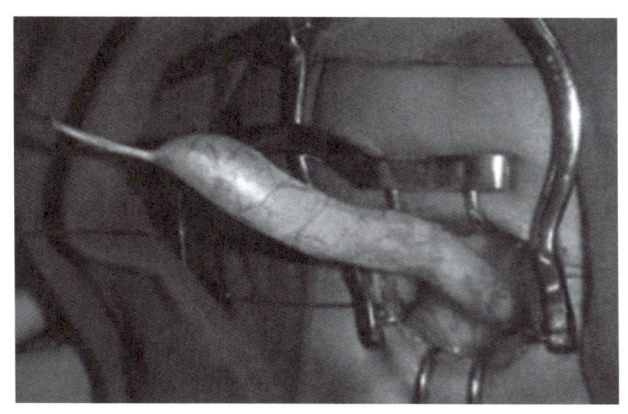

FIGURA 6.9 Cirurgia para tratamento do megaureter obstrutivo primário (MOP), com dissecção ureteral evidenciando o segmento distal hipoplásico e obstrutivo e segmento a montante dilatado. Na sequência, ressecam-se o segmento obstrutivo e parte do segmento dilatado redundante, para seu reimplante na bexiga. (Ver imagem colorida no encarte.)

Nos casos de grande dilatação proximal do ureter, é necessário tratar esse segmento para reduzir o seu calibre, seja pela técnica de modelagem (*tailoring*) ou de dobradura (*infolding*), para facilitar o seu reimplante na bexiga. No caso de grande dilatação ureteral, recomenda-se a utilização da modelagem pela técnica de Hendren para diminuir o calibre, na qual se resseca longitudinalmente o excesso de parede ureteral e se realiza sua sutura sobre uma sonda de calibre 8-10Fr como molde[8]. A dobradura longitudinal do ureter, utilizando as técnicas de Starr ou de Kalicinski[9], recomendadas para ureteres de diâmetro até 1,75 cm, é menos agressiva, uma vez que o ureter é dobrado e suturado sobre si mesmo, com menor risco de desvascularização (Figura 6.10).

Embora com bom índice de sucesso, essas cirurgias não são isentas de complicações, sendo as principais a estenose ureteral secundária com obstrução e aparecimento de refluxo vesicoureteral. Habitualmente, essas cirurgias são realizadas por abordagem aberta, podendo atualmente ser reproduzidas com sucesso pelas técnicas laparoscópica e robótica.

Outra alternativa minimamente invasiva é a dilatação endoscópica do segmento de ureter obstrutivo com balão, seguida de inserção temporária de cateter duplo J. Embora estudos recentes relatem índices significativos de resolução em pacientes selecionados, essa conduta ainda não é o padrão-ouro de tratamento do MOP[10].

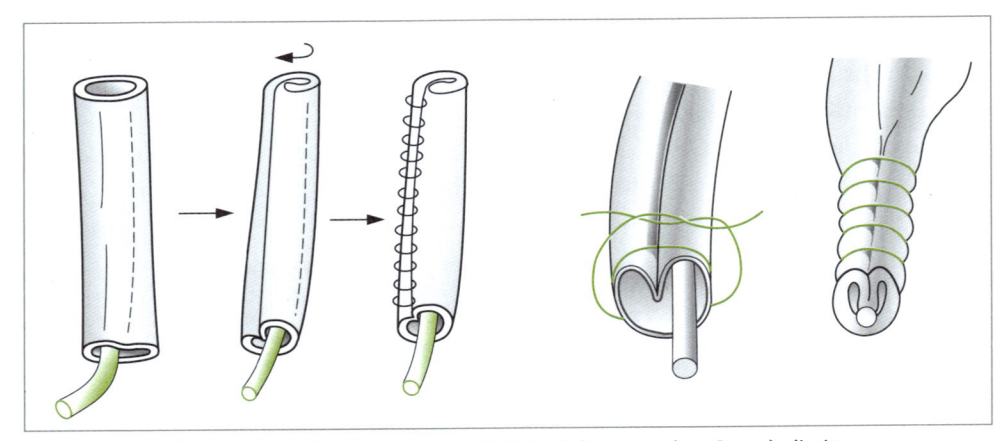

FIGURA 6.10 Técnicas de dobradura ureteral: Kalicinski à esquerda e Starr à direita.

DUPLICIDADE PIELOURETERAL

A etiologia da duplicidade pieloureteral está apresentada no Capítulo 5, "Anomalias do desenvolvimento renal". Trata-se de alteração que compreende a presença de um rim com duas pelves e dois ureteres proximais que se juntam em um único ureter distal (duplicidade incompleta) ou a presença de dois sistemas pielocalicinais distintos, com duas pelves e dois ureteres com desembocaduras independentes na bexiga (duplicidade completa). Em boa parte dos casos, não há nenhuma outra alteração anatômica ou funcional do rim afetado ou doença associada, sendo então considerada uma variação anatômica (Figura 6.11)[10].

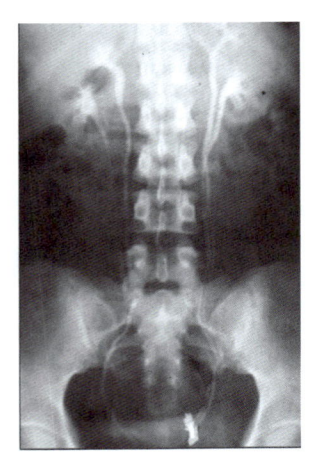

FIGURA 6.11 Urografia excretora de paciente com duplicidade pieloureteral incompleta à direita e completa à esquerda.

Na duplicidade completa, observa-se a lei de Weigert-Meyer, na qual o ureter da unidade renal superior se insere inferiormente na bexiga, em relação ao meato ureteral da unidade renal inferior (Figura 6.12).

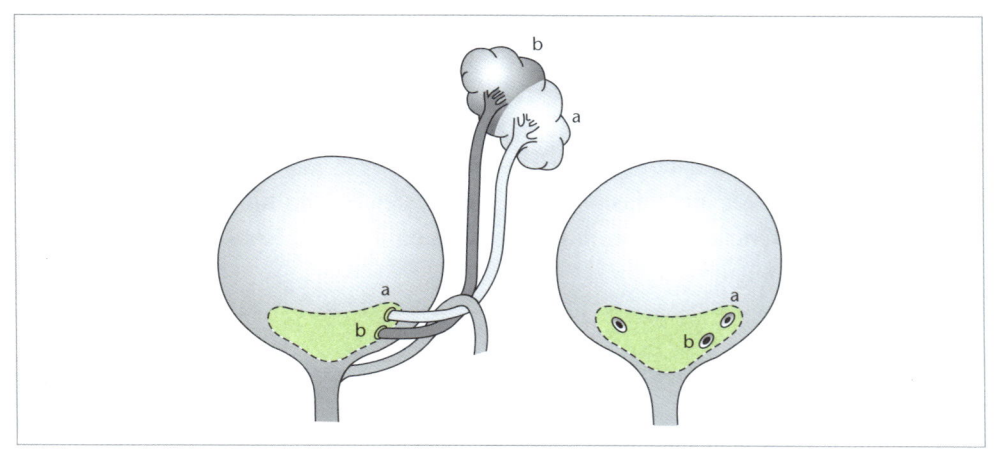

FIGURA 6.12 Lei de Weigert-Meyer, observando-se a unidade renal inferior (a) com o meato de seu ureter (a) desembocando mais proximalmente na bexiga, enquanto a unidade renal superior (b) tem seu ureter desembocando distalmente (à esquerda, visão extravesical da junção ureterovesical; à direita, visão intravesical).

Eventualmente, pode haver alguma desordem na desembocadura de um ou de ambos ureteres na bexiga. Em geral, o ureter da unidade superior, cuja inserção na bexiga é mais baixa, está sujeito à associação com ureterocele, obstrução e ectopia, enquanto o ureter da unidade polar inferior está associado ao RVU[11,12].

A duplicidade associada a doenças da desembocadura vesical dos ureteres costuma cursar com ITU de repetição, no caso de ureterocele, RVU e obstrução, eventualmente associada a perdas urinárias insensíveis, quando há ectopia ureteral.

A associação com ITU de repetição, embora frequente, não é patognomônica. Por sua vez, o diagnóstico pode ser suspeitado pela informação materna de perda contínua de urina em volume pequeno ou moderado, na presença de micções preservadas. O exame físico cuidadoso do introito vaginal pode identificar a saída de secreção purulenta ou gotejamento de urina por um orifício atípico, resultante da ectopia ureteral. O diagnóstico da duplicidade pode ser confirmado com a ultrassonografia morfológica antenatal ou aquela realizada na avaliação de alguma manifestação clínica descrita anteriormente. Os achados frequentes são a dilatação de uma ou ambas unidades pielou-reterais, com eventual afilamento de seu parênquima e separação da gordura dos seios renais. Também pode se identificar a presença associada de ureterocele ou implantação ectópica do ureter. A urografia excretora teve papel importante no estudo da duplicidade pieloureteral, pelo achado clássico de deslocamento lateral e inferior da unidade renal inferior do rim em questão pelo polo superior dilatado, criando a imagem de "lírio murcho". Como a unidade superior pode estar obstruída, nesse exame nem sempre é possível caracterizar anatomicamente essa unidade. Por ser a urografia excretora um exame ionizante, seu emprego atualmente é muito restrito, recomendando-se em casos selecionados a realização da urotomografia ou da urorressonância para ajudar no diagnóstico e no planejamento terapêutico. Excepcionalmente, realiza-se a ureteropielografia anterógrada (por punção) ou retrógrada (por meio da cistoscopia com cateterismo ureteral) para a mesma finalidade (Figura 6.13).

Para avaliação funcional das unidades pieloureterais, a cintilografia com DMSA é de extrema importância, assim como a uretrocistografia miccional, para avaliação de possível RVU na unidade inferior.

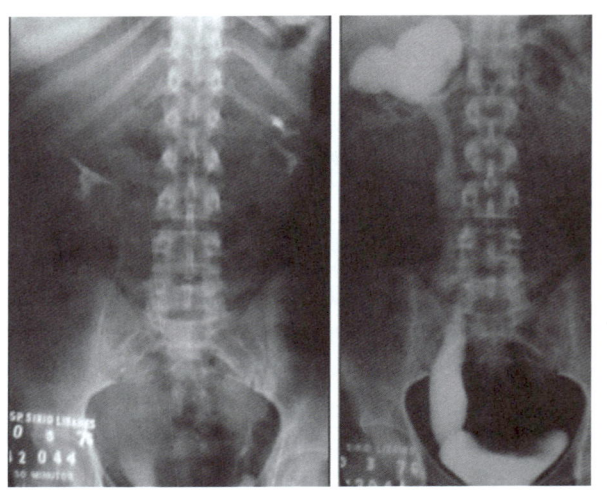

FIGURA 6.13 À esquerda, urografia excretora com a imagem clássica de "lírio murcho" da unidade polar inferior direita, pela dilatação da unidade polar superior, que não apresenta contrastação por falta de função. Na imagem à direita, pielografia por punção evidenciando a dilatação da unidade polar superior.

Tratamento

A duplicidade *per se* não necessita de tratamento. Contudo, as malformações associadas como ureterocele, ectopia e RVU devem ser tratadas. Vale ressaltar que a obstrução crônica da unidade renal superior pode causar a exclusão funcional dessa unidade. Em casos sintomáticos, o paciente pode necessitar de nefrectomia polar superior, atualmente realizada de preferência por via laparoscópica.

URETEROCELE

A ureterocele é uma dilatação cística do segmento intravesical do ureter, decorrente de obstrução do meato ureteral (Figura 6.14). Pode ter a localização típica do meato ureteral (ureterocele tópica), localizar-se mais distalmente no trígono vesical (ureterocele ectópica) ou se estender pelo plano submucoso do colo vesical, ocasionalmente até a uretra proximal (cecoureterocele). Dependendo de seu tamanho e de suas características, as ureteroceles podem prolapsar temporariamente na uretra, causando obstrução vesical. Podem estar associadas ao sistema pieloureteral único, no caso das ureteroceles tópicas, ou à duplicidade pieloureteral, no caso das ureteroceles ectópicas ou cecoureteroceles[13].

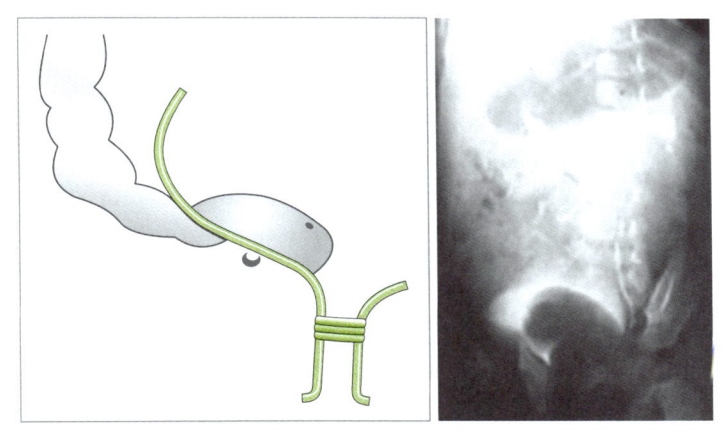

FIGURA 6.14 Esquema da ureterocele e imagem de falha de enchimento vesical na urografia.

As ureteroceles são mais frequentes nas meninas, com relação de 4:1 em relação aos meninos. São bilaterais em 10% dos casos. Quando associadas com duplicidade ureteral, em geral, respeitam a lei de Weigert-Meyer. Frequentemente, têm evolução insidiosa, mas a manifestação mais comum é a ITU[9]. Por vezes, os sintomas são frustros (p. ex., dor pélvica e problemas no desenvolvimento), podendo haver atraso no diagnóstico adequado. Em casos mais raros, a ureterocele pode obstruir o meato ureteral contralateral ou prolapsar na uretra e dificultar o esvaziamento vesical adequado[14,15].

A ultrassonografia geralmente diagnostica a ureterocele sem dificuldade, além de possibilitar o estudo do trato urinário completo em relação à presença de dilatação ou duplicidade (Figura 6.15). Embora menos utilizada atualmente, a urografia excretora tem papel importante no histórico dessa condição, evidenciando a imagem clássica de "cabeça de cobra", com dilatação do ureter distal preenchido por contraste dentro da

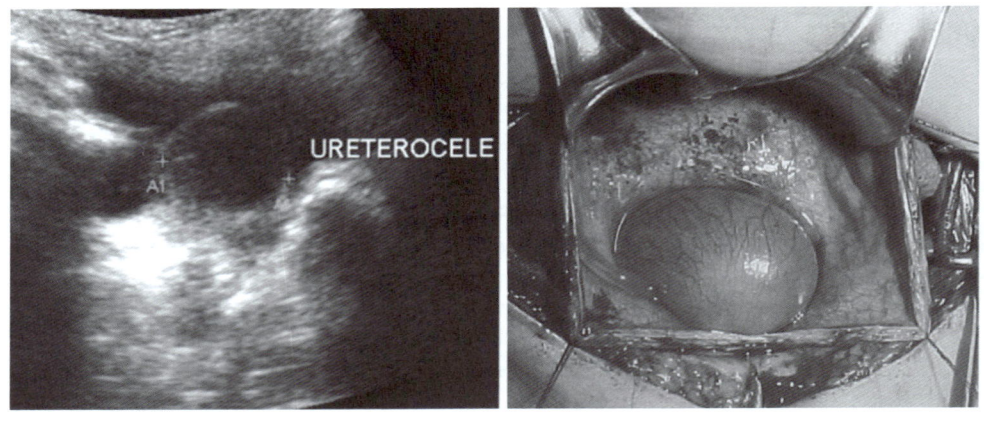

FIGURA 6.15   Imagem ultrassonográfica de ureterocele e visão da lesão durante tratamento cirúrgico aberto. (Ver imagem colorida no encarte.)

bexiga, desde que a unidade em questão seja capaz de excretar o contraste. Na ausência de função da respectiva unidade, evidencia-se a falha de enchimento no assoalho vesical (Figura 6.14). Como mencionado anteriormente, a urotomografia ou urorressonância têm substituído com vantagem a urografia para avaliação anatômica e funcional das duplicidades e da ureterocele. A uretrocistografia miccional pode caracterizar a presença da ureterocele pela imagem clássica de falha de enchimento vesical, mas também pode identificar a ureterocele refluxiva ou evertida. Caso seja evidente uma dilatação ureteral importante na ultrassonografia, a cintilografia com DTPA pode caracterizar o grau de obstrução da respectiva unidade. O DMSA fica reservado para caracterizar a função relativa e a presença de cicatrizes na unidade renal afetada.

Tratamento

Em muitos casos assintomáticos, sem grande dilatação e comprometimento funcional da unidade correspondente, o tratamento pode ser conservador, na expectativa de eventual diminuição da ureterocele. O tratamento cirúrgico é indicado em casos de obstrução franca ou associação com ITU de repetição.

O tratamento simplificado é a descompressão endoscópica, por meio de punção com agulha ou com *laser*, devendo-se limitar o número de punções a fim de evitar o aparecimento de RVU. Também está indicada a descompressão emergencial da ureterocele nos casos associados a infecção aguda ou prolapso da ureterocele, desta feita optando-se por realizar uma incisão generosa. O efeito adverso da descompressão incisional é o possível aparecimento de RVU secundário, porém este é menos danoso que a obstrução ou a infecção. Esse RVU pode ser tratado clinicamente com antibioticoprofilaxia, mas, via de regra, requer correção cirúrgica após a cura da infecção.

Eventualmente, tanto o RVU secundário como o primário associado ao ureter da unidade polar inferior podem ser tratados por via endoscópica. No caso de grandes ureteroceles, que deformam a parede do colo vesical, RVU refratário ao tratamento endoscópico, associação com prolapso uretral, cecoureterocele, eversão ou grande RVU primário de alto grau da unidade inferior, deve-se realizar o tratamento cirúrgico aberto, com excisão da ureterocele e reimplante de um ou ambos os ureteres na bexiga, preferencialmente por abordagem intravesical, pela técnica de Cohen (ver Capítulo 8 – Refluxo vesicoureteral).

ECTOPIA URETERAL

Denomina-se ectopia ureteral a desembocadura do ureter fora de seu local habitual no trígono vesical. Essa anomalia pode estar associada a unidades simples ou duplicadas, e neste último caso relaciona-se ao ureter da unidade superior. É mais comum em mulheres e em mais de 80% dos casos está relacionada à duplicidade[16,17]. Em menos de 20% dos casos, é bilateral. Nessa doença, há maior associação de malformação renal e essa associação é maior quanto mais caudal for o implante do ureter.

No desenvolvimento normal, o broto ureteral tem origem localizada na junção do ducto excretório comum e do mesonéfrico e migra cranial e lateralmente, localizando-se ao final do processo na extremidade laterossuperior do trígono vesical. Eventualmente, o broto ureteral pode originar-se mais proximalmente no ducto mesonéfrico, fazendo com que o meato ureteral acabe por localizar-se em posição mais medial e caudal em relação ao trígono, ou seja, na uretra. Caso o broto ureteral se origine mais proximalmente ainda, o meato ureteral poderá se localizar fora da bexiga. Neste caso, no sexo feminino, o meato ectópico pode se localizar na uretra (tanto em posição supra como infraesfinteriana), no introito vaginal, no ducto de Gartner, no terço distal da vagina, no útero ou na tuba uterina (Figura 6.16). No homem, a sua inserção fora da uretra é mais rara, podendo ser na vesícula seminal, deferente, próstata ou epidídimo.

Conforme a embriologia discutida anteriormente, fica claro que as manifestações clínicas dependem diretamente do local em que o ureter se desemboca. Na mulher, quando o ureter desemboca na uretra infraesfinteriana ou fora da uretra, geralmente causa perdas urinárias e ITU recorrente. Geralmente, a perda é mais evidente após o desfralde, apresentando caráter contínuo, em pequeno volume e sem melhora espontânea, embora a paciente também apresente micções normais pelo esvaziamento vesical regular.

A incontinência urinária é apresentação exclusiva da mulher. No homem, os sintomas não são de incontinência, mas sim infecciosos, como ITU ou epididimites de repetição. É importante lembrar que o ureter ectópico frequentemente é obstrutivo, podendo estar associado a uretero-hidronefrose ou displasia do rim ou unidade acometida.

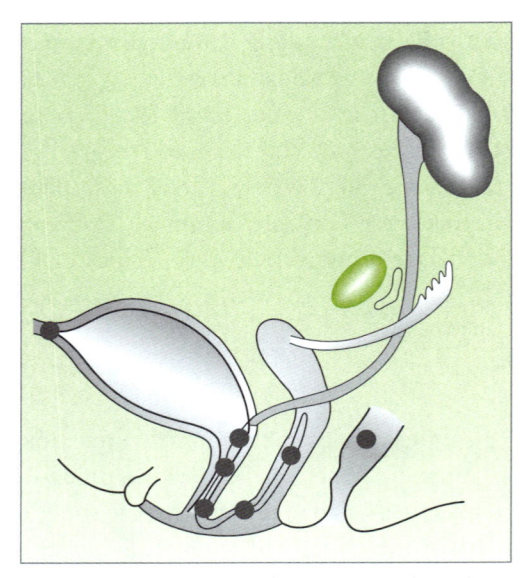

FIGURA 6.16 Locais de implantação ureteral ectópica no sexo feminino.

Além de anamnese e exame físico bem feitos, devem-se utilizar exames de imagem. A ultrassonografia do trato urinário pode identificar malformações associadas ou uretero-hidronefrose da unidade em questão e, mais raramente, identificar a implantação ectópica do ureter dilatado. Como já discutido anteriormente, a urotomografia e a urorressonância têm papel importante na caracterização dessa anomalia, identificando com precisão as anormalidades do trato urinário superior, bem como o local exato de desembocadura do ureter. Quando não se dispõe desses recursos, o exame físico sob narcose e a cistoscopia nas meninas também podem identificar o meato ectópico, o que permite a cateterização do ureter correspondente, com realização de ureteropielografia retrógrada.

Tratamento

O tratamento depende do local da implantação do ureter e da qualidade do rim ou da unidade renal associada. Independentemente da técnica escolhida, os objetivos do tratamento são a preservação da função renal, o tratamento da incontinência, a redução dos riscos de ITU e a resolução da obstrução ou RVU presentes. O tratamento deve ser individualizado e, no caso de rim ou unidade renal não funcionante, estas devem ser ressecadas. Já no caso de rins ou unidades funcionantes, o segmento distal do ureter ectópico deve ser ressecado, realizando-se o implante de seu segmento proximal na bexiga, geralmente com técnica aberta, ou ser anastomosado ao ureter ou pelve ipsilateral, eventualmente empregando a técnica laparoscópica ou robótica.

📖 REFERÊNCIAS BIBLIOGRÁFICAS

1. Lebowitz RL, Griscom NT. Neonatal hydronephrosis: 146 cases. Radiol Clin North Am. 1977;15(1):49-59.
2. Karnak I, Woo LL, Shah SN, Sirajuddin A, Kay R, Ross JH. Prenatally detected ureteropelvic junction obstruction: clinical features and associated urologic abnormalities. Pediatr Surg Int. 2008;24(4):395-402.
3. Murnaghan GF. The dynamics of the renal pelvis and ureter with reference to congenital hydronephrosis. Br J Urol. 1958;30(3):321-9.
4. Casale P, Grady RW, Joyner BD, Zeltser IS, Figueroa TE, Mitchell ME. Comparison of dismembered and nondismembered laparoscopic pyeloplasty in the pediatric patient. J Endourol. 2004;18(9):875-8.
5. Szydelko T, Kasprzak J, Lewandowski J, Apoznanski W, Dembowski J. Dismembered laparoscopic Anderson-Hynes pyeloplasty versus nondismembered laparoscopic Y-V pyeloplasty in the treatment of patients with primary ureteropelvic junction obstruction: a prospective study. J Endourol. 2012;26(9):1165-70.
6. Cussen LJ. Dimensions of the normal ureter in infancy and childhood. Invest Urol. 1967;5(2):164-78.
7. Joseph D. Megaureter. In: Docimo S, Canning D, Khoury A, editors. The Kelalis-King-Belman textbook of clinical pediatric urology. Chichester: Informa Healthcare; 2007. p.577-92.
8. Kalicinski ZH, Kansy J, Kotarbinska B, Joszt W. Surgery of megaureters – modification of Hendren's operation. J Pediatr Surg. 1977;12(2):183-8.
9. Hendren WH. Operative repair of megaureter in children. J Urol. 1969;101(4):491-507.
10. Teklali Y, Robert Y, Boillot B, Overs C, Piolat C, Rabattu PY. Endoscopic management of primary obstructive megaureter in pediatrics. J Pediatri Urol. 2018;14(5):382-7.
11. Dahl DS. Bilateral complete renal duplication with total obstruction of both lower pole collecting systems. Urology. 1975;6(6):727-9.
12. Christoffersen J, Iversen HG. Partial hydronephrosis in a patient with horseshoe kidney and bilateral duplication of the pelvis and ureter. Scand J Urol Nephrol. 1976;10(1):91-3.
13. Ericsson NO. Ectopic ureterocele in infants and children; a clinical study. Acta Chir Scand Suppl. 1954;197:1-93.
14. Diard F, Eklof O, Lebowitz R, Maurseth K. Urethral obstruction in boys caused by prolapse of simple ureterocele. Pediatr Radiol. 1981;11(3):139-42.
15. Ahmed S, Barker A. Single-system ectopic ureters: a review of 12 cases. J Pediatr Surg. 1992;27(4):491-6.
16. Ellerker AG. The extravesical ectopic ureter. Br J Surg. 1958;45(192):344-53.
17. Schulman CC. The single ectopic ureter. Eur Urol. 1976;2(2):64-9.

7 Hidronefrose perinatal

Amilcar Martins Giron

INTRODUÇÃO

As anomalias estruturais do feto podem ser detectadas no período antenatal com incidência de 0,5 a 1% na população gestacional. Dessas anomalias, de 20 a 30% envolvem o trato urinário, 50% correspondem a defeitos do sistema nervoso central, 15% referem-se a defeitos no sistema gastrointestinal, e 8% são anormalidades cardiopulmonares. A hidronefrose é a mais frequente anomalia no trato urinário, seguida por anomalias císticas (rim multicístico e policístico), agenesia, hipoplasia/displasia renais e uropatias obstrutivas (p. ex., ureterocele, ectopia ureteral e válvula de uretra posterior) identificadas já a partir da 15ª/16ª semana gestacional.

A ultrassonografia (USG) gestacional causou grande impacto na detecção das anomalias fetais, principalmente a hidronefrose fetal, permitindo, além do diagnóstico presuntivo, o tratamento de uropatias obstrutivas assintomáticas no período neonatal, antes mesmo da instalação de infecção no trato urinário.

Atualmente, avanços técnicos de sonógrafos de alta resolução identificam de maneira não invasiva a anatomia do trato urinário em 90% dos fetos com 17 a 20 semanas e em até 95% dos fetos com 25 semanas de gestação[1]. A USG detecta a hidronefrose fetal com acesso à ecogenicidade do parênquima e indica a possibilidade de displasia renal. Anomalias congênitas de outros sistemas são igualmente detectáveis pela USG: hidrocefalia, defeitos de fusão nos arcos vertebrais, hérnias diafragmáticas, obstrução intestinal, defeitos da parede abdominal, etc. Diante de qualquer anomalia urológica detectada no período gestacional, os seguintes aspectos devem ser avaliados pelo médico: sexo fetal, quantidade de líquido amniótico, doença uni ou bilateral, evidência de dilatação ureteral, bexiga com parede espessada, bexiga distendida ou vazia e dilatação de uretra posterior no sexo masculino[2,3].

ETIOLOGIA

A hidronefrose corresponde à dilatação fisiológica ou orgânica das vias excretoras, e o grau de dilatação varia de acordo com a idade gestacional. Geralmente, é unilateral, mas, em 20% dos casos, é bilateral, e a maioria pode diminuir até o final da gestação ou no primeiro ano de vida. A junção pieloureteral (JUP) é o local mais comum de obstrução congênita, e a USG evidencia dilatação pielocalicinal e eventual afilamento do parênquima renal. Os ureteres normais não são visíveis na USG. A bexiga aparece após a 13ª e a 16ª semanas e, no final da 32ª semana, pode ser medida capacidade de 10 mL.

Diagnósticos diferenciais de hidronefrose são representados por doenças que promovem dilatação do trato urinário ou de outros sistemas (digestivo, neurológico e ginecológico): rim multicístico e policístico, cisto renal, megaureter, duplicidade pieloureteral, ureterocele, refluxo vesicoureteral, válvula de uretra posterior, cisto ovariano, cisto de úraco, hidrocolpos, teratoma sacrococcígeo, meningocele, atresia duodenal, duplicação intestinal e cisto de mesentério.

A USG antenatal descreve somente dados anatômicos, com pouca indicação para a função renal e sem nenhuma informação quanto à histopatologia. A diurese fetal constitui parâmetro da avaliação clínica. Na avaliação de eventual comprometimento da função renal, a USG continua sendo útil, direcionando as agulhas para coleta de urina na bexiga ou na pelve renal. O feto normal produz urina hipotônica (osmolaridade < 210 mEq/L; Na+ < 100 mEq/L e Cl⁻ < 90 mEq/L). Quando a função renal está comprometida, a reabsorção de Na+ se altera, aumentando a concentração urinária desse eletrólito e da osmolaridade. O aumento dos níveis de alfafetoproteína entre a 16ª e a 20ª semanas fetais pode estar associado à espinha bífida ou à anencefalia e onfalocele, assim como o oligoidrâmnio pode corresponder a uropatias obstrutivas graves. A betamicroglobulina[3] é a proteína mais acessível e inteiramente absorvida pelo túbulo proximal fetal após filtração glomerular. As uropatias graves aumentam a concentração urinária de betamicroglobulina[3] de tal modo que níveis urinários acima de 13 mg/L podem definir a inviabilidade fetal por insuficiência renal[1].

Na anamnese, é importante a investigação de antecedentes renais na família, pois existe alta incidência de síndromes hereditárias genéticas com comprometimento renal. Em gestações interrompidas com morte fetal ou óbito após nascimento, o feto deveria ser submetido à necrópsia para conclusão diagnóstica, além da possibilidade de orientar geneticamente os pais, quando necessário.

A dilatação do trato urinário nem sempre corresponde à obstrução orgânica das vias excretoras. Ocorrem diferentes espectros ou graus de hidronefrose, cabendo ao urologista pediátrico identificar e selecionar os sistemas obstruídos para eventual descompressão cirúrgica. As dilatações antenatais graves do aparelho urinário associadas a oligoidrâmnio constituem fatores preditivos para gestação de alto risco.

A abordagem das malformações urológicas deve ser multidisciplinar, com a participação de obstetra, neonatologista/intensivista, nefrologista e urologista pediátricos tanto no diagnóstico e no tratamento como na orientação de pais e familiares, principalmente quando se tratar de anomalias genéticas. Da mesma forma, instituições governamentais deveriam ser solicitadas a participar no diagnóstico precoce, por meio da normatização e/ou obrigatoriedade da realização de USG gestacional, objetivando o tratamento preventivo (Figura 7.1).

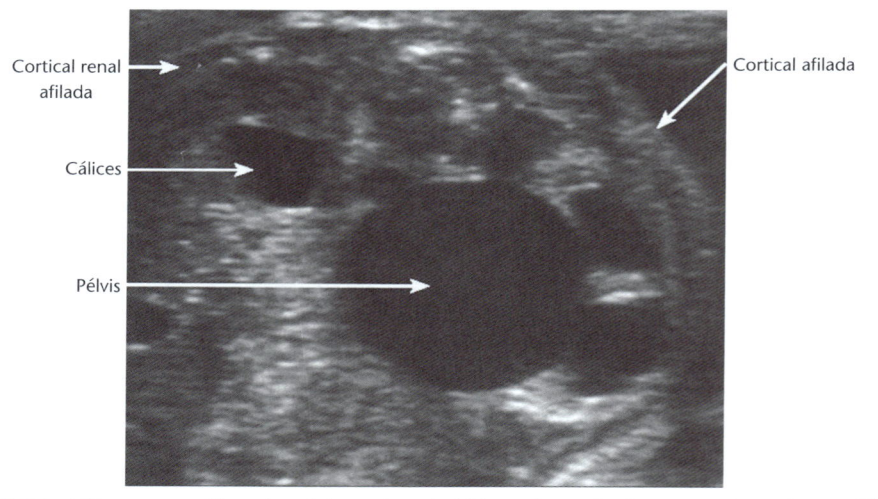

FIGURA 7.1 Ultrassonografia antenatal mostrando hidronefrose de rim esquerdo, pelve e cálices dilatados com discreto afilamento do parênquima renal.

DIAGNÓSTICO LABORATORIAL E MÉTODOS DE IMAGEM

Profilaxia antibiótica é recomendada para prevenir infecção urinária em recém--nascidos (RN) com hidronefrose antenatal. Metanálise avaliando 3.876 crianças mostra que 76% eram hidronefroses leves ou moderadas e as taxas infecção urinária nesses pacientes eram similares apesar da profilaxia: 2,2% com profilaxia e 2,8% sem profilaxia. Crianças com hidronefrose grave, a profilaxia foi significativa em pacientes com profilaxia *versus* sem profilaxia (14,6% *vs.* 28,9%). A revisão sistemática mostrou o valor da profilaxia em hidronefroses graves, embora existam variáveis importantes que podem impactar (p. ex., gênero, refluxo e circuncisão)[4].

Os benefícios de profilaxia em grupos heterogênios de crianças com hidronefrose antenatal ainda pernamanecem controversos; análises prospectivas e retrospectivas têm mostrado que reduzem infecções urinárias em grupos específicos[5].

A primeira avaliação do RN é feita pelo neonatologista, que deve estar informado de todo o histórico da investigação antenatal da malformação urológica. As obstruções e as dilatações devem ser detectadas precocemente, pois, quando progressivas, já pressupõem investigação detalhada no período pós-natal. É importante a avaliação da primeira micção, na qual deve-se observar se o jato urinário é fraco, normal ou por gotejamento.

As uropatias obstrutivas, particularmente as mais graves, podem apresentar manifestações clínicas e laboratoriais logo após o nascimento, como presença de massa abdominal localizada nos flancos e bexiga palpável que não se reduz com a micção, além de infecção do trato urinário, septicemia, hematúria e insuficiência renal. A presença de malformações genitais faz também suspeitar de anomalias concomitantes no trato urinário ou de endocrinopatias (Figura 7.2).

A avaliação do trato urinário por meio de exames complementares dependerá basicamente da natureza da lesão e da condição clínica do RN. No Berçário Anexo à Ma-

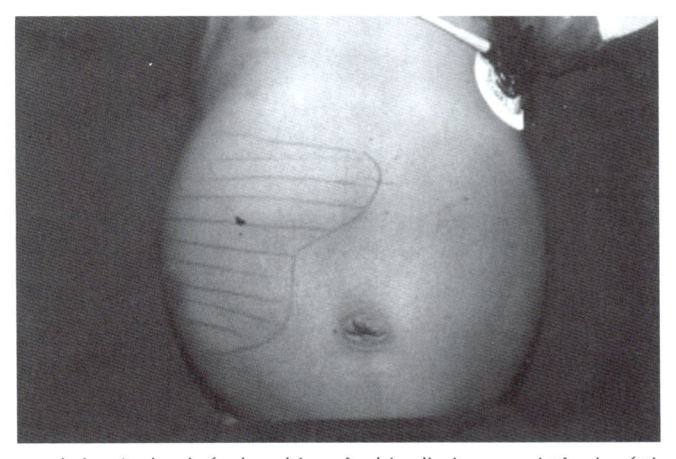

FIGURA 7.2 Massa abdominal palpável no hipocôndrio direito, consistência cística e móvel com a respiração – duplicidade pieloureteral com hidronefrose polar superior (ureterocele).

ternidade (BAM) do HCFMUSP, a partir de 1990, estabeleceu-se o protocolo de investigação da anomalia urogenital com diagnóstico antenatal. Adota-se o seguinte roteiro com certa flexibilidade[6]:

1. USG abdominal e pélvica precoce após estabilização do RN: avaliação da espessura da córtex renal, quantificação da dilatação pielocalicial e avaliação do ureter, da bexiga e da uretra (Figura 7.3). A idade do RN para realizar a USG neonatal, com o objetivo de determinar se o tempo afeta a acurácia do exame, foi motivo de estudo prospectivo em que se comparou a USG após 48 horas e 7 dias de vida com acompanhamento neonatal com USG seriada e avaliação da hidronefrose (classificada segundo a Sociedade de Urologia Fetal). Houve aumento da hidronefrose em 44% das unidades renais entre a 1ª e a 2ª USG. Concluiu-se que a hidronefrose é subestimada após 48 horas de vida do RN, cuja diferença não é clinicamente significante. Recomenda-se USG inicial entre 7 e 10 dias de vida, podendo ser mais precoce em casos selecionados[7].

2. Análise laboratorial de ureia, creatinina, gasometria venosa e eletrólitos séricos na 1ª semana: a depuração de creatinina é calculada pela dosagem sérica e urinária colhida em período de 6 horas. O sedimento urinário e a cultura de urina são coletados por meio de saco coletor ou punção suprapúbica.

3. Avaliação morfofuncional do trato urinário por meio de radioisótopo a partir da 4ª semana: os principais radiofármacos utilizados são: mTc99 ácido dietilenotriaminopentacético (DTPA – função glomerular), mTc99 ácido dimercaptossuccínico (DMSA – função tubular) e mTc99 mercuroacetiltriglicina (MAG-3), que mede

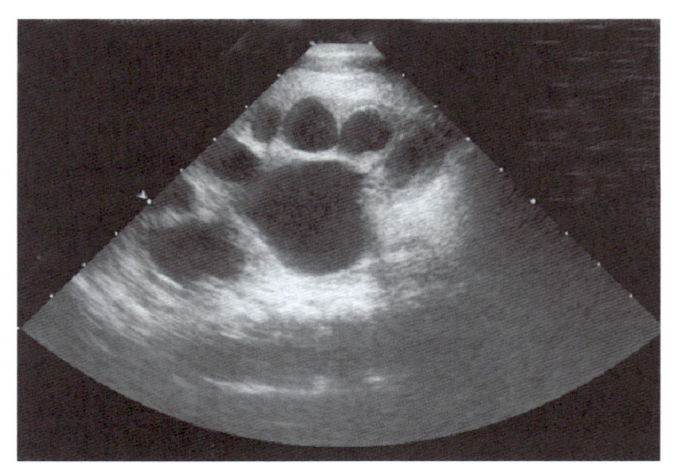

FIGURA 7.3 A ultrassonografia pós-natal é o primeiro exame de imagem: define o tamanho do rim e mostra a dilatação e a espessura do parênquima renal; hidronefrose grave.

função tubular entre 1 e 3 minutos e é usado para medir eliminação renal. As características desses radiofármacos são apresentadas a seguir:

- Cintilografia renal (DMSA): trata-se da avaliação estática renal. O Tc99-DMSA mantém ligação com as células dos tubulares contornados proximais após várias horas da administração endovenosa. A imagem representa a massa cortical funcionante, e a função renal diferencial normal varia de 45 a 55%. Tem maior sensibilidade do que a USG e a urografia excretora na definição de pielonefrite aguda e crônica (Figura 7.4A).
- Renograma com diurético (DTPA e MAG-3): sondagem vesical é recomendada na presença de refluxo vesicoureteral (RVU) e em crianças pequenas, antes do exame. As curvas de tempo *versus* atividade obtidas após injeção do radiofármaco apresentam três fases distintas: chegada ao rim (ascensão), pico de 60 segundos (cortical renal) e declínio (excreção no sistema coletor). O teste provocativo com diurético (furosemida) é usualmente quantificado pelo T1/2, isto é, tempo requerido para eliminar 50% da atividade da substância na via excretora. Padrões normais: T1/2 < 15 minutos (normal) e T1/2 > 20 minutos (obstrução), e equívoco entre 15 e 20 minutos. O consenso atual é que o MAG 3 constitui o agente de escolha[8,9] (Figura 7.4B).

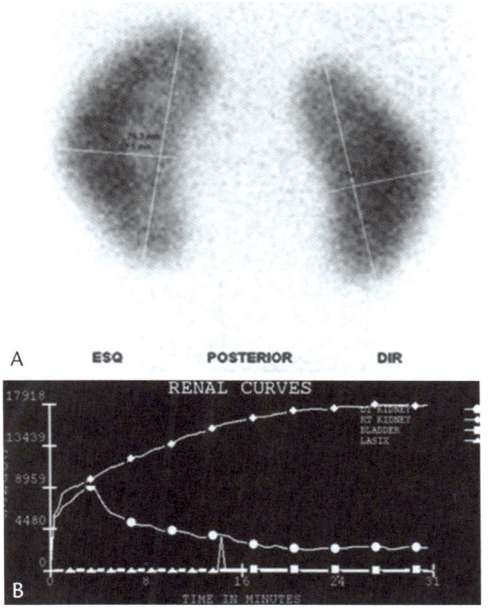

FIGURA 7.4 A) DMSA – áreas claras de hipocaptação do radiofármaco. Mede a função renal de maneira separada. B) DTPA – a curva descendente corresponde ao rim direito, normal. A linha superior ascendente corresponde ao rim esquerdo obstruído. A função está rebaixada e não se altera após a injeção de diurético.

4. Cistouretrografia miccional (CUM): último exame de avaliação, realizado na 4ª semana sob antibioticoterapia profilática. Tratando-se de uretero-hidronefrose diagnosticada na USG pós-natal, a CUM deve ser antecipada diante da suspeita de dilatação ureteral por RVU ou dilatação ureteral obstrutiva (megaureter e/ou obstruções infravesicais).

5. Urografia excretora: trata-se de exame não utilizado rotineiramente. A urografia excretora é realizada em situações específicas, por exemplo, na análise morfológica global do trato urinário e na presença de importantes dilatações das vias excretoras.

6. Pielografia percutânea anterógrada: procedimento adotado em casos selecionados quando os exames anteriores foram insuficientes para caracterizar aspectos anatômicos importantes para a definição da estratégia terapêutica. Diante da necessidade de anestesia, esse exame poderá ser concomitante ao ato cirúrgico. Muitas vezes, após a pielografia percutânea, realiza-se teste de perfusão com avaliação da pressão pélvica (teste de Whitaker)[10] para quantificar melhor o grau de obstrução pielou-reteral ou ureterovesical. O procedimento pretende reproduzir, artificialmente, a resistência ao fluxo urinário para o ureter ou do ureter dilatado para a bexiga e está indicado quando a eventual obstrução não foi definida pelo teste radioisotópico do DTPA (Figura 7.5).

7. Tomografia computorizada (TC) e ressonância magnética (RM): ambas têm papel limitado nesses casos. Os procedimentos não são utilizados rotineiramente em situações mais complicadas em que os métodos anteriores não de-

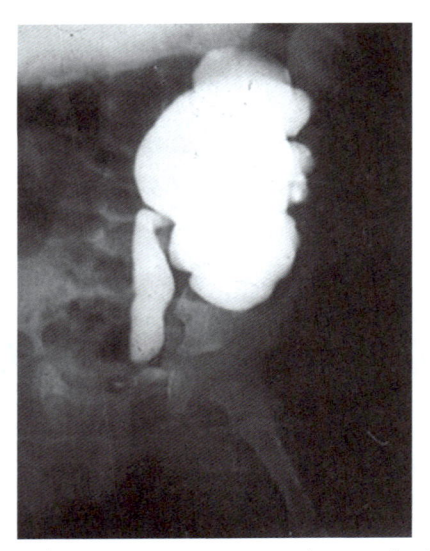

FIGURA 7.5   A pielografia anterógrada por punção percutânea pode definir melhor a dilatação/obstrução ou definir o diagnóstico: havia concomitante obstrução na junção ureteropiélica e na junção ureterovesical.

finiram o diagnóstico. A urografia com RM que utiliza o contraste gadolínio (Gd – RM), está sendo utilizada em crianças com hidronefrose, proporcionando imagens superiores tanto de rim como de ureter, com excelente resolução espacial e tridimensional, quando comparada com renografia diurética renal (MAG-3, DTPA)[11].

QUADRO CLÍNICO

No BAM do HCFMUSP, são definidos os diagnósticos das malformações do trato urinário que recebem o primeiro atendimento (Tabelas 7.1 a 7.3).

Análise da literatura revela dados epidemiológicos semelhantes aos nossos achados. A análise de 307 crianças com anomalias congênitas do trato urinário avaliados com exames bioquímicos e métodos de imagens mostra: a mais comum foi RVU

TABELA 7.1   Anomalias geniturinárias (de fevereiro de 2005 a junho de 2008)

- 121 casos/5.509 nascimentos – 2,19% de "gestação de alto risco"
- Diagnóstico antenatal – 107 (88,4%)
- Sem acompanhamento – 4 (6,6%)

TABELA 7.2   Tipo e frequência de malformações nos recém-nascidos admitidos no Berçário Anexo à Maternidade do HCFMUSP (de fevereiro 2005 a junho de 2008)

Tipo	Nº	(%)
Hidronefrose (estenose de junção pieloureteral)	40	(32,0)
Rim multicístico	14	(11,2)
Rim multicístico e estenose de junção pieloureteral	2	(1,6)
Mielomeningocele	19	(15,2)
Megaureter	5	(4,0)
Duplicidade com ureterocele	5	(4,0)
Válvula de uretra posterior	8	(6,4)
Agenesia renal unilateral	7	(5,6)
Refluxo vesicoureteral	4	(3,2)
Prune belly	4	(3,2)
Anomalia anorretal	3	(2,4)
Duplicidade pieloureteral	2	(1,6)
Outros	12	(9,6)
Total	125	(100)

TABELA 7.3 Cirurgias realizadas em 23 de 121 pacientes (19%) correlacionadas com doenças e idades

Doença	Nº de cirurgias	Procedimento	Idade
Estenose de JUP unilateral	7	Pieloplastia	1 a 10 meses
Estenose de JUP bilateral	2	Pieloplastia	1 mês e 15 dias
Ureterocele	4	Heminefrectomia	2 a 7 meses
Válvula de uretra posterior	2	Fulguração	1 mês
Hidrocolpos	1	Vaginostomia	2 meses
Prune belly	2	Reconstrução/vesicostomia	1 ano e 2 meses
Megalouretra	1	Vesicostomia	20 dias
Refluxo vesicoureteral	2	Vesicostomia/ureterostomia	3 a 4 meses
Mielomeningocele	1	Vesicostomia	1 mês
Extrofia vesical	1	Correção de extrofia	1 mês

JUP: junção pieloureteral.
Fonte: Setor de Urologia Perinatal/Berçário Anexo à Maternidade do HCFMUSP.

primário (27,3%), seguida de estenose de JUP (20,1%), rim multicístico (16,6%), hidronefrose não obstrutiva (10,4%) e válvula de uretra posterior (7,4%). Do total de 247 (80,4%), o diagnóstico foi feito no período antenatal; 33 (10,7%) diagnosticados durante investigação de infecção urinária e 21 (6,8%) durante avaliação de hipertensão arterial[12].

ANOMALIAS MAIS FREQUENTES E CONSIDERAÇÕES CIRÚRGICAS

Estenose de Junção Pieloureteral

A estenose de JUP é a anomalia mais frequente, com incidência de 1:1.000 RN, predominando em meninos. Inicialmente, a suspeita diagnóstica antenatal pode ser confirmada pelo exame físico, que, muitas vezes, identifica massa palpável em loja renal. A USG pós-natal evidencia imagens cavitárias, que podem sugerir cistos, mas, diferentemente destes, trata-se de cavidades comunicantes entre si. A presença de cisto maior no hilo renal e de cistos menores e periféricos sugere hidronefrose pelas imagens que correspondem a bacinete e cálices, respectivamente.

A cintilografia renal com DTPA (função glomerular) é o exame ideal para avaliar a função renal de filtração de ambos os rins. Os critérios para indicação cirúrgica da obstrução apresentam muitas variáveis, e uma delas seria, por exemplo, a função renal menor que 40%. A cirurgia para correção da estenose deve ser recomendada nos primeiros 6 meses de vida. Se a função renal for acima desse valor, sugere-se acompanhamento clínico com repetidas cintilografias após 3, 6 e 12 meses, e a correção cirúrgica poderá ser realizada se ocorrer deterioração da função renal. Atualmente, a hidronefrose unilateral tem sido considerada doença benigna diante da recuperação da função renal observada em grandes séries de RN submetidos a tratamento clínico expectante. Deve-se administrar antibioticoterapia profilática e realizar acompanhamento sistemático da função renal[13] (Figura 7.6 e Tabela 7.4).

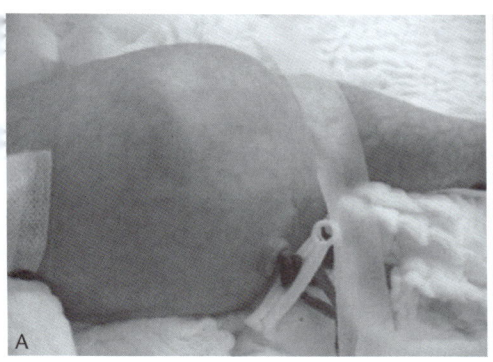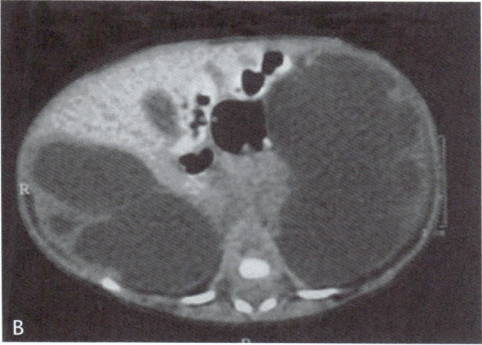

FIGURA 7.6   A) Massa palpável bilateral em recém-nascido de 32 semanas e com 1 dia de vida. B) Tomografia computadorizada de abdome identificando a hidronefrose bilateral e a cortical renal bastante afilada. Foi realizada a derivação urinária (pielostomia bilateral).

TABELA 7.4 Diâmetro anteroposterior da pelve renal antenatal e eventual prognóstico pós-natal[13]			
	Dilatação	Classificação	Prognóstico
Pelve renal	< 15 mm	Leve	Regressão
	15 a 30 mm	Moderada	70% evoluem
	> 30 mm	Grave	Geralmente é cirúrgico

Rim Multicístico

A imagem ultrassonográfica de múltiplos cistos renais, sem parênquima renal visível e ureter não identificado induz ao diagnóstico de rim multicístico. A diferenciação com hidronefrose por estenose de JUP é difícil, principalmente quando o número de cistos é pequeno, os quais podem ser confundidos com cálices dilatados. Contrariamente à estenose de JUP, a avaliação com radioisótopo (DMSA) demonstra ausência de função desse rim. Excepcionalmente, quando persistir a dúvida do diagnóstico diferencial entre rim multicístico e rim com hidronefrose, pode-se indicar a punção percutânea para a realização de pielografia.

A conduta deve ser discutida com os pais: quando o rim contralateral é normal, o acompanhamento clínico com exames de USG semestrais é a conduta universal adotada até 4 ou 5 anos de idade. O rim multicístico tende a involuir e se comporta silenciosamente. Outra conduta proposta aos pais pode ser a nefrectomia, sem a necessidade de avaliações periódicas e sem riscos potenciais de hipertensão, infecção e/ou degeneração maligna em alguns casos[14] (Figura 7.7).

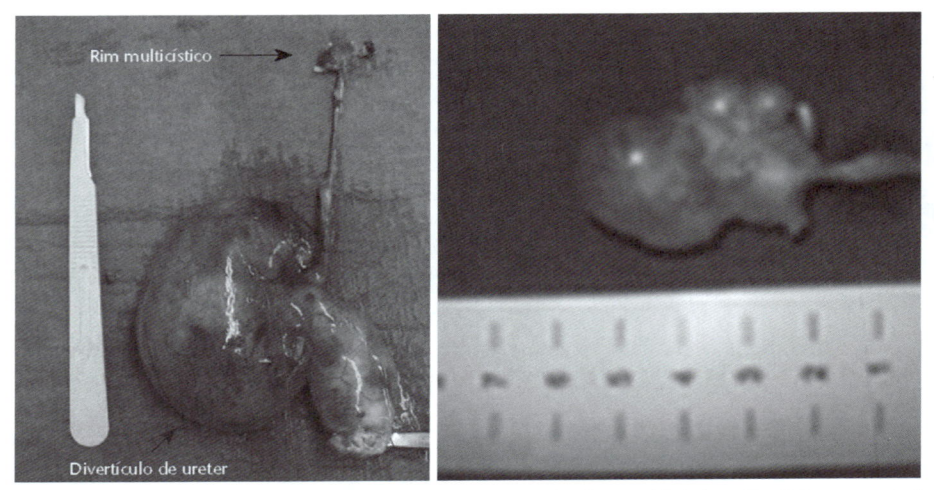

FIGURA 7.7 Peça cirúrgica (nefroureterectomia) mostrando rim multicístico displásico associado a gigante divertículo de ureter (setas). Imagem à direita mostra peça cirúrgica do rim multicístico.

Megaureter

Entre RN, principalmente aqueles com diagnóstico antenatal, 50% são assintomáticos e assim continuarão, com regressão espontânea da dilatação das vias excretoras e melhora da função renal, que deve ocorrer até os 2 anos de idade. O megaureter com pior evolução é aquele com diâmetro maior que 10 mm, cuja uretero-hidronefrose é decorrente de componente obstrutivo, que impõe tratamento cirúrgico (derivação urinária) nos primeiros meses de vida. A avaliação funcional renal por meio de renograma radioisotópico e cintilografia renal pode definir o grau de comprometimento da função renal e confirmar se a dilatação ureteral é obstrutiva ou não[15,16] (Figura 7.8).

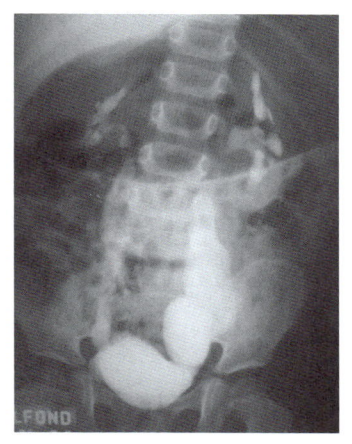

FIGURA 7.8 Megaureter unilateral, dilatação importante de vias excretoras, principalmente no segmento pélvico. O calibre do ureter excede 10 mm (megaureter segmentar).

Ureterocele e Duplicação Ureteral

Na infância, a ureterocele está geralmente associada à duplicação do sistema pielocalicial, mas pode também ocorrer em unidade simples da via excretora. Por definição, ureterocele corresponde à dilatação congênita do ureter intravesical com estenose do meato ureteral e uretero-hidronefrose variável. Além do risco de infecção urinária causada por obstrução e estase urinária, a ureterocele pode dificultar o esvaziamento vesical. Nos RN, ocasionalmente, está indicada a intervenção para descompressão da unidade obstruída já nas primeiras semanas de vida. Pode ser realizada por nefrostomia, ureterostomia ou preferencialmente por incisão da ureterocele por via endoscópica[17]. Esses procedimentos facilitam o tratamento da infecção e a recuperação funcional e anatômica da unidade renal comprometida (Figura 7.9).

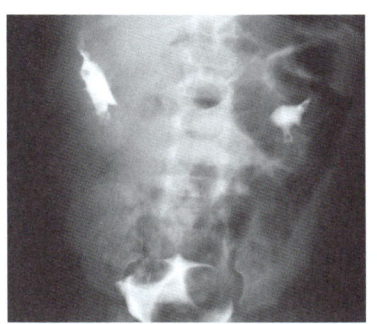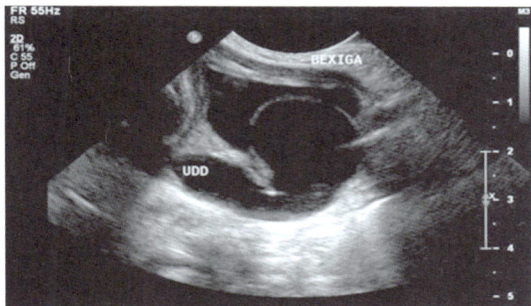

FIGURA 7.9 Urografia excretora com sinais de duplicidade pieloureteral bilateral e com imagem negativa intravesical (ureterocele bilateral). Imagem à direita mostra ureter dilatado terminando com a ureterocele intravesical.

Refluxo Vesicoureteral

As dilatações ureterais decorrentes do RVU são, em geral, menores que as consequentes ao megaureter. O RVU neonatal associado com hidronefrose antenatal tem incidência preponderante no menino e é usualmente de alto grau. A USG pós-natal normal não deve excluir a cistouretrografia. O refluxo de alto grau no RN pode ser associado à deterioração da função renal antes mesmo da instalação da infecção urinária. Mesmo na presença de dilatação importante e na ausência de infecção urinária recorrente, a maioria dos RVU melhora e pode desaparecer espontaneamente. Igualmente, deve ser feito diagnóstico diferencial entre RVU primário e secundário, este decorrente de bexiga neurogênica, válvula de uretra posterior, entre outros[18].

Cerca de 50% das crianças com diagnóstico precoce de refluxo de alto grau no sexo masculino têm DMSA anormal; não se trata de lesão renal adquirida do parênquima renal causada por infecção urinária, mas sim de anomalia estrutural congênita, ou seja, displasia congênita.

Diante de RVU com bom esvaziamento vesical, deve-se optar por conduta expectante com quimioprofilaxia prolongada. Apenas nas dilatações maciças, com grave comprometimento funcional, podem-se instituir derivações urinárias temporárias do tipo vesicostomia ou ureterostomia cutânea. A história natural do RVU revela melhora e cura espontânea com a idade, razão pela qual o tratamento cirúrgico está indicado apenas em situações muito especiais e raramente antes do primeiro ano de vida[19,20] (Figura 7.10).

Na Tabela 7.5, há algumas considerações importantes sobre o RVU antenatal.

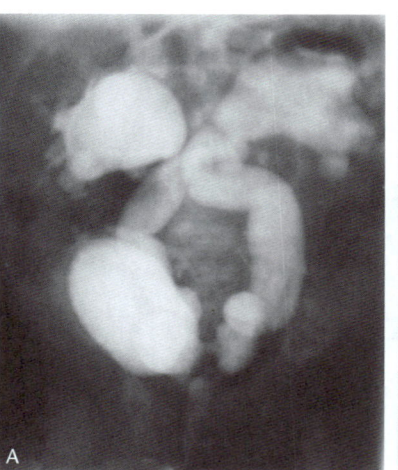
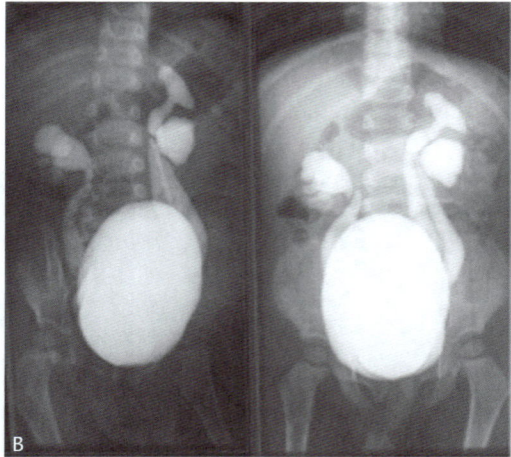

FIGURA 7.10   A) Cistouretrografia miccional: refluxo vesicoureteral bilateral em recém-nascido com 8 dias, grau V. B) Refluxo vesicoureteral bilateral, graus IV e V, após 2 anos de quimioprofilaxia. Notam-se agora sinais de duplicidade bilateral com refluxo à esquerda e na unidade inferior direita.

TABELA 7.5   Resumo de refluxo vesicoureteral antenatal
• 86% são diagnosticados no período antenatal
• Refluxo vesicoureteral de alto grau: 50% apresentam cicatrizes renais no DMSA
• Resolução espontânea ocorre em 50% dos refluxos vesicoureterais grau IV após 2 anos
• Infecção urinária ocorre geralmente aos 3 meses de idade
• Considerar circuncisão
• Quimioprofilaxia: indicados cefalosporina, amoxicilina e sulfametropim

DMSA: ácido dimercaptossuccínico.

Válvula de Uretra Posterior

A válvula de uretra posterior (VUP) é a causa mais comum e mais grave de obstrução infravesical em meninos. O diagnóstico ultrassonográfico antenatal presuntivo de VUP é reforçado no exame físico quando há tumoração hipogástrica ("bexigoma") que se reduz pouco com a micção. O estado geral do RN pode estar comprometido e agravado por fatores prévios antenatais relacionados ao oligodrâmnio (insuficiência respiratória) e à insuficiência renal obstrutiva.

O exame ultrassonográfico demonstra dilatação do trato urinário, com eventual presença de ascite urinária. A função renal pode estar comprometida já nos primeiros dias de vida e, não raramente, as crianças acometidas desenvolvem sepse urinária quando não tratadas a tempo.

O diagnóstico de certeza da VUP é obtido pela uretrocistografia miccional, com identificação da dilatação característica da uretra posterior e da hipertrofia secundária do colo vesical (Figura 7.10).

A conduta de urgência é a drenagem urinária vesical quando necessária, seja por cateter uretral, seja por punção suprapúbica. Deve-se instituir antibioticoterapia monitorizada pela função renal e aguardar a recuperação anatômica e funcional do trato urinário.

O tratamento definitivo é a cauterização endoscópica da válvula, seja por via anterógrada (transvesical, pelo orifício da cistostomia), seja retrógrada (pela uretra), desde que haja endoscópios pediátricos. Em RN com descompensação metabólica grave, urosepse ou dilatação maciça do trato urinário superior, está indicada a derivação urinária alta (ureterostomia) para facilitar, ao máximo, a drenagem da urina e o tratamento da infecção urinária. A vesicostomia, até recentemente indicada como técnica satisfatória de derivação, é assunto de controvérsia. O procedimento tem sido evitado pelo fato de desfuncionalizar a bexiga, pois, muitas vezes, não drena de maneira adequada o trato urinário superior. Com o diagnóstico antenatal e a instituição precoce do tratamento clínico e/ou cirúrgico, logo após o nascimento, o prognóstico dos pacientes tem melhorado sensivelmente, permitindo boa recuperação anatômica e funcional na maioria dos casos[20] (Figura 7.11).

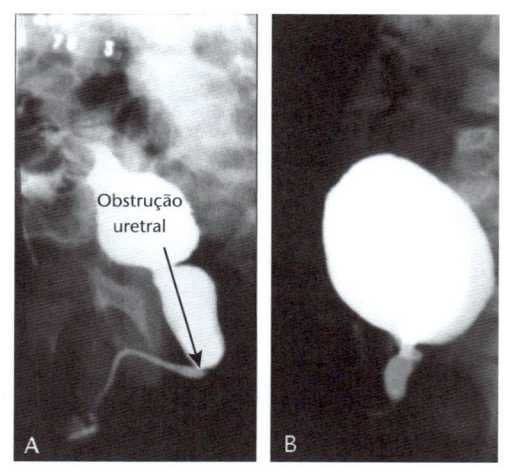

FIGURA 7.11 A) Cistouretrografia mostrando obstrução na uretra posterior (válvula de uretra posterior) sem refluxo vesicoureteral secundário. A uretra posterior está bastante dilatada e obstruída. B) Pós-eletrofulguração da válvula: ausência de refluxo e diminuição importante da dilatação uretral.

Algumas considerações finais importantes sobre a válvula de uretra posterior são encontradas na Tabela 7.6.

TABELA 7.6 Resumo sobre válvula de uretra posterior
• Deve-se fazer avaliação diagnóstica detalhada: ultrassonografia, cistouretrografia miccional, cintilografia renal e renograma
• A conduta neonatal depende da função renal e das condições do recém-nascido, como hipoplasia pulmonar e prematuridade
• Prognóstico: amplo espectro de acometimento sistêmico e insuficiência renal terminal

CONCLUSÕES

Toda gestante deveria, durante o acompanhamento pré-natal, ser submetida a pelo menos um exame ultrassonográfico morfológico, realizado em condições satisfatórias e por profissional habilitado, com o propósito de afastar possíveis malformações nefrourológicas. Caso haja suspeita de tais malformações, o acompanhamento deve ser mais apurado, e o parto realizado em tempo hábil, a fim de se obter confirmação diagnóstica pós-natal. Seguindo um roteiro preestabelecido de exames complementares, é possível tratar a doença com segurança, permitindo que o RN receba alta hospitalar em boas condições. É obrigatório o acompanhamento ambulatorial multidisciplinar, com consultas pediátricas e nefrourológicas periódicas.

📖 REFERÊNCIAS BIBLIOGRÁFICAS

1. O'Flynn KJ, Cough DC, Gupta S, Lewis MA, Postlethwaite RJ. Prediction of recovery in antenatal diagnosed hydronephrosis. Brit J Urol. 1993;71(4):478-80.
2. Elder JS, Duckett Jr. JW. Prenatal urology. In: Gillenwater JY, Grayhack JT, Howards SS, Duckett Jr. JW (eds.). Adult and pediatric urology. 2nd ed. Chicago: Year Book Medical Publishers; 1991. p.1711.
3. Grignon A, Filion R, Filiatrault D. Urinary tract dilatation in utero. Radiology. 1986;160:645-7.
4. Braga LH, Mijovic H, Farrokhyar F, Pemberton J, DeMaria J, Lorenzo AJ. Antibiotic prophylaxis for urinary tract infections in antenatal hydronephrosis. Pediatrics. 2013;131(1):e251-61.
5. Silay MS, Undre S, Nambiar AK, Dogan HS, Kocvara R, Nijman RJM, et al. Role of antibiotic prophylaxis in antenatal hydronephrosis: a systematic review from the European Association of Urology/European Society for Paediatric Urology Guidelines Panel Pediatr Urol. 2017;13(3):306-31.
6. Sadeck LSR, Bunduki V, Giron AM, Falcão MC. Revisão/atualização em nefrologia pediátrica: diagnóstico e abordagem das anomalias nefro-urológicas. J Bras Nefrol. 1998;20(1):60-7.
7. Richard SL, Marc C, Daniel DK, Hiep TN. Antenatal hydronephrosis as a predictor of postnatal outcome: a meta-analysis. Pediatrics. 2006;www118(2):586-93.
8. Conway JJ, Maizels M. The "well tempered" diuretic renogram: a standard method to examine the asymptomatic neonate with hydronephrosis or hydroureteronephrosis. A report from combined meetings of The Society for Fetal Urology and members of The Pediatric Nuclear Medicine Council – The Society of Nuclear Medicine. J Nucl Med. 1992;33(11):2047-51.
9. Karam M, Feustel PJ, Goldfarb CR, Kogan BA. Diuretic renogram clearance half-times in the diagnosis of obstructive uropathy: effect of age and previous surgery. Nucl Med Commun. 2003;24(7):797-807.
10. Fung LC, Khoury AE, McLorie GA, Chait PG, Churchill BM. Evaluation of pediatric hydronephrosis using individualized pressure flow criteria. J Urol. 1995;154(2 Pt 2):671-6.
11. Chu WC, Lam WW, Chan KW, Yeung CK, Lee KH, Sihoe JD. Dynamic gadolinium-enhanced magnetic resonance urography for assessing drainage in dilated pelvicalyceal systems with moderate renal function: preliminary results and comparison with diuresis renography. BJU Int. 2004;93(6):830-4.
12. Kumar BH, Krishnamurthy S, Chandrasekaran V, Jindal B, Ananthakrishnan R. Clinical spectrum of congenital anomalies of kidney and urinary tract in children. Indian Pediatr. 2019;56(7):566-70.
13. Rivas S, Hernandez F, Lopez-Pereira P, Martinez-Urrutia MJ, Lobato R, Jaureguizar E. Pyeloplasty follow-up. How and how long? Cir Pediatric. 2004;17(3):129-32.
14. Dhillon HD. Perinatal urology. In: Godbole P, Gearhart JP, Wilcox DC (eds.). Clinical problems in pediatric urology. Malden: Blackwell Publishing; 2006. p.9-19.
15. DiRenzo D, Persico A, DiNicola M, Silvaroli S, Martino G, LelliChiesa P. Conservative management of primary non-refluxing megaureter during the first year of life: a longitudinal observational study. J Pediatr Urol. 2015;11(4):226.e1-6.
16. Gimpel C, Masioniene L, Djakovic N, Schenk JP, Haberkorn U, Tönshoff B, et al. Complications and long-term outcome of primary obstructive megaureter in childhood. Pediatr Nephrol. 2010;25(9):1679-86.
17. Stuart O'Toole. Congenital anomalies of the kidney and ureter. In: Godbole P, Gearhart JP, Wilcox DC (eds.). Clinical problems in pediatric urology. Malden: Blackwell Publishing; 2006. p.88-100.
18. Farhat W, McLoire G, Geary D, Capolicchio G, Bägli D, Merguerian P, et al. The natural history of neonatal vesicoureteral reflux associated with antenatal hydronephrosis. J Urol. 2000;164(3 Pt 2):1057-60.
19. Phan V, Traubici J, Hershenfield B, Stephens D, Rosenblum ND, Geary DF. Vesicoureteral reflux in infants with isolated antenatal hydronephrosis. Pediatr Nephrol. 2003;18(12):1224-8.
20. Peters CA. Perinatal urology. In: Kavoussi LR, Novick AC, Partin AW, Peters CA (eds.). Campbell-Walsh urology. 9th ed. Philadelphia: Saunders Elsevier; 2007. p.3176-97.

8 Refluxo vesicoureteral

Francisco Tibor Dénes
Bruno Nicolino Cezarino

APÓS LER ESTE CAPÍTULO, VOCÊ ESTARÁ APTO A:

- Compreender a fisiopatologia do refluxo vesicoureteral.
- Diagnosticar o refluxo vesicoureteral por métodos de imagem.
- Estabelecer condutas para tratamento do refluxo vesicoureteral, sejam elas clínicas ou cirúrgicas.

INTRODUÇÃO

O fluxo retrógrado de urina da bexiga para o trato urinário superior é um evento anormal no ser humano, conhecido como refluxo vesicoureteral (RVU). A importância do RVU decorre de sua associação com infecção do trato urinário (ITU), pielonefrite (PN) e cicatrizes renais.

Entre 0,5 e 1,8% das crianças assintomáticas de idade e origem racial variadas têm RVU, mas a incidência aumenta de 29 a 50% em pacientes com ITU, ocorrendo mais frequentemente em irmãos de crianças com RVU e em até 66% das crianças cujos pais tiveram o refluxo[1,2]. A incidência em crianças negras é 10% daquela observada nas brancas e, aproximadamente, 80% dos recém-nascidos com RVU são meninos, porém, após os primeiros meses, a incidência no sexo feminino aumenta e ultrapassa a do masculino na proporção de 4:1[1-3]. Historicamente, o pico de detecção do RVU foi situado entre 3 e 6 anos de idade, com 85% dos pacientes do sexo feminino[1,3]. No entanto, com o emprego da ultrassonografia ante e perinatal, o diagnóstico de RVU tornou-se mais frequente nessa faixa etária, ocorrendo em 10 a 37% dos recém-nascidos com hidronefrose ante-natal[4,5]. A incidência de RVU diminui com a idade das crianças.

Apesar do forte componente hereditário, não foi possível ainda determinar as características exatas da transmissão genética, supondo-se que seja um defeito autossômico dominante, com penetração variável.

FISIOPATOLOGIA

Normalmente, o ureter tem ondas peristálticas que propelem a urina em toda sua extensão, até que ela seja eliminada na bexiga. No intervalo entre as ondas, o ureter se mantém ocluído na junção ureterovesical (JUV), impedindo o refluxo de urina da bexiga para o seu interior. Com o enchimento da bexiga, a pressão intravesical também passa a exercer efeito compressivo sobre o segmento submucoso do ureter contra a parede vesical, que é mais efetivo quanto maior a extensão desse segmento. Normalmente, o meato ureteral se mantém sempre em posição fixa na bexiga, pelo ancoramento das fibras musculares ureterais distais ao trígono vesical, que é inelástico, mesmo em condições de plenitude vesical. Na ausência ou perda dessa fixação, o meato ureteral desloca-se lateralmente durante o enchimento da bexiga, com consequente redução do segmento submucoso e diminuição do efeito compressivo pelo enchimento vesical. O RVU primário existe por deficiência estrutural congênita ou retardo na maturação da JUV, possivelmente associada à ausência da fixação adequada do ureter e redução do segmento submucoso, com lateralização e da alteração estrutural do meato ureteral, que adquire grande aumento do seu diâmetro. Nas duplicidades pieloureterais completas, frequentemente se observa RVU no ureter da unidade inferior, cujo meato se situa em posição superior e lateral na bexiga, em relação ao meato da unidade superior, com fixação inadequada e trajeto submucoso curto. O divertículo paraureteral também se associa à presença e à maior intensidade do RVU, pois o ureter distal perde a sustentação da musculatura vesical no seu segmento intramural. Já o RVU secundário decorre de obstrução infravesical mecânica (p. ex., válvula de uretra posterior, atresia uretral ou ureterocele prolapsada no colo vesical) ou funcional (p. ex., bexiga neurogênica ou micção disfuncional), que acarretam aumento significativo da pressão intravesical durante a micção, desestabilizando a JUV. Além disso, observa-se resíduo pós-miccional que facilita a infecção do trato urinário (ITU). Sabe-se que a ITU isolada também pode provocar RVU transitório na fase aguda, pela inflamação da JUV[1,2].

Na presença de ITU, o RVU de urina infectada contamina o parênquima do rim, pelo refluxo calicotubular ou intrarrenal (RIR), causando a PN. Esta pode ser difusa ou focal, ocorrendo com mais frequência nos polos renais, cujas papilas menos convexas, permitem RIR mais facilmente, quando submetidas à pressão hidrostática aumentada da urina nos cálices renais, em decorrência do RVU. A virulência bacteriana, expressa pela aderência ao urotélio pelas fímbrias e pela liberação de endotoxinas, diminui o peristaltismo pieloureteral, causando estase, dilatação calicinal e deformação papilar, que facilitam o RIR e a PN.

Se não forem tratados imediatamente, os focos inflamatórios de PN evoluem para cicatrizes no parênquima renal, com retração e afilamento cortical, associadas à distorção calicinal. Macroscopicamente, os rins adquirem superfície irregular, por causa das cicatrizes, e podem diminuir de tamanho, com consequente perda funcional (Figuras 8.1 e 8.2). Entre 30 e 70% das crianças com RVU apresentam cicatrizes, cuja incidência é proporcional ao grau de RVU e à frequência das ITU, particularmente quando a PN ocorre durante o primeiro ano de vida e não é tratada precocemente. Ao contrário, o diagnóstico e o tratamento precoces da PN com antibiótico revertem as alterações renais inflamatórias, raramente deixando sequelas. Apesar de menos frequentes após os 5 anos de idade, novas cicatrizes podem ocorrer, particularmente em meninas com RVU de alto grau, associado à ITU e à disfunção miccional[1,2].

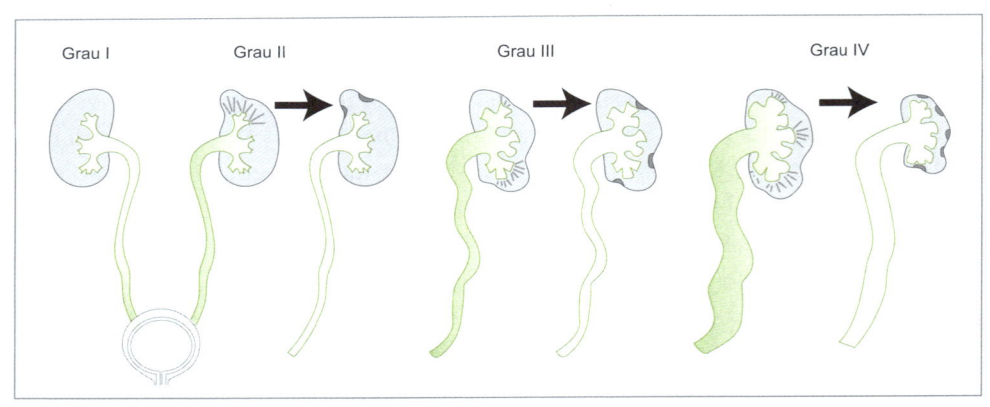

FIGURA 8.1 Correlação entre o grau de refluxo vesicoureteral, o refluxo intrarrenal, o desenvolvimento de cicatrizes pielonefríticas e a retração cortical.

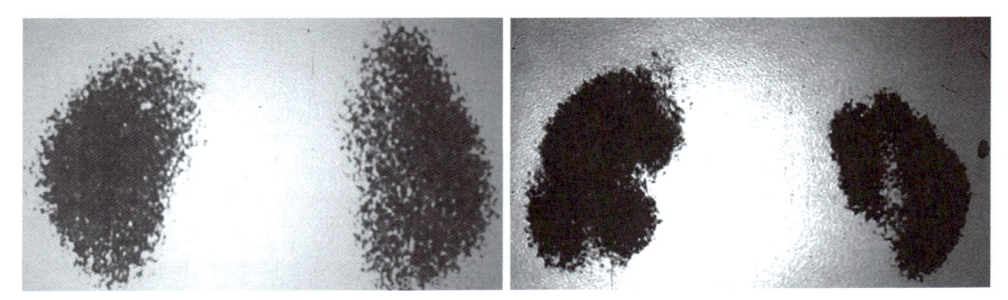

FIGURA 8.2 Cintilografia renal com DMSA mostrando rins normais à esquerda e rins com cicatrizes à direita.

Ocasionalmente, em recém-nascidos com RVU maciço de alta pressão, mas sem evidências de ITU prévia, é possível observar lesão renal com cicatrizes importantes. Essas são causadas pelo RIR estéril de alto grau durante a vida intrauterina, o qual compromete a perfusão cortical, causando isquemia que evolui para cicatriz[6].

A nefropatia de refluxo, como são conhecidas as anormalidades renais já descritas, é o principal fator etiológico da hipertensão na infância (38%), assim como da insuficiência renal terminal (IRT) em crianças (3 a 25%), sendo também responsável pela proteinúria e alteração no crescimento somático[1,2].

DIAGNÓSTICO

Pode haver suspeita de diagnóstico de RVU já na vida intrauterina, quando a ultrassonografia (USG) fetal demonstra dilatação do trato urinário superior. Nesses casos, recomenda-se avaliação imagenológica direcionada no período pós-natal[4].

O RVU primário isolado não tem sintomas, e o quadro clínico mais frequente está relacionado com ITU e PN. Lactentes e crianças pequenas apresentam sintomas inespecíficos (p. ex., febre, letargia, anorexia, náusea, vômito e retardo do crescimento), enquanto as mais velhas relatam sintomas miccionais, dor abdominal ou lombar e febre, mais intensos na vigência de PN. Infecções urinárias repetidas, mesmo assintomáticas, ou antecedentes familiares de RVU também são indicações para a avaliação direcionada. No RVU secundário, esses sintomas podem estar associados aos da disfunção vesicoesfincteriana ou da obstrução infravesical[1,2].

A USG convencional, embora seja incapaz de diagnosticar o RVU propriamente dito, pode evidenciar, já nos primeiros dias de vida, o espessamento da parede vesical, o resíduo pós-miccional, e particularmente as alterações estruturais associadas do trato urinário superior (TUS), como a dilatação ureteropielocalicinal e as retrações corticais. A USG com injeção vesical de contraste sônico é um método não ionizante para confirmar o RVU, porém ainda limitado, pois ainda não possui capacidade de fornecer todas as informações obtidas nos exames radiográficos[7,8]. A cintilografia renal (CR) com os isótopos radioativos Tc99 DMSA (ácido dimercaptosucínico) ou MAG-3 (mercaptoacetiltriglicina) não apenas identifica as áreas com PN na fase aguda (sendo de grande utilidade nessas circunstancias, em casos equívocos), como também as lesões cicatriciais hipocaptantes nos controles tardios, podendo também quantificar a função individual de cada rim[9,10] (Figura 8.3). O diagnóstico de certeza do RVU é feito pela cistouretrografia miccional (CUM), que caracteriza a lateralidade da afecção, bem como sua intensidade, conforme o grau de dilatação e deformidade ureteropielocalicinal e quantidade de contraste no seu interior. Nos casos de RVU mais intenso, é possível caracterizar o RIR de contraste no interior das papilas renais. Também pode evidenciar outras anormalidades vesicais e uretrais associadas, eventualmente causadoras de RVU secundário. Esse exame

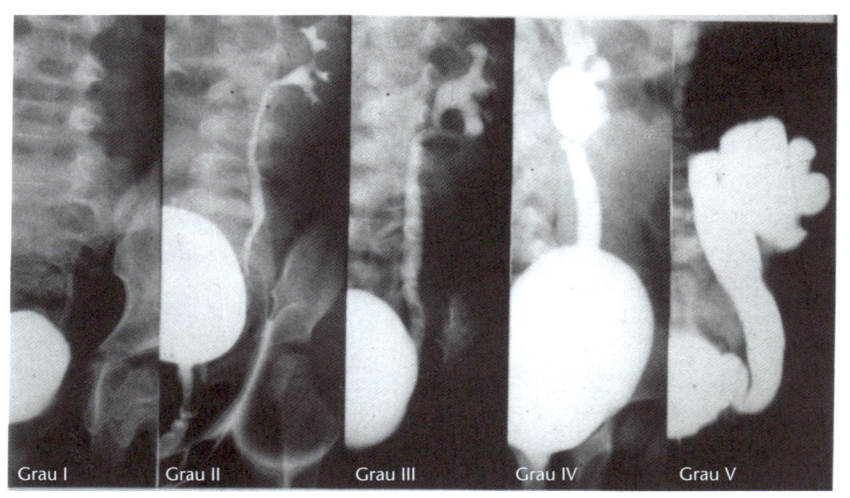

Grau I   Grau II   Grau III   Grau IV   Grau V

FIGURA 8.3 Classificação internacional do refluxo vesicoureteral, conforme o grau de dilatação do sistema pielocalicinal, as impressões papilares dos cálices e a dilatação e a tortuosidade ureteral.

deve ser indicado em qualquer idade e sexo após ITU febril comprovada com urocultura (respeitando-se o intervalo mínimo de 2 semanas após a cura da infecção), particularmente quando há indícios ultrassonográficos ou cintilográficos de alteração do TUS. Uma classificação internacional foi estabelecida de acordo com a intensidade do RVU e do grau de dilatação e tortuosidade ureteral na CUM[11] (Figura 8.3). O RVU também pode ser classificado em ativo, quando só é evidenciado durante a fase miccional do exame, ou passivo, quando ocorre já durante o enchimento vesical, com pressões vesicais menores. Embora não documente adequadamente os detalhes anatômicos da uretra, da bexiga e do ureter como a CUM, a cistografia radioisotópica tem maior sensibilidade em relação ao diagnóstico do RVU, sendo particularmente útil para exames de controle evolutivo após tratamento clínico ou cirúrgico em virtude da menor dose ionizante[2].

Há controvérsias quanto a melhor sequência de realização desses exames diagnósticos. Existem atualmente dois protocolos de investigação na pesquisa de RVU em crianças, uma que preconiza a realização inicial da CUM e outra que recomenda a avaliação inicial com cintilografia renal, na procura de cicatrizes renais, cuja presença justificaria a realização da CUM. A CUM realizada de início tem a vantagem de identificar e graduar imediatamente o RVU, bem como caracterizar outras alterações do trato urinário inferior. Como crítica a esse protocolo, a CUM muitas vezes é normal ou identifica RVU de baixo grau, não significativo, às custas de manipulação uretral e de significativa dose de irradiação. Por outro lado, a realização da CUM apenas nos casos em que a cintilografia renal evidencia alterações estruturais significativas dos rins faz com que crianças sem cicatrizes renais mas com RVU de alto grau fiquem sem o diagnóstico, consequentemente sem tratamento adequado[12].

Embora utilizados menos frequentemente, outros exames de imagem, como a urografia excretora, a urotomografia e a urorressonância magnética, podem ser úteis para caracterizar malformações associadas do TUS, como megaureter, estenose da junção pieloureteral, duplicidade pieloureteral e ectopia ureteral. Contudo, tanto a radiação inerente como o custo e a eventual necessidade de anestesia têm limitado muito o emprego desses exames. Na presença ou na suspeita de micção disfuncional ou bexiga neurogênica, deve-se realizar o exame videourodinâmico, que tem a capacidade de avaliar as características funcionais do esvaziamento vesical, além de documentar a intensidade e o momento exato da ocorrência do refluxo. Apesar de ter sido utilizada com frequência no passado para avaliar crianças com RVU, a cistoscopia tem atualmente pouco valor diagnóstico, podendo ser útil em casos suspeitos de RVU secundário com anatomia indefinida pelos métodos não invasivos de imagem.

TRATAMENTO

O RVU primário tende a regredir espontaneamente com o crescimento da criança, tanto pelo alongamento do ureter intramural e submucoso, como pela diminuição das pressões intravesicais, decorrente da estabilização funcional da bexiga que ocorre com a idade. Em uma compilação de estudos prospectivos, observou-se que o RVU de grau I tem resolução em 82,5% dos casos, o de grau II em 67%, o de grau III em 51,2%, o de grau IV em 24,6% e o de grau V em 0%[1]. Independentemente do grau, os resultados são melhores no RVU unilateral esquerdo (74%), seguido pelo bilateral (60%) e pelo unilateral direito (46%), não se observando diferenças entre meninos e meninas[1,13]. Do mesmo modo, a resolução espontânea do RVU é mais frequente e mais rápida antes dos 5 anos de idade. Assim, 54% dos neonatos com RVU de graus III e IV normalizam o problema após os 3 anos. Caso a cura não ocorra até o final da infância, a redução de crescimento adicional dificultará a resolução após esse período[1,14].

Considerando a evolução favorável do RVU com o crescimento da criança, o objetivo terapêutico mais importante é a prevenção da cicatriz renal. Tendo em vista que o RVU primário estéril dificilmente causa dano renal e tende a diminuir espontaneamente com a idade, a prevenção da ITU reduz significativamente o risco de PN e da consequente cicatriz. Assim, é possível aguardar a cura espontânea do RVU, particularmente daqueles de baixo grau, com o crescimento da criança. Já nas crianças em que a ITU não é facilmente controlada, quando o RVU é de alto grau, ou em crianças maiores que 5 anos de idade, já com pouca probabilidade de resolução espontânea, o tratamento cirúrgico com correção da JUV é a alternativa terapêutica recomendável, sendo possível reduzir ou até mesmo eliminar a profilaxia anti-infecciosa. No RVU secundário, embora a profilaxia anti-infecciosa também seja importante, é fundamental identificar corretamente e eliminar os fatores anatômicos ou funcionais que causam o aumento da pressão intravesical para obter a cura do RVU, não havendo, na maioria desses casos, necessidade de tratar cirurgicamente a JUV.

Tratamento Clínico

O tratamento clínico consiste na eliminação e na subsequente prevenção da ITU a longo prazo. Após a erradicação da ITU com dose plena de antibióticos, introduz-se a profilaxia com um terço da dose terapêutica inicial. A melhor indicação desse tratamento ocorre nos RVU de baixo grau (de I a III), nos quais se espera a resolução espontânea em curto período de tempo. Nos RVU de grau maior, também pode ser empregado particularmente em lactentes e com diagnóstico antenatal, assim como nos casos unilaterais, que têm maior probabilidade de resolução. As drogas usadas são a ampicilina ou a amoxacilina (antes dos 2 meses de idade) e a trimetropina-sulfametoxazol, a cefalosporina ou a nitrofurantina (após essa idade)[15]. Esta última, apesar da ocasional intolerância gástrica, tem excelente indicação por causa da elevada excreção urinária e da baixa atuação na flora intestinal. Em meninos não circuncidados, a necessidade da profilaxia pode ser maior, razão pela qual recomenda-se a circuncisão naqueles com dificuldade de higiene prepucial. Igualmente importantes são as medidas higiênico-dietéticas que normalizam o hábito intestinal em crianças com distúrbios de eliminação, visto que a obstipação está associada a desequilíbrio da flora intestinal, perineal e do introito vaginal, além de contribuir para agravamento da disfunção vesical, prolongando o intervalo entre as micções e acentuando o resíduo pós-miccional. Uma vez que a pressão vesical elevada e o resíduo pós-miccional favorecem a persistência da ITU e do RVU, bem como a eventual recidiva após tratamento cirúrgico, é muito importante identificar e tratar as disfunções miccionais. O principal indício de disfunção miccional nas crianças fraldadas, ainda sem controle miccional, é a presença de obstipação, que frequentemente acompanha a disfunção miccional. Por outro lado, crianças desfraldadas podem apresentar sintomas característicos, como urgeincontinência diurna, associada ou não à enurese noturna, perdas urinárias insensíveis, micções com jato urinário entrecortado, além de utilizar manobras para aumentar a resistência uretral afim de evitar perdas urinárias, como entrelaçamento forçado das pernas ou compressão perineal com o calcanhar. Os anticolinérgicos e, eventualmente, os alfabloqueadores têm utilidade nesse aspecto, ao diminuírem as contrações vesicais involuntárias, quando detectadas pelo exame urodinâmico. Em crianças maiores, deve-se associar terapia comportamental, para modificar hábitos miccionais anormais, que podem perpetuar a disfunção[5,16]. A micção de horário a cada 3 horas no período diurno, o tratamento de eventual disfunção evacuatória associada, a adequação da altura do assento do vaso sanitário à idade da criança e a promoção ativa do relaxamento da musculatura perineal, por meio de exercícios de *biofeedback*, são medidas eficazes nesse sentido.

Teoricamente, a profilaxia deve ser mantida enquanto persistir o RVU. O controle clínico regular durante o tratamento, com exames de urina, USG e CR, fornece subsídios para manutenção, correção, interrupção ou progressão do tratamento (Tabela 8.1)[17-19]. Nos casos de RVU de baixo grau, a cura pode ser documentada pela estabilidade clínica após período de 1-2 anos de profilaxia, com regularização do hábito miccional e intestinal, ausência de ITU e normalização dos controles de imagem acima mencionados. Nos casos de RVU de alto grau, geralmente é recomendada a realização de CUM para confirmar a cura[16]. Durante o tratamento conservador, é possível observar PN com novas cicatrizes em 10% das crianças com RVU de grau I e em 28% daquelas com grau II. Entretanto, somente pequena porcentagem desses grupos desenvolve hipertensão, proteinúria ou insuficiência renal[20].

TABELA 8.1 Resultado do tratamento conservador do refluxo vesicoureteral, conforme grau, lado e idade do paciente, após 5 anos[13]

Grau/lado	Idade	% de resolução
I/uni ou bilateral	Todas	91,8
II/uni ou bilateral	Todas	80,6
III/unilateral	0 a 2 anos	70,0
III/unilateral	2 a 5 anos	51,3
III/unilateral	5 a 10 anos	43,6
III/bilateral	0 a 2 anos	49,3
III/bilateral	2 a 5 anos	30,5
III/bilateral	5 a 10 anos	12,5
IV/unilateral	Todas	58,5
IV/bilateral	Todas	9,9

Recentemente, a profilaxia antibacteriana de longo prazo nos casos sem evidência de dilatação ou cicatrizes renais tem sido questionada em razão de seus inconvenientes, em particular a limitada aceitação pelos pais, a falta de aderência dos pacientes ao tratamento, bem como o maior aparecimento de cepas bacterianas resistentes[21-26]. Embora estudos randomizados tenham comprovado a eficácia da redução de episódios de ITU em crianças tratadas com profilaxia[27], outros não demonstraram diferença significativa na redução de episódios de ITU entre grupos de crianças com e sem profilaxia, bem como não evidenciaram aumento na frequência de ITU em crianças que suspenderam a profilaxia[12].

Tratamento Cirúrgico

O tratamento cirúrgico tem como objetivo a correção da JUV para erradicação do RVU primário, eliminando a necessidade de tratamento clínico. Essa opção depende de fatores como o grau e a lateralidade do RVU, a idade do paciente, a adesão ao tratamento clínico prévio e o seu sucesso. É indicação comum em crianças com RVU de graus IV e V, cuja cura espontânea é infrequente. Pacientes com disfunção vesicoesfincteriana e PN recorrente também são candidatos à cirurgia, particularmente quando têm mais de 1 ano de idade e apresentam cicatrizes renais. Também se aplica aos casos com RVU de baixo grau que não demonstraram melhora radiológica após um período de 2 a 3 anos de tratamento clínico, que apresentam escape de ITU com aparecimento de novas cicatrizes ou que evidenciam pouca aceitação da profilaxia. Igualmente, em meninas adolescentes com RVU persistente, recomenda-se cirurgia para prevenir complicações por ITU após o início da atividade sexual e durante uma futura gestação. A presença de divertículo paraureteral sugere menor probabilidade de resolução espontânea do RVU. Nas duplicidades pieloureterais com RVU para a unidade inferior, embora a cura espontânea possa ocorrer com a mesma frequência, ela é mais demorada que nas unidades simples[1,2,14,28,29].

Do mesmo modo que a profilaxia antibacteriana de longo prazo, a intervenção cirúrgica para cura do RVU também tem sido recentemente questionada, pelo duvidoso benefício clínico em termos de prevenção de PN e cicatrizes renais[26,30]. No entanto, ainda é opção válida nos casos com ITU recorrente e perda da função renal, quando já documentadas[30].

CIRURGIA ABERTA

Existem várias técnicas de correção da JUV, que, em princípio, procuram criar ou alongar o túnel submucoso do ureter. A cirurgia aberta com a técnica extravesical (Gregoir-Lich), muito popular entre os urologistas pediátricos, preserva a JUV e sepulta o ureter terminal em um túnel submucoso, alongando sua extensão (Figura 8.4). É uma técnica atraente pela facilidade e elegância técnica, podendo ser utilizada na correção

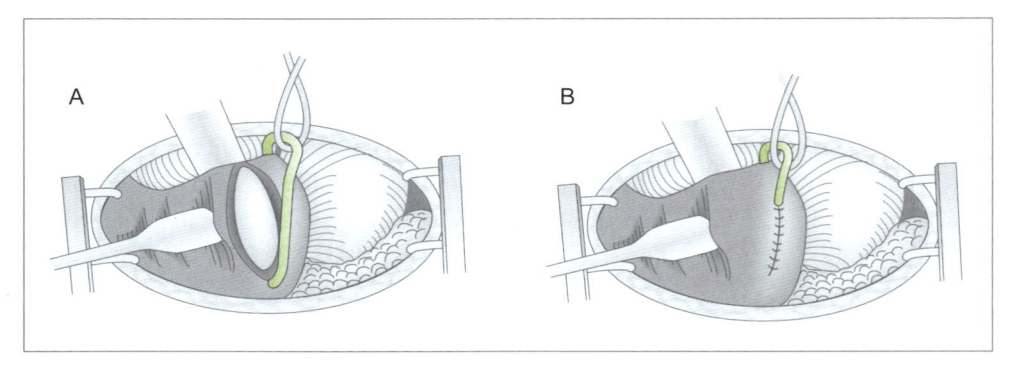

FIGURA 8.4 Cirurgia de Gregoir-Lich. A: Dissecção do ureter distal e incisão da musculatura vesical; B: sepultamento do ureter sob a camada muscular.

uni ou bilateral, e por oferecer recuperação pós-operatória oligossintomática. Nos casos de cirurgia extravesical bilateral, recomenda-se evitar a dissecção excessiva das paredes laterais e inferiores da bexiga para não comprometer a sua inervação, o que pode causar sua desestabilização funcional no período pós-operatório[31-33]. Alternativamente, recomenda-se a realização da cirurgia em duas etapas com intervalo de cerca de 3 meses. No RVU bilateral, também pode-se empregar a técnica intravesical de Cohen, que permite a abordagem simultânea de ambos ureteres, com baixo risco de comprometer a inervação vesical mencionada anteriormente (Figura 8.5). A dissecção ureteral visa à obtenção de um segmento que será introduzido em um túnel submucoso na região trigonal. Quando o ureter refluxivo é muito dilatado e redundante, o reimplante ureteral também pode ser feito pelas técnicas de Politano-Leadbetter ou Paquin (Figura 8.6).

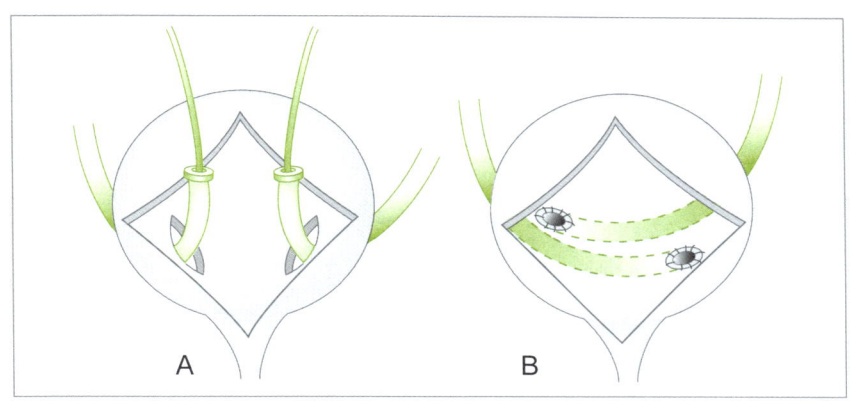

FIGURA 8.5　Cirurgia de Cohen. A: Dissecção intravesical dos ureteres; B: reimplante de ambos em túnel submucoso transtrigonal.

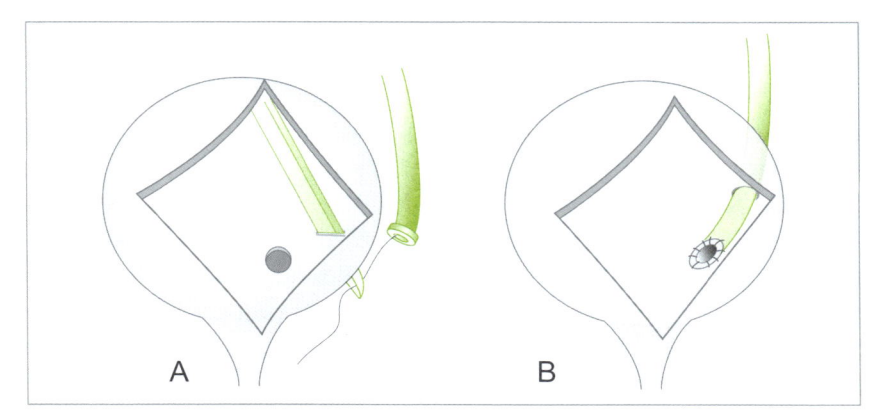

FIGURA 8.6　Cirurgia de Politano-Leadbetter. A: Dissecção extravesical do ureter e abertura da bexiga; B: reimplante com túnel submucoso.

Nessa circunstância, o ureter deve ser retificado e remodelado, adequando-o à extensão do túnel submucoso no assoalho vesical. As desvantagens da modelagem são a eventual isquemia desse segmento ureteral, que pode comprometer o resultado da intervenção, e a necessidade do uso de cateteres ureterais por alguns dias no período pós-operatório, com possível ocorrência de espasmos vesicais e hematúria[31,32], além da necessidade de eventual procedimento cistoscópico para sua retirada. Se o ureter distal estiver muito comprometido por dilatação ou fibrose de cirurgias anteriores, com perda de extensão viável, o reimplante pode ser realizado com a fixação psoica da bexiga (*psoas-hitch*)[31-33].

Independentemente da técnica, a cirurgia aberta para correção do RVU tem sucesso de 95 a 98%, com taxa de complicações inferior a 5%, representadas por obstrução ureteral, persistência do RVU ipsilateral, aparecimento de RVU contralateral e retenção urinária[31-33]. No pós-operatório, é possível ocorrer edema do ureter e da mucosa vesical, além de espasmo vesical, acarretando dificuldade na drenagem ureteral. Na maioria dos casos, essa complicação é transitória e oligossintomática, mas pode manifestar-se com cólica, assim como apresentar dilatação ureteral em exames de controle iniciais. Mais raramente, a obstrução pode persistir em razão de isquemia ou angulação provocada por fibrose periureteral, decorrentes de técnica cirúrgica inadequada, havendo, nesses casos, necessidade de reintervenção. Igualmente pode ocorrer RVU persistente, seja por falha técnica, decorrente da extensão inadequada de ureter submucoso, seja por ausência de suporte adequado da parede vesical. Outro fator de insucesso é a falha na identificação e no tratamento prévio de disfunção vesicoesfincteriana ou obstrução infravesical, que acarretam recidiva de RVU e obstrução ureteral em até 30% dos casos[34-36].

Em 5,3% das correções unilaterais, manifesta-se um RVU contralateral previamente inexistente, causado pela distorção do trígono, associada à disfunção miccional no pós-operatório. Na maioria desses casos, o RVU é de baixo grau, assintomático e transitório[32,33,35]. Entre 8,3 e 15,2% dos reimplantes bilaterais extravesicais, particularmente nos quais houve extensa dissecção dos ureteres e da bexiga, ocorre retenção vesical pós-operatória parcial ou completa, atribuída ao trauma já mencionado dos nervos autonômicos justaureterais, que penetram na parede vesical junto do hiato ureteral. Na maioria dos casos, ocorre resolução espontânea após algumas semanas, com sondagem vesical de demora ou cateterismo intermitente[31-33,36,37].

Deve-se ressaltar que a correção cirúrgica do RVU diminui, mas não elimina completamente a incidência de PN, sendo necessária, em alguns casos, a manutenção do tratamento anti-infeccioso no pós-operatório. Resultado de estudo multicêntrico (IRSC) mostra que tanto o tratamento clínico como o cirúrgico aberto reduzem a frequência de PN e de nova cicatriz nos RVU de alto grau, mas a ITU pode ocorrer após ambos os tratamentos (39% dos casos), sendo que, no primeiro grupo, os episódios são mais graves. Novas cicatrizes foram observadas com igual frequência em ambos os grupos (12 a 25%). Entretanto, enquanto 60% dos pacientes no primeiro grupo ainda apresentam RVU após 5 anos, os pacientes do segundo grupo apresentam cura em 95% dos casos[9,13,14,27,32,33].

Cirurgia Minimamente Invasiva

Há duas décadas, foram introduzidas as alternativas cirúrgicas minimamente invasivas para o tratamento do RVU. As técnicas de Gregoir-Lich, Gil-Vernet e Cohen foram reproduzidas com sucesso tanto por via laparoscópica como robótica, tendo como vantagens as pequenas incisões abdominais, a possibilidade de correção bilateral com mínima dissecção vesical (o que previne retenção urinária ou instabilidade vesical comuns na técnica de Gregoir-Lich por via aberta) e a facilidade de realização em todas as faixas etárias[12,38,39]. Apesar dos excelentes resultados cirúrgicos, as limitações para essas técnicas são a curva de aprendizado longa para a laparoscopia, enquanto para a robótica figuram a pouca disponibilidade de equipamento, os custos envolvidos, o calibre dos trocares e pequeno espaço de trabalho em lactentes[40].

Tratamento Endoscópico

Outra alternativa minimamente invasiva é o tratamento endoscópico realizado por meio da injeção de substâncias promovedoras de volume (*bulking agents*) na região do meato ureteral, com o objetivo de reforçar a JUV. Essa técnica, proposta há quase 40 anos, adquiriu grande popularidade nas duas últimas décadas[41,42] (Figura 8.7). A injeção subureteral proporciona reforço e prolongamento do segmento submucoso do ureter intravesical, oferecendo alto índice de cura, particularmente nos RVU de baixo grau. Tem a vantagem de ser um procedimento não incisional ambulatorial, com mínimos efeitos colaterais, de grande aceitação pelos pais das crianças e que, em caso de persistência do problema, pode ser repetido. Várias substâncias foram descritas para essa técnica, dando-se preferência às que têm aplicação mais fácil, não apresentam efeitos colaterais e têm reabsorção limitada em longo prazo[43]. Na literatura, os índices de cura com o método são de 83% no RVU de grau II, 70% no de grau III, 60% no de grau IV e 55% no de grau V[42,44,45]. No caso de eventuais falhas em RVU de alto grau, obteve-se a cura em 89,7% com reaplicação e 100% com duas[45]. Eventual obstrução da JUV foi descrita em 7,6% dos casos[46]. A técnica endoscópica também pode ser utilizada no RVU recidivado após cirurgia aberta, com ureterocele ou duplicidade, bem como em bexigas disfuncionais e na presença de sáculos paraureterais, embora os resultados nessas circunstâncias não sejam tão satisfatórios. A introdução dessa técnica alterou significativamente a conduta terapêutica do RVU em todo o mundo, uma vez que o tratamento endoscópico passou a substituir, com vantagens, tanto a profilaxia antibacteriana de longo prazo nos RVU de baixo grau, como a cirurgia aberta nos RVU de grau intermediário[39].

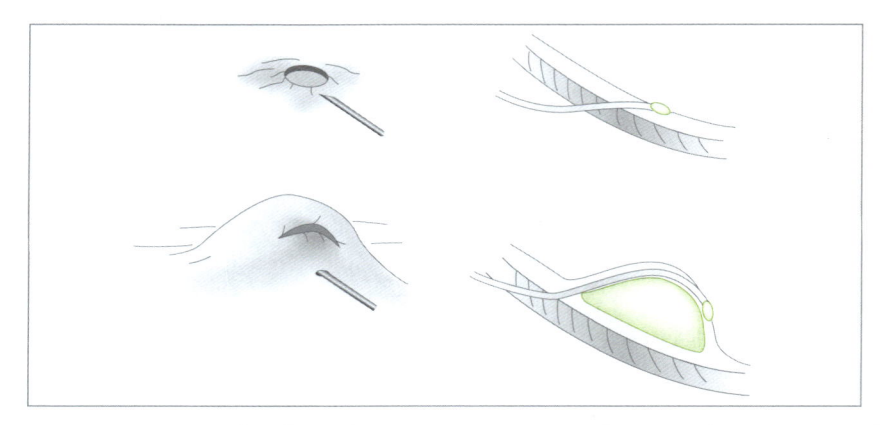

FIGURA 8.7 Tratamento endoscópico do RVU com injeção na submucosa do meato ureteral de substância inabsorvível, alongando a junção ureterovesical e oferecendo suporte a ela.

CONCLUSÕES

O RVU aumenta significativamente o risco de PN e de cicatriz renal na presença de ITU. A resolução do RVU reduz a incidência de PN, embora não interfira na incidência das ITU. A presença de micção disfuncional aumenta o risco de PN e consequente cicatriz renal, bem como RVU persistente e falha do tratamento cirúrgico. A escolha entre os métodos de tratamento deve ser individualizada, de acordo com as condições clínicas e sociais, bem como a aceitação do tratamento proposto. O tratamento cirúrgico, quando indicado, também depende das condições anatômicas de cada caso, bem como da familiaridade técnica do cirurgião. As técnicas minimamente invasivas, em particular a endoscópica, são uma alternativa atraente de tratamento para pacientes com insucesso no tratamento clínico ou alto risco de lesão renal progressiva. É importante que os pacientes sejam acompanhados mesmo após a cura do RVU, a fim de se detectar o aparecimento tardio de insuficiência renal ou hipertensão. Essa recomendação tem maior importância nas crianças que desenvolveram cicatrizes renais na vigência ou depois do tratamento.

📖 REFERÊNCIAS BIBLIOGRÁFICAS

1. Godley ML. Veicoureteral reflux: pathophysiology and experimental studies. In: Gearhart JP, Rink RC, Mouriquand PDE, editors. Pediatric urology. Philadelphia: WB Saunders; 2001. p.359-81.
2. Belman AB. Vesicoureteral reflux. Pediatr Clin North Am. 1997;44(5):1171-9.
3. Goldraich NP, Goldraich IH. Followup of conservatively treated children with high and low grade vesicoureteral reflux: a prospective study. J Urol. 1992;148(5 Pt 2):1688-92.
4. Thomas D. Prenatally detected uropathy: epidemiological considerations. Br J Urol. 1998;81(Suppl 2):8-12.

5. Herndon CDA, McKenna PH, Kolon TF, Gonzales ET, Baker LA, Docimo SG. A multicenter outcomes analysis of patients with neonatal reflux presenting with prenatal hydronephrosis. J Urol. 1999;162(3 Pt 2):1203-8.
6. Stock JA, Wilson D, Hanna MK. Congenital reflux nephropathy and severe unilateral fetal reflux. J Urol. 1998;160(3 Pt 2):1017-8.
7. Darge K. Voiding urosonography with US contrast agents for the diagnosis of vesicoureteric reflux in children. II. Comparison with radiological examinations. Pediatr Radiol. 2008;38(1):54-63.
8. Hodson EM, Wheeler DM, Vimalchandra D, Smith GH, Craig JC. Interventions for primary vesicoureteric reflux. Cochrane Database Syst Rev. 2007;18(3):CD001532.
9. Majd M, Rushton HG. Renal cortical scintigraphy in the diagnosis of acute pyelonephritis. Semin Nucl Med. 1992;22(2):98-111.
10. Rushton HG, Majd M. Dimercaptosuccinic acid renal scintigraphy for evaluation of pyelonephritis and scarring: review of experimental and clinical studies. J Urol. 1992;148(5 Pt 2):1726-32.
11. Olbing H, Claesson I, Ebel KD, Seppanen U, Smellie JM, Tamminen-Mobius T, et al. Renal scar and parenchymal thinning in children with vesicoureteral reflux – 5 year report of the International Reflux Study in Children (European Branch). J Urol. 1992;148(5 Pt 2):1653-6.
12. Khoury AE, Bägli DJ. Vesicoureteral reflux. In: Wein AJ, Kavoussi, LR, Partin AW, Peters CA (eds.). Campbell-Walsh Urology. 11th ed. Philadelphia: Elsevier; p.3134-72.
13. Tamminen-Mobius T, Brunier E, Ebel KD, Lebowitz R, Olbing H, Seppanen U, et al. Cessation of vesicoureteral reflux for 5 years in infants and children allocated to medical treatment. The International Reflux Study in Children. J Urol. 1992;148(5 Pt 2):1662-6.
14. Elder JS, Peters CA, Arant BS, Ewalt DH, Hawtrey CE, Hurwitz RS, et al. Pediatric vesicoureteral reflux guidelines panel summary report on the management of primary vesicoureteral reflux in children. J Urol. 1997;157(5):1846-51.
15. Williams GJ, Wei L, Lee A, Craig JC. Long-term antibiotics for preventing recurrent urinary tract infection in children. Cochrane Database Syst Rev. 2006;19(3):CD001534.
16. Feldman AS, Bauer SB. Diagnosis and management of dysfunctional voiding. Curr Opin Pediatr. 2006;18(2):139-47.
17. Koff SA, Wagner TT, Jayanthi VR. The relationship among dysfunctional elimination syndromes, primary vesicoureteral reflux and urinary tract infections in children. J Urol. 1998;160(3 Pt 2):1019-22.
18. Cooper CS, Chung BI, Kirsch AJ, Canning D, Snyder HM. The outcome of stopping prophylactic antibiotics in older children with vesicoureteral reflux. J Urol. 2000;163(1):269-73.
19. Al-Sayyad AJ, Pike JG, Leonard MP. Can prophylactic antibiotics safely be discontinued in children with vesicoureteral reflux? J Urol. 2005;174(4 Pt 2):1587-9.
20. Naseer SR, Steinhardt GF. New renal scars in children with urinary tract infections, vesicoureteral reflux and voiding dysfunction: a prospective evaluation. J Urol. 1997;158(2):566-8.
21. Fraga Rodriguez GM, Escribano Subias J, Benito Acin E. Current status of antibiotic prophylaxis in primary vesicoureteral reflux in children. Arch Esp Urol. 2008;61(2):236-43.
22. Elder JS. Therapy for vesicoureteral reflux: antibiotic prophylaxis, urotherapy, open surgery, endoscopic injection, or observation? Curr Urol Rep. 2008;9(2):143-50.
23. Koyle MA, Caldamone AA. Part 4: Considerations regarding the medical management of VUR: what have we really learned? Curr Med Res Opin. 2007;23(Suppl 4):S21-5.
24. Hensle TW, Hyun G, Grogg AL, Eaddy M. Part 2: Examining pediatric vesicoureteral reflux: a real world evaluation of treatment patterns and outcomes. Curr Med Res Opin. 2007;23(Suppl 4):7-13.
25. Faust WC, Pohl HG. Role of prophylaxis in vesicoureteral reflux. Curr Opin Urol. 2007;17(4):252-6.
26. Williams GJ, Wei L, Lee A, Craig JC. Long-term antibiotics for preventing recurrent urinary tract infection in children. Cochrane Database Syst Rev. 2006;19(3):CD001534.
27. Brandström P, Esbjoner E, Herthelius M. The Swedish reflux trial in children. Urinary tract infection pattern. J Urol. 2010b;184:286-91.

28. Austin JC, Cooper CS. Vesicoureteral reflux: surgical approaches. Urol Clin North Am. 2004;31(3):543-57.
29. Hodson EM, Wheeler DM, Vimalchandra D, Smith GH, Craig JC. Interventions for primary vesicoureteric reflux. Cochrane Database Syst Rev. 2007;18(3):CD001532.
30. Demède D, Cheikhelard A, Hoch M, Mouriquand P. Evidence-based medicine and vesicoureteral reflux. Ann Urol. 2006;40(3):161-74.
31. Heidenreich A, Ozgur E, Becker T, Haupt G. Surgical management of vesicoureteral reflux in pediatric patients. World J Urol. 2004;22(2):96-106.
32. Duckett JW, Walker RD, Weiss R. Surgical results: International Reflux Study in Children (United States Branch). J Urol. 1992;148(5 Pt 2):1674-5.
33. Hjalmas K, Lohr G, Tamminen-Mobius T, Seppanen J, Olbing H, Wikstrom S. Surgical results: International Reflux Study in Children (Europe). J Urol. 1992;148(5 Pt 2):1657-61.
34. Gool JD van, Hjalmas K, Tamminen-Mobius T, Olbing H. Historical clues to the complex of dysfunctional voiding, urinary tract infection and vesicoureteral reflux. J Urol. 1992;148(5 Pt 2):1699-702.
35. Minevich E, Wacsman J, Lewis AG, Sheldon CA. Incidence of contralateral vesicoureteral reflux following unilateral extravesical detrusorrhaphy (ureteroneocystostomy). J Urol. 1998;159(6):2126-8.
36. Minevich E, Aronoff D, Wacksman J, Sheldon CA. Voiding dysfunction after bilateral extravesical detrusorrhaphy. J Urol. 1998;160(3 Pt 2):1004-6.
37. Barrieras D, Lapointe S, Reddy PP, Williot O, McLoire GA, Bagli D, et al. Urinary retention after bilateral extravesical ureteral reimplantation: does dissection distal to the ureteral orifice have a role? J Urol. 1999;162(3 Pt 2):1197-200.
38. Canning DA. Laparoscopic extravesical reimplantation for postpubertal vesicoureteral reflux. J Urol. 2005;174(3):1103-4.
39. Dénes FT, Mitre AI, Arap MA, Duarte RJ, Chambo JL, Brito AH, et al. Laparoscopic anti-reflux plasty: experience of the University of São Paulo. Arch Esp Urol. 2008;61(2):258-62.
40. Bilgutay AN, Kirsch AJ. Robotic ureteral reconstruction in the pediatric population. Front Pediatr. 2019;7:85.
41. Puri P. Endoscopic treatment of vesicoureteral reflux. In: Gearhart JP, Rink RC, Mouriquand PDE, editors. Pediatric urology. Philadelphia: WB Saunders; 2001. p.411-20.
42. Sugiyama T, Hanai T, Hashimoto K, Umekawa T, Kurita T. Long-term outcome of the endoscopic correction of vesico-ureteric reflux: a comparison of injected substances. BJU Int. 2004;94(3):381-3.
43. Pelletier AK, Anderson PA, Schwarz RD. Comparison of different substances for subureteric injection in the management of vesicoureteric reflux in children. Can J Urol. 2005;12(4):2774-7.
44. Choi W, Nam W, Lee C, Han JH, Shin JH, Kim KS, et al. Long-term outcomes of endoscopic anti-reflux surgery in pediatric patients with vesicoureteral reflux: urinary tract infection, renal scarring and predictive factors for success. J Korean Med Sci. 2018;33(38):e240.
45. Friedmacher F, Colhoun E, Puri P. Endoscopic injection of dextranomer/hyaluronic acid as first line treatment in 851 con-secutive children with high grade vesicoureteral reflux: efficacy and long-term results. J Urol. 2018;200(3):650-5.
46. Chung JM, Park CS, Lee SD. Postoperative ureteral obstruction after endoscopic treatment for vesicoureteral reflux. Korea J Urol. 2015;56(7):533-9.

9 Válvula de uretra posterior

Francisco Tibor Dénes
Marcos Giannetti Machado

APÓS LER ESTE CAPÍTULO, VOCÊ ESTARÁ APTO A:
• Descrever a fisiopatologia da válvula de uretra posterior.
• Fazer o diagnóstico correto da válvula e de suas eventuais sequelas anatômicas e funcionais no trato urinário.
• Orientar o tratamento adequado dos portadores de válvula de uretra posterior nos diversos graus de comprometimento do trato urinário.

INTRODUÇÃO

A válvula de uretra posterior (VUP) é uma obstrução congênita da porção proximal da uretra que ocorre exclusivamente no sexo masculino.

Possui espectro de acometimento variável, de acordo com a intensidade da obstrução dela resultante, e, como consequência, pode implicar danos em todo trato urinário a montante, desde o período intrauterino até a vida adulta.

Historicamente, Morgani descreveu essa variação anatômica em cadáver no século XVIII. Langenbeck, em 1802, apresentou o primeiro caso em paciente vivo[1]. Contudo, foi somente em 1919 que Hugh Hampton Young descreveu e classificou o aspecto endoscópico da válvula de uretra posterior, relacionando-o às suas características obstrutivas e afirmando a necessidade de seu tratamento por via vesical ou endoscópica[2].

Na época da publicação do clássico trabalho de Young, o diagnóstico de válvula de uretra posterior era associado a 100% de mortalidade. A taxa permaneceu alta, em torno de 50%, até meados dos anos 1950[3]. Com incidência de 1 a cada 3.000-8.000 nascidos vivos do sexo masculino, a válvula de uretra posterior é a causa anatômica mais frequente de obstrução primária infravesical na população pediátrica, sendo também a doença obstrutiva congênita que mais acarreta insuficiência renal terminal.

Com a popularização do diagnóstico ultrassonográfico antenatal, atualmente, quase 80% dos casos de válvula de uretra posterior têm seu diagnóstico suspeitado dessa forma, o que possibilita inclusive o início precoce do seu tratamento[4]. Ainda, com o melhor conhecimento da fisiopatologia e a evolução natural da doença, aliados ao progresso científico representado pelo diagnóstico antenatal, pelo aprimoramento de procedimentos endourológicos, pelo desenvolvimento de técnicas de diálise e pelo avanço do transplante renal, a mortalidade caiu drasticamente para menos de 3% em séries recentes. Contudo, a morbidade da doença segue ainda muito elevada, com 25 a 40% dos pacientes evoluindo para algum grau de insuficiência renal terminal antes dos 20 anos de idade, gerando grande impacto social e econômico[5].

A doença primária é representada pela obstrução uretral variável, provocada por pregas da mucosa na uretra prostática, originadas junto ao *verumontanum*, que se estendem lateralmente até a parede anterior da uretra. Essas pregas são descritas como dois folhetos laterais (valvas), cujo grau de obstrução depende do grau de fusão desses folhetos[6,7]. Caracteristicamente, o fluxo urinário anterógrado ressalta as pregas mucosas, que ficam armadas como velas ao vento, causando efeito de obstrução (Figura 9.1). No sentido retrógrado, as valvas permitem facilmente tanto o fluxo de contraste na uretrocistografia como a cateterização uretral, não havendo obstrução nesse sentido.

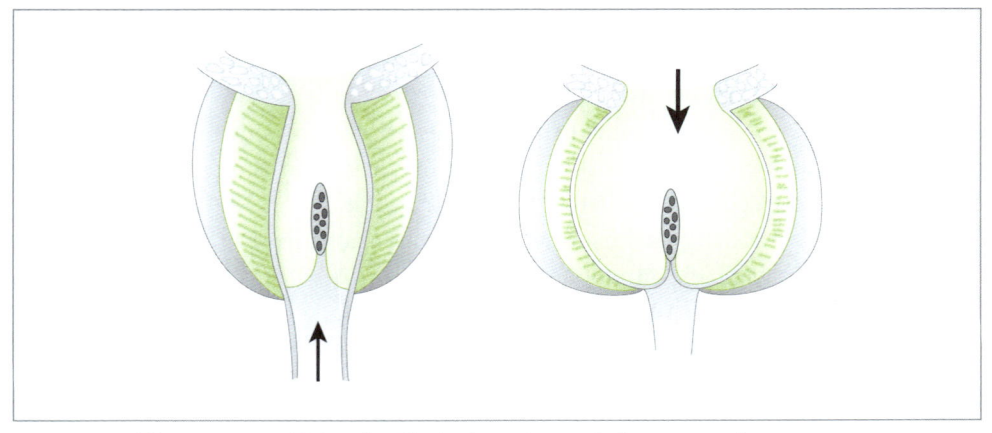

FIGURA 9.1 Diagrama anatômico da válvula de uretra posterior com as duas pregas mucosas ancoradas no *verumontanum*: à esquerda, em repouso (sem resistência ao eventual fluxo retrógrado) e, à direita, ambas as pregas armadas pelo fluxo miccional, provocando grande resistência.

A obstrução ao fluxo anterógrado normal de urina gera, secundariamente, consequência a montante sobre a uretra posterior, a bexiga e o trato urinário superior. A mais característica é a dilatação fusiforme variável do segmento uretral a montante, identificada na uretrocistografia miccional, que permite estabelecer o diagnóstico seguro na maioria dos casos. Também ocorrem alterações anatômicas e funcionais do colo vesical, da bexiga, dos ureteres e dos rins, com amplo espectro de apresentação clínica, laboratorial e de imagem, conforme a intensidade de obstrução gerada na uretra. Assim, podem ocorrer casos de obstrução mínima, que passam despercebidos muitas vezes até a idade adulta, bem como casos extremamente graves com insuficiência renal neonatal ou óbito fetal.

Apesar dos aperfeiçoamentos diagnósticos e terapêuticos, a exata origem embriológica das válvulas de uretra posterior permanece desconhecida[8,9].

FISIOPATOLOGIA

A obstrução da uretra pela VUP manifesta-se no início do segundo trimestre gestacional, após a diferenciação do restante do trato urinário, podendo ser identificada na ultrassonografia antenatal já a partir da 14ª semana de gestação nos casos mais graves.

Com a obstrução, o desenvolvimento e a maturação do trato urinário ocorrem na vigência de pressão intraluminar elevada, acarretando lesões a montante em todos os níveis, proporcionalmente ao seu grau de intensidade.

Na uretra, ocorrem dilatação e alongamento fusiforme do segmento entre a válvula de uretra posterior e o colo vesical. Dependendo do grau de dilatação da uretra posterior, pode-se formar um compartimento subcervical que dá a falsa impressão de estenose de colo vesical; no entanto, uma verdadeira obstrução a esse nível é pouco frequente. Embora indicada em alguns casos, muitas intervenções desnecessárias para abrir o colo vesical foram realizadas no passado, com base apenas na imagem obtida na uretrocistografia miccional.

Em resposta à obstrução infravesical, ocorrem hipertrofia e espessamento do músculo detrusor, com trabeculação e formação de divertículos. Em obstruções mais graves, há alterações histológicas do detrusor com diminuição do conteúdo muscular e aumento de matriz extracelular, basicamente colágeno, com consequentes dano funcional e diminuição da capacidade contrátil vesical.

A exposição continuada da bexiga a regimes pressóricos elevados propicia a progressão da lesão vesical e a impossibilidade de seu esvaziamento completo, gerando resíduos pós-miccionais progressivos, que a sobrecarregam ainda mais, em um verdadeiro ciclo vicioso, que pode terminar em falência vesical ou incapacidade de esvaziamento do órgão.

Caso exista anormalidade primária da junção ureterovesical ou se, pelo aumento das pressões intravesicais, ocorre a formação de divertículo paraureteral, também pode desenvolver-se o refluxo vesicoureteral (RVU) secundário. Este refluxo é acompanhado de alterações funcionais no ureter, ocasionando dilatação e prejuízo do mecanismo peristáltico do órgão.

Tanto o RVU como a elevada pressão intravesical provocam uretero-hidronefrose uni ou bilateral de graus variados, que também podem ser identificadas no período antenatal.

Dependendo do grau de obstrução infravesical e do RVU, desenvolve-se lesão parenquimatosa renal na forma de displasia ou nefrite intersticial. Especula-se que a natureza primária dessa lesão seja isquêmica, secundária à alta pressão intraluminal. A obstrução afeta a taxa de filtração glomerular, a capacidade de concentração urinária renal e a morfologia da pelve e dos cálices renais.

Na presença de infecção urinária associada, ocorre desenvolvimento de pielonefrite, com consequentes danos adicionais ao parênquima renal.

Conforme a intensidade da lesão parenquimatosa dos rins, pode haver evolução para insuficiência renal, seja por escassez de tecido renal funcionante ao nascimento, associada à displasia, seja por lesão subsequente decorrente de obstrução e infecção, eventualmente agravadas pela maior demanda funcional com o crescimento da criança. Cerca de 25 a 40% dos pacientes com VUP evoluem para insuficiência renal crônica (IRC), um terço deles logo após o nascimento (displasia) e o restante na época da puberdade, decorrente do aumento de demanda metabólica, dos danos adicionais por pielonefrite ou da glomerulosclerose por hiperfiltração[3,5,10].

Certas variações clínicas em pacientes com VUP podem exercer efeito protetor no desenvolvimento e na função renal. O RVU unilateral com hidronefrose ipsilateral acentuada pode estar associado à perda funcional do rim. Contudo, essa dilatação unilateral volumosa tende a absorver o impacto da pressão intravesical elevada, evitando assim a lesão do rim contralateral, que não possui RVU. Dessa forma, em longo prazo, a função renal global acaba sendo mantida pela preservação do rim não acometido por RVU, às custas do sacrifício do rim comprometido por RVU grave[11]. Igualmente, a presença de um divertículo vesical de grande tamanho também tende a acomodar o eventual aumento da pressão intravesical, atenuando o acometimento do trato urinário superior[12]. Essas situações de atenuação da pressão elevada são conhecidas como efeito descompressão ou efeito *pop-off* (Figura 9.2). Em 3 a 17% dos neonatos, também pode ocorrer refluxo calicotubular, que, aliado ao extravasamento perirrenal de urina por rotura do fórnice renal, forma o urinoma perinéfrico, ocasionalmente associado à presença de ascite urinosa. Embora evidencie a forte intensidade das pressões do RVU nesses casos, também representam proteção ao trato urinário superior, pela descompressão das cavidades pielocalicinais, com diminuição da lesão renal e preservação da sua função[13].

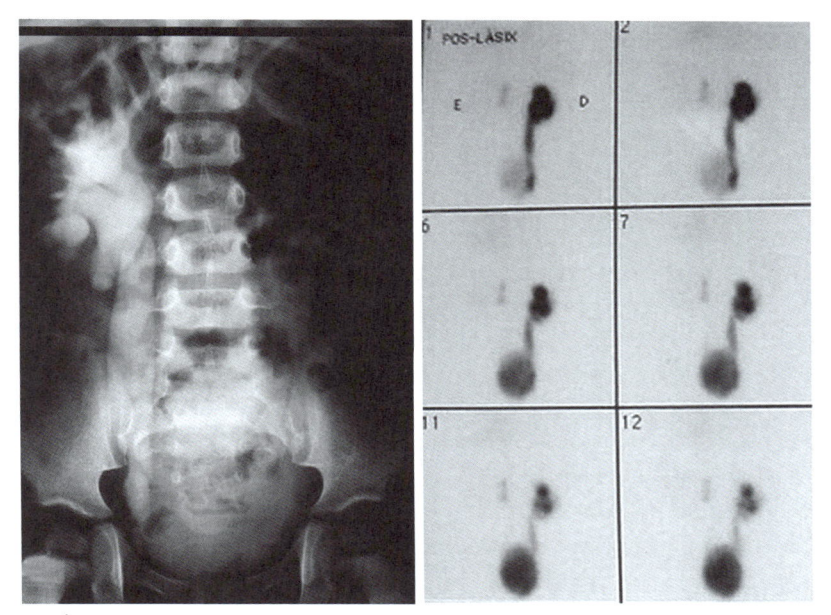

FIGURA 9.2 À esquerda, urografia excretora com dilatação pieloureteral do rim direito e ausência de contrastação do rim esquerdo. Renograma radioisotópico com DTPA à esquerda, evidenciando exclusão funcional do rim esquerdo.

QUADRO CLÍNICO

A ultrassonografia antenatal alterou profundamente o diagnóstico da VUP e, atualmente, a maioria dos casos é identificada pela investigação de uretero-hidronefrose intrauterina. A VUP representa a terceira causa de hidronefrose fetal, após estenose de junção ureteropiélica (JUP) e megaureter congênito, totalizando 10% dos casos. Se o diagnóstico de VUP é feito antes da 24ª semana de gestação, o prognóstico é extremamente desfavorável, com incidência de 53% de natimortos ou nascidos com IRC franca. A ultrassonografia antenatal normal, nessa fase de gestação, infelizmente não exclui a possibilidade de VUP, visto que em alguns casos a uretero-hidronefrose só aparece no período pós-natal.

Caracteristicamente, suspeita-se de VUP em fetos masculinos com bexiga persistentemente cheia, paredes espessadas, associada à dilatação pieloureteral bilateral variável e à eventual diminuição do volume do líquido amniótico. A característica dilatação associada da uretra posterior também pode ser ocasionalmente detectada no exame ultrassonográfico fetal. Oligo-hidrâmnio persistente está associado a déficit de função renal e dificuldade de maturação pulmonar, colocando o feto em risco[14]. O exame ultrassonográfico repetido é importante para avaliar a eventual progressão da dilatação do trato urinário fetal e do oligo-hidrâmnio no decorrer da gestação.

As punções intrauterinas do trato urinário fetal podem caracterizar o seu grau de comprometimento funcional pela análise bioquímica da urina colhida, particularmente na presença de dosagens elevadas de sódio, cloro, cálcio, osmolaridade e beta-2-microglobulina. Essas informações podem ser úteis na avaliação funcional e condução da gestação até o seu final. Dosagens de beta-2-microglobulina maiores que 13 mg/L quase sempre se associam à evolução fatal.

A drenagem vesicoamniótica ou renoamniótica pela inserção percutânea transamniótica de cateteres na bexiga e nos rins dilatados fetais tem sido relatada com sucesso, trazendo diminuição da hidronefrose. Questiona-se, contudo, a real eficácia desse método na prevenção da lesão parenquimatosa renal, principalmente quando esses procedimentos são realizados no terceiro trimestre da gestação, já com as lesões renais irreversivelmente instaladas. Além disso, essas punções não são isentas de riscos significativos, tanto para o feto como para a mãe[15].

Uma nova e promissora alternativa terapêutica fetal é a cistoscopia intrauterina (fetoscopia), realizada em casos com volume normal do líquido amniótico, que permite a ablação anterógrada ou das válvulas, evitando as complicações em longo prazo da derivação vesicoamniótica[16,17]. É, contudo, um procedimento de aplicação limitada, tanto do ponto de vista técnico, como pelo fato de que fetos com lesões displásicas graves já estabelecidas no rim por ocasião de sua realização não terão benefício em termos de melhora potencial da função renal. Adicionalmente, também apresenta riscos adicionais consideráveis de complicações maternas e fetais.

Na ausência de diagnóstico antenatal de VUP, o recém-nascido pode apresentar inúmeras manifestações nas primeiras horas de vida, em decorrência da natureza obstrutiva das válvulas. O quadro clínico varia de acordo com a gravidade da obstrução. A manifestação mais grave é a insuficiência respiratória decorrente da hipoplasia pulmonar causada pelo oligoidrâmnio e que, frequentemente, pode levar o neonato a óbito. No exame físico, pode-se observar retenção urinária, representada por globo vesical palpável. Massa renal palpável pode indicar uretero-hidronefrose associada. Também é possível observar a eventual distensão abdominal causada por ascite.

Em cerca de 30% dos casos, a micção ocorre tardiamente e com jato muito fraco. Nessas condições, ela pode ser estimulada com auxílio de massagem do globo vesical. Entretanto, a micção com jato normal não elimina a possibilidade de válvula de uretra posterior.

Conforme o grau de comprometimento da função renal, podem ocorrer desequilíbrio hidreletrolítico e acidose progressiva, com elevação dos níveis de ureia e creatinina. O neonato também pode apresentar-se já em insuficiência renal terminal e necessitar de diálise imediata.

Quando ocorre infecção associada do trato urinário (ITU), ela evolui frequentemente para sepse, observando-se rápida deterioração clínica com agravamento associado da função renal.

Em circunstâncias mais raras, o diagnóstico de VUP pode ser suspeitado tardiamente na infância, na presença de obstrução uretral discreta, que não acarreta os sintomas intensos de retenção ao nascimento, nem hidronefrose detectável na ultrassonografia ante e pós-natal. Essas crianças têm como manifestação clínica o jato urinário fraco ou a micção prolongada, além de dificuldade em adquirir continência tanto diurna como noturna.

Pacientes com VUP podem apresentar polidipsia e poliúria em consequência da nefropatia associada à perda de sal. Nesses casos, a incontinência urinária é mais frequente. Quando existe comprometimento anatômico e funcional do trato urinário superior, pode haver retardo no desenvolvimento ponderal e no crescimento. A estase urinária por resíduo pós-miccional e o eventual refluxo vesicoureteral podem facilitar a ocorrência de infecções frequentes do trato urinário, piorando o quadro clínico e exacerbando a sintomatologia miccional[18].

AVALIAÇÃO DIAGNÓSTICA

Na ausência de diagnóstico antenatal, a suspeita de VUP é levantada em toda criança do sexo masculino com dificuldade ou disfunção miccional, com ou sem ITU e eventual dilatação do trato urinário, independentemente da idade. Essa suspeita é reforçada nos casos de sepse urinária associada à presença de globo vesical palpável.

O exame físico pode variar desde o normal, em crianças maiores, até a presença de massa vesical ou renal em recém-nascidos ou lactentes de baixo peso.

A avaliação metabólica e de função renal, com exames de laboratório que avaliem ureia, creatinina, eletrólitos e gasometria, muitas vezes faz-se necessária em caráter de urgência. Imediatamente após o nascimento, a creatinina sérica reflete a função renal materna. Apenas 72 a 96 horas após o nascimento é que seus valores serão representativos da real função renal do recém-nascido. A cultura de urina é importante para descartar infecção, devendo ser colhida, preferencialmente, por punção suprapúbica.

A ultrassonografia, realizada nos casos suspeitos a partir do segundo dia de vida, permite a avaliação morfológica de todo o trato urinário, particularmente da espessura e da ecogenicidade do parênquima renal, a presença de cistos corticais e perda da diferenciação corticomedular, além da dilatação ureteropiélica, presente em até 90% dos casos. Coleções perirenais e ascite também podem ser evidenciadas. Em relação à bexiga, podem-se medir seu tamanho e a espessura da parede, além do resíduo pós-miccional. É possível caracterizar dilatação da uretra prostática, porém sua ausência na ultrassonografia não elimina a hipótese de VUP. Com a realização de exames repetidos, é possível avaliar a progressão da dilatação do trato urinário.

A uretrocistografia miccional (UCM) permite o diagnóstico de certeza da válvula de uretra posterior e sua normalidade elimina, na maioria dos casos, a hipótese dessa afecção. Por causa de seu caráter invasivo, com necessidade de sondagem vesical e injeção retrógrada de contraste, deve ser realizada em condições assépticas, na ausência de infecção e quando a criança apresentar condições clínicas estáveis. É recomendável que recém-nascidos com bexiga palpável e jato miccional fraco sejam sondados imediatamente para melhor avaliação do débito urinário e do alívio da obstrução. Esse procedimento deve ser cuidadoso e monitorado com ultrassonografia, para evitar que a sonda fique enrolada no interior da uretra posterior dilatada, uma vez que o colo vesical hipertrofiado pode impedir a progressão adequada da sonda. Particularmente arriscada é a utilização de sonda Folley, pelo risco de insuflação do seu balão no interior da uretra posterior. Uma vez sondado adequadamente, o neonato poderá ser submetido à UCM já a partir da primeira semana de vida. Recomenda-se o uso de sonda de fino calibre para permitir a correta avaliação da válvula na fase miccional e evitar dano à uretra. Atualmente, recomenda-se que a UCM seja realizada em sala de cirurgia, sob condições assépticas, imediatamente antes da ablação endoscópica da VUP, para evitar ITU pela manipulação.

Os achados radiológicos predominantes são: hipertrofia do colo vesical e alongamento com dilatação significativa da uretra prostática, com pouco ou nenhum fluxo de contraste para a uretra distal na fase miccional. Também se observam trabeculação e deformidade vesical, com presença de divertículos e RVU uni ou bilateral de intensidade variável em até 50% dos casos (Figuras 9.3 e 9.4). A válvula propriamente dita pode ser, ocasionalmente, visualizada com uso de contraste diluído, sendo identificada como tênue imagem de subtração na transição entre a uretra posterior dilatada e a distal. Além disso, para melhor visualização da uretra, recomenda-se a realização de exposições laterais e oblíquas.

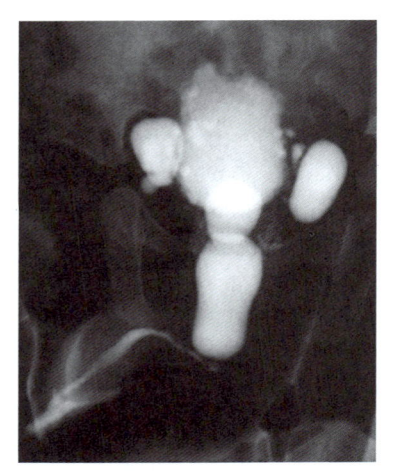

FIGURA 9.3 Cistouretrografia miccional revelando dilatação acentuada da uretra posterior, trabeculação vesical e presença de divertículos vesicais (predominando os divertículos paraureterais bilateralmente).

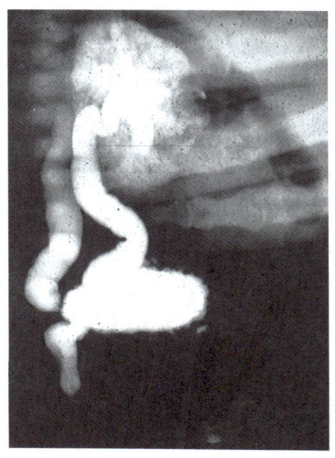

FIGURA 9.4 Cistouretrografia miccional com dilatação da uretra posterior, trabeculação vesical e refluxo ureteral bilateral, com refluxo pielotubular em um dos rins.

A cintilografia renal com DMSA permite a avaliação estrutural do parênquima renal, além da quantificação da função diferencial, que possuem valor prognóstico no acompanhamento do caso. O renograma radioisotópico com DTPA associado à injeção de diurético avalia eventual obstrução ureteral associada, pelo retardo de sua excreção. Ambos os exames cintilográficos ficam comprometidos no caso de déficit funcional acentuado, obstrução importante ou infecção urinária não tratada, devendo ser realizados apenas ao término do primeiro mês de vida, quando a função renal do recém-nascido está totalmente amadurecida.

Muito utilizada anteriormente para avaliação estrutural e funcional do trato urinário superior a partir da terceira semana de vida, a urografia excretora tem sido abandonada em razão da irradiação inerente do método, bem como da exígua informação que pode ser adicionada àquelas obtidas pela ultrassonografia e por exames cintilográficos.

A cistoscopia diagnóstica fica reservada aos casos nos quais os exames anteriores não conseguiram caracterizar definitivamente o diagnóstico de válvula de uretra posterior, devendo ser terapêutica no caso de confirmação do diagnóstico, com eventual ablação da VUP no mesmo procedimento[19].

Hendren[20] propôs uma classificação clínica de acordo com os achados clínicos e radiológicos. No grupo 1, os pacientes apresentam-se sem anormalidades anatômicas, como trabeculação vesical, divertículos parauretais, RVU ou uretero-hidronefrose. No grupo 2, apresentam pequenas anormalidades do trato urinário inferior, mas o trato superior permanece intacto. No grupo 3, identifica-se RVU importante associado à deterioração discreta do trato superior, enquanto no grupo 4 incluem-se casos graves com uretero-hidronefrose importante, associada à insuficiência renal. Em casuística de 124 pacientes com RVU, Kurth et al.[21] relatam 42,74% dos pacientes do grupo 1, 33,87% do 2, 14,51% do 3 e 8,88% do 4.

DIAGNÓSTICO DIFERENCIAL

O quadro clínico da VUP pode ser semelhante ao de outras doenças que alteram o esvaziamento vesical, como bexiga neurogênica, obstrução primária do colo vesical, hipertrofia do *verumontanum*, atresia ou divertículo da uretra e ureterocele ectópica. Já algumas nefropatias, como nefrite intersticial, doença policística e diabete insípida nefrogênica, podem causar quadro de poliúria com incontinência, causando confusão com uropatia obstrutiva por VUP.

Os achados radiológicos da síndrome de *prune belly* (SPB), como megabexiga, uretero-hidronefrose maciça bilateral e oligo-hidrâmnio, podem simular o diagnóstico de VUP. Além do aspecto físico característico dos pacientes com SPB, na cistografia miccional, o colo vesical aparece hipertrófico na VUP, enquanto na SPB aparece completamente aberto, em continuidade com a uretra posterior.

Na maioria dos casos, a UCM permite o diagnóstico adequado da lesão uretral. Em casos duvidosos, o exame urodinâmico e a endoscopia colaboram com o diagnóstico.

TRATAMENTO

Quando um recém-nascido ou lactente se apresenta com diagnóstico de VUP, não raramente se encontra em condições clínicas graves, em decorrência de distúrbio hidreletrolítico, desidratação, infecção e insuficiência renal ou respiratória, esta decorrente da hipoplasia pulmonar associada ao oligo-hidrâmnio. Nesses pacientes, é prioritário o suporte respiratório, associado à drenagem vesical, além da reposição hidreletrolítica e do tratamento da eventual infecção. Diálise imediata também faz parte do arsenal terapêutico atual. Com esses cuidados, observou-se melhora significativa na sobrevida neonatal de pacientes com VUP de 55 para 97%.

A drenagem de urgência deve ser feita por sondagem uretral com sonda de fino calibre, para evitar trauma de uretra, ou por meio de punção suprapúbica (cistostomia). Como já mencionado, pode haver dificuldade na introdução da sonda uretral até a bexiga, pois a sonda pode enrolar-se no nível da uretra posterior dilatada, em decorrência do colo vesical fechado, podendo, então, causar traumatismo nesse segmento uretral e drenagem urinária ineficaz.

Os riscos de contaminação são menores com a cistostomia suprapúbica, mas a inserção adequada e a manutenção do cateter suprapúbico podem ser dificultadas pelo espessamento e pela hipercontratilidade da parede vesical. Ocasionalmente, em casos graves associados à insuficiência renal ou sepse urinária, é necessária a derivação prolongada para se obter a estabilização anatômica e funcional do trato urinário superior. Nesses casos, recomenda-se a vesicostomia[22]. Ocasionalmente, constata-se que mesmo a drenagem vesical é insuficiente para descomprimir o trato urinário superior, devendo-se realizar uma derivação mais alta do trato urinário, seja pela ureterostomia ou pielostomia cutâneas. Nessa faixa etária, devem ser evitadas as drenagens entubadas (Figura 9.5).

As derivações altas, embora descomprimam eficazmente o trato urinário, podem trazer consigo a desfuncionalização prolongada da bexiga. Por essa razão, quando necessária a derivação alta, recomenda-se, preferencialmente, a ureterostomia em "Y", que permite que parte do fluxo urinário seja direcionado para a bexiga, facilitando a preservação da sua função. Desse modo, a drenagem alta deve ser sempre criteriosamente indicada, existindo consenso atual sobre sua indicação apenas para casos comprovados de obstrução grave com risco de sepse ou uremia[23].

Uma vez assegurada a drenagem do trato urinário, o tratamento do desequilíbrio hidreletrolítico, da infecção e da uremia prossegue até a estabilização do quadro clínico e nefrológico, por período de duração variável.

Apesar de acelerar a estabilização metabólica e clínica, particularmente nos casos de sepse, estudos retrospectivos com acompanhamento tardio de pacientes com VUP têm demonstrado que a derivação urinária prévia não se traduziu nem em melhora nem em piora significativa na função renal final dos pacientes, provavelmente pela existência de lesões displásicas preexistentes nos rins[24-26].

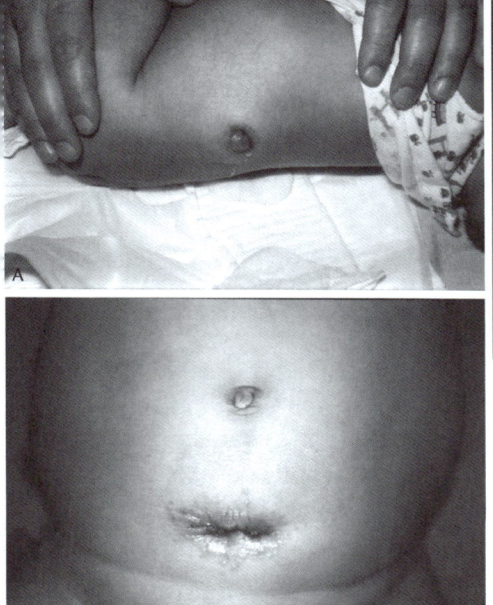
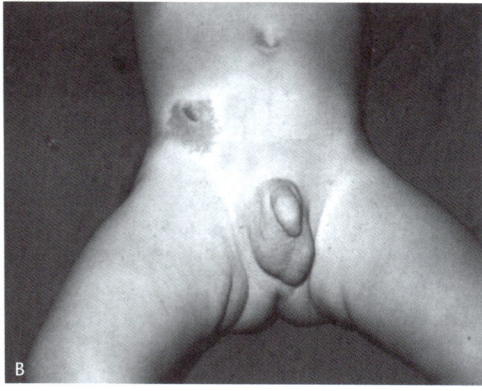

FIGURA 9.5 Derivações urinárias cutâneas do trato urinário. A: Pielostomia; B: ureterostomia; C: vesicostomia.

Ao se avaliar eventuais efeitos da desfuncionalização vesical prolongada pela realização de derivações urinárias altas na função tardia da bexiga, alguns estudos não confirmaram efeito deletério a longo prazo[26,27]. Por sua vez, a ablação endoscópica primária da VUP permitiu, na maioria dos casos, a preservação da função renal, mesmo em pacientes com grande dilatação do trato urinário superior. Provavelmente, a lesão renal congênita (displasia) e adquirida (pielonefrite) tem mais importância na evolução da função renal a longo prazo que o tipo de tratamento instituído inicialmente. Portanto, aceita-se, atualmente, que a ablação primária da VUP, associada a cuidados na prevenção de pielonefrite, pode preservar adequadamente a função renal, sendo o tratamento inicial de escolha. As derivações urinárias ficam reservadas aos casos extremamente graves, associados ao déficit funcional grave ou ao quadro infeccioso de difícil controle, relacionado ou não à sepse[22,23].

O tratamento da válvula propriamente dita deve ser feito quando a função renal e as condições clínicas do paciente estão estabilizadas, independentemente da idade e do grau de dilatação do trato urinário. Atualmente, existe tendência para o tratamento primário da VUP, logo após a estabilização do quadro metabólico e a erradicação de eventual infecção. É evidente que, em pacientes com derivação urinária prévia, o tratamento da válvula é condição fundamental para a desderivação.

Com a miniaturização dos aparelhos de endoscopia, os procedimentos de ressecção da VUP por via perineal estão atualmente proscritos. Também não se recomendam mais as técnicas de rotura às cegas das válvulas, seja com emprego de pequenas alças metálicas por via retrógrada, seja pela passagem forçada de sondas por via anterógrada, em razão dos potenciais riscos de trauma uretral associados.

Em recém-nascidos, a uretrocistoscopia pode ser realizada com pouco risco de trauma uretral, utilizando-se os modernos cistoscópio pediátricos de pequeno calibre. Para minimizar o trauma uretral pala inserção do cistoscópio, recomenda-se a cuidadosa dilatação uretral prévia da uretra com sondas plásticas. Ao nível da uretra prostática, podem-se visualizar as pregas de mucosa que se inserem no *verumontanum*; caso isso não ocorra facilmente, deve-se inverter o fluxo de líquido na uretra, comprimindo-se a bexiga cheia com a torneira do cistoscópio aberta. Com essa manobra, as válvulas obstrutivas assumem aspecto estufado pelo fluxo anterógrado do líquido de irrigação, sendo distinguidas das pregas normais de mucosa[28,29].

A ablação da válvula pode ser realizada com diferentes tipos de instrumentos, como faca fria, eletrodo de cauterização, gancho com ou sem cauterização ou, mais recentemente, com a fibra de *laser*. O resultado dos diferentes instrumentos é equivalente, observando-se o cuidado de direcioná-los exclusivamente para a secção dos folhetos valvares. A desinserção completa das válvulas não é o objetivo desse procedimento, visto que pode causar lesão da própria uretra. Deve-se evitar qualquer cauterização excessiva distalmente ao *verumontanum*, pelo risco de causar lesão no esfíncter externo ou estenose de uretra.

O colo vesical, por mais obstrutivo que possa parecer, não deve ser incisado por ocasião da cauterização da válvula, pela potencial regressão da hipertofia do colo na evolução (Figura 9.6), aliada aos riscos de futura ejaculação retrógrada do paciente. Se já existe cistostomia ou vesicostomia prévias, pode-se realizar a cauterização anterógrada da VUP por via transvesical, que permite ampla visualização da uretra posterior e das válvas uretrais, estufadas pelo fluxo anterógrado do líquido. Nesse acesso, a inserção retrógrada de um pequeno cateter uretral auxilia na identificação do local exato da cauterização[30].

Após o procedimento, recomenda-se o uso de sonda uretral por período de 3 dias, para eliminar possível edema que acarrete obstrução. Nos casos de acesso anterógrado, retira-se a cistostomia ou fecha-se a vesicostomia simultaneamente.

Após a retirada da sonda, o paciente deve ser acompanhado cuidadosamente, avaliando-se as condições de esvaziamento vesical, da função renal e da dilatação do trato urinário superior, além da presença de infecção.

Em geral, após a cauterização da VUP, observa-se estabilização da função renal, com grande capacidade de recuperação funcional e radiográfica do ureter e diminuição progressiva da dilatação. O RVU secundário à obstrução também tende a desaparecer. Esse processo, contudo, pode demorar anos.

Caso haja piora em algum desses parâmetros, com agravamento do estado clínico do paciente, deve-se, inicialmente, reavaliar a uretra com nova endoscopia, para certificar-se de sua permeabilidade. Restos valvares obstrutivos ou estenoses verdadeiras devem ser tratadas, podendo-se nessa fase também tratar a eventual persistência de estenose de colo vesical. Persistindo dilatação pieloureteral importante, com níveis elevados de creatinina, acima de 1 mg/dL, deve-se também excluir a obstrução da junção ureterovesical, cuja presença também pode determinar necessidade de tratamento específico.

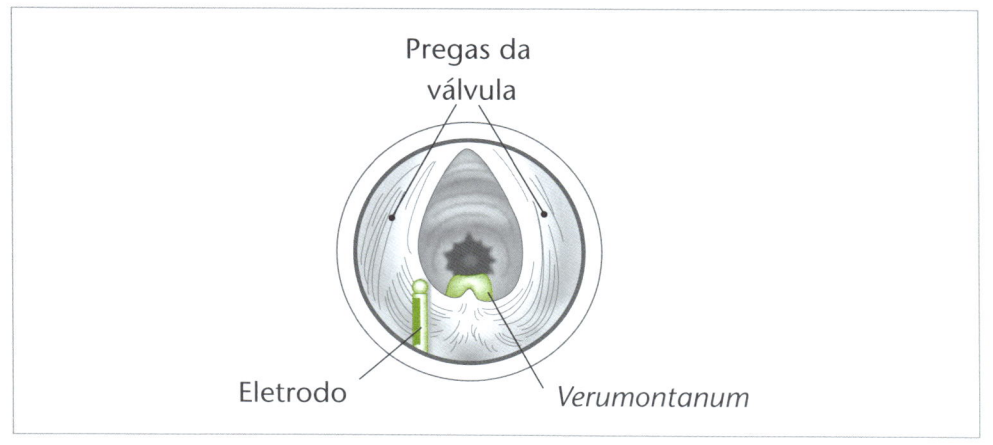

FIGURA 9.6 Local da cauterização das pregas mucosas da válvula de uretra posterior, em visão da uretrocistoscopia retrógrada.

Em crianças com VUP adequadamente cauterizadas e função renal estável ou melhorando, observa-se regressão espontânea tanto da hidronefrose como do RVU em 40 a 50% dos pacientes até 3 anos após a cauterização da VUP. No entanto, uma dilatação significativa do trato urinário superior pode persistir. Nesses pacientes, deve-se evitar a tentação de corrigir cirurgicamente a dilatação ureteropiélica, pelo grande risco de complicações. Algumas dessas crianças apresentam dilatação mais acentuada com o enchimento da bexiga, o que evidencia complacência vesical deficiente. Essa situação se agrava pela nefropatia associada que provoca poliúria, com enchimento rápido e frequente da bexiga. Esse grupo de pacientes deve ser tratado clinicamente com anticolinérgicos para diminuir a pressão vesical, além de esvaziamento frequente da bexiga com micção em 2 ou 3 tempos. O reimplante ureterovesical está indicado apenas nos casos em que o ureter permanece muito dilatado mesmo com a bexiga vazia, evidenciando obstrução na junção ureterovesical.

Com certa frequência, o RVU também pode persistir, embora com mais frequência apenas nas unidades não funcionantes. Na sua persistência, deve-se manter a profilaxia antibiótica e tratar a eventual disfunção da bexiga, a fim de diminuir as pressões intravesicais. No caso de necessidade de correção do RVU, em razão da infecção recorrente ou da deterioração do trato superior, existe risco de até 30% de complicação nos reimplantes ureterovesicais, por causa do espessamento e da trabeculação da parede vesical. Por essa razão, prefere-se o tratamento endoscópico do RVU com injeção submucosa de substâncias formadoras de volume[31].

Mesmo com o tratamento bem-sucedido da obstrução infravesical, a lesão histológica vesical, representada por diminuição do conteúdo muscular e aumento do conteúdo de colágeno, pode ter caráter irreversível e progressivo. Em uma fase inicial e compensada, os pacientes geralmente apresentam perdas urinárias diurnas e noturnas associadas à hipertrofia e à hiperatividade detrusora. Sabe-se que 14 a 75% dos pacientes têm algum comprometimento funcional da bexiga, que pode manifestar-se como retardo na obtenção da continência, provocada pela diminuição da complacência vesical e pela presença de instabilidade detrusora, associadas à urgência e à urgeincontinência, geralmente com esvaziamento completo da bexiga[32]. A educação miccional com micções de horário e a utilização de anticolinérgicos podem ajudar os pacientes nessa fase.

A persistência do refluxo vesicoureteral, o resíduo pós-miccional crescente e principalmente a poliúria, por déficit de concentração renal, com produção de urina de baixa osmolaridade em volumes desproporcionalmente elevados para a capacidade dos ureteres e bexigas mal funcionantes concorre para o agravamento da dilatação do trato urinário superior, bem como provoca sobrecarga funcional da bexiga[33]. Isso acarreta a descompensação vesical tardia, com diminuição do padrão de hipertonicidade e hiper--reflexia, e aparecimento de hipocontratilidade por falência miogênica do detrusor com o crescimento da criança, manifestando-se com grandes resíduos de urina na bexiga e perdas por transbordamento. Nessa fase de falência miogênica, o uso prolongado de anticolinérgicos pode agravar a hipotonia vesical.

Existe grande controvérsia sobre a influência do tratamento sobre a função da bexiga. Crianças submetidas apenas à ablação primária da válvula comparadas àquelas submetidas primariamente à derivação urinária com ablação tardia da válvula poderiam ter supostamente evoluções diferentes. Há diversos estudos na literatura com resultados conflitantes. Considera-se hoje que a desfuncionalização vesical resultante das derivações urinárias não acrescenta lesão à bexiga, apenas atrasa sua recuperação funcional pós-desobstrução[34,35].

O exame urodinâmico é fundamental para definir a estratégia terapêutica em relação à incontinência urinária após a cauterização da VUP. Em razão do caráter evolutivo do comportamento vesical de algumas crianças, é necessária a repetição frequente desse exame para identificar precocemente alterações que exigem mudanças no esquema terapêutico[36].

Nas crianças com hiperatividade detrusora, devem-se empregar anticolinérgicos. Caso não se observe melhora clínica e funcional, ou exista perda significativa da capacidade funcional e complacência vesical, com deterioração do trato urinário superior, existe a indicação de cateterismo intermitente ou noturno para adequada drenagem do trato urinário superior com baixas pressões intravesicais. Em casos especiais, deve-se considerar a ampliação vesical, que melhora a capacidade funcional e a complacência vesical. O uso indevido de anticolinérgicos pode acelerar a falência miogênica do detrusor, com consequente hipotonia vesical[37]. Na evolução para disfunção vesical miogênica tardia, recomendam-se a suspensão dos anticolinérgicos e a instituição de micções repetidas em horário e em 2 a 3 tempos, podendo-se, em casos mais graves, associar cateterismo intermitente ou prolongado, particularmente no período noturno[38,39].

O paciente portador de válvula de uretra posterior deverá ser acompanhado de perto e com frequência por equipe médica urológica e nefrológica do nascimento até a vida adulta. Apesar de todo o progresso realizado no diagnóstico e no tratamento da doença, ainda de 20 a 30% dos pacientes evoluem para insuficiência renal terminal na adolescência ou na idade adulta, necessitando de diálise ou transplante renal[40]. No acompanhamento desses pacientes, os principais fatores prognósticos são o nadir de creatinina no primeiro ano de vida e a presença de disfunção vesical progressiva, que deve ser agressivamente combatida[41].

Na vida adulta, os pacientes de VUP podem apresentar insuficiência renal em graus variados, muitos necessitando de transplante renal. A qualidade de vida dos adultos tende a ser equivalente à da população em geral, sendo limitada nos itens relacionados ao sono (pela poliúria) e à vida sexual (ereção e orgasmo são normais, porém a ejaculação é lenta ou ausente), além daqueles relacionados à diálise e ao transplante renal[42,43].

CONCLUSÕES

A VUP tem inúmeras manifestações, dependendo do grau de obstrução provocada pelas pregas de mucosa. Além da obstrução ao fluxo miccional, que provoca alterações vesicais em graus variáveis, a válvula pode causar lesões anatômicas e funcionais significativas do trato urinário superior, que resultam em insuficiência renal e eventual necessidade de transplante renal. O diagnóstico ante e neonatal e o tratamento tanto da válvula propriamente dita como das suas consequências imediatas e tardias podem limitar o dano ao trato urinário, assegurando a preservação de sua função. Por essa razão, torna-se importante a conscientização do obstetra, do neonatologista, do nefrologista e do urologista pediátrico para a identificação precoce dessa doença, permitindo o seu tratamento antes da instalação de lesões irreversíveis.

📖 REFERÊNCIAS BIBLIOGRÁFICAS

1. Dinneen MD, Duffy PG. Congenital urethral abnormalities. In: Krane RJ, Siroky MB, Fitzpatrick JM, editors. Clinical urology. Philadelphia: J. B. Lippincott; 1994. p.1048-58.
2. Young HH, Frontz RH, Baldwin JC. Congenital obstruction of the posterior urethra. J Urol. 1919;3:289-365.
3. Duffy PG. Posterior urethral valves and other urethral abnormalities. In: Thomas DFM, Rickwood AMK, Duffy PG, editors. Essentials of paediatric urology. London: Martin Dunitz; 2002. p.87-96.
4. Brown T, Mandell J, Lebowitz RL. Neonatal hydronephrosis in the era of sonography. Am J Roentgenol. 1987;148(5):959-63.
5. Zderic SA, Canning DA. Posterior urethral valves. In: Kelalis PP, King LR, Belman AB, editors. Clinical pediatric urology. 5th ed. Philadelphia: Saunders; 2007. p.1059-79.
6. Dewan PA, Zappala SM, Ransley PG, Duffy PG. Endoscopic reappraisal of the morphology of congenital obstruction of the posterior urethra. Br J Urol. 1992;70(4):439-44.
7. Imaji R, Moon DA, Dewan PA. Congenital posterior urethral membrane: variable morphological expression. J Urol. 2001;165(4):1240-2.
8. Smith GHH, Duckett JW. Urethral lesions in infant and children. In: Gillenwater JY, Grayhack JT, Howards SS, Duckett JW, editors. Adult and pediatric urology. St. Louis: Mosby; 1996. p.2411-43.
9. Campbell MF. Obstruction of the posterior urethral valve in infancy and childhood: a study of eighteen cases. JAMA. 1931;96:592-607.
10. Carr MC, Snyder HM. Urethral valves. Fate of the bladder and upper urinary tract. Urologe A. 2004;43(4):408-13.
11. Cuckow PM, Dinneen MD, Risdon RA, Ransley PG, Duffy PG. Long term renal function in the posterior urethral valves, unilateral reflux and renal dysplasia syndrome. J Urol. 1997;158(3 Pt 2):1004-7.
12. Rittenberg MH, Hulbert WC, Snyder HM, Duckett JW. Protective factors in posterior urethral valves. J Urol. 1988;140(5):993-6.
13. Wells JM, Mukerji S, Chandran H, Parashar K, McCarthy L. Urinomas protect renal function in posterior urethral valves-a population based study. J Pediatr Surg. 2010;45(2):407-10.
14. Hubert KC, Palmer JS. Current diagnosis and management of fetal genitourinary abnormalities. Urol Clin North Am. 2007;34(1):89-101.
15. Clark TJ, Martin WL, Divakaran TG, Whittle MJ, Kilby MD, Khan KS. Prenatal bladder drainage in the management of fetal lower urinary tract obstruction: a systematic review and meta-analysis. Obstet Gynecol. 2003;102(2):367-82.

16. Ruano R, Duarte S, Bunduki V, Giron AM, Srougi M, Zugaib M. Fetal cystoscopy for severe lower urinary tract obstruction – initial experience of a single center. Prenat Diagn. 2010;30(1):30-9.

17. Ruano R, Sananes N, Sangi-Haghpeykar H, Hernandez-Ruano S, Moog R, Becmeur F, et al. Fetal intervention for severe lower urinary tract obstruction: a multicenter case-control study comparing fetal cystoscopy with vesicoamniotic shunting. Ultrasound Obstet Gynecol. 2015;45(4):452-8.

18. López Pereira P, Martinez Urrutia MJ, Jaureguizar E. Initial and long-term management of posterior urethral valves. World J Urol. 2004;22(6):418-24.

19. Rao PK, Palmer JS. Prenatal and postnatal management of hydronephrosis. Scientific World Journal. 2009;9:606-14.

20. Hendren WH. Posterior urethral valves in boys: a broad clinical spectrum. J Urol. 1971;106(2):298-307.

21. Kurth KH, Alleman ERJ, Schroder FH. Major and minor complications of posterior urethral valves. J Urol. 1981;126(4):517-9.

22. Churchill BM, McLorie GA, Khoury AE, Merguerian PA. Emergency treatment and long term follow up of posterior urethral valves. Urol Clin North Am. 1990;17(2):343-60.

23. Liard A, Seguier-Lipszyc E, Mitrofanoff P. Temporary high diversion for posterior urethral valves. J Urol. 2000;164(1):145-82.

24. Farhat W, McLorie G, Capolicchio G, Khoury A, Bägli D, Merguerian PA. Outcomes of primary valve ablation versus urinary tract diversion in patients with posterior urethral valves. Urology. 2000;56(4):653-7.

25. Smith GHH, Canning DA, Schulman SL, Snyder HM, Duckett JW. The long-term outcome of posterior urethral valves treated with primary valve ablation and observation. J Urol. 1996;155(5):1730-4.

26. Close CE, Carr MC, Burns MW, Mitchell ME. Lower urinary tract changes after early valve ablation in neonates and infants: is early diversion warranted? J Urol. 1997;157(3):984-8.

27. Machado MG, Yoo JJ, Atala A. Defunctionalized bladders: effects before and after refunctionalization in an animal model. J Urol. 2000;164(3 Pt 2):1002-7.

28. Queiroz e Silva FA, Borrelli M, Prado MJ, Campos Freire G. Válvula de uretra posterior: tratamento peri-natal. J Bras Urol. 1984;10(2):73-4.

29. Nielsen OH. Errors and dangers of various valve resection technics. Z Kinderchir. 1990;45(1):40-2.

30. Zaontz MR, Firlit CR. Percutaneous antegrade ablation of posterior urethral valves in premature or underweight term neonates: an alternative to preliminary vesicostomy. J Urol. 1985;134(1):139-41.

31. Heikkilä J, Rintala R, Taskinen S. Vesicoureteral reflux in conjunction with posterior urethral valves. J Urol. 2009;182(4):1555-60.

32. Bauer SB, Dieppa RA, Labib KK, Retik AB. The bladder in boys with posterior urethral valves: a urodinamic assessment . J Urol. 1979;121(6):769-73.

33. Koff SA, Mutabagani KH, Jayanthi VR. The valve bladder syndrome: pathophysiology and treatment with nocturnal bladder emptying. J Urol. 2002;167(1):291-7.

34. Podesta M, Ruarte AC, Gargiulo C, Medel R, Castera R, Herrera M, et al. Bladder function associated with posterior urethral valves after primary valve ablation or proximal urinary diversion in children and adolescents. J Urol. 2002;168(4 Pt 2):1830-5.

35. Kim YH, Horowitz M, Combs A, Nitti VW, Libretti D, Glassberg KI. Comparative urodynamic findings after primary valve ablation, vesicostomy or proximal diversion. J Urol. 1996;156(2 Pt 2):673-6.

36. De Gennaro M, Capitanucci G, Mosiello G, Caione P, Silveri M. The changing urodynamic pattern from infancy to adolescence in boys with posterior urethral valves. BJU Int. 2000;85(9):1104-8.

37. Misseri R, Combs AJ, Horowitz M, Donohue JM, Glassberg KI. Myogenic failure in posterior urethral valve disease: real or imagined? J Urol. 2002;168(4 Pt 2):1844-8.

38. Glassberg KI. The valve bladder syndrome: 20 years later. J Urol. 2001;166(4):1406-14.

39. Nguyen MT, Pavlock CL, Zderic SA, Carr MC, Canning DA. Overnight catheter drainage in children with poorly compliant bladders improves post-obstructive diuresis and urinary incontinence. J Urol. 2005;174(4 Pt 2):1633-6.

40. DeFoor W, Clark C, Jackson E, Reddy P, Minevich E, Sheldon C. Risk factors for end stage renal disease in children with posterior urethral valves. J Urol. 2008;180(4 Suppl):1705-8.
41. Sarhan O, El-Dahshan K, Sarhan M. Prognostic value of serum creatinine levels in children with posterior urethral valves treated by primary valve ablation. J Pediatr Urol. 2010;6(1):11-4.
42. Jalkanen J, Mattila AK, Heikkilä J, Roine RP, Sintonen H, Taskinen S. The impact of posterior urethral valves on adult quality of life. J Pediatr Urol. 2013;9(5):579-84.
43. Lopez Pereira P, Martinez Urrutia MJ, Espinosa L, Jaureguizar E. Long-term consequences of posterior urethral valves. J Pediatr Urol. 2013;9(5):590-6.

10 | Síndrome de *Prune Belly*

Francisco Tibor Dénes
Roberto Iglesias Lopes
Bruno Nicolino Cezarino

APÓS LER ESTE CAPÍTULO, VOCÊ ESTARÁ APTO A:

- Identificar pacientes com a síndrome nos seus variados quadros.
- Fazer a avaliação clínica correta dos pacientes.
- Orientar o tratamento adequado dos pacientes.

INTRODUÇÃO

A síndrome de *Prune Belly* (SPB) é uma afecção congênita caracterizada por flacidez abdominal, criptorquidia bilateral e dilatação variável do trato urinário, com incidência descrita de 1 em 29.000 a 50.000 nascimentos. Foi descrita pela primeira vez por Frohlich em 1839, porém a denominação *Prune Belly* (barriga de ameixa seca) foi criada por Osler, ao descrever um menino de 6 anos com as características da doença. Em 1950, Eagle e Barret descreveram nove casos e identificaram a doença como uma síndrome. O termo *pseudoprune* é empregado para meninos com as características incompletas da síndrome ou para as raras pacientes do sexo feminino[1-3].

A etiologia permanece desconhecida. A maioria dos casos é de ocorrência espo-rádica, apresentando cariótipo normal. A predominância masculina da síndrome foi inicialmente associada a uma herança recessiva ligada ao sexo. Contudo, a ocorrência rara (3 a 5% dos casos), mas bem documentada, de casos no sexo feminino não favorece essa teoria. Alguns estudos têm revelado anormalidades cromossômicas que sugerem formas de herança genética, porém sua análise cuidadosa sugere que esses achados são independentes e aleatórios, não sendo possível estabelecer relação de causa e efeito no aparecimento da SPB, já qua a maioria dos pacientes tem cariótipo normal[3].

Os eventos embriológicos que produzem as manifestações da SPB permanecem indeterminados, embora tenham sido apresentadas algumas teorias para explicá-los. A primeira sugere uma obstrução transitória do colo vesical ou da uretra posterior duran-te o período gestacional, causando uma dilatação maciça a montante no trato urinário, eventualmente associada a ascite fetal e oligoidrâmnio[4]. Também se sugeriu a possi-bilidade de obstrução funcional da uretra, por causa da hipoplasia prostática[1]. Nessas hipóteses, a falta da descida testicular é explicada pelo bloqueio provocado pela bexiga distendida, enquanto a atrofia muscular da parede abdominal seria consequência da compressão pela dilatação maciça do trato urinário e de eventual ascite associada.

A segunda teoria postula a ocorrência de uma disembriogênese mesenquimatosa que compromete o mesoderma lateral, precursora dos ureteres, bexiga, próstata, uretra e gubernáculo, bem como na parede abdominal, entre a 3ª e a 10ª semana de gesta-ção[2]. Por consequência, ocorre a dilatação pielocalicial, ureteral e vesical característica da síndrome. O rim é comprometido durante sua diferenciação, resultando em graus variados de displasia[1,2]. Na parede abdominal, ocorre comprometimento da diferen-ciação e da migração das células da musculatura estriada, resultando em sua escassez, em hipoplasia ou atrofia, com consequente flacidez abdominal[4,5]. As anormalidades no mesênquima do gubernáculo o tornam refratário ao estímulo hormonal, dificultando a migração testicular. Além disso, a pressão intra-abdominal, diminuída pela flacidez da musculatura, e a possível obstrução pela bexiga volumosa favorecem a criptorquidia in-tra-abdominal[6]. Por causa da disembriogênese, também ocorre hipoplasia prostática[1-3].

Outra teoria foi proposta por Stephens, segundo a qual a síndrome ocorre por um mau desenvolvimento do saco vitelínico e do alantoide, comprometendo a formação da bexiga e da uretra, as quais adquirem a dilatação típica, que prejudica a drenagem do trato urinário superior[1,2].

CARACTERÍSTICAS CLÍNICAS E ANATOMOPATOLÓGICAS

O aspecto flácido do abdome, com rugas e dobras cutâneas semelhantes à super-fície da ameixa seca, associadas a abaulamento lateral, é o sinal mais evidente e carac-terístico da SPB ao nascimento, porém sua intensidade e extensão variam de paciente a paciente (Figura 10.1). A fraqueza da parede abdominal, decorrente da deficiência do plano muscular, não é simétrica, havendo áreas de maior flacidez que outras, particularmente os segmentos mediais e inferiores do abdome[5]. As áreas mais afetadas têm na sua espessura apenas pele, gordura subcutânea e uma fina camada fibromuscular sobre o peritônio. Além do comprometimento cosmético, a fraqueza da musculatura causa dificuldade para o paciente sentar-se diretamente na posição supina e retardo no início da deambulação, além de vícios posturais que podem se agravar com escoliose ou lordose ao crescimento[5]. Também contribui para maior incidência de infecção do trato respiratório por falta de suporte abdominal para a tosse. O gradeado costal também sofre deformidades decorrentes da falta de fixação da musculatura do abdome anterior, com ocorrência frequente de *pectus escavatus* ou *carinatus*. A obstipação intestinal, como consequência da falta de tônus da musculatura abdominal, também é descrita[5].

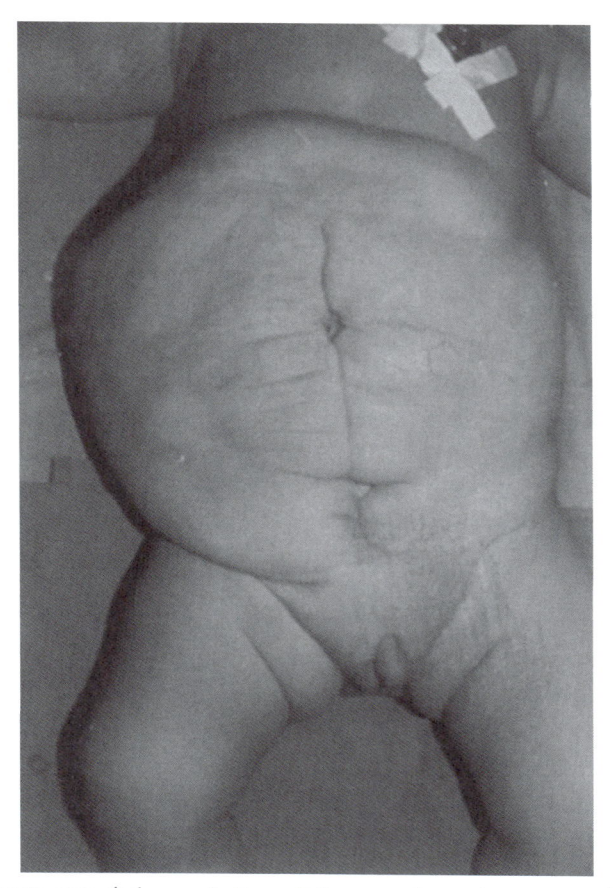

FIGURA 10.1 Paciente com síndrome de *Prune Belly* no qual se nota o aspecto flácido, saliente e enrugado do abdome, bem como escroto vazio.

A criptorquidia bilateral é um componente essencial da SPB e, invariavelmente nos casos de síndrome completa, os testículos são intra-abdominais, sendo facilmente localizados junto aos ureteres dilatados, na altura dos vasos ilíacos. Em lactentes, a histologia testicular sugere uma parada no desenvolvimento testicular; contudo, durante o período pré-puberal, a histologia é indistinguível de testículos criptorquídicos de pacientes não sindromicos[1-3,7]. Após a puberdade, os pacientes não tratados são azoospérmicos e a biópsia testicular mostra ausência de espermatogênese, estando os túbulos seminíferos revestidos por células de Sertoli[6]. Os níveis de testosterona são normais e os dos hormônios foliculestimulante e luteinizante estão elevados nos adultos, com libido e ereção preservadas[4,6]. Atualmente, não existem relatos de pacientes férteis naturalmente, porém há raros casos de reprodução assistida[8].

É grande a variação anatômica e funcional do trato urinário, tanto entre os portadores da síndrome como entre os rins de um mesmo paciente. Embora os rins possam ser normais, é frequente o achado de hidronefrose variável, associada eventualmente à displasia do parênquima renal. O grau de dilatação pielocalicial está relacionado à deficiência intrínseca da musculatura lisa do sistema coletor, assim como à eventual presença de obstrução ureteral ou refluxo vesicoureteral (RVU)[4]. Não há proporcionalidade entre a intensidade da flacidez abdominal, o grau de displasia renal e a dilatação do trato urinário[9]. Em rins sem displasia significativa, a função pode se manter estável, a menos que ocorram episódios repetidos de pielonefrite decorrentes da obstrução ou do RVU, com aparecimento de retrações cicatriciais adicionais[4,10]. Entretanto, na presença de rins muito displásicos, o comprometimento funcional pode evidenciar-se já no período neonatal[1-3].

Os ureteres apresentam dilatação e tortuosidade de graus variáveis. Os segmentos distais dos ureteres são mais comprometidos, sendo até possível a palpação deles, principalmente em recém-nascidos com grande flacidez abdominal (Figura 10.2)[1-3,10]. O peristaltismo é ineficiente em toda a extensão do ureter, principalmente nos segmentos inferiores, mais dilatados. Embora seja raro o achado de estenose intrínseca, alguns casos apresentam obstrução secundária decorrente da tortuosidade excessiva dos ureteres, frequentemente ao nível da junção pieloureteral[1]. O RVU é observado em 75% dos casos[2,3,10]. O estudo anatomopatológico demonstra espessamento da parede ureteral por aumento do tecido conectivo em substituição às células musculares, principalmente nos segmentos inferiores, havendo também uma diminuição do número de células ganglionares[11].

A bexiga é geralmente de grande capacidade e apresenta paredes espessas, porém não trabeculadas, sendo facilmente palpada no hipogástrio. A cúpula vesical geralmente apresenta um resquício uracal, que se fixa na cicatriz umbilical como um pseudodivertículo. Em 25 a 30% dos pacientes, o úraco se mantém permeabilizado, constituindo uma fístula uracal[1-3]. O trígono é amplo, com os meatos ureterais deslocados lateral e supe-

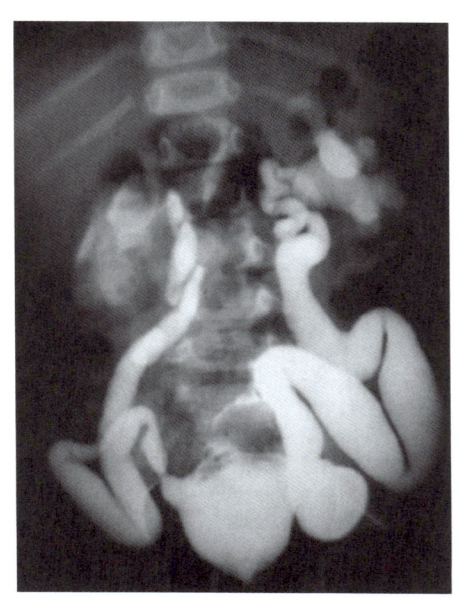

FIGURA 10.2 Cistografia evidenciando refluxo vesicoureteral bilateral de alto grau, com aspecto característico da dilatação e tortuosidade ureteral nos pacientes com síndrome de *Prune Belly*.

riormente, contribuindo para a alta incidência de RVU[4]. Estudos urodinâmicos podem demonstrar micção com pressão vesical e fluxo normais, no entanto, na maioria dos casos ocorre redução do fluxo e de resíduo importante por contração vesical ineficiente, bem como pela presença do divertículo uracal hipocontrátil ou eventual obstrução infravesical. Com o tempo, podem ocorrer tanto melhora como piora no padrão de esvaziamento vesical, muitas vezes agravada pela diminuição na sensibilidade vesical[2-4,10]. Histologicamente, observam-se na bexiga áreas com células musculares lisas normais intercaladas com outras, nas quais predominam fibrócitos e colágeno, o que causa espessamento da parede. A inervação da bexiga e a distribuição de células ganglionares são normais, embora exista uma diminuição dos receptores alfa-adrenérgicos[11,12].

Na maioria dos pacientes existe hipoplasia prostática, com ausência de seus elementos epiteliais[2,3]. Em consequência da falta de sustentação pelo tecido prostático, a uretra posterior tem aspecto dilatado, sem caracterização do colo vesical, que é igualmente aberto, afunilando-se na uretra membranosa, no nível do diafragma urogenital. A parede posterior desse segmento é maior que a anterior, o que pode causar angulação da uretra durante a micção, com consequente obstrução funcional por efeito valvar. A sondagem retrógrada também pode ser dificultada por essa angulação[2,3,10]. A hipoplasia prostática contribui para a infertilidade, tanto pela falta de tecido secretor da próstata como pela ejaculação retrógrada decorrente do colo vesical aberto[6].

A uretra anterior e o pênis são normais na maioria dos pacientes, ocorrendo casos com atresia ou hipoplasia da uretra anterior, em geral associados à dilatação mais acentuada do trato urinário superior e persistência de fístula uracal. Os casos com obstrução uretral franca, sem fístula uracal, apresentam pior prognóstico pela incidência de displasia renal[10]. Também se descreve megauretra do tipo escafoide ou fusiforme no segmento peniano, associada à deficiencia de corpos cavernosos no pênis[1-4].

O comprometimento de outros órgãos também é frequente e heterogêneo. As anomalias pulmonares são as mais comuns, sendo a mais grave a hipoplasia pulmonar associada ao oligoidrâmnio. É importante recordar que este é causado pela oligúria fetal, decorrente da obstrução do trato urinário e da displasia renal. Em sua forma mais intensa, a hipoplasia pulmonar é incompatível com a vida, estando presente em 30% de todas as autópsias neonatais de casos de SPB[1]. Cerca de 55% dos pacientes que sobrevivem aos primeiros anos também apresentam outras pneumopatias clinicamente importantes, como atelectasia e pneumonia, em consequência das dificuldades ventilatórias[13].

Na cavidade abdominal, é característica a presença de mesentério universal que mantém os segmentos colônicos, o baço e até o fígado sem fixação ao retroperitônio. Essa alteração, observada em mais de 40% dos casos de necropsia, permite a má rotação intestinal, com ocasionais obstrução e volvo[2-4,10,11]. Há também relatos de ânus imperfurado, atresia intestinal, gastrósquise, doença de Hirschprung, extrofia cloacal e onfalocele[2-4,10].

As anomalias cardiovasculares ocorrem em 10% dos casos, com relatos de defeitos septais atriais e ventriculares, persistência do ducto arterioso e tetralogia de Fallot[2-4].

As anomalias musculoesqueléticas ocorrem em até 75% dos casos, estando relacionadas ao oligoidrâmnio. Mesmo não interferindo na sobrevida, podem ser significativas em 45% dos casos, predominando nos membros inferiores (*talipes equinovarus*, amputações) e no tórax (*pectus excavatum* ou *carinatum*) e, mais raramente, na coluna vertebral e no crânio[2-4,10,11].

Conforme o grau de comprometimento anatômico e funcional do aparelho urinário e dos pulmões ao nascimento, os pacientes da SPB são classificados em três grupos[2-4,10]:

- Grupo 1: trata-se dos casos mais graves que, além do comprometimento da parede abdominal e criptorquidia, apresentam displasia renal acentuada e hipoplasia pulmonar, em decorrência do oligoidrâmnio fetal. Com frequência ocorrem atresia uretral, fístula uracal e anomalias musculoesqueléticas importantes. Correspondem a cerca de 20% dos casos, dos quais os mais graves são natimortos ou falecem no período perinatal imediato em decorrência de insuficiência respiratória e renal.
- Grupo 2: os pacientes têm as características somáticas da SPB, além de uretero-hidronefrose na sua maior intensidade, porém não apresentam perigo imediato de

morte ao nascimento porque não há hipoplasia pulmonar. A função renal pode estar preservada, uma vez que os rins são apenas parcialmente displásicos e por não haver obstrução significativa, mesmo com dilatação pieloureteral importante. No entanto, pode haver deterioração precoce e progressiva com a contaminação do trato urinário e pielonefrite recorrente. Nessa circunstância, ocorre óbito em cerca de 30% dos casos nos 2 primeiros anos, em decorrência de insuficiência renal ou sepse.

- Grupo 3: os pacientes apresentam as manifestações clínicas e os estigmas somáticos mais discretos da SPB, com trato urinário preservado e função renal estável, apesar da presença de dilatação variável ou RVU. Em geral, a sobrevida é boa, mas a pielonefrite associada à disfunção miccional e a infecção urinária recorrente podem comprometer essa evolução.

DIAGNÓSTICO

A ultrassonografia antenatal pode diagnosticar a SPB em fetos do sexo masculino com uretero-hidronefrose bilateral associada a megabexiga entre a 11ª e a 14ª semana de gestação. Mesmo com grande dilatação do trato urinário, a obstrução pode não estar presente, havendo esvaziamento vesical fetal regular, com volume amniótico normal. No entanto, nos casos de oligoidrâmnio associado, o prognóstico é sombrio. Após o nascimento, o exame físico, particularmente relacionado a flacidez abdominal e criptorquidia, associado aos exames de imagem direcionados ao trato urinário, confirma a hipótese antenatal.

TRATAMENTO

Durante a gestação, a drenagem cirúrgica do trato urinário fetal não beneficia a função renal ou a sobrevida neonatal, sendo indicada apenas para evitar distocia de parto, ao diminuir o volume da bexiga muito distendida. Tampouco se justifica a interrupção da gestação, praticada com frequência em países do hemisfério norte, pois a função renal pode estar preservada mesmo com importante dilatação do trato urinário.

Ao nascimento, o prognóstico depende do grau da displasia renal e da hipoplasia pulmonar. No grupo 1, mesmo com drenagem urinária precoce, ocorre insuficiência renal por causa da displasia. A insuficiência respiratória, provocada pela hipoplasia pulmonar, é a causa mais frequente de óbito.

No grupo 3, as anomalias do trato urinário e dos pulmões são discretas, não sendo necessário nenhum tratamento emergencial.

Já no grupo 2, a maioria dos pacientes tem os rins e os pulmões suficientemente preservados para assegurar a sobrevida inicial, mas apresenta graus variados de displasia renal associada à dilatação pieloureteral, eventualmente associada com obstrução e RVU, que se associam a infecção e pielonefrite frequentes, com consequente deterioração da função renal. Nesse grupo de pacientes, os partidários do tratamento conservador consideram que, mesmo com grande dilatação do trato urinário e presença de RVU, não haverá prejuízo funcional renal nem risco para o desenvolvimento da criança se a drenagem adequada do trato urinário estiver assegurada, protegendo-o contra infecção. Para tal, recomendam o cateterismo intermitente e a profilaxia antibacteriana. Apenas nos casos de dilatações francamente obstrutivas, descompensação funcional progressiva ou infecção grave, indicam as derivações do trato urinário, na forma de vesicostomia ou ureterostomia cutânea[1,2,10].

Por sua vez, os partidários do tratamento intervencionista consideram que o tratamento conservador nos pacientes do grupo 2, além de implicar cuidados intensivos e constantes que se estendem por toda a infância, está associado à elevada morbidade decorrente dos frequentes episódios de pielonefrite causada por estase urinária e RVU, mesmo com o emprego de cateterismo e profilaxia antibacteriana adequadas, com desenvolvimento de insuficiência renal em até 30% dos casos[9]. Assim sendo, considerando as mesmas justificativas de tratamento cirúrgico do RVU ou megaureter isolado, esses autores recomendam a cirurgia reconstrutiva do trato urinário, associando-a à orquipexia e, quando necessário, à cirurgia plástica da parede abdominal, realizadas em um único procedimento[14-16].

Do ponto de vista técnico, a cirurgia abrangente deve ser rigorosamente planejada. Ao iniciar o procedimento, resseca-se um segmento cutâneo fusiforme, correspondente à redundância do abdome, mantendo-se a camada musculoaponeurótica. Esta camada é a seguir incisada elipticamente no sentido longitudinal, obtendo-se dois segmentos de tamanho diferente, que ao término da cirurgia são ressuturados com a técnica de jaquetão, obtendo-se considerável reforço mediano da parede como um todo, permitindo também a aproximação dos bordos da pele na linha mediana[5,16,17] (Figuras 10.3 e 10.4). No trato urinário, realizam-se os procedimentos que forem necessários: exérese dos rins displásicos e não funcionantes, reimplante ureteral das unidades funcionantes associadas a RVU ou megaureter, com ressecção dos segmentos distais mais dilatados e tortuosos e retificação dos segmentos proximais, mais afilados, na bexiga com técnica antirrefluxo[14-16]. A cúpula da bexiga, incluindo o divertículo ou a fístula uracal, também é ressecada, particularmente nos casos de exagerada capacidade vesical, para melhorar a dinâmica de esvaziamento (Figura 10.5). Nos casos de comprovada hipotonia vesical, também se incorpora uma derivação vesicoapendicocutânea, para facilitar o cateterismo intermitente no pós-operatório[18].

A orquipexia também é realizada simultaneamente, tanto para efeito cosmético como para controle de eventual neoplasia e, principalmente, para eventual preservação da capacidade germinativa, mesmo que para futura fertilização assistida. Procura-se preservar os deferentes e os vasos espermáticos, que são cuidadosamente dissecados (Figura 10.6). Ressalta-se que, quando não realizada precocemente, a orquipexia pode ser mais difícil nas crianças maiores, sendo então necessária a secção do pedículo vascular para fixação do testículo no escroto[19].

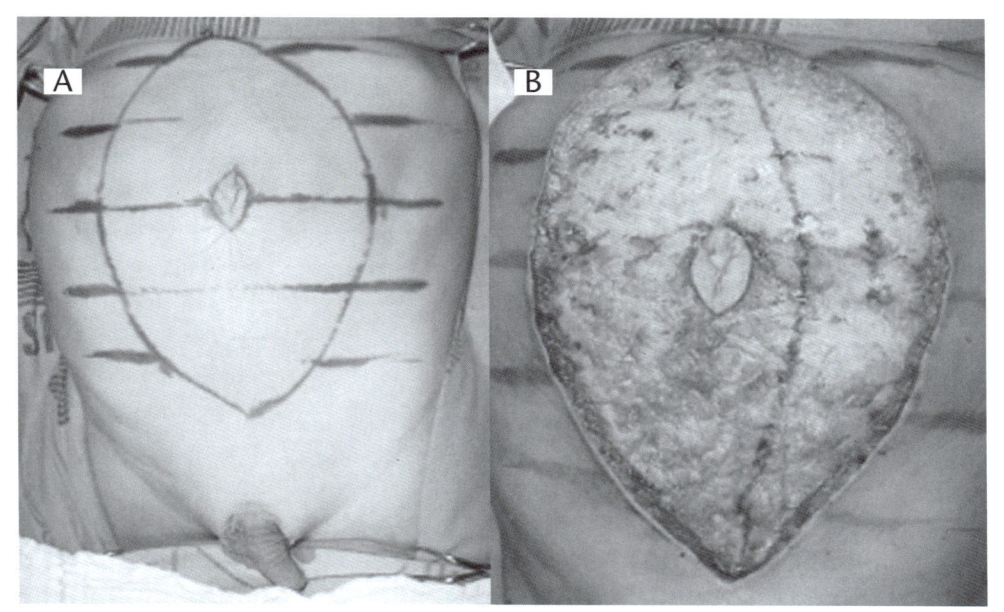

FIGURA 10.3 A: demarcação de tecidos cutâneo e subcutâneo a serem ressecados, preservando-se a cicatriz umbilical; B: exposição da camada musculoaponeurótica, com a linha traçada que representa o local da incisão que, ao término da cirurgia, será fechada com a técnica de jaquetão. (Veja imagem colorida no encarte.)

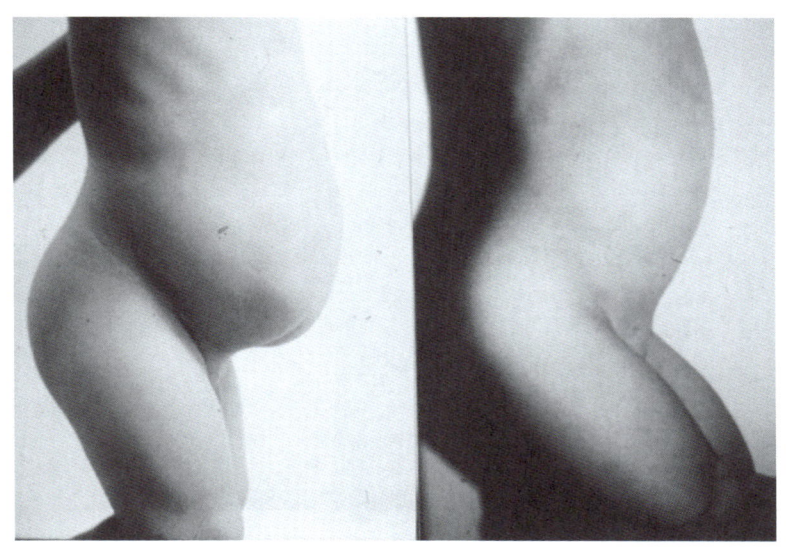

FIGURA 10.4 Resultado tardio da abdominoplastia (à direita) evidenciando a melhora do tônus da parede abdominal.

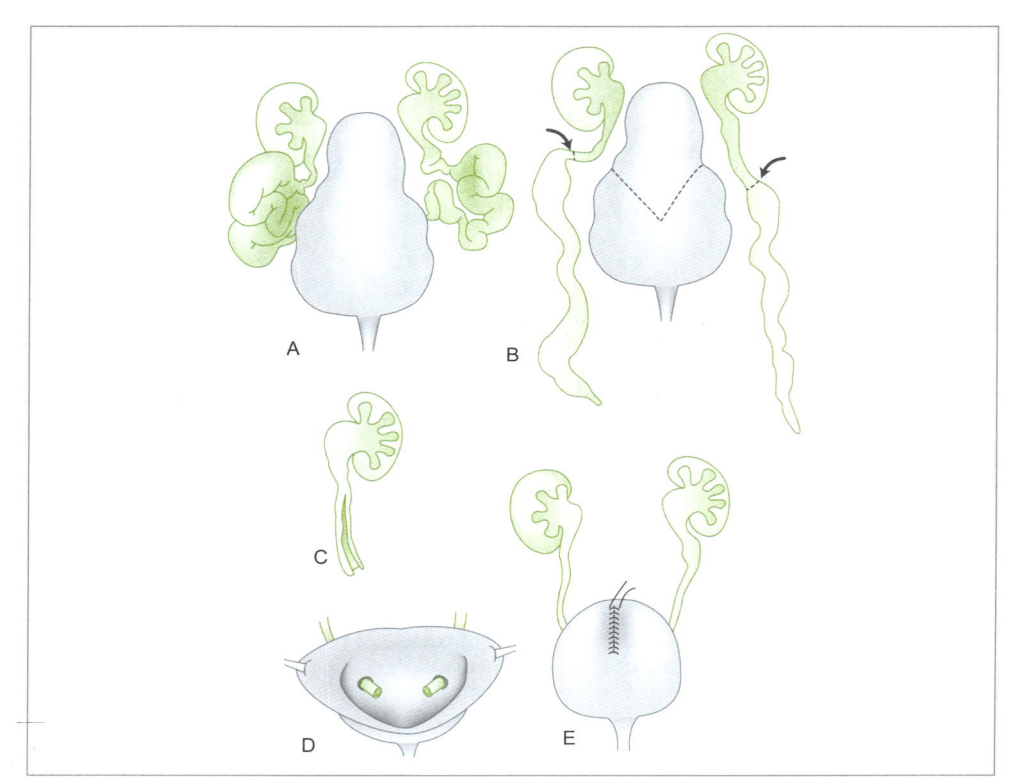

FIGURA 10.5 Técnica de reconstrução do trato urinário, com ressecção dos segmentos dilatados e tortuosos dos ureteres, bem como da cúpula vesical, seguida de reimplante ureterovesical bilateral[3].

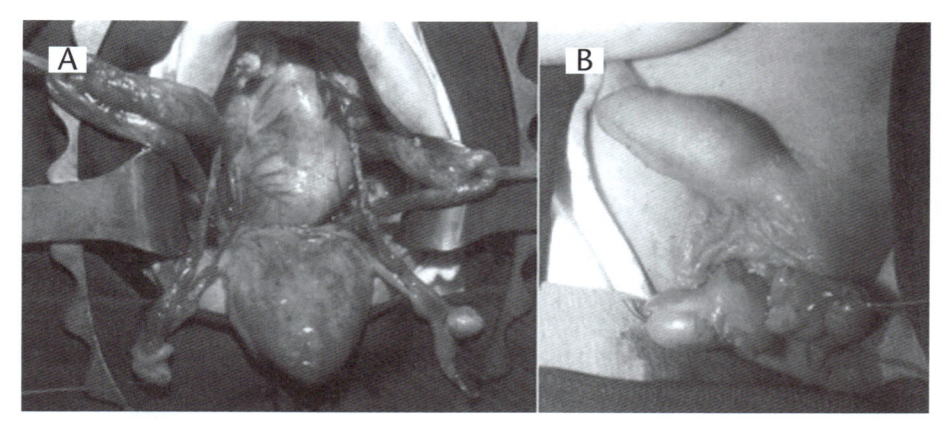

FIGURA 10.6 A: Dissecção dos ureteres e dos testículos, preservando o pedículo vascular e deferencial; B: testículos levados ao escroto antes de sua fixação definitiva. (Veja imagem colorida no encarte.)

O acompanhamento das crianças operadas demonstra, na maioria dos casos, melhora do tônus e cosmese abdominal, estabilização anatômica e funcional do trato urinário, com normalização do fluxo ureterovesical e correção do refluxo vesicoureteral (Figura 10.7). Apesar da inequívoca melhora inicial no esvaziamento vesical e na incidência de infecção nos primeiros anos, a cistoplastia nem sempre traz estabilização definitiva da dinâmica de esvaziamento vesical, podendo ocorrer perda de seus benefícios iniciais em longo prazo[16]. Ainda assim, é possível observar o efeito benéfico da cistoplastia redutiva por alguns anos, o que representa uma vantagem para a criança pequena que ainda não aprendeu a realizar manobras de Valsalva ou Credé. Em casos com claras evidências de falta ou perda tardia da contratilidade vesical, é necessário instituir ou manter um programa de cateterismo vesical intermitente, sendo benéfica, nesses casos, a confecção precoce ou tardia de uma apendicovesicostomia cutânea[16,18].

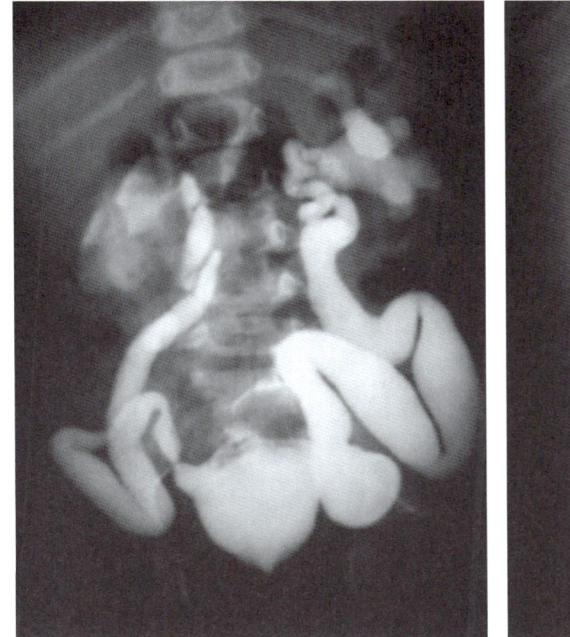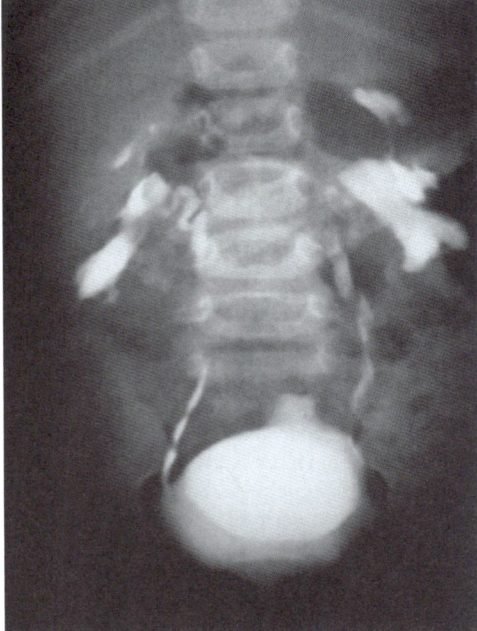

FIGURA 10.7 Pré e pós-operatório tardio da reconstrução do trato urinário, com ressecção dos segmentos ureterais distais e reimplante ureterovesical bilateral, evidenciando normalização anatômica do trato urinário superior.

CONCLUSÕES

Embora o tratamento dos casos de SPB deva ser individualizado, a avaliação cuidadosa desses pacientes desde o nascimento permite o planejamento terapêutico adequado, tanto clínico como cirurgico. No caso de intervenção cirúrgica, é possível a reconstrução do trato urinário no mesmo ato cirúrgico que a abdominoplastia e a orquipexia. A experiência confirma que essa cirurgia é factível em qualquer idade, com bons resultados a longo prazo, havendo estabilização anatômica e funcional do trato urinário, melhora da parede abdominal e preservação testicular na maioria dos pacientes. Pela facilidade na orquipexia, a cirurgia deve ser realizada preferencialmente entre 6 e 12 meses de idade. A baixa incidência de complicações pós-operatórias e as vantagens psicológicas e econômicas do tratamento cirúrgico radical em um único tempo sugerem ser essa a melhor forma de tratamento dos pacientes com SPB.

📖 REFERÊNCIAS BIBLIOGRÁFICAS

1. Greskovich FJ, Nyberg LM. The prune belly syndrome: a review of its etiology, defects, treatment and prognosis. J Urol. 1988;140(4):707-12.
2. Snow BW, Duckett JW. Prune belly syndrome. In: Gillenwater JY, Gryhack JT, Howard SS, Duckett JW, editors. Adult and pediatric urology. 3rd ed. St. Louis: Mosby Year Book; 1991. p.1921-38.
3. Caldamone AA, Dénes FT. Prune belly syndrome. In: Partin AW, Dmochowski RR, Kavoussi LR, Peters CA, editors. Campbell-Walsh urology. 11.ed. Philadelphia: Elsevier; 2016. p.3234-51.
4. Williams DI. Prune-belly syndrome. In: Harrison JH, Campbell MF, editors. Campbell's urology. 4th ed. Philadelphia: W. B. Saunders; 1979. p.1743-55.
5. Monfort G, Guys JM, Bocciardi A, Coquet M, Chevalier D. A novel technique for reconstruction of the abdominal wall in the prune belly syndrome. J Urol. 1991;146(2 Pt 2):639-40.
6. Woodhouse CR, Snyder III HM. Testicular and sexual function in adults with prune belly syndrome. J Urol. 1985;133(4):607-9.
7. Orvis BR, Bottles K, Kogan BA. Testicular hystology in fetuses with prune belly syndrome and posterior urethral valves. J Urol. 1988;139(2):335-7.
8. Kolettis PN, Ross JH, Kay R, Thomas Jr AJ. Sperm retrieval and intracytoplasmic sperm injection in patients with prune belly syndrome. Fertil Steril. 1999;72(5):948-9.
9. Duckett Jr JW. The prune belly syndrome. In: Kelalis PP, King LR, Belman AB, editors. Clinical pediatric urology. Philadelphia: W. B. Saunders; 1976. p.615-35.
10. Reinberg Y, Manivel JC, Pettinato G, Gonzalez R. Development of renal failure in children with the prune belly syndrome. J Urol. 1991;145(5):1017-9.
11. Saldanha LB, Dénes FT, Arap S, Silva FAQ, Góes GM. Agenesia da musculatura abdominal, com atresia uretral completa, estudo necroscópico. Rev Hosp Clin Fac Med S Paulo. 1977;32(3):186-9.
12. Schneider-Monteiro ED, Dénes FT, Hampel C, Leite KR, Thüroff JW, Srougi M. Immunoexpression of adrenergic receptors in detrusor from patients with prune belly syndrome: a digital quantification. J Pediatr Urol. 2010;6(3):282-7.
13. Geary DF, MacLusky IB, Churchill BM, McLorie G. A broader spectrum of abnormalities in the prune belly syndrome. J Urol. 1986;135(2):324-6.
14. Williams DI, Parker RM. The role of surgery in the prune belly syndrome. In: Johnston JH, Goodwin WE, editors. Reviews in pediatric urology. Amsterdam: Excerpta Medica; 1974. p.315-31.

15. Woodard JR, Zucker I. Current management of the dilated urinary tract in the prune belly syndrome. Urol Clin North Am. 1990;17(2):407-18.
16. Dénes FT, Arap MA, Giron AM, Silva FAQ, Arap SA. Comprehensive surgical treatment of prune belly syndrome: 17 years' experience with 32 patients. Urology. 2004;64(4):789-93.
17. Dénes FT, Lopes RI, Oliveira LM, Tavares A, Srougi M. Modified abdominoplasty for patients with the Prune Belly syndrome. Urology. 2014 Feb;83(2):451-4.
18. Liguori R, Barroso Jr U, Matos JT, Ottoni SL, Garrone G, Demarchi GT, et al. Elective appendicovesicostomy in association with Monfort abdominoplasty in the treatment of prune belly syndrome. Int Braz J Urol. 2006;32(6):689-94.
19. Patil KK, Duffy PG, Woodhouse CR, Ransley PG. Long-term outcome of Fowler-Stephens orchiopexy in boys with prune belly syndrome. J Urol. 2004;171(4):1666-9.

Seção III

Genitália externa

Diferenças de desenvolvimento sexual

Maria Helena Palma Sircili
Sorahia Domenice
Elaine Maria Frade Costa
Berenice Bilharinho de Mendonça
Francisco Tibor Dénes

APÓS LER ESTE CAPÍTULO, VOCÊ ESTARÁ APTO A:

- Identificar pacientes com diferenças de desenvolvimento sexual.
- Descrever as principais causas dessas diferenças.
- Orientar os procedimentos diagnósticos corretos para portadores da afecção.
- Orientar e acompanhar os procedimentos terapêuticos

INTRODUÇÃO

As diferenças de desenvolvimento sexual (DDS) são condições nas quais o desenvolvimento do sexo cromossômico, gonadal ou genital é atípico. O termo DDS veio substituir a nomenclatura de "estado intersexual" ou "intersexo", utilizada até 2006[1]. Trata-se de condições raras, com grandes repercussões sociais, especialmente quando estiver presente a atipia genital, que dificulta a atribuição do sexo ao nascimento. Em alguns casos, também pode estar associado ao risco de morte neonatal.

A atipia genital é rara, ocorrendo em um a cada 4.500 nascidos vivos[1], devendo ser tratada como emergência médica, tanto para atribuição do sexo social quanto pelo potencial risco de morte associado à desidratação refratária à reposição hídrica nos casos de insuficiência suprarrenal associada à hiperplasia adrenal congênita. Os pacientes com DDS sem atipia genital podem apresentar manifestações tardias, particularmente na puberdade, como amenorreia primária ou quadro de virilização[2,3].

Para melhor compreender as DDS, é necessário compreender a genética e a fisiologia do desenvolvimento sexual, o que irá auxiliar a investigação diagnóstica e o adequado tratamento dos pacientes.

DESENVOLVIMENTO SEXUAL NORMAL

O processo de desenvolvimento sexual nos mamíferos inicia-se com o estabeleci-mento do sexo cromossômico, definido no momento da fecundação e que determina o padrão genético do embrião (habitualmente, 46XX ou 46XY).

Didaticamente, o processo de desenvolvimento sexual humano é dividido em duas etapas: a determinação sexual e a diferenciação sexual.

1. A determinação sexual refere-se aos processos envolvidos no desenvolvimento do sexo gonadal, ou seja, aos eventos que participam da transformação da crista uro-genital embrionária para o estado de gônada bipotencial e subsequente desenvolvi-mento de uma gônada feminina ou masculina. Genes localizados nos cromossomos sexuais e autossomos são responsáveis por determinar e regular a diferenciação da gônada primordial em ovário ou testículo.
2. A diferenciação sexual refere-se a todos os processos que se seguem à organogêne-se gonadal, como o desenvolvimento da genitália interna e externa, que resultam no fenótipo masculino ou feminino.

O processo de diferenciação prossegue durante a puberdade, quando ocorre o de-senvolvimento dos caracteres sexuais secundários. Essas transformações ocorrem pela ação dos esteroides sexuais de origem gonadal.

As estruturas gonadais e genitais dos fetos são bipotenciais e se desenvolvem como masculina, feminina ou atípica, de acordo com o processo de determinação (desenvolvi-mento gonadal) e de diferenciação da genitália interna e externa (Figuras 11.1 e 11.2)[4-6].

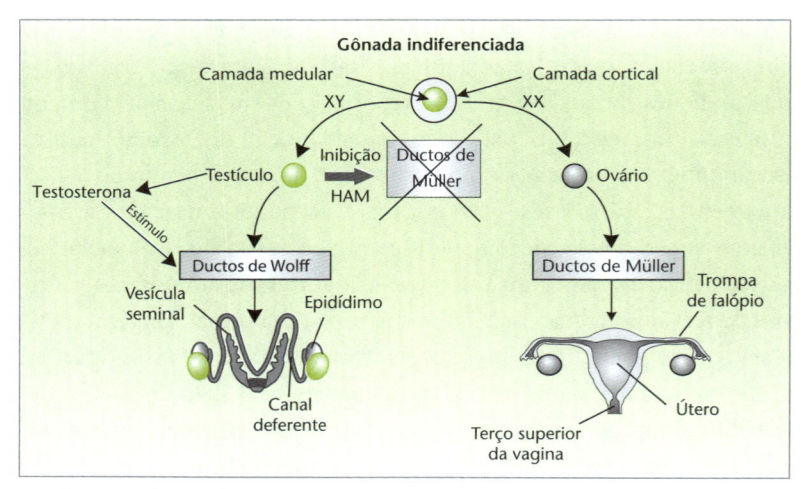

FIGURA 11.1 Organogênese dos genitais internos.

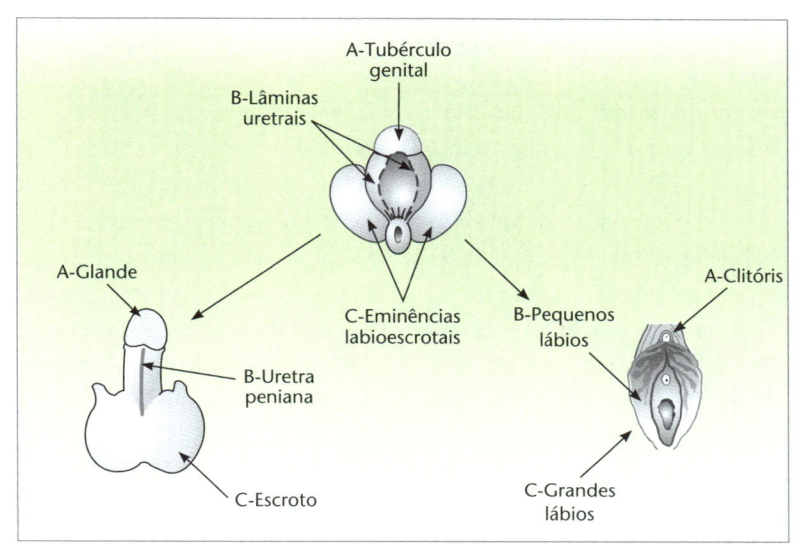

FIGURA 11.2 Organogênese dos genitais externos: as letras A, B e C correspondem às estruturas precursoras comuns e seus respectivos derivados nos genitais masculino e feminino.

DESENVOLVIMENTO GONADAL

Até a sexta semana de gestação, a gônada é indiferenciada e bipotencial, com potencialidade para se desenvolver tanto em gônada feminina quanto em masculina.

Inúmeros genes interagem durante o processo de determinação gonadal, constituindo uma cascata de genes, na qual duas vias antagônicas de sinalização, a via masculina *SOX9/FGF9* (*sex-determining region of chromosome Y-box 9/fibroblast growth factor 9*) e a via feminina *RSPO1/WNT4* (*R-spondin 1/wingless-type MMTV integration site family, member 4*) vão atuar, e a via predominante determinará o tecido gonadal que irá se desenvolver[7].

No embrião 46XY, a presença do gene *SRY* (*sex-determining region of chromosome Y*), localizado no braço curto do cromossomo Y, irá induzir ao início do processo de desenvolvimento testicular. No embrião 46XX, a ausência do *SRY* promove menor expressão do *SOX9*, o que possibilita o predomínio da atuação da via *RSPO1/WNT4/* betacatenina e o aumento da expressão de outros genes importantes para o desenvolvimento ovariano[7].

DESENVOLVIMENTO DA GENITÁLIA INTERNA

O trato genital interno primitivo origina-se de dois sistemas de ductos internos: os ductos paramesonéfricos ou ductos de Müller e os dutos mesonéfricos ou ductos de

Wolff. Até a sétima semana de gestação, esses sistemas são idênticos no sexo feminino e no sexo masculino (Figura 11.1).

Os hormônios secretados pelos testículos fetais a partir da 7ª semana de gestação induzem à formação da genitália interna masculina fetal. A ação local do hormônio antimülleriano (HAM), secretado pelas células de Sertoli, determina a regressão dos ductos de Müller e a inibição da formação da genitália interna feminina. O HAM é secretado desde a fase fetal até o final da gestação. Após o nascimento e no adulto, a secreção persiste, porém em níveis bem mais baixos. O desenvolvimento do epidídimo, dos canais deferentes e das vesículas seminais é resultante da ação local da testosterona nos ductos de Wolff, que ocorre entre a 8ª e 13ª semanas de gestação. A próstata se origina de evaginações da uretra prostática por volta da 10ª semana de gestação, secundariamente à ação da di-idrotestosterona[8].

Na ausência dos hormônios testiculares, os ductos de Müller se diferenciam em útero, trompas uterinas e porção superior da vagina, enquanto os ductos de Wolff regridem, ocorrendo a formação do trato genital feminino (Figura 11.1). O seio urogenital dá origem à uretra feminina e à porção inferior da vagina[8].

DESENVOLVIMENTO DA GENITÁLIA EXTERNA

A genitália externa também se desenvolve a partir de estruturas precursoras comuns aos dois sexos (Figura 11.2). Na quarta semana de gestação, essa estrutura comum é representada pelo tubérculo genital, duas pregas medianas, as pregas uretrais que flanqueiam o seio urogenital e duas pregas maiores, as pregas labioescrotais, dispostas mais lateralmente.

De forma semelhante ao trato genital interno, a ação dos hormônios produzidos pelos testículos masculiniza a genitália externa. A testosterona secretada pelos testículos fetais é convertida perifericamente pela ação da enzima 5-alfarredutase-2 em di-idrotestosterona (DHT), que age nos tecidos precursores da genitália externa. Sob a ação da DHT, o tubérculo genital se desenvolve, originando a glande peniana, e as pregas uretrais fundem-se ventralmente formando a uretra e o corpo peniano. As pregas labioescrotais se fundem medianamente formando o escroto. O processo de formação da genitália externa masculina se completa por volta da 12ª semana de gestação[8]. No período entre a 12ª e 24ª semanas de gestação, ocorre a migração dos testículos da sua posição original na região lombar até o anel inguinal interno acima da bolsa escrotal. A descida dos testículos através do canal inguinal até o escroto inicia-se na 28ª semana e se completa na maioria dos fetos a termo.

Na ausência de ação androgênica, ocorre o desenvolvimento da genitália externa feminina (Figura 11.2). O tubérculo genital desenvolve-se discretamente, formando o clitóris. O seio urogenital permanece aberto, e um septo vesicovaginal é formado entre as porções genital e uretral do seio, separando por completo a vagina posterior e a uretra nteriormente. As pregas uretrais desenvolvem-se, constituindo os lábios menores, en-quanto as pregas labioescrotais aumentam sem se fundirem, dando origem aos grandes ábios. Estes eventos ocorrem entre a 7ª e a 12ª semanas de gestação[8].

A diferenciação genital incompleta resulta na formação de genitália intermediária entre a masculina e a feminina, com formação do seio urogenital, que, na sua confor-mação, tem a forma de um Y sagital, em que o braço anterossuperior corresponde à uretra, o posterossuperior aos derivados müllerianos e a base a um acesso único para os dois. Como já descrito, no desenvolvimento completo para o sexo masculino, os derivados müllerianos se atrofiam por ação do HAM, ou seja, o braço posterossuperior do Y primitivo desaparece, enquanto o anterossuperior e a base se alongam para, com o tubérculo genital e as lâminas uretrais, formarem o pênis e a uretra. Já no desenvolvi-mento completo para o sexo feminino, ambos os braços do Y praticamente são preser-vados, constituindo a uretra e a vagina, mas a sua base se alarga e encurta, formando o vestíbulo vaginal, até um ponto em que a uretra e a vagina tenham aberturas indepen-dentes (Figura 11.3)[9].

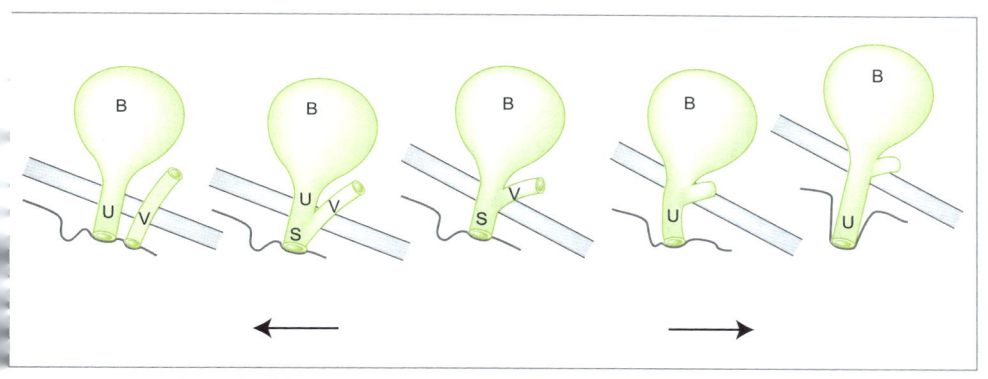

FIGURA 11.3 Estágios de diferenciação dos genitais internos e externos. Representação à esquer-da da figura: genitália feminina normal; representação à direita da figura: genitália masculina normal. B: bexiga; U: uretra; V: vagina; S: seio urogenital.

Diferenças do Desenvolvimento Sexual

As DDS constituem um grupo heterogêneo de condições congênitas. Didatica-mente, podem ser classificadas em três grandes grupos, considerando-se o cariótipo dos pacientes: DDS 46XX, DDS 46XY e DDS portadores de anormalidades cromossômicas (Tabela 11.1).

TABELA 11.1 Principais causas de diferenças do desenvolvimento sexual (DDS), conforme cariótipo

DDS 46XX
- Por anormalidades do desenvolvimento gonadal (disgenesia gonadal, DDS ovariotesticular, DDS testicular)
- Induzido por andrógenos de origem fetal (hiperplasia adrenal)
- Induzido por andrógenos de origem materna (luteoma, tumores virilizantes)

DDS 46XY
- Por anormalidades do desenvolvimento gonadal (disgenesia gonadal)
- Por defeitos na síntese de testosterona (hipoplasia das células de Leydig, deficiências enzimáticas)
- Por defeitos na metabolização da testosterona (deficiência da 5-alfarredutase-2)
- Por defeito na ação de andrógenos – insensibilidade aos andrógenos: completa ("CAIS")/parcial ("PAIS")

DDS por anormalidades cromossômicas (síndrome de Turner e variantes; síndrome de Klinefelter e variantes)

CAIS: complete *androgen insensivity syndrome* ou síndrome de insensibilidade completa ao androgênio; PAIS: *partial androgen insensitivity syndrome* ou síndrome de insensibilidade parcial ao androgênio.

Em 2006, as sociedades americana e europeia de endocrinologia revisaram a classificação das DDS, o que gerou a publicação de um consenso sobre sua nomenclatura e classificação[1]. As principais causas etiológicas das DDS são descritas na Tabela 11.1 e discutidas mais adiante.

Os pacientes portadores de DDS apresentam espectro fenotípico amplo, cujo aspecto da genitália externa pode variar, desde uma genitália feminina normal para uma genitália atípica em diferentes graus até uma genitália masculina normal. Os pacientes classificados como DDS 46XX podem apresentar virilização genital ao nascimento consequente à exposição a excesso de andrógenos de origem fetal (como nos casos de hiperplasia adrenal congênita), fetoplacentária ou materna no período embrionário (Figura 11.4). Os pacientes classificados como DDS 46XY podem apresentar uma subvirilização genital ao nascimento consequente a falta de produção ou ação dos andrógenos durante o período embrionário (Figura 11.5)[7].

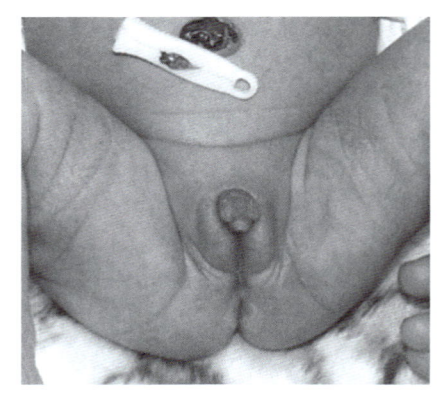

FIGURA 11.4 Recém-nascido com DDS 46XX por hiperplasia adrenal congênita por deficiência da 21-hidroxilase e atipia da genitália externa.

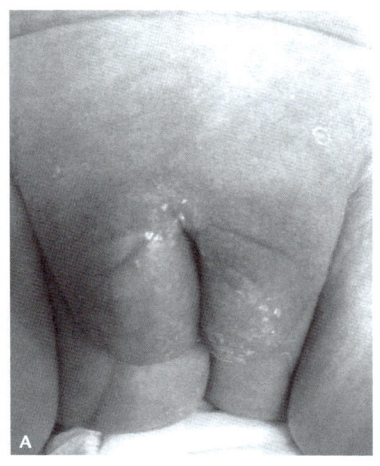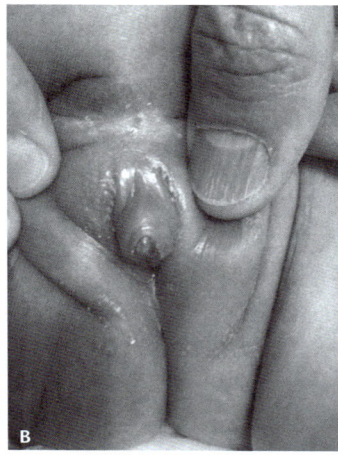

FIGURA 11.5 A) Recém-nascido DDS 46XY por deficiência de 5-alfarredutase-2, com genitália externa subvirilizada. B) Identificação da haste peniana pouco desenvolvida entre as eminências labioescrotais.

Os indivíduos que apresentam atipia genital geralmente são avaliados e diagnosticados ao nascimento ou durante a infância, enquanto naqueles com genitálias típicas ou com graus discretos de alteração genital o diagnóstico pode ocorrer mais tardiamente, pelas anormalidades no desenvolvimento sexual secundário, como ausência do desenvolvimento dos sinais puberais (ausência de telarca e menarca), o aparecimento de caracteres sexuais incompatíveis com o sexo social, por exemplo aumento da pilificação e crescimento do clitóris na "menina" ou desenvolvimento de mamas e hematúria cíclica no "menino" (Figura 11.6). A infertilidade também pode ser a primeira manifestação clínica, ocasião em que é iniciada a investigação e feito o diagnóstico de DDS.

INVESTIGAÇÃO DE PACIENTES PORTADORES DE DIFERENÇAS DO DESENVOLVIMENTO SEXUAL

A detecção pré-natal da atipia genital ou discordância entre genótipo e fenótipo tem aumentado pelo avanço das técnicas de imagem e estudos moleculares para determinar o sexo fetal, principalmente nas fertilizações *in vitro*.

Quando a genitália externa não é caracterizada como masculina ou feminina após 14 semanas de gestação na ultrassonografia obstétrica, deve-se suspeitar de DDS. A sexagem fetal, na qual se realiza o estudo do DNA fetal circulante no sangue materno, é um exame sem riscos gestacionais, que pode auxiliar no diagnóstico precoce de discordância entre genótipo e fenótipo[10].

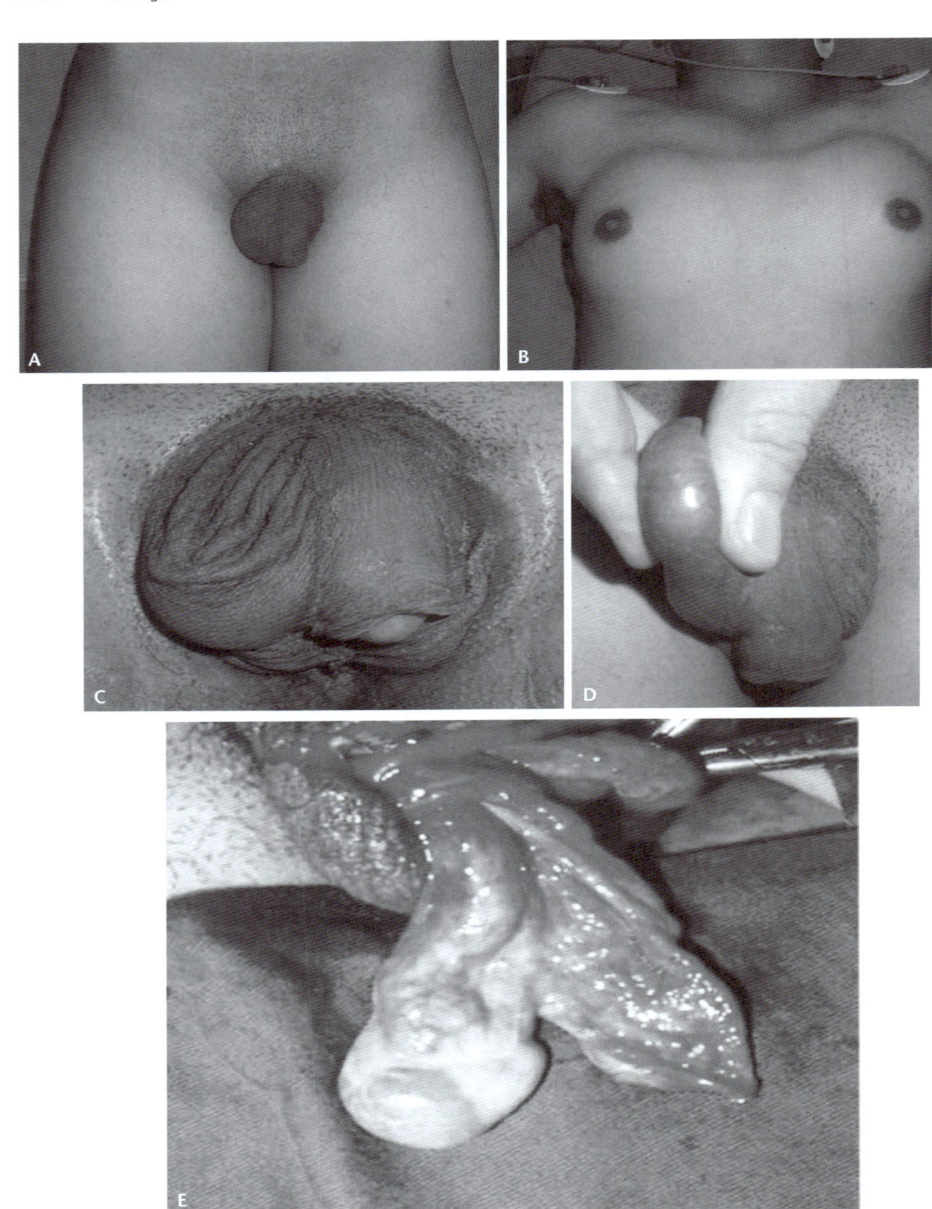

FIGURA 11.6 A, B, C, D) Paciente com 21 anos de idade, sexo social masculino, genitália atípica porém virilizada, assimetria escrotal, gônada direita única, palpável. Ginecomastia na puberdade. DDS 46XX ovariotesticular. E) Imagem da gônada direita durante a exploração cirúrgica escrotal, evidenciando ovotestis. Foi preservada a porção testicular e removido o componente ovariano da gônada, bem como removidas por via laparoscópica as estruturas mülleriana sintra-abdominais. (Ver imagem colorida no encarte.)

A avaliação clínica cuidadosa do recém-nascido é essencial, uma vez que a maioria dos pacientes com DDS e portadores de algum grau de atipia genital pode ser reconhecida nesse período.

O exame físico completo e a cuidadosa avaliação da anatomia genital são os primeiros passos para um diagnóstico correto, devendo-se observar o número de orifícios perineais, a posição do meato uretral, a presença e a posição das gônadas, além de curvatura peniana, bifidez e transposição penoescrotal.

O teste de triagem neonatal ou "teste do pezinho" é de extrema importância e deve ser realizado entre o terceiro e, no máximo, quinto dia após o nascimento do bebê. Seu objetivo é diagnosticar precocemente doenças que causam complicações graves, dentre elas a hiperplasia adrenal congênita por deficiência da enzima 21-hidroxilase, a condição mais frequente de DDS com risco de morte do recém-nascido se não tratada precocemente (forma perdedora de sal). Nesse teste, realiza-se a quantificação da 17-hidroxiprogesterona (17-OHP) nas amostras de sangue dos recém-nascidos, e casos suspeitos são convocados para consulta médica e realização de exames confirmatórios. A elucidação diagnóstica deve ser realizada em curto intervalo de tempo, a fim de evitar episódios de desidratação grave e risco de óbito dos afetados[11].

História Familiar

A história familiar deve ser pesquisada, buscando-se antecedentes familiares de casos semelhantes, consanguinidade, grau de parentesco, etnia e origem dos pais, bem como intercorrências e uso de hormônios durante gestação e peso ao nascer.

A investigação diagnóstica dos pacientes com DDS inclui avaliações hormonais, imagens, estudos citogenéticos (cariótipo) e moleculares. Em raros casos, são necessárias a exploração endoscópica e laparoscópica e/ou a biópsia gonadal.

Avaliação Laboratorial

A avaliação laboratorial dos pacientes com DDS inclui a dosagem dos níveis basais de sódio, potássio, colesterol e hormonais (LH, FSH, HAM, ACTH, 17OHP, progesterona, 17-OH pregnenolona, sulfato de dehidroepiandrosterona, androstenediona, cortisol, 11-desoxicortisol, aldosterona, renina, testosterona e DHT), que devem ser solicitadas de acordo com a suspeita clínica. Testes de estimulação com hCG e/ou ACTH podem ser necessários para estabelecer o diagnóstico[12].

Avaliação por Imagem

A avaliação por imagem é indicada no período neonatal quando se identifica uma genitália atípica ou uma genitália masculina com testículos não palpados. Se houver genitália feminina aparente com hipertrofia do clitóris, fusão labial posterior, orifício único para uretra e vagina (seio urogenital) ou massa inguinal/labial, um estudo de imagem também deve ser realizado.

Na presença de hérnia inguinal em meninas (Figura 11.7), ou nas apresentações mais tardias, com distúrbios puberais já mencionados, também é necessária a avaliação por imagem. A ultrassonografia é o exame de escolha, sendo em mãos experientes extremamente elucidativa, uma vez que é possível identificar a presença ou ausência de estruturas müllerianas em todas as faixas etárias, bem como localizar as gônadas e caracterizar sua textura. Além disso, é útil na identificação de malformações associadas (anormalidades renais) e massas tumorais (particularmente tumores gonadais).

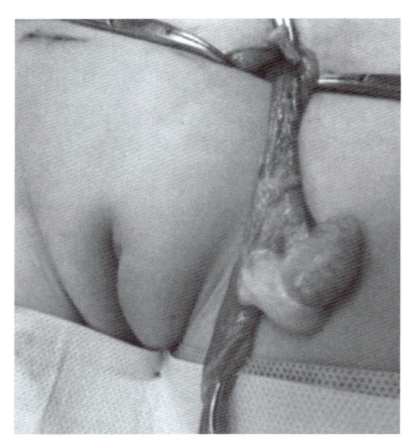

FIGURA 11.7 Genitália externa feminina de paciente com DDS 46XY por insensibilidade completa aos andrógenos (CAIS). Presença de hérnia inguinal com testículo no saco herniário.

Em casos específicos, a ressonância magnética (RM) tem substituído a genitografia e a cistouretrografia na avaliação da uretra, da vagina e do seio urogenital. Além disso, a RM também identifica a presença de gônadas intra-abdominais e derivados müllerianos. No entanto, o exame tem limitações em crianças muito pequenas, pela necessidade de anestesia geral (Figura 11.8).

Embora as características da imagem não sejam específicas para determinar a causa da DDS, elas certamente contribuem para o diagnóstico e são importantes para o planejamento cirúrgico. Em raros casos, é necessária a exploração endoscópica e laparoscópica, incluindo ou não a biópsia gonadal[13].

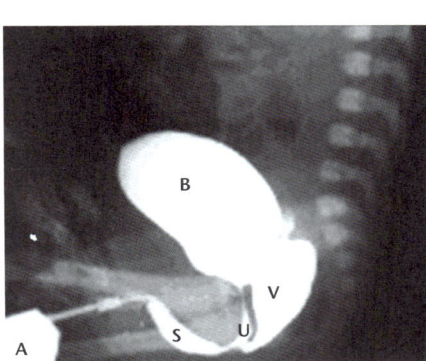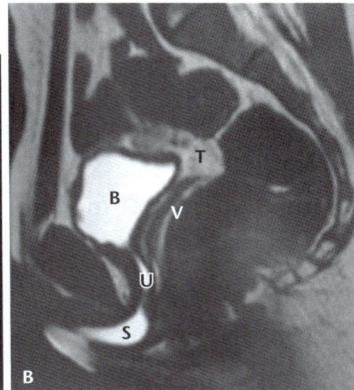

FIGURA 11.8 Genitografia (à esquerda) e ressonância magnética (à direita) com identificação do seio urogenital (S), da uretra (U), da vagina (V), da bexiga (B) e do útero (T).

Avaliação Genética

A avaliação genética inclui cariótipo, a técnica de hibridação *in-situ* por fluorescência (FISH) e, mais recentemente, estudos moleculares específicos para detectar a presença de variantes alélicas patogênicas (técnicas de sequenciamento genômico) ou variações no número de cópias de genes (análise cromossômica por *microarray*) relacionados ao desenvolvimento sexual[10]. As técnicas de cariotipagem, FISH e *arrays* estabelecem o diagnóstico das DDS por anormalidades cromossômicas (síndrome de Turner e variantes/disgenesia gonadal mista, síndrome de Klinefelter e variantes) e a classificação dos pacientes em DDS 46XX e 46XY. Os avanços nessas metodologias têm contribuído para estabelecer corretamente a etiologia da DDS, bem como identificar novas causas de DDS e permitir o aconselhamento genético.

PRINCIPAIS ETIOLOGIAS DAS DIFERENÇAS DO DESENVOLVIMENTO SEXUAL

DDS 46XX

A hiperplasia adrenal congênita (HAC) constitui um grupo de doenças genéticas, nas quais a atividade das enzimas envolvidas na síntese do cortisol está comprometida. A deficiência da 21-hidroxilase, que converte a 17-OHP em 11-desoxicortisol e a progesterona em 11-desoxicorticosterona, é a condição mais comum e causa redução da produção de cortisol, com aumento compensatório do ACTH, acúmulo dos precursores e consequente desvio para a produção de andrógenos. A forma clássica da HAC caracteriza-se por virilização pré-natal da genitália externa em fetos femininos e virilização pós-natal em ambos os sexos, com ou sem a perda de sal[11].

Outros defeitos enzimáticos associados a DDS 46XX, embora menos freqüentes, são deficiência da 11 beta-hidroxilase e deficiência da 3-beta-hidroxiesteroide desidrogenase 2.

A DDS ovariotesticular é uma condição rara (1:20.000 indivíduos) em que se identifica em um mesmo indivíduo a presença de tecido testicular com túbulos seminíferos e de tecido ovariano contendo folículos de Graaf. O achado clínico mais frequente é de atipia genital, e na avaliação da genitália interna são identificadas as estruturas müllerianas e wolffianas. Porém, amplo espectro de apresentação fenotípica pode ocorrer. Nessa condição, indivíduos com sexo social masculino podem apresentar hematúria cíclica e desenvolvimento de mamas. Em 70% dos casos, o cariótipo é 46XX[7].

Na DDS 46XX testicular, a maioria dos pacientes apresenta fenótipo masculino normal (testículos palpados) ao nascimento e o diagnóstico ocorre mais tardiamente pela presença de ginecomastia, hipogonadismo ou infertilidade. Um grupo menor de indivíduos apresenta genitália atípica ao nascimento e na investigação etiológica o diagnóstico diferencial com DDS 46XX ovariotesticular será estabelecido com base no estudo histológico do tecido gonadal.

DDS 46XY

A disgenesia gonadal 46XY compreende duas formas: completa (DGC), caracterizada por fenótipo feminino normal, ausência de tecido testicular com presença de gônadas em fita e estruturas müllerianas; parcial (DGP), que apresenta genitália externa atípica, diferenciação testicular parcial com presença de gônadas disgenéticas e um misto de estruturas müllerianas e wolffianas. Os pacientes com DG apresentam níveis elevados de LH e principalmente de FSH e níveis baixos de testosterona basal e após estímulo com gonadotrofina coriônica humana (hCG)[14].

DDS 46XY por defeito na síntese de testosterona: a síntese de testosterona pode ser bloqueada pela presença de defeitos nas enzimas que participam desse processo. Três dos defeitos enzimáticos estão associados à hiperplasia adrenal congênita (deficiência da StAR, deficiência da 3-beta-hidroxiesteroide desidrogenase e deficiência da 17 alfa--hidroxilase) e dois defeitos são exclusivos da esteroidogênese testicular (deficiência da 17,20-liase e deficiência da 17-beta-hidroxiesteroide desidrogenase tipo 3). Na idade pós-puberal, o perfil hormonal consiste em testosterona basal baixo, associado a valores aumentados dos precursores hormonais ao nível do bloqueio enzimático.

Deficiência da 5-alfarredutase tipo 2: a deficiência da ação da enzima 5-alfarredutase tipo 2 determina a conversão de testosterona em seu metabólito ativo DHT[15], responsável pela masculinização da genitália externa fetal e pelo crescimento prostático. Ao nascimento, os pacientes apresentam genitália externa atípica muito pouco virilizada, com pênis menor que dois desvios-padrão, próstata hipoplásica e testículos geralmente localizados na região inguinal. A maioria dos pacientes é criada no sexo social feminino pelas características da genitália externa ao nascimento. Virilização genital ocorre na puberdade; embora o desenvolvimento de pelos corpóreos e faciais, entradas temporais, acne e aumento da próstata estejam comprometidos[16].

Em todos os recém-nascidos com DDS 46XY, é necessária a avaliação do gene *SR-D5A2* antes de atribuir o sexo social. Nessa deficiência, a atribuição do sexo social masculino está indicada[10,17,18].

DDS 46XY por defeito na ação dos androgénos: a síndrome de insensibilidade androgênica é a causa mais comum de DDS 46XY. Os pacientes apresentam testículos normais com capacidade normal de secreção de testosterona. A presença de defeito no receptor androgênico causa a ausência ou insuficiente virilização genital intrauterina e após a puberdade. Esta condição é classificada em forma completa (CAIS), quando existe ausência total de ação androgênica, e em forma parcial (PAIS), quando ocorrem graus variáveis de virilização.

Na forma completa da doença, observam-se genitália externa feminina com vagina em fundo cego, ductos internos ausentes ou hipodesenvolvidos e gônadas intra-abdominais ou inguinais. Na puberdade, os pacientes apresentam desenvolvimento mamário completo e amenorreia primária. Após a puberdade, as gonadotrofinas, principalmente o LH, apresentam-se normais ou elevadas, e o nível de testosterona normal ou elevado (para a referência masculina). Na forma parcial de insensibilidade aos andrógenos, a apresentação clínica é bastante heterogênea, com genitália atípica com graus variáveis de subvirilização. O desenvolvimento de mamas ocorre na puberdade[19]. Após a puberdade, os níveis de LH e de testosterona apresentam-se dentro dos níveis masculinos normais ou elevados.

DDS por Anormalidade Cromossômica

Síndrome de Turner e suas variantes são as causas mais frequentes de falência gonadal primária no sexo feminino (incidência de 1:2.500 nascidos vivos)[20,21]. Nessa condição, a constituição cromossômica é altamente variável e está associada a anomalias numéricas dos cromossomos sexuais (X e/ou Y). A baixa estatura é característica clínica mais frequente, mas diversos estigmas somáticos podem ocorrer, assim como malformações cardíacas e renais. Na presença de mosaicismos do cromossomo Y, graus variáveis de atipia genital podem ocorrer (disgenesia gonadal mista).

TRATAMENTO

O tratamento adequado de pacientes com DDS requer uma equipe multidisciplinar treinada e integrada em um serviço com infraestrutura laboratorial e de imagem, que permita o diagnóstico rápido e seguro, baseado em investigações clínica, imagenológica, hormonal e molecular. A associação de tratamentos psicológico, clínico e cirúrgico assegura bom resultado terapêutico e qualidade de vida adequada aos pacientes na vida adulta.

Abordagem de um Recém-Nascido com Atipia Genital e seus Familiares

O nascimento de uma criança com atipia genital origina na família e nos médicos grande preocupação e deve ser tratado como emergência médica. O primeiro passo diante de um recém-nascido com DDS é a entrevista com os pais para esclarecê-los e apoiá-los. Nesse momento, a abordagem por profissionais de equipe com experiência em DDS é importante, a fim de evitar informações incorretas e contraditórias[12].

As decisões sobre o sexo da criação dos recém-nascidos com DSD são complexas e podem ser especialmente desafiadoras. Não deve haver precipitação para se estabelecer o diagnóstico da doença, mas impõe-se identificá-la corretamente e tão rápido quanto possível, para permitir a melhor orientação terapêutica.

Os pais de crianças com genitália atípica devem ser acolhidos e acompanhados por psicólogo experiente e especializado. Isso deve ser feito assim que o diagnóstico for suspeitado, devendo ser mantido durante todo o tratamento dos pacientes. Os pais também devem ser esclarecidos por médico e psicólogo sobre o desenvolvimento sexual normal e o provável distúrbio do paciente. É necessária uma explicação em linguagem simples, detalhada e abrangente sobre o que esperar em relação a integração na vida social, atividade sexual, necessidade de tratamento hormonal e cirúrgico e a possibilidade ou não de fertilidade de acordo com o sexo da criação para auxiliar a definição do sexo social final.

Vários fatores influenciam as decisões referentes ao sexo de criação de bebês afetados, incluindo informações específicas sobre a etiologia relacionadas a desenvolvimento de gênero, aparência genital e opções cirúrgicas, necessidade de reposição hormonal, potencial de fertilidade, além das preferências familiares e considerações culturais. No caso de pais e profissionais envolvidos no tratamento dos pacientes discordarem sobre o sexo de criação, a escolha dos pais deve ser respeitada.

Se o indivíduo portador de DDS procurar tratamento após ter definido sua identidade sexual, deve-se respeitar a opção do paciente e realizar o tratamento, visando à obtenção da adequação do fenótipo ao sexo social escolhido.

Tratamento Psicológico

No momento do diagnóstico, o acompanhamento psicológico deve ser iniciado. Os pacientes portadores de DDS devem ser acompanhados por psicólogo experiente durante toda a sua vida, antes e após o tratamento cirúrgico, para melhor adaptação e compreensão do seu problema. Nenhuma decisão de mudança do gênero poderá ser tomada sem avaliação psicológica criteriosa da identidade sexual do paciente.

Tratamento Hormonal

O propósito da terapia hormonal nos pacientes diagnosticados em idade pré-puberal é simular a puberdade normal, determinando o desenvolvimento dos caracteres sexuais secundários compatíveis com o sexo social do paciente, quando não ocorrem espontaneamente. Nos pacientes pós-púberes, além da manutenção dos caracteres sexuais e da libido, a saúde óssea e um perfil metabólico adequado também são positivamente influenciados pela terapêutica hormonal[12].

Sexo social feminino

Quando necessária, a indução do desenvolvimento puberal nas pacientes com sexo social feminino deve ser iniciada por volta de 12-13 anos de idade, utilizando-se doses baixas de estrógenos (um quarto a um sexto da dose utilizada para o tratamento da mulher adulta) por via oral (17-betaestradiol ou valerato de estradiol) ou por via transdérmica (17-betaestradiol) em regime contínuo. As doses devem ser gradualmente aumentadas com o objetivo de completar a feminização (tempo médio de 2 anos) de acordo com a resposta observada (desenvolvimento mamário, ganho estatural e evolução da idade óssea), até alcançar a dose de reposição de uma mulher adulta (valerato de estradiol – dose: 0,5-1 mg/dia; 17-betaestradiol gel/oral – dose: 0,5-1 mg/dia). Na presença de adequado desenvolvimento dos caracteres sexuais femininos, o uso de progestagênios é associado ao estrogênio apenas nas pacientes com presença de útero. A administração do progestagênio (progesterona micronizada, didrogesterona, medroxiprogesterona) deve ser intermitente, seguindo regime cíclico (1º ao 12º dia do mês) para indução da menstruação. Nas pacientes que iniciam o tratamento mais tardiamente e que não apresentam retardo de crescimento, a terapêutica estrogênica com dose plena é realizada por período de 6 meses e, em seguida, o progestagênio é associado de acordo com o esquema terapêutico descrito previamente[12].

Nas mulheres 46XY, doses mais elevadas de estrogênio podem ser utilizadas durante um período determinado de tempo (para promover o fechamento das epífises ósseas) para evitar estatura final muito elevada.

As pacientes em uso de terapia hormonal devem ser avaliadas por exame das mamas e ginecológico, além de densitometria óssea anualmente.

Sexo social masculino

Nos pacientes com sexo social masculino em idade pré-puberal, inicia-se, se necessário, a reposição de testosterona entre 10 e 11 anos de idade, considerando-se também os seguintes critérios para a introdução da medicação: a altura do paciente, a idade óssea e o seu desenvolvimento psicológico. O tratamento de indução puberal inicia-se com injeções intramusculares de ésteres de testosterona, comumente usadas na dose de 25 a 50 mg/mês; outra opção é o undecanoato de testosterona via oral ou preparações transdérmicas[12]. O desenvolvimento dos caracteres sexuais secundários e a velocidade de crescimento são avaliados a cada 3 meses, e a evolução da idade óssea, anualmente. Em geral, dobra-se a dose a cada 6 meses, passando a aplicar a cada 2 semanas após 1 a 2 anos de tratamento.

A dose de testosterona de manutenção de um adulto é de 200 a 250 mg a cada duas semanas, ou 1.000 mg a cada 3 meses. Em pacientes do sexo masculino com insensibilidade aos androgênios, doses mais elevadas de ésteres de testosterona (250-500 mg, duas vezes por semana) podem ser utilizadas para aumentar o comprimento do pênis e as características sexuais secundárias, por um período de 6 meses.

Outras formulações e vias de administração são utilizadas, como as formulações de depósito, os géis e os adesivos de testosterona, porém o emprego crônico dessas opções eleva significativamente o custo do tratamento[12].

Reposição de glicocorticoides

Os pacientes portadores de hiperplasia adrenal congênita por defeito enzimático (por deficiências de 21-hidroxilase, 20,22-desmolase, 3-beta-HSD tipo II, 17-alfa-hidroxilase/17,20-liase) necessitam de reposição de glicocorticoides. A reposição de mineralocorticoides também deve ser realizada para pacientes com DDS e perda de sal.

Tratamento Cirúrgico

Os objetivos do tratamento cirúrgico são adequar a genitália externa ao sexo social e remover as estruturas a ele incompatíveis. Atualmente, a idade ideal para a reconstrução genital vem sendo discutida em vários países pela insatisfação de alguns pacientes que, na idade adulta, apresentaram identidade sexual incongruente com o sexo atribuído na infância. Publicações com resultados tardios insatisfatórios contribuíram para o questionamento da intervenção cirúrgica na infância, por parte de ativistas sociais e grupos de interesse[22]. No entanto, publicações subsequentes de grupos experientes envolvidos no tratamento dos pacientes com DDS reforçaram a importância da cirurgia na infância, com acompanhamento multidisciplinar especializado a longo prazo[23-25]. Como já mencionado, o tratamento cirúrgico depende de vários fatores que incluem a etiologia das DDS, o grau de desenvolvimento genital, a identidade sexual do paciente, quando já definida, e o desejo da família.

Nos pacientes com genitais externos típicos, o tratamento cirúrgico se resume à remoção dos órgãos contraditórixos ao sexo social. Também devem ser removidas as gônadas disgenéticas não tópicas de pacientes, nos quais a presença do cromossomo Y ou de fragmentos desse gene tenha sido identificada, pelo elevado risco de desenvolvimento de tumores gonadais.

Nos casos de DDS ovariotesticular, é necessário preservar a gônada (testículo ou ovario) compatível com o sexo social atribuído, enquanto na presença de um ovotestis (gônada contendo tecido ovariano e testicular) deve-se preservar a porção da gônada compatível com o sexo social atribuído, ressecando o componente contraditório. A via de acesso para removê-los depende de sua localização. Os superficiais ou palpáveis são removidos por cirurgia aberta convencional, enquanto os intra-abdominais são retirados por videolaparoscopia, um procedimento minimamente invasivo que também permite excelente visualização dos genitais internos e das gônadas, facilitando a remoção de todas as estruturas contraditórias sem deixar cicatrizes (Figura 11.6)[13].

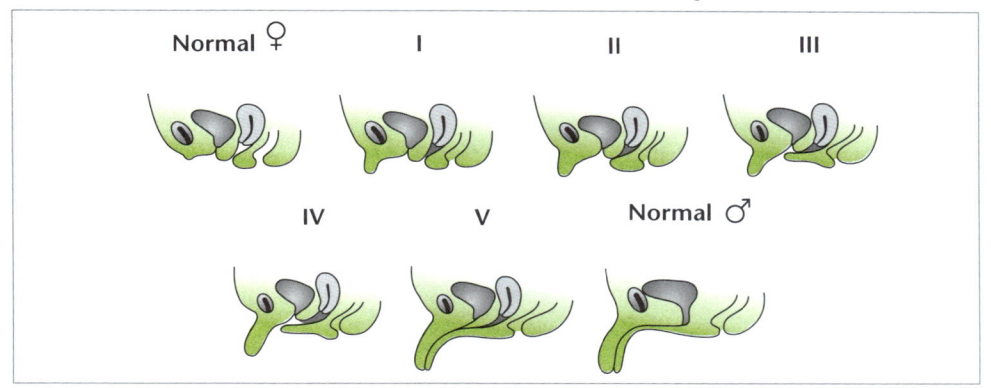

FIGURA 11.9 Graus de virilização da genitália externa segundo a classificação de Prader[26].

Naqueles pacientes identificados como masculinos e que desenvolveram mamas, impõe-se a mastectomia. Inversamente, para aquelas com identificação feminina e nas quais não houve desenvolvimento mamário, indicam-se hormonoterapia e eventual colocação de próteses mamárias.

Os pacientes com genitais atípicos devem iniciar o tratamento tão cedo quanto possível, mas só depois de colhidas e interpretadas todas as informações (morfológicas, genéticas, metabólicas, endócrinas e, eventualmente, histopatológicas) e definida a orientação que será dada ao caso. Feito isso, impõe-se a cirurgia de feminização ou masculinização dos genitais externos, genericamente denominadas genitoplastias feminizantes ou masculinizantes.

Genitoplastia feminizante

Nos casos de DDS com sexo social feminino e atipia da genitalia externa, a genitoplastia feminizante visa à reversão da virilização dos genitais, evidenciada por hipertrofia clitoridiana e persistência do seio urogenital, com orifício perineal único.

A maioria dos indivíduos que necessita dessa cirurgia é portadora de hiperplasia adrenal congênita (HAC), cujo diagnóstico é frequentemente feito nos primeiros dias de vida, seja pelo exame físico ao nascimento, seja pela frequente associação com a desidratação pela perda de sal. Enquanto os genitais externos dos portadores de HAC são menos ou mais virilizados, os internos são normais. Dependendo do grau de virilização, que é definido pela classificação de Prader (Figura 11.9)[26], é possível que os genitais externos de alguns indivíduos muito virilizados sejam confundidos como sendo masculinos (Prader 4 e 5), embora não haja gônadas palpáveis no escroto (Figura 11.10). Em alguns desses casos, se o sexo social já estiver definido como masculino, deve-se realizar a masculinização dos genitais externos e retirar dos genitais internos femininos (útero e ovários), não compatíveis com o sexo social.

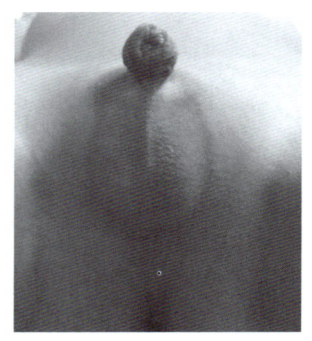

FIGURA 11.10   Paciente DDS 46XX por hiperplasia adrenal congênita (HAC) com grau V de virilização da genitália externa segundo Prader.

A genitoplastia feminizante consiste, basicamente, na redução do clitóris (clitoroplastia redutiva) associada à ampliação e à mobilização do seio urogenital até que a uretra e a vagina tenham aberturas independentes. A clitoroplastia deve ser realizada com a ressecção do tecido erétil dos corpos cavernosos, associada à redução parcial da glande quando necessária, mas preservando-se a integridade do seu feixe vasculonervoso dorsal e a mucosa da região ventral, que asseguram a sua vascularização e a sensibilidade. A glande, reconfigurada como clitóris, é então fixada próximo aos cotos proximais dos corpos cavernosos, enquanto os retalhos cutâneos, obtidos pela incisão do prepúcio dorsal do falo, são distribuídos e suturados de tal forma que, na face dorsal, mimetizem o prepúcio clitoridiano e na ventral os pequenos lábios (Figura 11.11).

A genitoplastia é completada por ampliação e mobilização do seio urogenital. Esta é iniciada com uma incisão perineal em Y invertido, com início na borda inferior do orifício perineal único. Libera-se o retalho de pele assim obtido, mantendo-o bem vascularizado. O seio urogenital é incisado longitudinalmente na sua parede posteroinferior, e a seguir seu segmento mais interno é mobilizado até que o introito vaginal e o orifício uretral sejam exteriorizados independentemente na superfície perineal (Figura 11.11).

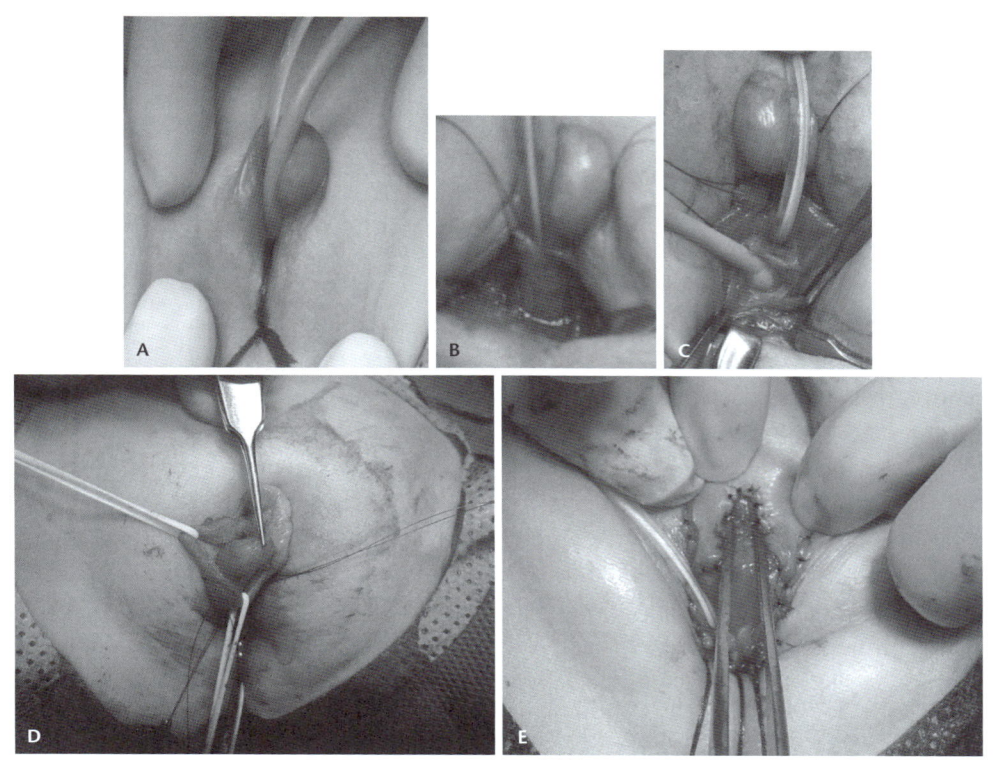

FIGURA 11.11   Etapas cirúrgicas da feminização da genitália externa. Tratamento do seio urogenital com (A) incisão perineal, (B) mobilização da parede posterior do seio, (C) exposição dos
orifícios da uretra e vagina após incisão da parede posterior do seio, (D) clitoroplastia redutora
com preservação do feixe vasculonervoso dorsal e mucosa ventral e (E) confecção dos pequenos
e grandes lábios-vulvoplastia. (Ver imagem colorida no encarte.)

O vértice do retalho cutâneo perineal é então aproximado e suturado à borda inferior
da incisão da parede posteroinferior do seio. Dessa forma, à maneira de uma cunha, o
retalho cutâneo alarga a base do seio, configurando o vestíbulo vaginal.

Recordando a analogia com a letra Y, descrita anteriormente para o seio urogenital
(SUG) primitivo, na hipótese de a base do Y ser curta e o braço posterossuperior (componente vaginal) ser comprido e amplo, a genitoplastia é simples e gratificante tanto
no aspecto cosmético quanto funcional[27]. Inversamente, se a base do Y for longa (SUG
longo), o componente vaginal será menos desenvolvido, sendo o resultado da genitoplastia menos gratificante[28]. Muitas pacientes que realizaram genitoplastia feminizante precisam submeter-se posteriormente à dilatação do vestíbulo vaginal com moldes
vaginais[29]. Aquelas com vagina com implantação muito alta e cavidade virtual podem
necessitar de neovaginoplastia.

Nas pacientes com DDS 46XX por hiperplasia adrenal congênita virilizante, a correção do hiperandrogenismo com manutenção da medicação a longo prazo permite fertilidade normal, sendo raros os casos que necessitam de tratamento específico para obter fertilidade.

Genitoplastia masculinizante

A genitoplastia masculinizante pretende acentuar a virilização da genitália ambígua. Com base na mesma analogia com a letra Y, alonga-se sua base para que o pênis tenha um tamanho tão satisfatório quanto possível[30,31]. Esse tratamento visa obter a adequação genital do ponto de vista estético e funcional, permitindo a atividade sexual e reprodutiva satisfatória para os pacientes.

O maior contingente dos que necessitam desse tipo de cirurgia é representado pelos pacientes com DDS 46XY, com sexo social masculino e genitais externos atípicos, com pênis hipospádico e eventual presença de componente vaginal do seio urogenital (braço posterossuperior do Y), mas apresentam testículos na bolsa ou criptorquídicos. A cirurgia é feita, geralmente, em duas fases, com um intervalo de 6 meses entre cada uma delas.

A primeira corresponde à ortofaloplastia, com retirada da corda ventral do pênis, permitindo sua retificação e seu alongamento, associada à neouretroplastia proximal (Figura 11.12). As hipospadias mais acentuadas (escrotais ou perineais) geralmente fazem-se acompanhar de divertículos müllerianos em fundo cego menos ou mais desenvolvidos, que correspondem ao componente vaginal do seio urogenital, cujo tamanho pode ser estimado por genitografia, RM ou genitoscopia (Figura 11.8). Esses divertículos devem ser ressecados de preferência nessa etapa, uma vez que podem eventualmente dificultar o

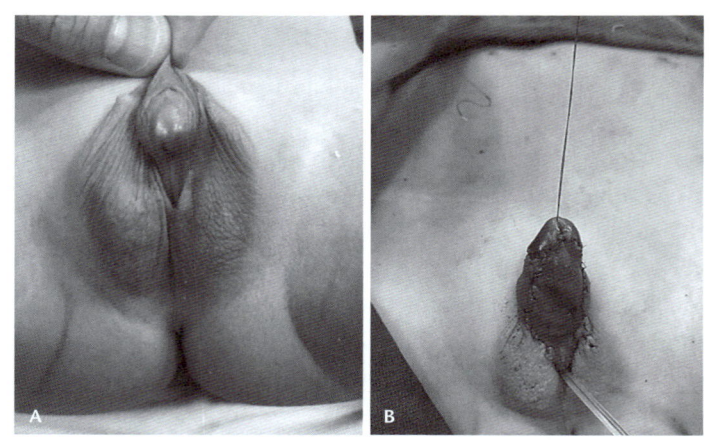

FIGURA 11.12   Genitália externa atípica de paciente DDS 46XY. A) pré-operatório. B) pós-operatório 1º tempo da ortofaloplastia. (Ver imagem colorida no encarte.)

eventual cateterismo uretral e causar infecção e/ou perdas urinárias pós-miccionais. Ao mesmo tempo, caso seja necessário, pode-se realizar a ressecção laparoscópica de estruturas müllerianas. Os testículos criptorquídicos, se forem palpáveis, deverão ser acessados e tratados pela via inguinal convencional; se intra-abdominais, pela laparoscopia[13].

A segunda fase corresponde à neouretroplastia distal. Caso não tratados na primeira fase, podem-se realizar associadamente a correção da bolsa escrotal bífida, da transposição penoescrotal e a correção da criptorquidia (Figura 11.13).

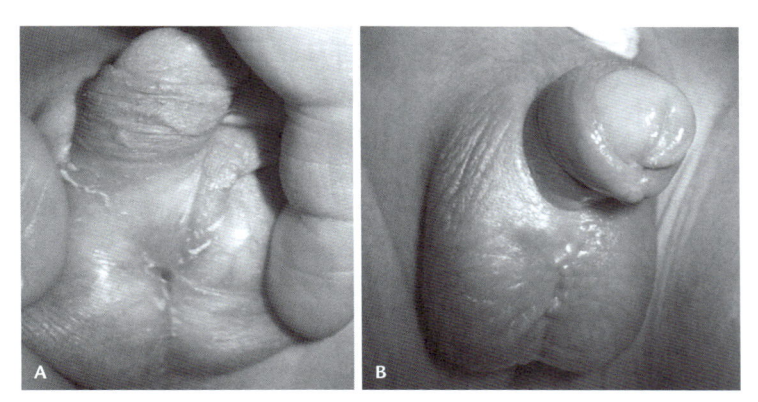

FIGURA 11.13 Genitália externa de paciente DDS 46XY. A) Aspecto após a ortofaloplastia. B) Aspecto após a neouretroplastia distal.

A infertilidade é muito frequente nos casos de DDS 46XY. Os pacientes apresentam lesão dos túbulos seminíferos secundária à criptorquidia, o que resulta em oligo ou azoospermia, frequentemente associada à ejaculação retrógrada pela malformação uretral. Também pode haver lesão dos ductos deferentes na ressecção do seio urogenital, com sua consequente obstrução. Atualmente, com o desenvolvimento das técnicas *in vitro,* é possível obter a fertilidade em alguns pacientes com DDS 46XY, como na deficiência de 5-alfarredutase-2.

Na hipótese de estar indicada a colocação de prótese testicular, discute-se a época: o certo é que, se colocadas na infância, deverão ser substituídas após a puberdade.

As complicações mais frequentes das genitoplastias masculinizantes são as fístulas uretrais e as estenoses de uretra, sendo que estas últimas podem ocorrer em pós-operatório tardio, já tendo ocorrido 30 anos após a abordagem cirúrgica inicial[32].

O resultado da genitoplastia masculinizante será tanto mais gratificante quanto maior o falo e menor o vício de migração testicular. Inversamente, se o falo for pequeno e as gônadas não forem palpáveis, o resultado cirúrgico pode não ser ideal, embora qualquer sinal de ambiguidade desapareça.

📖 REFERÊNCIAS BIBLIOGRÁFICAS

1. Hughes IA, Houk C, Ahmed SF, Lee PA. Consensus statement on management of intersex disorders. Arch Dis Child. 2006;91(7):554-63.
2. Domenice S, Costa EMF, Mendonca BB. Distúrbios do desenvolvimento sexual. In: Arruda MM, Carrilho FJ, Alves VAF, Castilho EA, Cerri GG, Wen CL. Clínica médica do HCFMUSP. São Paulo: Manole; 2015. p.6-31.
3. Mendonca BB, Domenice S, Arnhold IJP, Costa EMF. 46XY Disorders of sexual development. Endotext.org. Pediatric Endocrinology. 2009. Available from: http://www.endotext.org.
4. Jost A. A new look at the mechanisms controlling sex differentiation in mammals. Johns Hopkins Med J. 1972;130(1):38-53.
5. Eggers S, Sinclair A. Mammalian sex determination-insights from humans and mice. Chromosome Res. 2012;20(1):215-38.
6. Swain A, Lovell-Badge R. Mammalian sex determination: a molecular drama. Genes Dev. 1999;13(7):755-67.
7. Domenice S, Costa EMF, Mendonça BB. Distúrbios do desenvolvimento sexual. In: Endocrinologia: princípios e práticas. 2.ed. Rio de Janeiro: Atheneu; 2017.
8. Grumbach M, Hughes IA, Conte FC. Disorders of sexual differentiation. In: Williams textbook of endocrinology. Saunders: Philadelfia; 2003. p.842-1002.
9. Queiroz e Silva FA. In: Embriologia urogenital – organogênese normal e patológica. São Paulo: Sarvier; 1997. p.61-96: Organogênese do trato genital.
10. Achermann JC, Domenice S, Bachega TA, Nishi MY, Mendonca BB. Disorders of sex development: effect of molecular diagnostics. Nat Rev Endocrinol. 2015;11(8):478-88.
11. Gomes LG, Mermejo LM, Bachega TA, Castro M. Hiperplasia adrenal congênita. In: Endocrinologia: princípios e práticas. 2.ed. Rio de Janeiro: Atheneu; 2017.
12. Wisniewski AB, Batista RL, Costa EMF, Finlayson C, Sircili MHP, Dénes FT, et al. Management of 46XY differences/disorders of sex development (DSD) throughout Life. Endocr Rev. 2019;40(6):1547-72.
13. Dénes FT, Cocuzza MA, Schneider-Monteiro ED, Silva FA, Costa EM, Mendonca BB, et al. The laparoscopic management of intersex patients: the preferred approach. BJU Int. 2005;95(6):863-7.
14. Domenice S, Arnhold IJP, Costa EMF, Mendonça BB. 46XY Disorders of sexual development. In: Feingold KR, Anawalt B, Boyce A, et al., editors. Endotext [Internet]. South Dartmouth (MA): MDText.com, Inc.; 2000.
15. Imperato-McGinley J, Guerrero L, Gautier T, Peterson RE. Steroid 5alpha-reductase deficiency in man: an inherited form of male pseudohermaphroditism. Science. 1974;186:1213-5.
16. Mendonca BB, Batista RL, Domenice S, Costa EMF, Arnhold IJP, Russell DW, et al. Steroid 5 alpha--reductase 2 deficiency. J Steroid Biochem Mol Biol. 2016;163:206-11.
17. Mendonca BB. Gender assignment in patients with disorder of sex development. Current Opin Endocrinol Diabetes Obes. 2014;21:511-4.
18. Costa EM, Domenice S, Sircili MH, Inacio M, Mendonca BB. DSD due to 5alpha-reductase 2 deficiency – from diagnosis to long term outcome. Semin Reprod Med. 2013;30:427-31.
19. Hughes IA, Werner R, Bunch T, Hiort O. Androgen insensitivity syndrome. Semin Reprod Med. 30:432-42.
20. Gravholt CH. Epidemiological, endocrine and metabolic features in Turner syndrome. Arq Bras Endocrinol Metabol. 2005;49:145-56.
21. Pinsker JE. Clinical review: Turner syndrome: updating the paradigm of clinical care. J Clin Endocrinol Metab. 2012;97:E994-1003.
22. Creighton SM, Minto CL, Steele SJ. Objective cosmetic and anatomical outcomes at adolescence of feminising surgery for ambiguous genitalia done in childhood. Lancet. 2001;358(9276):124-5.

23. Wisniewski AB. Psychosocial implications of disorders of sex development treatment for parents. Curr Opin Urol. 2017;27(1):11-3.
24. Lee PA, Nordenstrom A, Houk CP, Ahmed SF, Auchus R, Baratz A, et al. Global disorders of sex development update since 2006: perceptions, approach and care. Horm Res Paediatr. 2016;85(3):158-80.
25. Nordenström A. Psychosocial factors in disorders of sex development in a long-term perspective: what clinical ppportunities are there to Intervene? Horm Metab Res. 2015;47(5):351-6.
26. Prader A. Der Genitalbefund beim Pseudohermaphroditismus femininus des kongenitalen Adrenogenitalen syndromes: Morphologie, Häufigkeit, Entwicklung and Vererbung der verschiedenen Genitalformen. Helv Paediat Acta. 1954;9:231-48.
27. Sircili MH, Mendonça BB, Dénes FT, Madureira G, Bachega TA, Silva FA. Anatomical and functional outcomes of feminizing genitoplasty for ambiguous genitalia in patients with virilizing congenital adrenal hyperplasia. Clinics (São Paulo). 2006;61(3):209-14.
28. Sircili MH, Bachega TS, Madureira G, Gomes L, Mendonca BB, Dénes FT. Surgical treatment after failed primary correction of urogenital sinus in female patients with virilizing congenital adrenal hyperplasia: are good results possible? Front Pediatr. 2016;4:118.
29. Costa EMF, Mendonça BB, Inacio M, Arnhold IJP, Queiroz e Silva FA, Lodovici O. Management of ambiguous genitalia in pseudohermaphrodites: new perspectives on vaginal dilation. Fertil Steril. 1997;67(2):229-32.
30. Lodovici O, Queiroz e Silva FA. Tratamento cirúrgico dos estados intersexuais. In: Lodovici O, Salvatore CA. Anomalias urogenitais congênitas. Cirurgia plástica reconstrutora. São Paulo: Sarvier; 1986. p.59-73.
31. Donahoe PK, Crawford, JD, Hendren WH. Management of neonates and children with male pseudohermaphroditism. J Pediatr Surg. 1977;12(6):1045-57.
32. Sircili MH, Silva FA, Costa EM, Brito VN, Arnhold IJ, Dénes FT, et al. Long-term surgical outcome of masculinizing genitoplasty in large cohort of patients with disorders of sex development. J Urol. 2010;184(3):1122-7.

12 Hipospadia: conceitos, classificação e tratamento

Amilcar Martins Giron

INTRODUÇÃO

A hipospadia é uma das anomalias congênitas mais comuns no sexo masculino, sendo definida como hipoplasia no desenvolvimento da circunferência ventral do pênis. Dessa forma, o meato uretral pode estar situado desde a extremidade peniana até o períneo. É possível que coexista curvatura ventral do pênis. Outro aspecto da anomalia é a distribuição anormal do prepúcio, um excesso de pele dorsal denominado capuchão.

A incidência da hipospadia é variável: de 1:300 nascimentos a 1:1.000, com aumento em 1:80/100 quando existe história familiar[1].

O desenvolvimento embriológico da genitália externa se inicia na membrana cloacal ao redor da 4ª semana do embrião. Na 6ª semana, os tubérculos genitais podem ser identificados e a membrana cloacal forma a calha uretral entre as faces ventrais dos tubérculos. Várias teorias diferem quanto à formação da uretra peniana; Johnston[2], por exemplo, considera que a uretra é formada pela simples aproximação medial e pela fusão das bordas laterais da calha uretral. A uretra glandar parece ter origem ectodérmica, com penetração da placa até a extremidade do pênis; posteriormente, a placa se fecha e fica em continuidade com a uretra peniana. Entretanto, a morfogênese da uretra não está clara, pois, uma vez que a ráfia peniana é o resultado da fusão medial da calha uretral, frequentemente a ráfia é assimétrica, demonstrando que a patogênese uretral deve ser mais complexa. O desenvolvimento peniano termina na 14ª semana: a gonadotrofina coriônica placentária estimula os testículos a produzir testosterona, a qual se desdobra em di-hidrotestosterona, que é o hormônio ativo para atuar na morfogênese peniana.

ETIOLOGIA

A hipospadia, caracterizada pela falha na formação da uretra, deve ocorrer por eventual bloqueio do estímulo hormonal descrito, falha de receptores hormonais periféricos no pênis ou administração de progesterona durante a gestação. A etiologia é discutível:

- Fatores endócrinos e genéticos: a incidência de hipospadia em crianças nascidas por reprodução assistida *in vitro* é 5 vezes maior do que na população normal, podendo estar relacionada à administração materna de progesterona ou anomalias fetais[3,4]. Mutações genéticas foram detectadas em pacientes com hipospadia[5,6].
- Fatores ambientais: contato materno com substâncias que contêm produtos com estrogênios, água, pesticidas e fungicidas[7].
- Deficiência de fatores de crescimento epidérmico na face ventral do pênis: talvez este fato possa ter relação com efeitos negativos na reconstrução cirúrgica da hipospadia, como presença de fístulas e deiscências na neouretroplastia[8].
- Defeitos enzimáticos na biossíntese da testosterona, descrita principalmente em hipospadias proximais: a resposta à administração de gonadotrofina coriônica é menor nas hipospadias proximais e proporcional às demais formas (hipospadias penianas e distais)[9].

ANATOMIA DA HIPOSPADIA

O defeito anatômico da hipospadia constitui um triângulo que tem como base a placa uretral glandar e como ápice a divisão dos corpos esponjosos da uretra, localizado no nível do meato uretral hipospádico. Lateralmente, esse triângulo é delimitado pela junção mucosa e por corpos esponjosos da uretra.

O cirurgião deve, portanto, estar atento a anormalidades anatômicas que podem estar presentes nas várias formas de hipospadia:

- Placa uretral: avaliar o quanto está comprometida com a curvatura peniana. A qualidade e a extensão têm implicação na escolha da técnica cirúrgica. A filosofia atual é preservar a placa uretral sempre que possível[10].

- Prepúcio: comumente é bem desenvolvido. Pode ser completo e apresentar aspecto normal em 1 a 2% dos casos, principalmente associado à hipospadia distal com megameato.
- Meato: a estenose é comum nas hipospadias distais, ao contrário do megameato associado com grande fenda na glande e prepúcio normal. Também é comum a presença de ponte de tecido entre o meato hipospádico e a impressão meática glandar, o que deve ser corrigido no ato operatório.
- Glande: a configuração da glande facilita a escolha da técnica cirúrgica. A glande pode ser cônica, com meato estenótico e placa fibrosa, ao contrário da glande fendida ventralmente e com placa uretral saudável.
- Corda venérea (*chordee*): avaliada corretamente com ereção artificial. Com anestesia, pode diferir da avaliação inicial ambulatorial. Deve-se analisar a verdadeira extensão e associá-la com pele disgenética. Às vezes, a curvatura pode estar relacionada com transposição penoescrotal.

CLASSIFICAÇÃO

Muitas classificações de hipospadia são descritas de acordo com a posição do meato uretral, algumas antes e outras após liberação da corda venérea. Outras classificam as hipospadias relevando aspectos mais práticos que envolvem a escolha da técnica cirúrgica[9] (Figura 12.1):

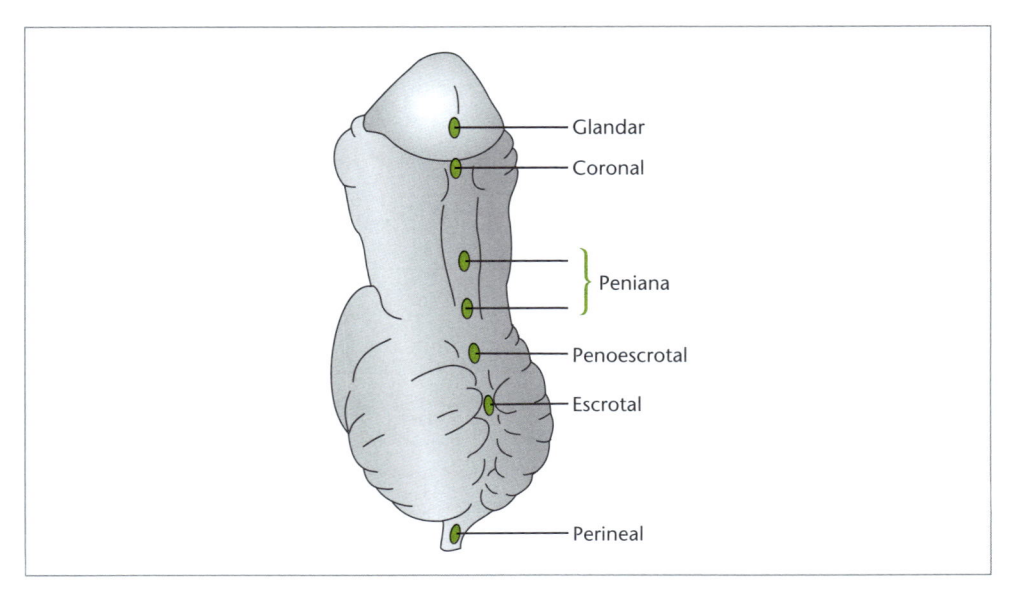

FIGURA 12.1 Classificação de hipospadia.

- Distais (50%): glandar e coronal.
- Penianas (30%): peniana distal, mediopeniana e penoescrotal.
- Proximais (20%): escrotal e perineal.

A hipospadia glandar apresenta o meato uretral na base da glande, estrutura essa com aspecto praticamente normal. O meato está sempre em continuidade com o sulco glandar que termina na glande, na impressão meática (*dimple* uretral), onde originalmente deveria estar o meato uretral. A coronal é mais comum. O meato uretral está no nível do sulco coronal, podendo ser estenosado ou envolvido por uretra hipoplásica.

A hipospadia distal não apresenta corda venérea e consequentemente não tem curvatura peniana associada (Figura 12.2).

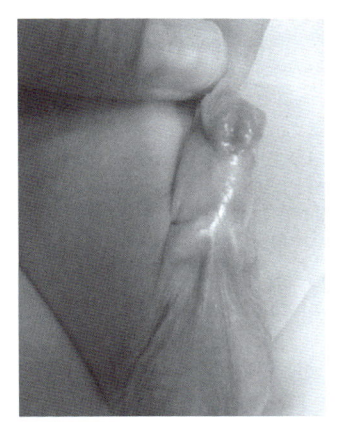

FIGURA 12.2 Hipospadia distal e meato uretral localizado no sulco coronal. Observar a glande aberta e a presença de prepúcio (ou capucho) dorsal.

A hipospadia peniana distal apresenta-se com ou sem curvatura ventral, e as demais (média e proximal) têm curvatura associada por causa de encurtamento relativo da uretra, insuficiência de pele distal ao meato ou aderência da pele a esse nível. A posição do meato pode encobrir a presença de uretra totalmente hipoplásica (aspecto membranáceo), o que dificulta a reconstrução cirúrgica (Figura 12.3).

As hipospadias proximais (20% dos casos) são mais raras e mais graves, com reconstrução cirúrgica mais complexa. A corda venérea (*chordee*) é fibrosa e com curvatura acentuada, estendendo-se desde o meato uretral até a extremidade da glande. Na maioria dos casos, o corpo esponjoso está ausente, mas ocasionalmente pode aparecer até a extremidade da glande. A bolsa escrotal é bífida, e as duas hemibolsas escrotais se estendem até a base do pênis, podendo circundá-lo (transposição penoescrotal).

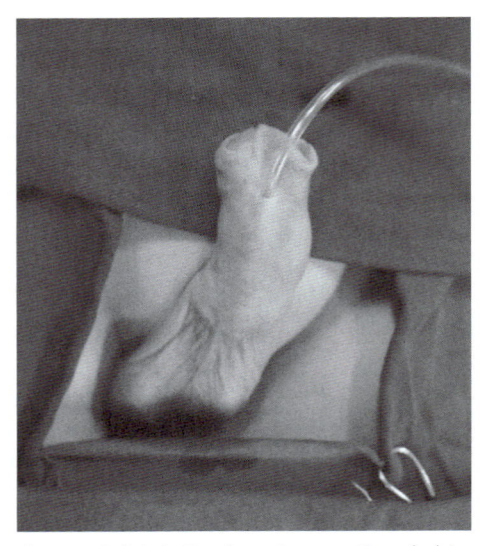

FIGURA 12.3 Meato uretral ventral distal. Geralmente, esse tipo de hipospadia não apresenta curvatura peniana.

O diagnóstico diferencial constitui uma fronteira que dependerá de avaliações laboratoriais: deve ser feito com DDS (desvio de diferenciação sexual), sempre que possível, logo após o nascimento, em face de emergência social na definição do sexo. A avaliação laboratorial radiológica (genitografia) se impõe para a definição diagnóstica (Figura 12.4).

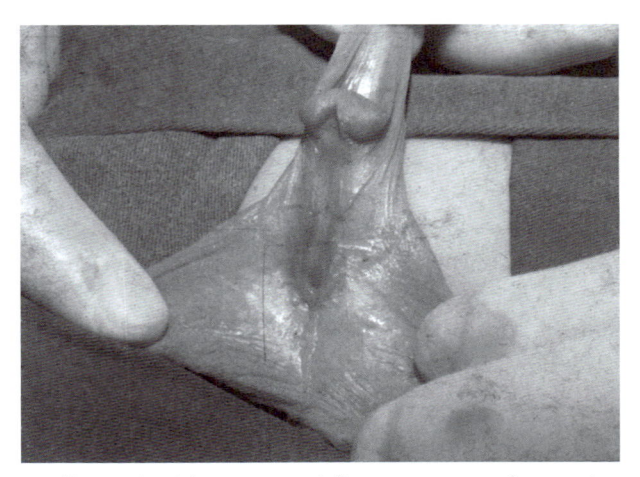

FIGURA 12.4 Hipospadia proximal (meato escrotal) com presença de curvatura ventral peniana acentuada e bifidez da bolsa escrotal.

- Anomalias associadas:
  - A criptorquidia ocorre em 10% dos casos, o que também pode sugerir envolvimento endócrino na etiopatogenia desses eventos.
  - Cisto de utrículo prostático nas hipospadias proximais, em 50% dos casos, também tem conotação na esfera hormonal[11].
- Outras associações: transposição penoescrotal, malformações gonadais, disgenesia gonadal, hérnia inguinal e torção do eixo axial do pênis em 50% dos casos[11].

AVALIAÇÃO CLÍNICA

Recomenda-se que a criança com hipospadia seja examinada logo ao nascer ou, no máximo, nas primeiras semanas de vida. Deve ser avaliada a história sobre antecedentes maternos na gestação e administração de hormônios e medicamentos, além de antecedentes familiares. O exame físico demonstrando a presença de testículos na bolsa escrotal pode excluir formas de pseudo-hermafroditismo. Criptorquidia unilateral com hipospadia proximal deve necessariamente exigir investigação para afastar possíveis desvios de diferenciação sexual ou síndromes sistêmicas.

A avaliação do tamanho do pênis e da posição do meato uretral, a presença de curvatura ventral, a conformação da glande (cônica ou fendida) e a quantidade de pele prepucial são aspectos importantíssimos na definição da reconstrução cirúrgica. As crianças com essas características devem retornar à avaliação clínica com 6 e 12 meses de idade. Em situações especiais, poderá ser administrado hormônio (25 mg de testosterona), 3 meses antes da cirurgia, com a finalidade de aumentar o pênis e, dessa forma, facilitar o ato cirúrgico[12].

É fundamental que os pais recebam informações sobre a condição. Eles devem estar cientes de que se trata de uma anomalia comum, que o filho não é o único com tal problema e que atualmente a hipospadia é bem conhecida pelo cirurgião, que poderá abordá-la com sucesso na época adequada.

A decisão quanto à aplicação da técnica cirúrgica se faz na sala operatória, quando a criança está anestesiada e em condições de ser examinada adequadamente. Nesse sentido, pode-se avaliar a dimensão exata da curvatura peniana ou mesmo identificar a uretra membranosa ou hipoplásica, ineficaz para reconstrução cirúrgica, e eventualmente mudar a estratégia cirúrgica.

RECONSTRUÇÃO CIRÚRGICA

Independentemente do tipo da hipospadia, os objetivos cirúrgicos são:

- Reposição do meato uretral na extremidade glandar.

- Reconstrução simétrica da glande e da uretra. A glandoplastia, parte da reconstrução de qualquer tipo de hipospadia, é a "grife" do cirurgião.
- Retificação completa do pênis: atenção à presença de curvatura ventral. A reconstrução com ortofaloplastia inadequada condenará o paciente a futuros problemas funcionais na esfera sexual (dificuldade na penetração vaginal).
- Distribuição de pele prepucial: sempre que possível, recomenda-se postoplastia que cubra parcialmente a glande.
- Neouretra com calibre uniforme e sem pelos: neouretroplastia, preferencialmente com manutenção da placa uretral.
- Escrotoplastia: necessária nas hipospadias proximais em que o escroto é bífido.
- Micção e ereção "normais".

Sugerem-se atributos técnicos que se correlacionem com o bom resultado cirúrgico. O uso de lupas torna o ato cirúrgico menos traumático e facilita o manuseio de fios delgados (6-0 ou 7-0). Atualmente, a drenagem de urina se restringe ao uso de cateter uretral de silicone ou *sylastic*, multiperfurado, de forma continente ou incontinente. Nos lactentes, recomendam-se cateter até a bexiga (incontinente) e o uso de duas fraldas: a primeira é perfurada e dá passagem ao cateter, que molha a segunda fralda externa, evitando assim maceração da pele. Em crianças maiores com controle esfincteriano, esse tubo de silicone não se estende à bexiga e a criança urina através ou ao redor do cateter. Em média, os cateteres são retirados após 7 a 10 dias, período em que o paciente permanece fora do hospital. O curativo também deve ser contensivo e não compressivo. A primeira bandagem ao redor do pênis pode ser feita com faixa de tecido *rayon* (que não adere à pele), levemente umedecida com vaselina líquida ou pomada antibiótica. O pênis também pode ser envolvido com curativo autoaderente (Opsite), mantendo a visualização do órgão.

Outro recurso técnico importante é a ereção artificial com solução salina durante o ato cirúrgico, sempre que existir dúvida sobre a presença de curvatura peniana. Após clampear ou comprimir a base do pênis, deve-se utilizar agulha fina que será introduzida na glande ou no corpo cavernoso.

Até a metade do século XX, predominavam os procedimentos em vários estágios para a reconstrução da hipospadia. Atualmente, dominam reconstruções em tempo único ou em dois estágios, dependendo do grau da condição e da preferência, do conhecimento ou da habilidade do cirurgião; recomenda-se o conhecimento de cinco ou seis técnicas associadas aos princípios gerais anteriormente descritos.

A técnica cirúrgica deve ser definida em campo operatório. A configuração da glande (cônica ou fendida) pode definir a técnica nas hipospadias distais, em 70% dos casos. Em geral, indica-se a reconstrução em etapa única.

Baskin e Duckett[13] defendem a correção em etapa única com preservação da placa uretral, mesmo sendo necessária a plicatura dorsal dos corpos cavernosos: a placa tem suporte de tecido esponjoso e irrigação adequada, é saudável, capaz de prevenir fístulas e comprovadamente pode não ser causa de manutenção de curvatura. Atualmente, a reconstrução da hipospadia prevê preservação da placa uretral e hipospadia proximal com curvatura peniana, com correção em duas etapas cirúrgicas (Quadro 12.1).

Magpi: avanço do meato e glandoplastia incorporada.

QUADRO 12.1 Hipospadia: sugestões de técnicas cirúrgicas	
Condição	**Técnica**
Hipospadia distal sem curvatura (placa flexível e móvel)	Magpi/Snodgrass
Hipospadia distal sem curvatura (com megameato)	Lowell King/Mathieu
Peniana distal	Snodgrass/Mathieu/Onlay
Peniana sem curvatura	Onlay/Snodgrass
Hipospadia proximal com curvatura:	
• Preservando a placa	Nesbit + *onlay* (retalho prepucial)
• Ressecando a placa	Nesbit + *onlay* (retalho prepucial tubulizado) 2 etapas

TÉCNICAS CIRÚRGICAS COMUNS

- Magpi (avanço do meato e glandoplastia incorporada): incisão medial profunda e longitudinal de 3 a 5 mm entre o meato e a impressão meática na glande. A sutura é feita transversalmente com fio fino 6-0, ampliando o meato uretral. Após circuncisão, o lábio ventral da mucosa é tracionado em direção à glande, permitindo a rotação medial das asas da glande, seguida de sutura com pontos separados. A técnica não realiza neouretroplastia e o meato, na verdade, fica escondido, com a ilusão de que foi para a extremidade glandar[14]. Essa técnica já foi muito utilizada, mas atualmente foi substituída por outras que conferem aspecto plástico mais satisfatório à glande (Figura 12.5).

- *Snodgrass:* (tubularização da placa uretral): a placa uretral é incisada longitudinalmente desde o meato uretral até a extremidade da glande. A seguir, os limites da neouretra são demarcados lateralmente e a placa é, então, tubulizada ao redor do cateter uretral, procedimento seguido de glandoplastia. Esta técnica deixa área cruenta na placa uretral para futura epitelização. Até recentemente havia dúvidas sobre a estenose da área cruenta, mas parece que não ocorre tal complicação. A técnica é sugerida inclusive para reoperações de hipospadias distais que falharam primariamente[16,17]. Indicação: quando a placa é muito aderida para ser tubulizada (Figura 12.6).

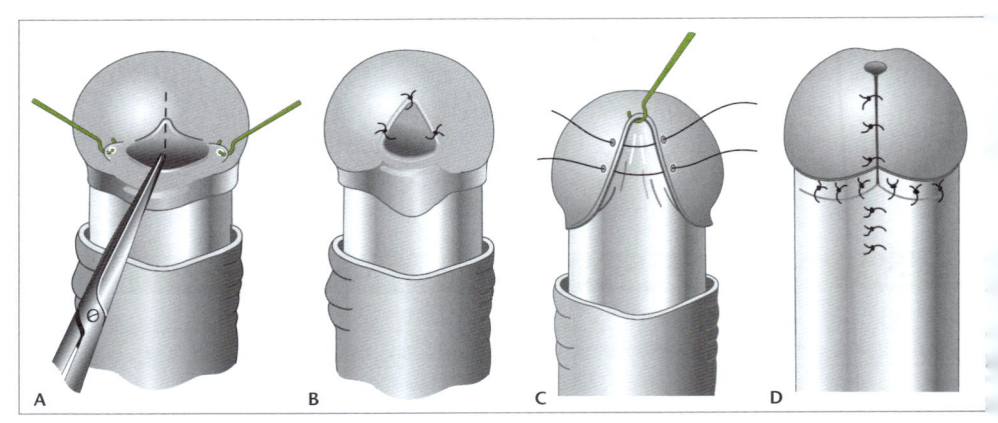

FIGURA 12.5 A: técnica de Magpi, hipospadia distal sem curvatura; B: após avanço do meato uretral e circuncisão preservando 1 cm de mucosa prepucial; C/D: aspecto final após glandoplastia[15].

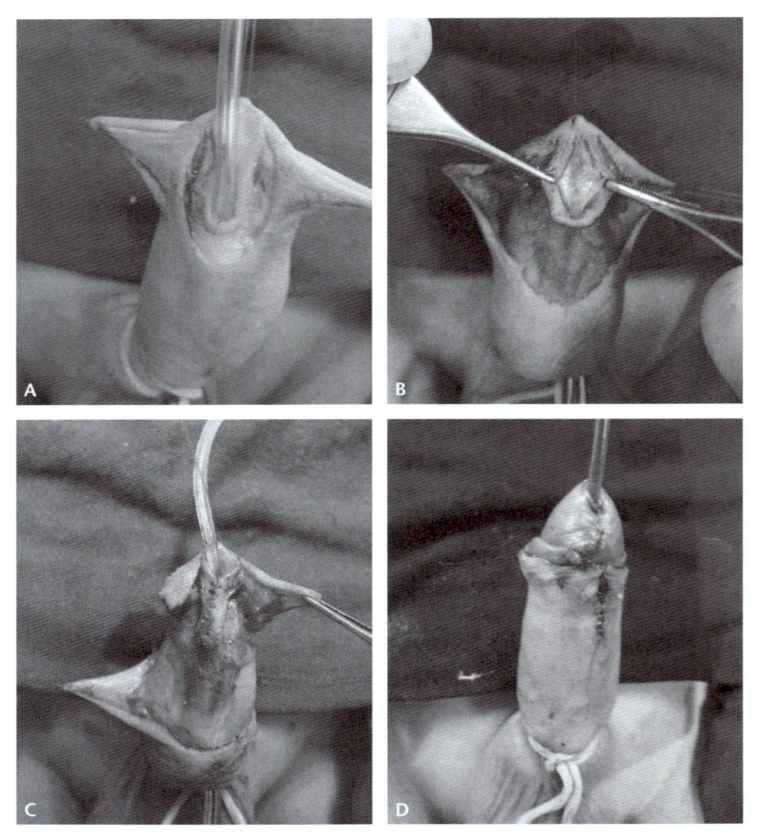

FIGURA 12.6 A: Preparando a placa uretral; as asas glandares foram liberadas dos corpos cavernosos; B: incisão longitudinal da placa uretral com o objetivo de aumentar o diâmetro da uretra; C: uretroplastia sobre cateter uretral; D: glandoplastia e distribuição do prepúcio configurando aspecto plástico satisfatório. (Veja imagem colorida no encarte.)

Mathieu: esta técnica preconiza a confecção de neouretra distal por meio do *flip-flap* (jogar retalho para cima) e é indicada para os casos de hipospadia distal e peniana distal sem curvatura e com glande fendida. São demarcadas duas linhas paralelas na placa uretral desde a extremidade da glande, ultrapassando o meato uretral e seguindo na mucosa prepucial. A incisão deve ser profunda, alcançando os corpos cavernosos. O retalho de mucosa prepucial é dissecado suavemente do plano subjacente e dobrado sobre o meato. As suturas laterais com o retalho da placa glandar são feitas com sutura contínua (PDS 6-0) sobre cateter uretral modelador de silicone ou *sylastic*. As asas glandares anteriormente dissecadas são unidas medialmente (glandoplastia)[18]. Complicações podem ocorrer (estenose e fístulas), mas é importante estar atento para o aspecto plástico do meato uretral (Figura 12.7).

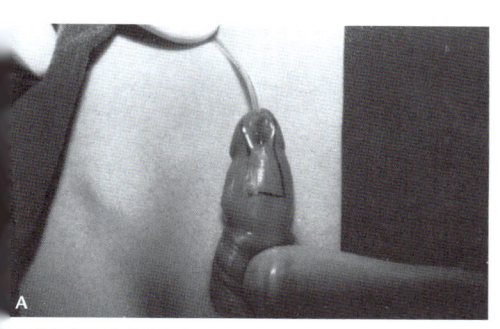
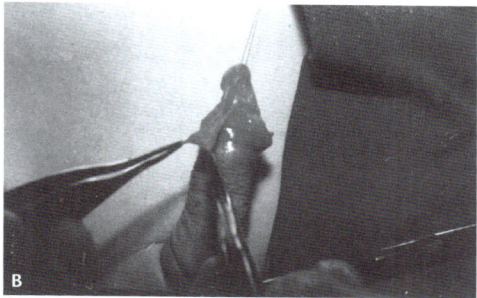
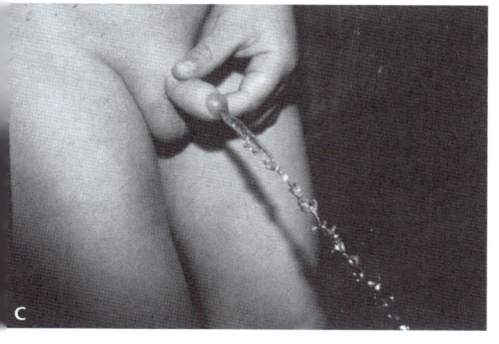

FIGURA 12.7   A: Glande fendida com mega-meato uretral. B: Marcação de retalho de pele inferior ao meato, mantendo a base fixa no nível do retalho, o qual deslocado para cima (*flip-flap*) constituirá a neouretra. C: Pós-operatório tardio com meato na extremidade da glande e jato direcionado para a frente.

HIPOSPADIA PROXIMAL

Na maioria dos casos de pacientes com hipospadia proximal, o pênis apresenta curvatura ventral em graus variáveis por causa da presença da corda venérea. A correção cirúrgica poderá ser planejada em uma única etapa (ortofaloplastia/neouretroplastia/glandoplastia) ou em duas etapas (ortofaloplastia com distribuição de pele ventral e neouretroplastia/glandoplastia) (Figura 12.8).

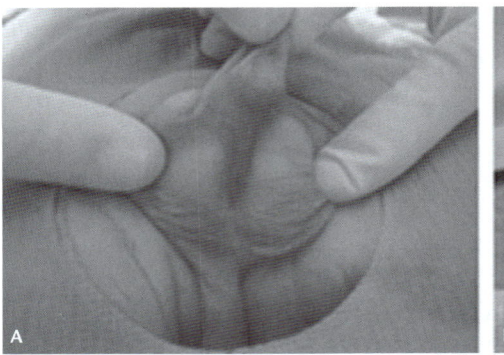
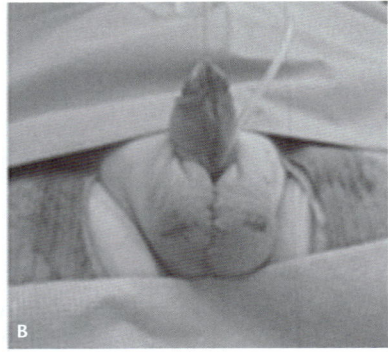

FIGURA 12.8   A: Hipospadia penoescrotal com acentuada curvatura peniana ventral e prepúcio pouco desenvolvido. Correção cirúrgica proposta em duas etapas cirúrgicas; B: ortofaloplastia com ressecção da corda peniana ventral e distribuição de prepúcio dorsal cobrindo a face ventral e preparando para a futura neouretra.

URETROPLASTIA

A partir de 1970, a cirurgia de hipospadia iniciou novo rumo por meio da introdução de retalhos pediculados de prepúcio, reconstrução em uma etapa e preservação da placa uretral[19,20].

Na hipospadia proximal com curvatura, o procedimento se inicia com demarcação da placa uretral circundando o meato uretral. O pênis é totalmente desenluvado de pele até a sua base, liberando assim a corda (*chordee*) cutânea. Procede-se à ereção artificial e, quando necessário, adiciona-se a plicatura dorsal, com o objetivo de retificar a haste peniana e preservar a placa uretral.

A uretroplastia à Onlay consiste na utilização de retalho dorsal prepucial transversal e pediculado para completar a circunferência da neouretra (180° ventral). A placa uretral que constitui o teto da neouretra recebe o retângulo de mucosa prepucial com suturas laterais de fios finos e monofilamentares (PDS 6-0 ou 7-0). O cateter uretral permanece por 7 a 10 dias.

As vantagens da preservação da placa uretral nas uretroplastias são conhecidas: a placa e o corpo esponjoso ficam intactos e com vascularização preservada, permitindo suturas laterais com a mucosa doadora; a uretra é fixa, simétrica e sem dobras; as complicações ocorrem em 6% dos casos, comparados com 15% quando a uretra tem sutura circunferencial[21].

Quando não é possível preservar a placa uretral, ela é ressecada e a retificação do pênis é conferida com ereção artificial. A face anterior do retalho transversal prepucial (face mucosa) é tubulizada, incorporando o tubo uretral desde a base do pênis até sua extremidade na glande. A fase final da reconstrução é feita com glandoplastia, descrita anteriormente (Figura 12.9).

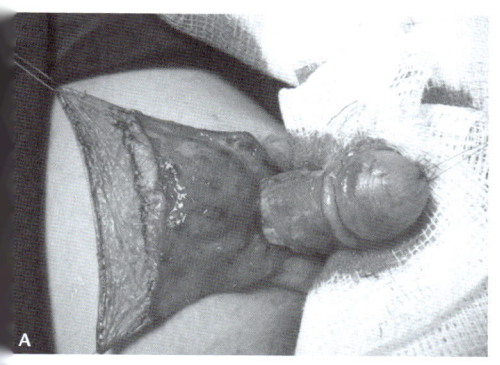
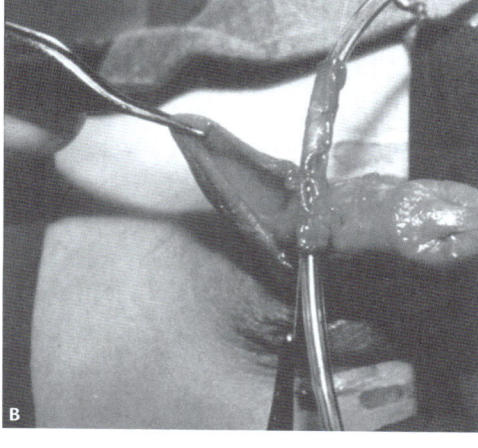
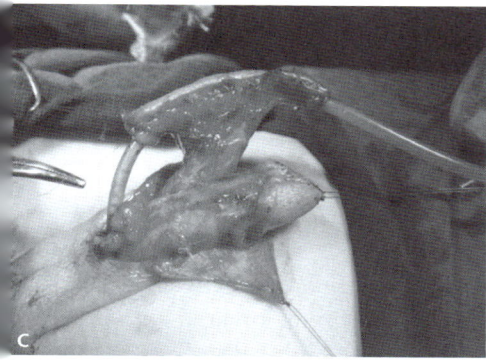

FIGURA 12.9 A: Após dissecção do prepúcio, demarca-se um retângulo na face ventral. B: O retângulo é tubulizado sobre cateter uretral, mantendo pedículo vascularizado. C: Rotação do tubo prepucial para a face ventral, constituindo a neouretra. (Veja imagem colorida no encarte.)

HIPOSPADIAS MULTIOPERADAS

As condutas são pontuais e decididas no ato operatório: identificação de curvatura residual, de fístulas, assimetria e perda de pele dificultando a confecção de neouretra. Reconstruções de uretras distais podem ser feitas com técnicas mistas e/ou com o avanço da uretra peniana.

Em situações extremas em que não existe opção de tecido para neouretroplastia, o enxerto livre de retalho de mucosa bucal ou albugínea testicular pode ser a solução, embora com maior incidência de complicações (p. ex., fístulas, retrações teciduais com curvatura peniana e deiscências). Esses casos podem exigir derivação urinária do tipo cistostomia para diminuir complicações[22-24].

COMPLICAÇÕES

- Fístulas uretrocutâneas: são as complicações mais comuns e geralmente precoces. As pequenas podem regredir espontaneamente. No entanto, quando persistem, a correção deve ocorrer após 6 meses do ato cirúrgico. A incidência será tanto maior quanto mais complexa for a correção da hipospadia (de 4 a 20%). É importante avaliar concomitantemente a presença de estenose uretral ou de meato.

- Estenose de uretra: no nível do meato ou das anastomoses com a neouretra. A maioria pode ser tratada com dilatação da uretra e uretrotomia interna. A cirurgia aberta também pode resolver a complicação.
- Curvatura ventral residual: geralmente ocorre por falha na técnica cirúrgica. Deve ser tratada cirurgicamente com plicatura dorsal. Se for necessário, deve-se desfazer a neouretra, com interposição de retalhos de mucosa bucal e neouretroplastia em outra etapa. A complicação é importante e pode interferir na futura atividade sexual do paciente.
- Pelos e incrustação de cálculo urinário: ocorrem em pacientes tratados com técnicas antigas que utilizavam pele escrotal. Neste caso, recomenda-se a neouretroplastia.
- Aspecto plástico desfavorável.

CONCLUSÕES

A hipospadia constitui malformação peniana comum e com alta incidência diagnóstica no período neonatal. O diagnóstico deve ser precoce tanto nas hipospadias distais como nas apresentações mais complexas ou proximais. Os pais devem ser informados de que o tratamento será sempre cirúrgico e que, nos casos complexos, haverá necessidade de exames laboratoriais específicos para a determinação de eventuais estados intersexuais.

A correção cirúrgica pode ser feita a partir de 6 meses de idade por especialistas treinados para realizar essas intervenções. As etapas cirúrgicas caminham bem quando a técnica escolhida é adequada e quando o cirurgião já dispõe de curva de aprendizado suficiente tanto para o ato cirúrgico como para o tratamento das complicações.

REFERÊNCIAS BIBLIOGRÁFICAS

1. Borer JS. Hypospadias. In: Kavoussi LR, Novick AC, Partin AW, Peters CA, editors. Campbell-Walsh Urology. 9th ed. Philadelphia: Saunders Elsevier; 2007. p.3707-44.
2. Johnston JH. Abnormalities of the penis. In: Williams DI, Johnston JH, editors. Pediatric urology. 2nd ed. London: Butterworth Scientific; 1982. p.435.
3. Silver RI, Rodriguez R, Chang TS, Gearhart JP. In vitro fertilization is associated with an increased risk of hypospadias. J Urol. 1999;161(6):1954-7.
4. McNab AJ, Zouves C. Hypospadias after assisted reproduction incorporating in vitro fertilization and gamete intraffallopian transfer. Fertil Steril. 1991;56(5):918-27.
5. Yamada G, Satoh Y, Baskin LS, Cunha GR. Cellular and molecular mechanisms of development of the external genitalia. Differentiation. 2003;71(8):445-60.
6. Petiot A, Perriton CL, Dickson C, Cohn MJ. Development of the mammalian urethra is controlled by Fgfr2-IIIb. Development. 2005;132(10):2441-50.

7. Boisen KA, Chellakooty M, Schmidt IM, Kai CM, Damgaard IN, Suomi AM, et al. Hypospadias in a cohort of 1072 Danish newborn boys: prevalence and relationship to placental weight, anthropometrical measurements at birth, and reproductive hormone levels at three months of age. J Clin Endocrinol Metab. 2005;90(7):4041-6.

8. El-Galley RES, Smith E, Cohen C, Petros JA, Woodard J, Galloway NT. Epidermal growth factor (EGP) and EGP receptor in hypospadias. Br J Urol. 1997;79(1):116-9.

9. Mouriquand PDE, Mure P-I. Hypospadias. In: Gearhart JP, Rink RRC, Mouriquand PDE, editors. Pediatric urology. Philadelphia: W. B. Saunders; 2001. p.713.

10. Erol A, Baskin LS, Li YW, Liu WH. Anatomical studies of the urethral plate: why preservation of the urethral plate is important in hypospadias repair. BJU Int. 2000;85(6):728-34.

11. Shima H, Yabumoto H, Okamoto E, Orestano L, Ikoma F. Testicular function in patients with hypospadias associated with enlarged prostatic utricle. Br J Urol. 1992;69(2):192-5.

12. Elmore JM, Baker LA, Snodgrass WT. Topical steroid therapy as an alternative to circumcision for phimosis in boys younger than 3 years. J Urol. 2002;168(4 Pt 2):1746-7.

13. Baskin LS, Duckett JW. Dorsal tunica albuginea plication for hypospadia curvature. J Urol. 1994;151(6):1668-71.

14. Duckett JW. Magpi (meatoplasty and glanuloplasty): a procedure for subcoronal hypospadia. Urol Clin North Am. 1981;8(3):513-9.

15. De Sy WA; Oosterlinck W. Atlas de chirurgie reconstructive urétrale. Switzerland: Inpharzam; 1990.

16. Snodgrass W. Tubularized, incised plate urethroplasty for distal hypospadias. J Urol. 1994;151(2):464-5.

17. Snodgrass WT, Nguyen MT. Current technique of tubularized incised plate hypospadias repair. Urology. 2002;60(1):157-62.

18. Mathieu P. Treatment en un temps de hypospade balanique et juxta-balanique. J Chir. 1932;39:481.

19. Asopa HS, Elhence EP, Atria SP, Bansal NK. One stage correction of penile hypospadias using a foreskin tube. A preliminary report. Int Surg. 1971;55(6):435-40.

20. Ducket JW. Transverse prepucial island flap technique for repair of severe hypospadias. Urol Clin North Am. 1980;7(2):423-31.

21. Baskin LS, Ducket JW, Veoka K, Subold J, Snyder HM. Changing concepts of hypospodias curvature lead to more only island flap procedures. J Urol. 1994;151(1):191-6.

22. Patel RP, Shukla AR, Leone NT, Carr MC, Canning DA. Split onlay skin flap for the salvage hypospadias repair. J Urol. 2005;1.

23. Palmer LS, Palmer JS. The use of Alloderm® for correction of severe chordee in children: An initial experience. J Pediatr Urol. 2020;S1477-5131(20):30383-1.

24. Elifranji M, Abbas T, Vallasciani S, Leslie B, Elkadhi A, Pippi Salle JL. Upper lib graft (ULG) for redo urethroplasties in children. A step by step video. J Pediatr Urol. 2020;S1477-5131.

13 Extrofia de bexiga, cloaca e epispadia

Amilcar Martins Giron

Amilcar Martins Giron

APÓS LER ESTE CAPÍTULO, VOCÊ ESTARÁ APTO A:

- Descrever as principais anomalias extróficas.
- Diagnosticá-las por meio de simples inspeção clínica.
- Descrever os métodos de tratamento das anomalias.

INTRODUÇÃO

Extrofia vesical, epispadia e extrofia de cloaca são malformações raras e complexas. Constituem um defeito de linha média que envolve a parede abdominal infraumbilical, incluindo pelve, trato urinário e genitália externa; comprometem, com muita frequência, as estruturas esqueléticas da parede abdominal inferior e, ocasionalmente, afetam o aparelho gastrintestinal terminal. Além disso, esse defeito acarreta sérios problemas emocionais para o paciente e seus familiares. Em diferentes comunidades, a incidência da extrofia vesical varia entre 1:30.000 e 1:50.000 nascidos vivos e são mais comuns no sexo masculino do que no feminino em proporção que varia de 2,3:1 até 6:1, respectivamente. A extrofia clássica ocorre com maior frequência na raça branca e a incidência pode variar de acordo com a região geográfica e fatores socioeconômicos. A abordagem é primariamente cirúrgica, visando a reconstruir a parede abdominal, criar mecanismo de continência urinária, bom aspecto cosmético da genitália externa e principalmente manter a função renal.

A extrofia vesical é extremamente rara, e a probabilidade de recorrência varia até 1:275 nas famílias estudadas, com filhos de pais com epispadia ou extrofia[1]. Ainda com relação à participação genética, existem várias citações na literatura, principalmente abordando questionários aos familiares. Assim, com o objetivo de identificar fatores genéticos e não genéticos que poderiam contribuir para o risco de epispadia extrofia, 232 famílias fizeram análise molecular. Houve associação significativa com idade avançada dos pais e nenhuma evidência relacionada com idade gestacional, tabaco, álcool ou drogas. Detectaram-se somente duas anormalidades cromossômicas e nenhuma alteração molecular[2]. Em outro estudo que envolveu 214 famílias recrutadas, duas mostraram recorrência da condição. Nesse estudo europeu, apenas 16,4% das mulheres seguiram recomendação de suplementação periconcepcional de ácido fólico[3].

EMBRIOGÊNESE

A extrofia vesical é parte integrante do largo espectro de anomalias extróficas que se estendem da epispadia glandar à extrofia de cloaca, correspondendo a diferentes graus do mesmo defeito embriológico. A extrofia não aparece como estágio intermediário no desenvolvimento embrionário. Essa peculiaridade sugere que a anomalia não é decorrente da inibição de um processo normal de desenvolvimento, mas, de acordo com a teoria mais aceita, de embriogênese anormal. Acredita-se que o defeito básico seja falha na penetração do folheto mesodérmico entre os folhetos ecto e endodérmico da membrana cloacal, anormalmente ampla. Esse fato, descrito como efeito em cunha, é o responsável pela diástase pubiana e pelo alargamento da linha alba e exonfalia. A falha na fusão dos tubérculos pode determinar duplicação no genital masculino ou feminino. Pode, ainda, ocorrer instabilidade da membrana cloacal que se desintegra precocemente, expondo as vísceras pélvicas na parede abdominal inferior. Dependendo da época e da velocidade com que ocorre a deiscência da membrana cloacal (ou infraumbilical), instalam-se as diversas variedades extróficas.

Em 1964, Muecke[4] relatou o primeiro experimento com sucesso para dar suporte a essa teoria: por meio da manipulação microcirúrgica em ovos fertilizados de galinha, foi possível a indução do espectro extrofia-epispadia em 13% dos casos. Em 1996, um grupo do Johns Hopkins Hospital descreveu um modelo experimental em ovelhas gestantes, criando cirurgicamente a extrofia vesical clássica. Essas ovelhas nasceram com a parede vesical exposta em continuidade com a parede abdominal. Trata-se do primeiro modelo reproduzindo a extrofia vesical em animal de grande porte, útil para o estudo e o desenvolvimento de técnicas cirúrgicas[5]. Embora existam três teorias independentes da origem embriológica das anomalias extróficas, elas constituem-se em uma combinação das descrições. A ruptura prematura de membrana cloacal anormal atribuída a etiologia mecânica ou obstrutiva resulta na formação da extrofia.

As causas subjacentes ainda permanecem desconhecidas: fatores genéticos e ambientais podem participar na etiologia do complexo extrofia-epispadias. Análises citogenéticas e moleculares têm revelado anomalias cromossômicas em 20 pacientes estudados, embora nenhuma dessas anomalias pareça ser a causa da malformação. Aberrações numéricas cromossômicas 47XXX (observadas 2 vezes), 47XXY, 47XYY, 45XO/46XX (mosaico) foram observadas em seis pacientes. Síndrome de Down esteve associada em dois pacientes masculinos e um feminino[6].

EVOLUÇÃO HISTÓRICA

Até 1960, a reconstrução cirúrgica de extrofia vesical era seguida de alta porcentagem de insucessos. A partir do século passado, várias técnicas foram descritas e classificadas em três categorias:

1. Retalhos autoplásticos para cobrir a face anterior da bexiga.
2. Fechamento anatômico da bexiga.
3. Derivação urinária, com ou sem reconstrução vesical.

Os retalhos autoplásticos criados de pele adjacente ou do escroto eram compostos de uma ou duas camadas e foram empregados para cobrir a face anterior da bexiga, protegendo-a de irritações externas. Insucessos cirúrgicos eram quase universais, decorrentes de infecções, desvitalização dos tecidos e falta de antimicrobianos. Trendelemburg[7], no final do último século, baseado em estudos realizados em cadáveres, tentou aproximar os ossos pubianos e corrigir a diástase no ato da reconstrução vesical, além de realizar artrotomia da articulação sacroilíaca e rotação medial dos ossos púbicos. A aproximação pubiana estabeleceu um marco no tratamento da extrofia vesical, criando a osteotomia ilíaca, atualmente muito utilizada na reconstrução da parede abdominal da extrofia vesical.

A incontinência urinária era a maior complicação desses procedimentos. A obtenção de continência urinária por meio do esfíncter anal, além da preservação da autoimagem do paciente, fez com que vários estudos experimentais e clínicos se desenvolvessem a partir de derivações. Em 1850, realizou se a ureterossigmoidostomia em extrofia vesical que promoveu continência urinária e boa adaptação social do paciente; até 1950, era a derivação urinária universal para tratar casos de extrofia de bexiga[8]. Paralelamente às de rivações urinárias, Young[9], em 1922, publicou uma técnica para tratamento de epispadias incontinentes que consistia em estreitar o colo vesical e a uretra posterior. Dees e Durhan[10], em 1942, confeccionaram um tubo ureteral que envolvia o colo e preservava o trígono vesical. Essa técnica, também conhecida como Young-Dees, foi usada, durante muito tempo, como tratamento de incontinência urinária em extrofia, epispadia, anomalias do seio urogenital e bexiga neurogênica.

No período de 1959 a 1961, a reconstrução de extrofia vesical primária, com cistorrafia e reconstrução do colo vesical, mostrou resultados desalentadores: de 23 pacientes, obteve-se continência urinária completa com preservação da função renal em apenas um caso. Os 22 pacientes restantes mostraram complicações, como capacidade vesical reduzida, refluxo vesicouretetal com uretero-hidronefrose em 95,6% dos casos, alta incidência de fistula urinária e recidiva da extrofia; a maioria das crianças (70%) terminou em derivação urinária interna ou externa[11].

AVALIAÇÃO CLÍNICA: DIAGNÓSTICO

Extrofia Vesical

A extrofia da bexiga tem características e tamanhos variados. A superfície da mucosa é normal logo após o nascimento, tornando-se progressivamente hiperemiada, desenvolvendo metaplasia, cistite glandular, cistite cística e pólipos, por causa da exposição prolongada. Do mesmo modo, a musculatura vesical, flácida e elástica, a princípio pode tornar-se rígida, espessa e fibrótica, com desarranjo muscular e alterações características de infecção. A cicatriz umbilical frequentemente está contida na borda cranial da placa vesical. A junção ureterovesical é anômala, com encurtamento do trajeto ureteral submucoso, responsável pela ocorrência de refluxo vesicouretetal em 95% dos casos após o fechamento da bexiga. O trato urinário superior é normal na maioria dos casos.

A extrofia vesical é caracterizada pela diástase pubiana, com extensão variável de 3 a 10 cm, acompanhada da rotação lateral do fêmur e do acetábulo. A gravidade da condição extrófica é proporcional à extensão da diástase. O defeito facial da parede abdominal inferior tem forma triangular, delimitado lateralmente pelos músculos retos e inferiormente pela banda fibrosa interpubiana; ocorre separação dos músculos do abdome que se inserem no púbis e abertura do diafragma urogenital. Essa abertura altera o suporte muscular perineal, podendo ocorrer prolapso retal.

O pênis é curto e os corpos cavernosos são divergentes na sua base; o corpo esponjoso uretral é hipoplásico, determinando a curvatura dorsal do pênis. A bolsa escrotal é achatada e geralmente vazia; os testículos podem ser normais, retráteis ou criptorquídicos. As hérnias inguinais constituem anomalias associadas muito frequentes (Figura 13.1).

No sexo feminino, a uretra é extremamente curta e epispádica. O clitóris é fendido, expondo o introito vaginal. A área pilosa ou monte de Vênus é horizontalizada e representada por duas metades separadas pela placa extrofiada (Figura 13.2).

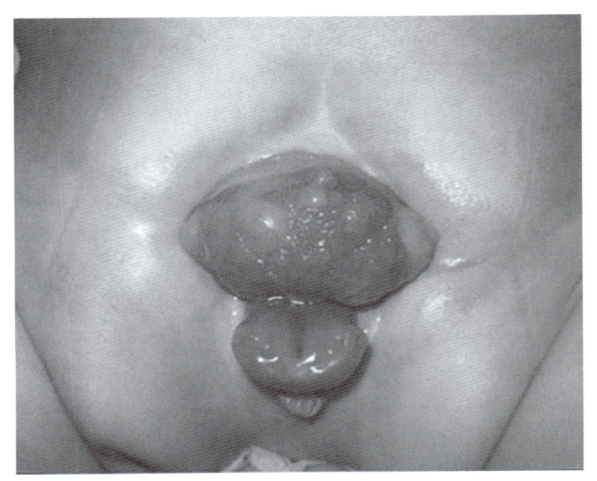

FIGURA 13.1 Extrofia vesical no sexo masculino. Bexiga exposta com mucosa regular, lisa, paredes finas; placa vesical de 3 x 3 cm, depressível com manobras digitais. Pênis epispádico com base ampla e encurtamento da haste decorrente de diástase pubiana. (Veja imagem colorida no encarte.)

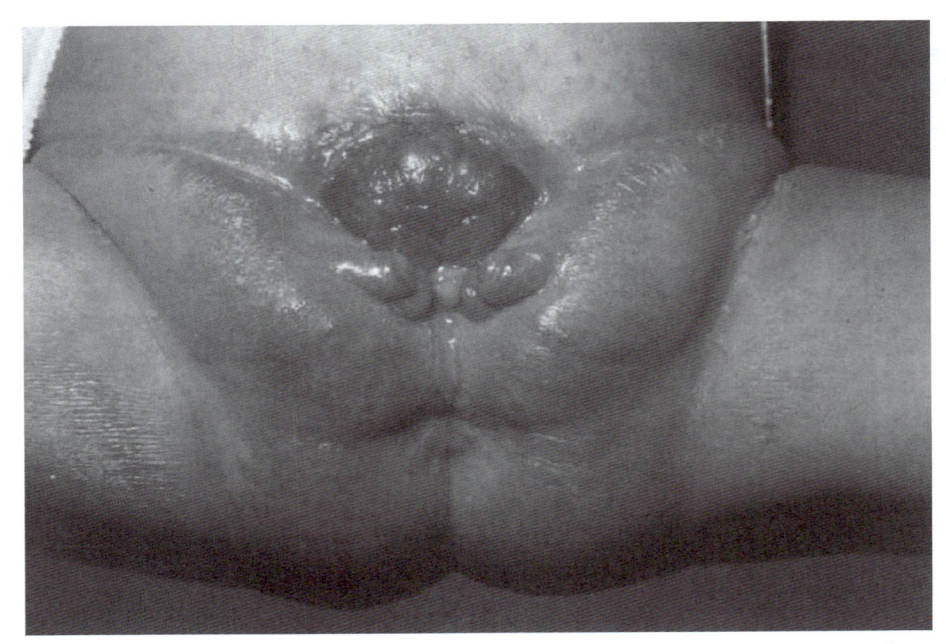

FIGURA 13.2 Extrofia vesical no sexo feminino. Clitóris fendido ou duplicado, uretra ampla e aberta. Intensa dermatite amoniacal, ânus anteriorizado. (Veja imagem colorida no encarte.)

Epispadia

Trata-se da segunda anomalia extrófica em frequência e pode ser classificada de acordo com a posição do meato uretral: balânica, peniana e penopubiana, no sexo masculino. É uma forma menor das anomalias extróficas, representando um tipo raro, com uma incidência de 1:117.600 em meninos e 1:481.000 em meninas. A característica da genitália externa – clitóris bífido – é visível apenas ao seu exame mais minucioso. As epispadias representam 30% de todas as anomalias extróficas[12] (Figuras 13.3 e 13.4).

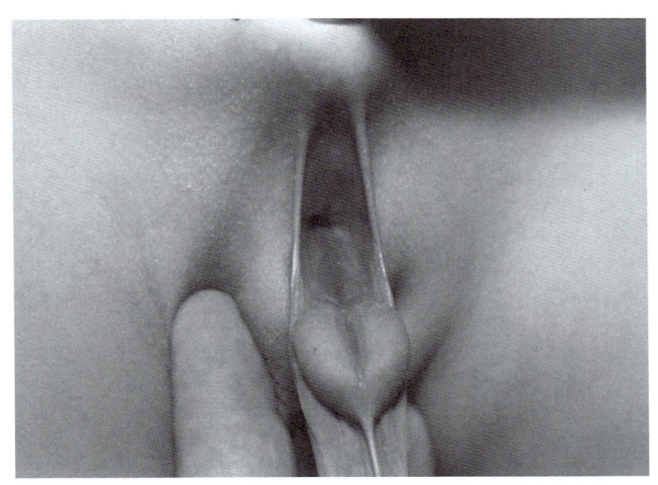

FIGURA 13.3 Epispadia no sexo masculino. É possível visualizar o colo vesical quando o prepúcio é tracionado durante o exame físico.

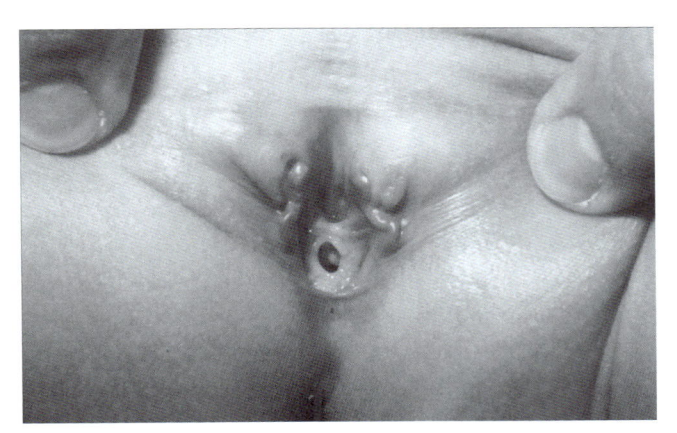

FIGURA 13.4 Epispadia no sexo feminino. Clitóris fendido, uretra ampla e aberta. Inferiormente, observa-se a membrana himenal íntegra.

Extrofia de Cloaca

A extrofia de cloaca é a anomalia mais complexa dentre as extrofias, incidindo em 1:200.000/400.000 dos nascidos vivos, predominando no sexo masculino (2:1). No passado, as crianças eram deixadas para morrer. Atualmente, com avanços em cuidados intensivos neonatais, suporte nutricional e técnicas em cirurgias aprimoradas, são descritas séries em torno de 100% de sobrevivência[13]. A apresentação clínica é clássica: a bexiga é dividida ao meio por segmento intestinal (colo) e cada hemibexiga drena o ureter correspondente. A placa medial extrófica é representada pela exposição da mucosa intestinal e dois orifícios são identificados na placa intestinal: um superior (íleo) e um inferior (remanescentes do intestino grosso), que termina em fundo cego na pélvis. A genitália externa mostra formas bizarras, como duplicação fálica e ectopia escrotal, o que torna difícil a definição do fenótipo sexual (Figura 13.5).

As anomalias associadas são: espinha bífida, mielomeningocele, rim pélvico, agenesia renal, duplicação de útero e vagina, deformidades do quadril, onfalocele, má rotação intestinal, anomalias cardíacas, entre outras. Não existe método ideal para tratamento do complexo extrofia-epispadia vesical. Os procedimentos cirúrgicos propostos para a reconstrução devem oferecer continência urinária adequada às atividades sociais do paciente, preservar a função renal, restabelecer a anatomia da parede abdominal e dos genitais e preservar a função sexual.

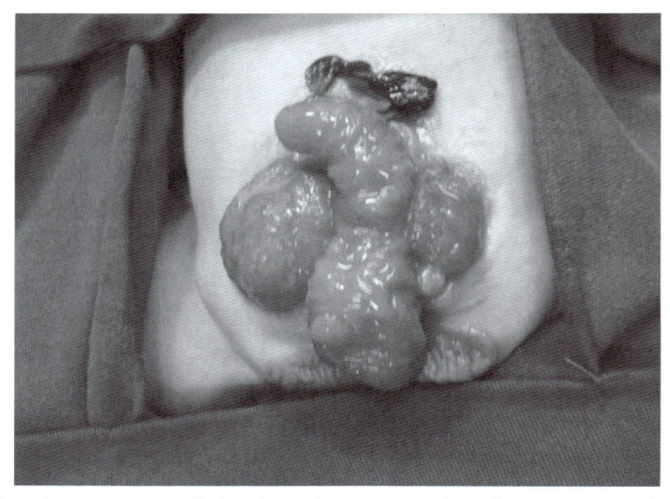

FIGURA 13.5 Extrofia de cloaca clássica: lateralmente duas hemibexigas separadas por mucosa intestinal. Inferiormente, observa-se orifício (íleo terminal) por onde se eliminam as fezes. Ânus imperfurado e bolsa escrotal bífida. (Veja imagem colorida no encarte.)

Anomalias Associadas

Em ambos os sexos, as seguintes anomalias urológicas são descritas em um terço dos pacientes: obstrução na junção pieloureteral (JUP), rim ectópico pélvico, rim em ferradura, rim hipoplásico, agenesia, megaureter, ectopia e ureterocele. Ocorre prevalência de quase 100% de refluxo vesicoureteral. Anomalias da coluna vertebral estão associadas principalmente com extrofia de cloaca (7% dos casos); a ressonância magnética (RM) confirma as malformações de coluna espinal em 100% desses pacientes. Inicialmente deve-se realizar ultrassonografia da coluna e radiografias do recém-nascido para definição de mielomeningocele; a RM é feita posteriormente no seguimento para identificar anomalias espinais ocultas.

DETECÇÃO ANTENATAL

A extrofia vesical pode ser detectada após a 20ª semana gestacional, por meio de avaliação ultrassonográfica fetal rotineira com equipamentos de alta resolução. Trata-se do feto com parâmetros biométricos normais, trato urinário superior e líquido amniótico também sem anormalidades. A análise acurada pode revelar massa sólida com protrusão abdominal inferior do feto entre os dois vasos arteriais umbilicais e inserção baixa e intacta do cordão umbilical; não se visualiza bexiga com conteúdo líquido. O pênis não necessariamente é identificado, e o diagnóstico diferencial inclui extrofia cloacal, onfalocele e gastrosquise[14].

Além de vislumbrar uma anomalia complexa do aparelho geniturinário, o diagnóstico antenatal, quando elaborado, deverá constituir-se em explanações muito concisas e claras aos pais, envolvendo futura qualidade de vida do neonato, discussões sobre abordagens cirúrgicas terapêuticas e prognósticos relacionados a continência urinária, reconstrução de genitais, sexualidade, entre outras. Entretanto, na maioria dos casos o diagnóstico é feito ao nascimento; em cerca de 15% dos casos o diagnóstico é feito no período antenatal. Em se tratando de extrofia clássica, a bexiga totalmente evertida é visualizada na parede inferior do abdome fetal, com exposição da mucosa ao líquido amniótico e bexiga vazia. O diagnóstico precoce permite aconselhamento pré-natal, prognóstico de qualidade de vida na fase adulta e, quando a lei do país permite, a interrupção da gestação[15].

EXTROFIA *VERSUS* CÂNCER VESICAL

A associação de risco de câncer de bexiga com extrofia vesical permanece indefinida, principalmente quando relacionada à extrofia que não foi reconstruída na infância. A incidência de câncer relatada varia de 4 a 7%, com maior frequência entre a quarta e a sexta décadas de vida no sexo masculino. Na extrofia vesical, o tipo histológico predominante é o adenocarcinoma, em 95% dos casos, carcinoma de células escamosas em 3 a 5%; infecções por HPV estão associadas como fator de risco no câncer de bexiga. Quanto à etiologia, existem várias teorias, como a embrionária, que tenta explicar o aparecimento de tecido glandular sobre o urotélio. Segundo essa teoria, durante o processo de septação da cloaca pelo septo urorretal, ilhotas de células intestinais permanecem na mucosa vesical. Mediante o processo de ectopia, produz-se epitélio glandular e, a partir dele, desenvolve-se o adenocarcinoma. Atualmente, a metaplasia do urotélio é a teoria mais aceita. De fatores irritativos e agentes carcinogênicos em contato com a mucosa vesical exposta, desenvolvimento de cistite glandular e cística e a próxima etapa seria o adenocarcinoma. De forma semelhante, combinando com o mesmo processo de metaplasia, ocorre, em porcentagem menor de casos, a relação extrofia e carcinoma epidermoide de bexiga. Existem propostas de reconstrução precoce da extrofia vesical, como profilaxia do adenocarcinoma de bexiga. Muitos autores preconizam a cistectomia e a derivação urinária (externa ou interna), apesar de a ureterossigmoidostomia – embora amplamente usada – poder desenvolver tumores intestinais em 11% dos casos[16,17] (Figura 13.6).

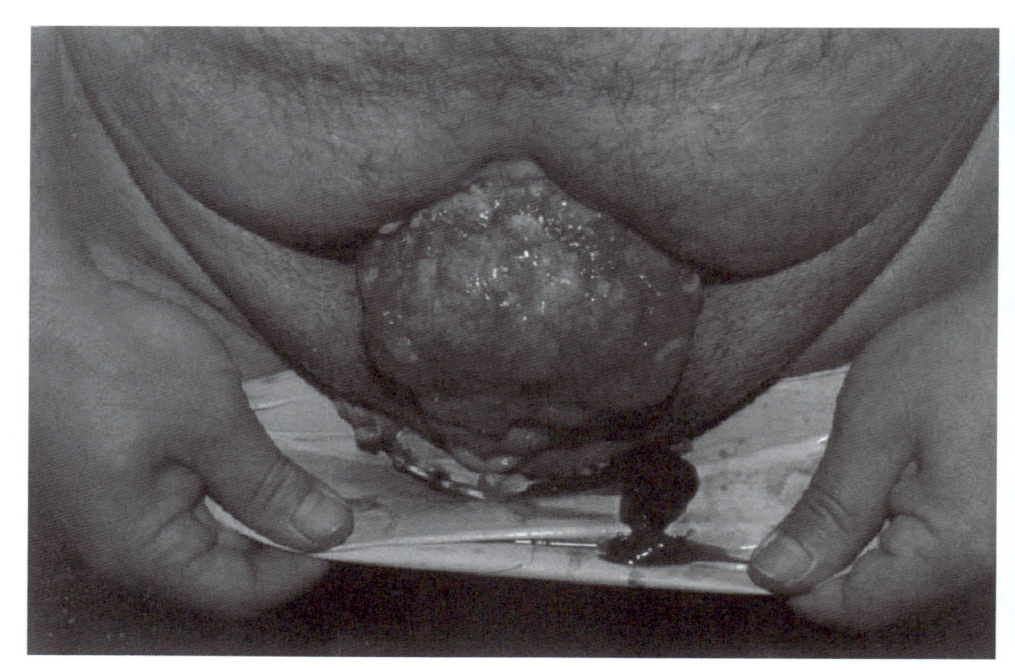

FIGURA 13.6 Paciente com extrofia vesical virgem de tratamento. Diagnosticou-se adenocarcinoma de bexiga. O paciente submeteu-se à cistectomia e à derivação urinária. Houve recidiva local, metástases e óbito. (Veja imagem colorida no encarte.)

RECONSTRUÇÃO CIRÚRGICA ATUAL: METAS

A reconstrução cirúrgica da extrofia vesical visa à obtenção de continência uriná-ria, manutenção da função renal normal e do trato urinário superior e reconstrução da genitália externa/parede abdominal, com possibilidades normais de vida social e sexual.

O tratamento deve ser individualizado, baseado em parâmetros clínicos, radiológi-cos e urodinâmicos. Pacientes cuja capacidade vesical (volume e complacência) não foi obtida exigem ampliação vesical/reservatórios continentes, realizada com segmentos de alça intestinal, às vezes com esfíncter artificial[18,19].

Atualmente, a reconstrução cirúrgica da extrofia vesical pode ser feita em uma etapa ou em estágios.

Reconstrução Primária

Este procedimento consiste em fechar a bexiga e a uretra em apenas uma etapa cirúrgica (principalmente no sexo masculino). A reconstrução primária no recém-nas-cido foi proposta em 1989, por Grady e Mitchell[20], alicerçada no conceito de que o defeito primário da extrofia de bexiga e cloaca é simplesmente uma herniação anterior da bexiga. Entretanto, o defeito não é somente esse. Há também: alterações musculares da bexiga, tipo de colágeno, inervação neural, anormalidades envolvendo o assoalho pélvico, diástase pubiana e encurtamento dos ossos da pélvis.

Nenhuma tentativa é feita para reconstruir o colo vesical. De acordo com alguns autores, a dissecção ampla da bexiga e da uretra, como uma unidade única, e a colocação desse segmento na cavidade pélvica, de forma profunda, contribuem para a obtenção da continência urinária. Justificam que não há necessidade de reimplante ureteral, embora o refluxo vesicoureteral esteja presente em quase todos os pacientes. No recém-nascido, a bexiga é imatura e o refluxo pode ser avaliado tardiamente[21].

Aspectos Cirúrgicos

No sexo masculino, a bexiga extrofiada é dissecada circunferencialmente dos pla-nos de pele, aponeuroses e musculares. O peritônio deve ser amplamente liberado na cúpula para facilitar a interiorização da bexiga na cavidade pélvica. A dissecção prosse-gue de cada lado da bexiga, liberando-a profundamente dos ligamentos intersinfisários, na diástase pubiana (Figura 13.7). Após demarcação com corante na placa uretral, são feitas duas incisões paralelas ao longo da placa, em direção à glande e em continuidade à incisão circunferencial da bexiga.

A placa uretral é separada dos corpos cavernosos, e a dissecção deve se iniciar na parte ventral dos corpos, onde sua identificação é mais fácil, e prosseguir em direção ao

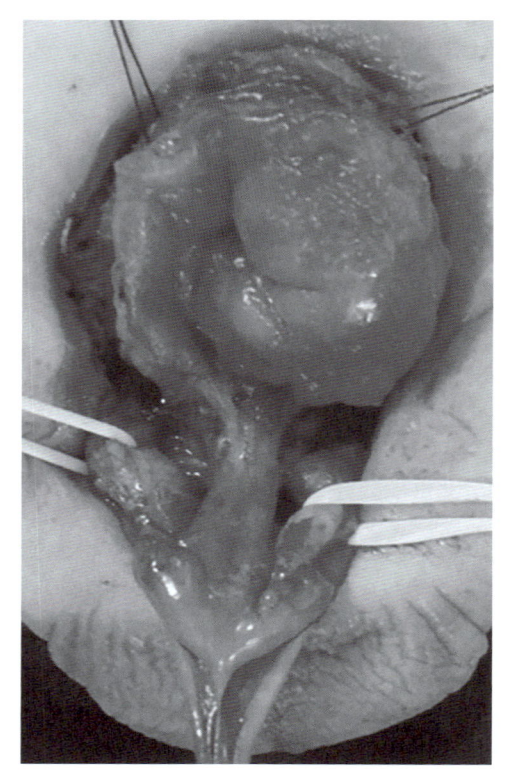

FIGURA 13.7 Dissecção circunferencial da bexiga e marcação das incisões na placa uretral. Dissecção dos corpos cavernosos, separando-os da placa uretral e mantendo fixa a placa na extremidade da glande. Neouretroplastia. (Veja imagem colorida no encarte.)

dorso do pênis. Foi modificada a confecção da neouretra, mantendo fixa a placa uretral na extremidade da glande e seguindo os princípios propostos por Cantwell e Ransley. O tecido esponjoso deve permanecer junto à placa uretral para preservar a irrigação sanguínea, e os feixes neurovasculares são identificados lateralmente na fáscia de Buck, sobre os corpos cavernosos[22].

A separação da placa uretral dos corpos cavernosos prossegue em direção ao tecido prostático, o que permite a mobilização posterior da próstata. Os corpos cavernosos são liberados dos ramos descendentes do ísquio, permitindo o alongamento peniano e a rotação medial dos corpos cavernosos sobre a futura neouretra. A placa uretral tubulizada adquire posição ventral no pênis, em continuidade com a cistorrafia, e a unidade bexiga-uretra é colocada profundamente na cavidade pélvica e abaixo da sínfise pubiana, fato que pode estabelecer a continência urinária. A glandoplastia confere o efeito cosmético final do pênis.

Tubulização Uretral

O pênis é recoberto por pele adjacente ou retalho pediculado de prepúcio para cobrir dorsalmente o pênis. Utiliza-se sonda vesical com cateter uretral multiperfurado de silicone por período de 10 a 12 dias (Figura 13.8). No recém-nascido com até 48 horas de vida, independentemente do sexo, é possível aproximar a sínfise pubiana sem muita tensão e sem osteotomia. Deve-se manter essa aproximação utilizando, além da sutura interpubiana, faixas de contenção elásticas no nível da bacia e fêmur. No sexo feminino, a reconstrução consiste somente em cistorrafia, pois a uretra é muito curta. Em crianças maiores, realiza-se abdominoplastia com retalhos hipogástricos.

Até o momento, foram realizadas vinte e uma reconstruções cirúrgicas em etapa única na Unidade de Urologia Pediátrica do HCFMUSP, com tempo de acompanhamento de 5 anos e idade variando de 1 mês a 23 anos. Um caso evoluiu com reextrofia

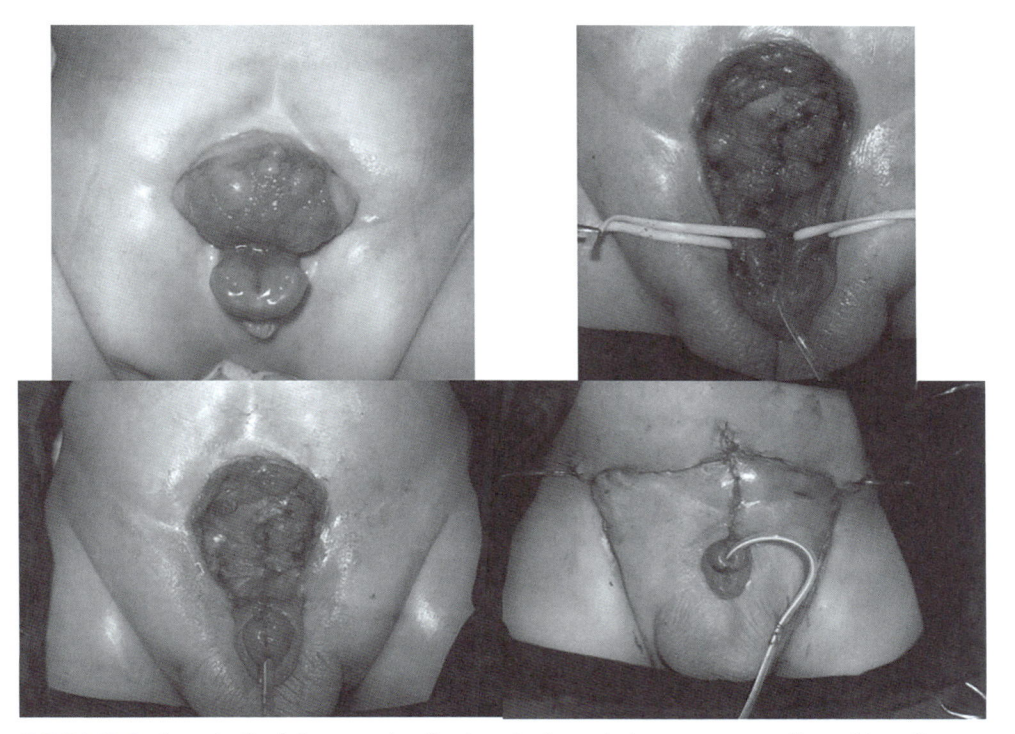

FIGURA 13.8 Aspecto final da reconstrução da extrofia vesical no sexo masculino: cistorrafia, neouretroplastia e abdominoplastia em uma única etapa.

completa (em recém-nascido) e, 6 meses depois, foi igualmente refeita a reconstrução em única etapa. Duas crianças referenciadas, com idade acima de 2 anos, após reextrofia, foram submetidas à reconstrução em tempo único e sem dificuldades. O fechamento da parede abdominal foi feito com rotação de retalhos de pele e aponeuroses. Outro caso que merece destaque refere-se a um paciente com 23 anos e virgem de tratamento que foi liberado com sucesso total na reconstrução[23,24].

RECONSTRUÇÃO EM ESTÁGIOS

Trata-se de método de eleição por meio do qual se reconstrói a extrofia vesical. A reconstrução funcional da extrofia vesical em estágios foi proposta em 1952, por Sweetser, Chisholm e Thompson[25], e difundida para centros de referência que cuidam dessa condição. Neste procedimento, há três etapas cirúrgicas: cistorrafia e abdominoplastia, reconstrução do colo vesical – para obtenção de continência urinária – e uretroplastia ou clitoroplastia[26].

Aspectos Cirúrgicos

Primeiro estágio

Neste estágio, o fechamento da bexiga é feito sem nenhuma tentativa de obter continência urinária. A bexiga extrófica é, então, transformada em epispadia incontinente. O objetivo do procedimento é permitir, simultaneamente, o desenvolvimento da capacidade volumétrica e funcional da bexiga e proteger a mucosa vesical de infecções, alterações metaplásicas e consequente fibrose muscular. Esse procedimento é realizado na idade de apresentação do paciente e, preferencialmente, no período neonatal.

Nessa mesma etapa, realiza-se a abdominoplastia, que consiste no fechamento do defeito parietal por meio da rotação medial de retalhos do hipogástrio, demarcados bilateralmente ao lado do defeito deixado pela extrofia, incluindo pele e aponeuroses dos músculos retos e oblíquos externos. Não se realiza osteotomia; a rotação de retalhos oferece vantagens, pois promove a reconstrução do monte de Vênus com deslocamento medial de pele pilificada. A reconstrução torna a parede relativamente sólida e não retrai o pênis como na osteotomia; nesse ato, realizam-se herniorrafia, orquidopexia e onfaloplastia, quando tais procedimentos forem necessários[28,29] (Figuras 13.9 a 13.13).

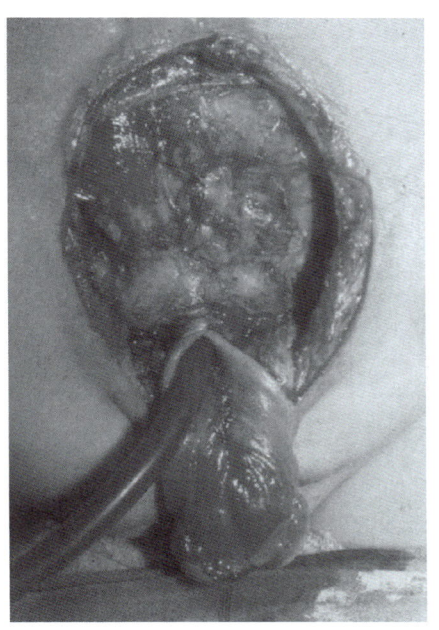

FIGURA 13.9 Cistorrafia e alongamento peniano, transformando a extrofia em epispadia inconti-nente. Observar a falha na parede abdominal. (Veja imagem colorida no encarte.)

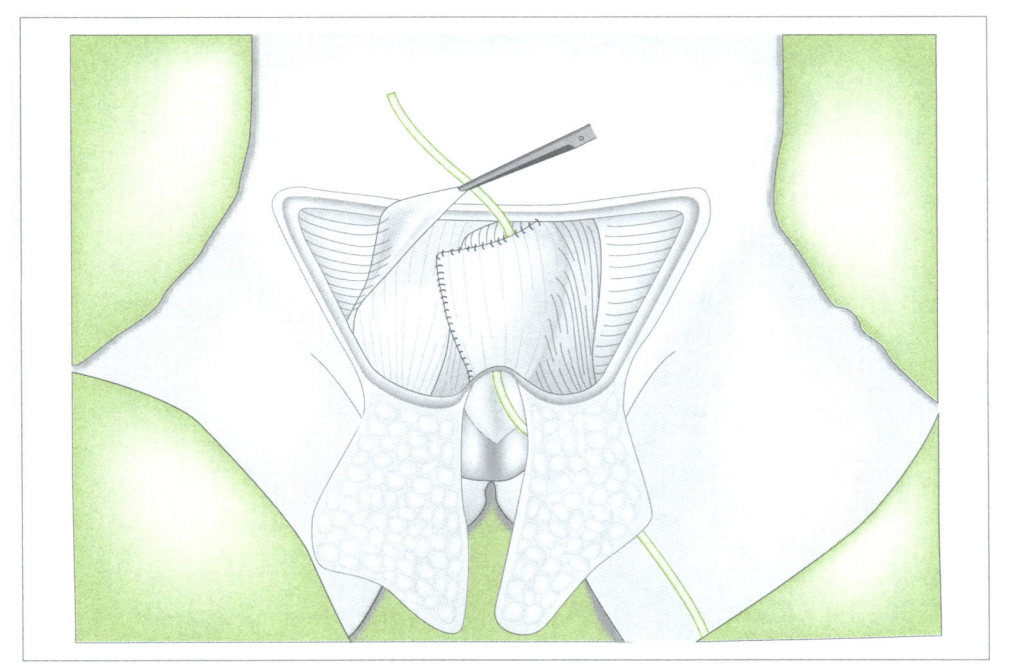

FIGURA 13.10 Representação esquemática de retalhos hipogástrios de pele, aponeuroses de músculos retos abdominais e oblíquos.

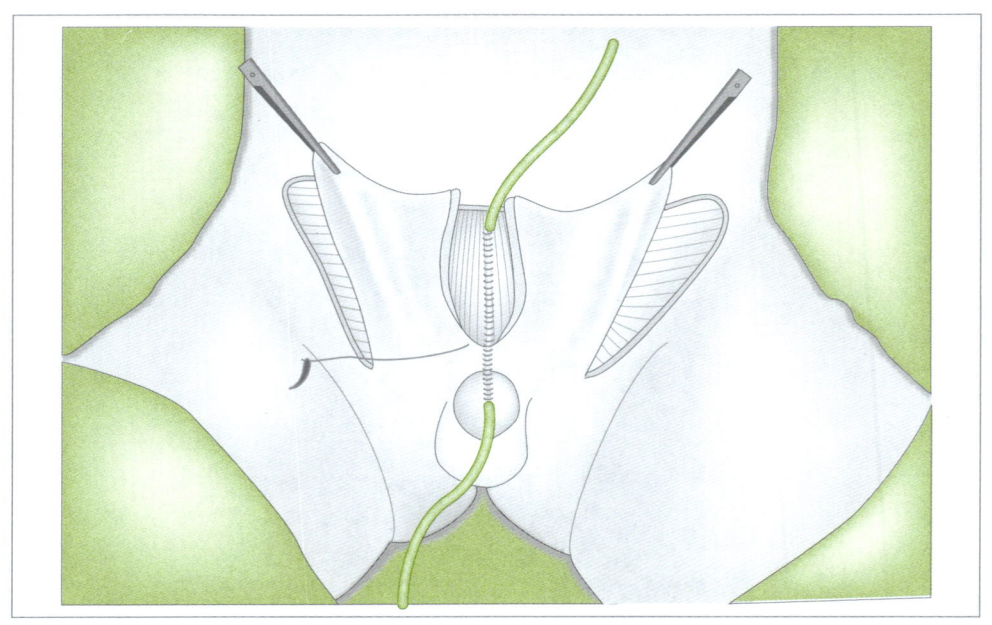

FIGURA 13.11 Esquema demonstrando a rotação medial dos retalhos de pele sobre os retalhos de aponeuroses dos músculos reto e oblíquos abdominais.

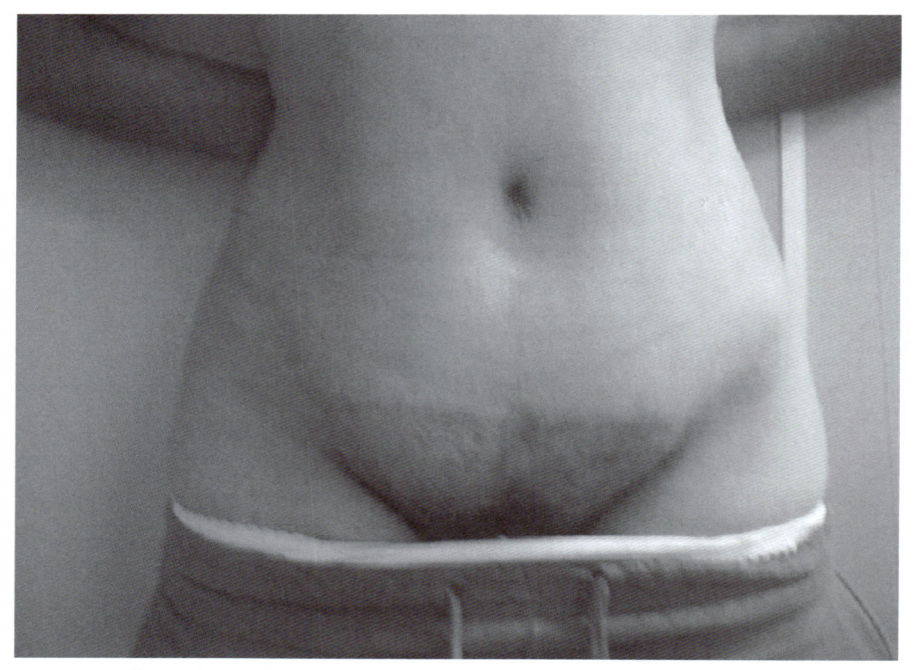

FIGURA 13.12 Na adolescência, os pacientes são submetidos a cirurgias plásticas na parede abdominal, com exérese de cicatrizes e onfaloplastia.

Segundo estágio

Consiste na reconstrução do colo vesical (tubulização uretrotrigonal) para obtenção da continência urinária. A média de idade das crianças operadas situou-se ao redor de 3 anos e meio, com capacidade vesical mínima superior a 80 cm³.

A bexiga é distendida com soro fisiológico para facilitar a dissecção e por meio de incisão mediana longitudinal hipogástrica. Dissecam-se amplamente as faces anteriores e laterais da bexiga junto ao colo. A bexiga é aberta por incisão longitudinal até o colo vesical, expondo-se o trígono vesical. Os ureteres são reimplantados bilateralmente ou com trajeto submucoso cranial, liberando o trígono vesical para tubulização. São feitas duas incisões longitudinais e laterais ao trígono vesical, desde o meato uretral, estendendo-se cranialmente na base da bexiga, até ultrapassar os meatos ureterais originais. Delimita-se, assim, retângulo na parede posterior da bexiga de 2 x 4 cm; lateralmente, resseca se a mucosa, permanecendo uma faixa de mucosa central de 1 cm de largura por 4 cm de comprimento; a mucosa é tubulizada ao redor de sonda uretral n. 6 ou 8. O músculo é fechado sobre o tubo de mucosa com pontos separados; o objetivo é construir tubo muscular com função esfincteriana. Completa-se o fechamento da bexiga com pontos separados e cistostomia como drenagem urinária. Depois da retirada da sonda uretral, a cistostomia permanece fechada, estimulando a micção e medindo o resíduo urinário; resíduo abaixo de 20 mL possibilita a retirada da cistostomia; e a micção se inicia por gotejamento (Figura 13.13).

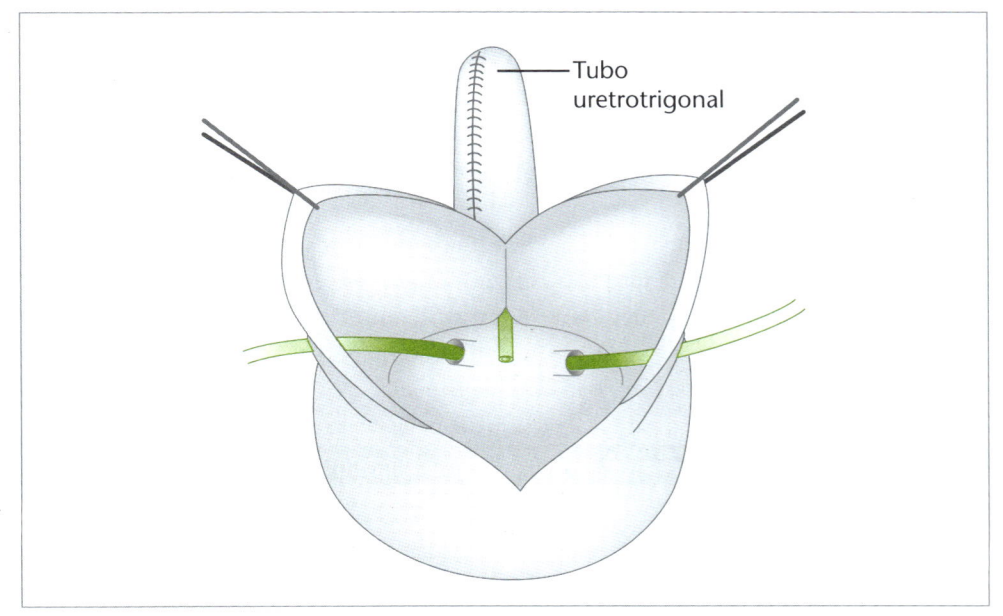

FIGURA 13.13 Confecção do tubo muscular, ureteres reimplantados com cateteres e aspecto final da cirurgia (cirurgia de Leadbetter)[30].

Terceiro estágio

A neouretroplastia e a clitoroplastia são realizadas quando a continência urinária é estabelecida. Em determinados pacientes nos quais a bexiga permanece com pequena capacidade após cistorrafia, realiza-se neouretroplastia ou constrição do colo vesical antes da cirurgia de Leadbetter, com o objetivo de aumentar a resistência e promover aumento da capacidade vesical.

A partir de 1980, 81 pacientes com extrofia vesical clássica foram tratados por meio da reconstrução em estágios na Unidade de Urologia Pediátrica do HCFMUSP. A faixa etária variou de 1 a 17 anos, sendo 63 do sexo masculino e 18 do sexo feminino; três pacientes perderam o seguimento ambulatorial.

A cistorrafia neonatal foi feita em 12 recém-nascidos e, nesse período, realizou-se o fechamento da parede abdominal pela simples aproximação da sínfise pubiana, dada a maleabilidade óssea, dispensando a rotação dos retalhos hipogástricos de pele aponeuroses.

A reconstrução do colo vesical foi utilizada no tratamento da incontinência urinária em 41 pacientes (35 masculinos e 6 femininos), cuja capacidade vesical variava de 50 a 160 mL[31].

Do total de pacientes, 39% são continentes, permanecem secos e não utilizam nenhum protetor urinário diurno; 34,1% são continentes por períodos de 1 a 3 horas, não usam proteção (fraldas) ou utilizam-na durante esportes ou esforços. Os incontinentes (28,9%) foram retubulizados e/ou submetidos à ampliação vesical (7 pacientes); três pacientes incontinentes se submeteram à ureterossigmoidostomia.

A retenção urinária aguda consiste em parâmetro de bom prognóstico para continência urinária; todos os pacientes com tal complicação temporária ficaram continentes. A cistostomia permanece por tempo prolongado, abrindo e fechando, estimulando a micção. As complicações tardias foram: 11,2% de unidades ureterais com refluxo vesicoureteral; 7,5% de unidades com obstrução ureterovesical; 12,1% dos pacientes desenvolveram obstrução do tubo uretrotrigonal e 17%, litíase vesical. Esses dados são igualmente citados nos centros de referência de tratamento de extrofia vesical (Tabela 13.1).

A avaliação urodinâmica tardia, realizada somente em 25 pacientes pela dificuldade de sondagem uretral, evidenciou perfil pressórico uretral com amplitude média de 89,3 cm/H_2O e uretral com extensão de 2,6 cm. A complacência vesical estava comprometida em todos os pacientes, em graus variáveis; sete deles submeteram-se à enterocistoplastia por alterações importantes da complacência vesical.

TABELA 13.1 Complicações precoces da reconstrução do colo vesical	
Retenção urinária temporária	35,3%
Fístula vesicocutânea	7,3%
Anúria obstrutiva	2,4%
Pielonefrite aguda	4,8%

EPISPADIA

O tratamento cirúrgico inicial depende da idade da apresentação do paciente; assim, quando a criança se apresenta no primeiro ano de vida, recomenda-se que a abordagem inicial seja a reconstrução peniana que consiste na uretroplastia (técnica de Cantwell-Ransley). A placa uretral dorsal é separada, lateralmente, dos corpos cavernosos, mantendo sua inserção glandar, e os corpos cavernosos são desinseridos dos ramos descendentes do púbis até sua base. A placa uretral é fechada e transforma-se em neouretral. A curvatura dorsal é corrigida por meio de caverno-cavernostomia, suturando um corpo contra o outro acima da uretra que permanece em posição ventral (Figuras 13.14 e 13.15). Em crianças maiores de 4 a 5 anos, inicialmente, deve ser corrigida a incontinência urinária, que acomete 80% das epispadias. A técnica utilizada é a mesma descrita para correção da extrofia vesical. A continência urinária satisfatória é alcançada em 70% dos pacientes[32].

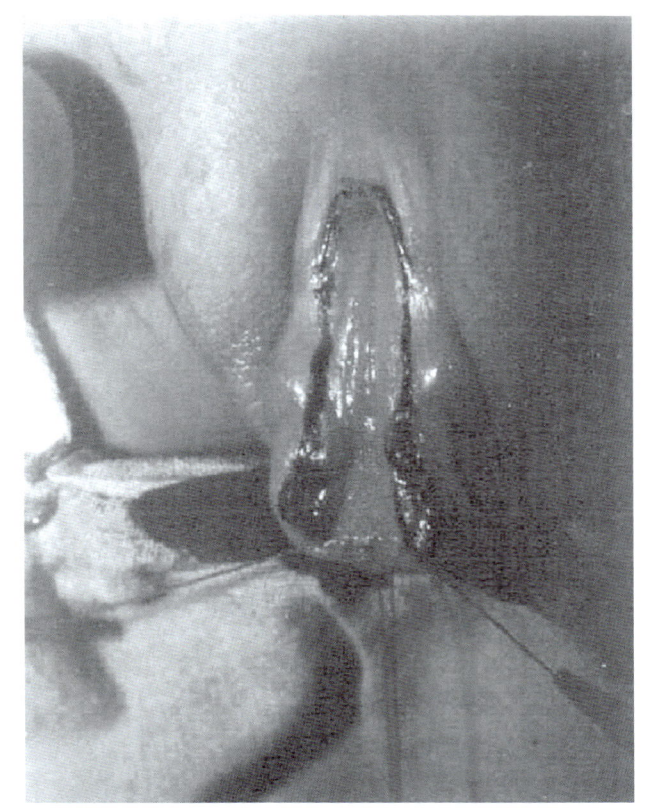

FIGURA 13.14 Demarcação da placa uretral, circundando o meato uretral do pênis para delimitar a neouretra. (Veja imagem colorida no encarte.)

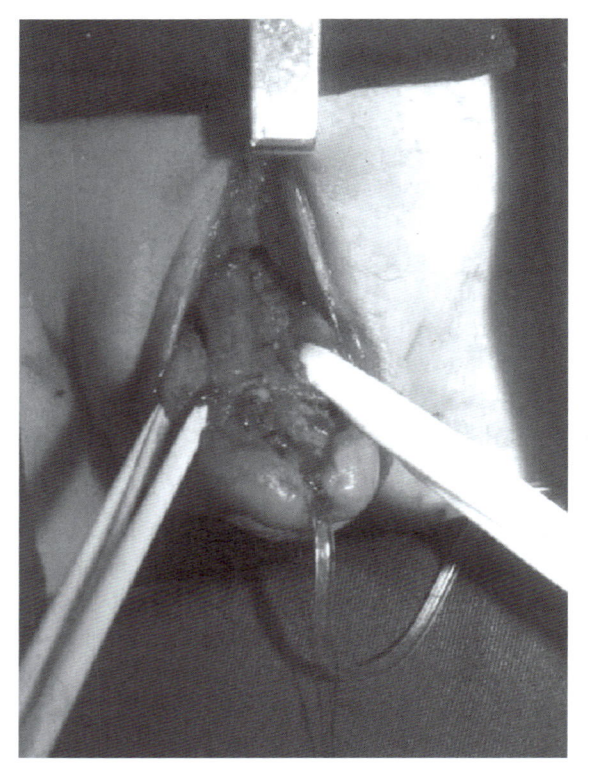

FIGURA 13.15 Os corpos cavernosos são totalmente liberados da placa uretral, a qual é tubulizada ao redor de sonda uretral n. 6 ou 8. Os corpos cavernosos permanecem sobre a neouretra, após caverno-cavernostomia, corrigindo assim a dorsoflexão do pênis (cirurgia de Cantwell--Ransley). (Veja imagem colorida no encarte.)

EXTROFIA DE CLOACA

A estratégia cirúrgica consiste em três etapas, quando possível:

- Separar as duas hemibexigas do trato intestinal e juntar as duas metades da bexiga, transformando em extrofia vesical clássica. O pequeno segmento de colo é tubulizado (colorrafia) e exteriorizado no flanco esquerdo (colostomia fecal). O fechamento da parede abdominal, além dos retalhos hipogástricos já descritos, necessita adicionalmente de osteotomia ilíaca com fixador externo para retirar a tensão nas linhas de sutura (Figura 13.16).
- Se necessário, deve se realizar a ampliação vesical aos 5 a 6 anos de idade, seguida de genitoplastia.
- Em nossa casuística recente, com 7 pacientes, 4 tornaram-se continentes e 3 submeteram-se a ampliação com fechamento de colo vesical e cateterismo do reser-

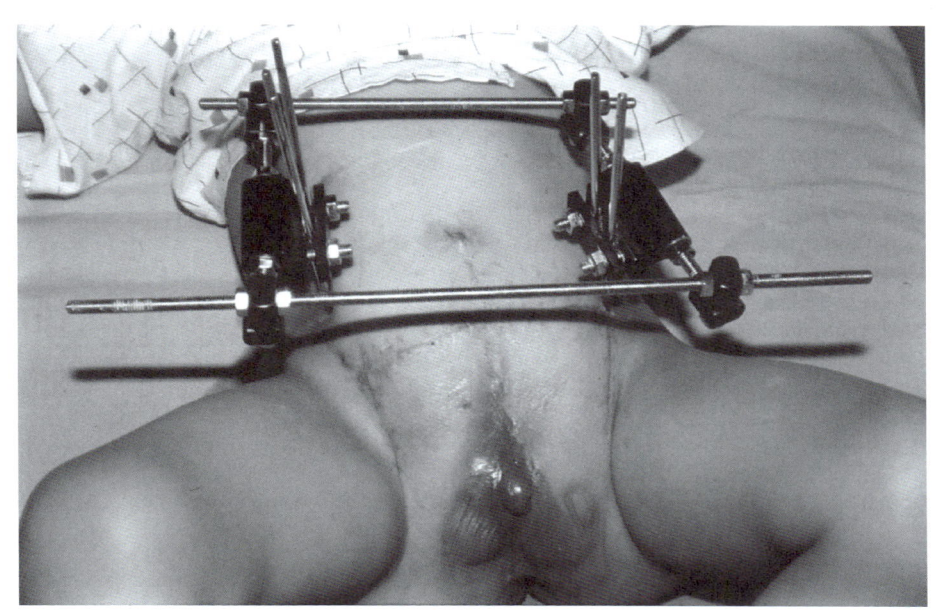

FIGURA 13.16 Abdominoplastia na extrofia de cloaca: após osteotomia ilíaca posterior, o fixador externo aproxima parcialmente os ossos pubianos, tirando a tensão das linhas de sutura dos retalhos hipogástricos. (Veja imagem colorida no encarte.)

vatório (procedimento de Mitrofanoff). Uma paciente com colostomia perineal foi a óbito por septicemia. A parede abdominal com osteotomia e fixador externo foi satisfatória em 100% dos casos.

CONCLUSÕES

A reconstrução de extrofia vesical em estágios parece ser a melhor opção do tratamento atual, com altas possibilidades de obtenção de continência urinária (73,1%), mínima deterioração renal e reconstrução adequada e satisfatória da parede abdominal e dos genitais externos. Esse procedimento deve ser o tratamento inicial para os pacientes com extrofia vesical e, se possível, realizado no período neonatal.

Entretanto, a experiência acumulada em hospital universitário e de referência propicia condições para avanços e novas tecnologias. Os últimos dez pacientes do sexo masculino com extrofia vesical foram submetidos à reconstrução em uma única etapa, com resultados promissores. Trata-se de procedimento factível e com poucas complicações, que facilita a dissecção de colo vesical, uretra posterior e próstata, e predispõe ao desenvolvimento da capacidade vesical. O refluxo vesicoureteral e a continência urinária são verificados conforme o crescimento da criança. Está em desenvolvimento um projeto sobre a ampliação vesical com bexiga cadavérica, em que se utiliza a matriz acelular.

📖 REFERÊNCIAS BIBLIOGRÁFICAS

1. Ives E, Coffey R, Carter CO. A family study of bladder exstrophy. J Med Genet. 1980;17(2):139-41.
2. Boyadjiev AS, Dodson JL, Radford CL, Ashrafi GH, Beaty TH, Mathews RI, et al. Clinical and molecular characterization of the bladder exstrophy – epispadias complex: analysis of 232 families. BJU Int. 2004;94(9):1337-43.
3. Gambhir L, Holler T, Muller M, Schott G, Vogt H, Detlefsen B, et al. Epidemiological survey of 214 families with bladder exstrophy–epispadias complex. J Urol. 2008;179(4):1539-43.
4. Muecke EC. The role of the cloacal membrane in exstrophy: the first successful experimental study. J Urol. 1964;92:659.
5. Slaughenhoupt BC, Chen CJ, Gearhart JP. Creation of a model of bladder exstrophy in the fetal lamb. J Urol. 1996;156(2 Suppl 1):816-8.
6. Ebert AK, Reutter H, Ludwig M, Rösch WH. The exstrophy-epispadias complex. Orphanet J Rare Dis. 2009;4:23.
7. Trendelemburg F. The treatment of ectopia vesicae. Ann Surg. 1906;44:281.
8. O'Donnel B. The lessons of 40 bladder exstrophies in 20 years. J Pediatr Surg. 1984;19(5):547-52.
9. Young HH. A new operation for the cure of the incontinence associated with epispadias. J Urol. 1922;7:1-32.
10. Dees JE, Durham NC. Epispadias with incontinence in the male. Surgery. 1942;12:621-7.
11. Arap S, Gonçalves ES, Gutierrez EG, Goes GM. Tratamento da extrofia de bexiga I. Reconstrução plástica. Rev Ass Med Bras. 1976;22:61-9.
12. Johnston JH. The exstrophic anomalies. In: Williams DI, Johnston JH (ed.). Paediatric Urology 2nd ed. London: Butterworth; 1982. p.299.
13. Schober JM, Carmichael PA, Hines M, Ransley PG. The ultimate challenge of cloacal exstrophy. J Urol. 2002;167(1):300-4.
14. Ebert AK, Reutter H, Ludwig M, Rösch WH. The exstrophy-epispadias complex. Orphanet J Rare Dis. 2009;4:23.
15. Altan M, Çıtamak B, Haberal HB, Söğütdelen E, Bozaci AC, Baydar DE, Doğan HS, Tekgül S. Invasive squamous carcinoma and adenocarcinoma of an unreconstructed exstrophic bladder with HPV infection. Curr Urol. 2016;9(2):109-12.
16. Sharma A, Fröhlich H, Zhang R, Ebert AK, Rösch W, Reis H, Kristiansen G, Ellinger J, Reutter H. Classic bladder exstrophy and adenocarcinoma of the bladder: methylome analysis provide no evidence for underlying disease-mechanisms of this association. Cancer Genet. 2019;235-236:18-20.
17. Arap S, Giron AM. Bladder exstrophy. In: Retik AB, Cukier J, editors. International perspectives in urology: pediatric urology. Baltimore: Williams & Wilkins; 1987. p.282.
18. Arap S, Giron AM. Bladder exstrophy: resconstrutive alternatives. AUA Update Series. 1991;162(4):194.
19. Grady RW, Mitchell ME. Complete primary repair of exstrophy. J Urol. 1999;162(4):1415-25.
20. Youssif M, Badawy H, Saad A, Hanno A, Mokhless I. Single stage repair of bladder exstrophy in older children and children with failed previous repair. J Pediatr Urol. 2007;3(5):391-4.
21. Lottmann HB, Melin Y. Male epispadias repair: surgical and functional results with the Cantwell-Ransley procedure in 40 patients. J Urol. 1999;162(3 Pt 2):1176-80.
22. Giron AM, Mello MF, Carvalho PA, Moscardi PR, Lopes RI, Srougi M. One-staged reconstruction of bladder exstrophy in male patients: long-term follow-up outcomes. Int Braz J Urol. 2017;43(1):155-62.
23. Inouye BM, Lue K, Abdelwahab M, Di Carlo HN, Young EE, Tourchi A, Grewal M, Hesh C, Sponseller PD, Gearhart JP. Newborn exstrophy closure without osteotomy: Is there a role? J Pediatr Urol. 2016;12(1):51,1-4.

24. Sweetser TH, Chisholm TC, Thompson WH. Exstrophy of the urinary bladder: discussion of the anatomic principles applicable to its repair with a preliminary report of a case. Minn Med. 1952;35(7):654-7.

25. Giron AM. Reconstução da extrofia vesical em estágios: tratamento da incontinência urinária por meio da tubulização uretrotrigonal [tese]. São Paulo: Universidade de São Paulo; 1990.

26. Giron AM. Reparação da parede abdominal em estrofia vesical por meio de retalhos cutâneos compostos e simples [tese]. São Paulo: Faculdade de Medicina da Universidade de São Paulo; 1987.

27. Purves JT, Gearhart JP. Paraexstrophy skin flaps for the primary closure of exstrophy in boys: outmoded or updated? J Urol. 2008;180(4 Suppl):1675-8.

28. Leadbetter Jr. GW. Surgical correction of total urinary incontinence. J Urol. 1964;91;261-6

29. Hernandez DJ, Purves T, Gearhart JP. Complications of surgical reconstruction of the exstrophy epispadias complex. J Pediatr Urol. 2008;4(6):460-6.

30. Braga LH, Lorenzo AJ, Bagli DJ, Khoury AE, Pippi Salle JL. Outcome analysis of isolated male epispadias: single center experience with 33 cases. J Urol. 2008;179(3):1107-12.

31. Giron AM, Mello MF, Berjeaut RH, Machado MG, Silva GCDA, Cezarino BN, Oliveira LM, Lopes RI, Dénes FT. Single-stage abdominoplasty using groin flaps without osteotomies: management of exstrophy-epispadias complex. Urology. 2018;120:266.

14 Alterações da genitália externa

Bruno Nicolino Cezarino
Marcos Figueiredo Mello

APÓS LER ESTE CAPÍTULO, VOCÊ ESTARÁ APTO A:

- Identificar e classificar as principais doenças genitais.
- Indicar o melhor momento e o melhor tratamento para cada uma dessas doenças.

INTRODUÇÃO

Alterações na genitália externa são relativamente comuns na infância e na idade pré-puberal e mais prevalentes no sexo masculino que no feminino. O pediatra deve estar familiarizado com suas manifestações clínicas, a evolução e os possíveis tratamentos, bem como, se necessário, encaminhar os pacientes ao urologista pediátrico no momento adequado para avaliação e tratamento especializado.

NOS MENINOS

Fimose

O prepúcio é uma dobra de pele que, nas crianças maiores e em adultos, cobre a glande total ou parcialmente quando o pênis está em estado de flacidez e que se retrai por completo, normalmente, quando o pênis atinge estado de ereção, expondo a glande por inteiro.

Embriologicamente, o prepúcio desenvolve-se a partir da 8ª semana de gestação, como uma dobra epidérmica que cobre a superfície superior da glande. Por volta da

16ª semana, o crescimento também ocorre na porção ventral, na qual a fusão das dobras forma a rafe mediana do pênis. Com seu desenvolvimento progressivo, ocorre a cobertura total da glande, e o epitélio de sua superfície interna funde-se com o epitélio glandar. A partir da 25ª semana de gestação, inicia-se um processo de queratinização entre as duas camadas epiteliais, que provoca novamente a sua separação progressiva, com a formação da cavidade prepucial, que pode ficar preenchida por restos de queratina. A separação é total em apenas 4% dos recém-nascidos masculinos, mas completa-se espontaneamente, com exposição total da glande em 20% dos meninos aos 6 meses, 50% aos 12 meses e 90% aos 3 anos de idade. Na idade adulta, a dificuldade de expor a glande está presente em 1-3% dos homens[1].

Considera-se que, na infância, o prepúcio protege a glande de fatores irritativos, como o atrito com as fraldas, a própria urina e fezes, enquanto nos adultos sua redundância facilita a movimentação peniana na vagina durante o ato sexual. Quando o prepúcio dificulta a exposição glandar, ocorre a fimose, que prejudica a higiene glandar nas crianças e a atividade sexual nos adultos (Figura 14.1). Nas crianças, a fimose é denominada primária (ou fisiológica), quando o processo de separação entre a glande e o prepúcio ainda não se completou. Nessa condição, o prepúcio é naturalmente afunilado, sem sinais inflamatórios, e sua retração cuidadosa permite expor parcialmente a superfície mucosa interna do prepúcio, parte da glande e o meato uretral (Figura 14.2). Adicionalmente, podem ser observadas as aderências residuais entre glande e prepúcio, com eventual acúmulo de queratina entre as duas superfícies epiteliais. Nas crianças pequenas, esses bolsões de queratina (também denominados esmegmas) podem ser vistos por transparência abaixo da pele prepucial, como nódulos esbranquiçados ao redor do sulco coronal. Eventualmente, pelo diâmetro reduzido do anel prepucial, a cavidade do prepúcio pode se encher parcial ou totalmente com urina durante a micção, provocando seu abaulamento variado. Esse acúmulo de urina pode se associar a processos inflamatórios locais e mesmo à infecção urinária.

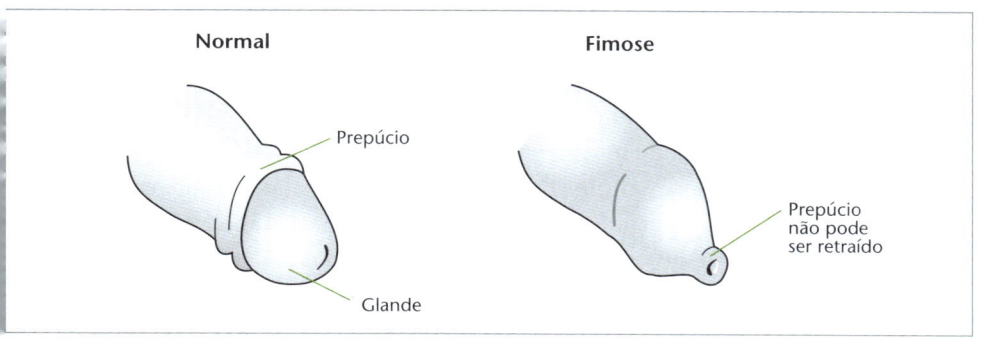

FIGURA 14.1   Prepúcio facilmente retraído e fimose.

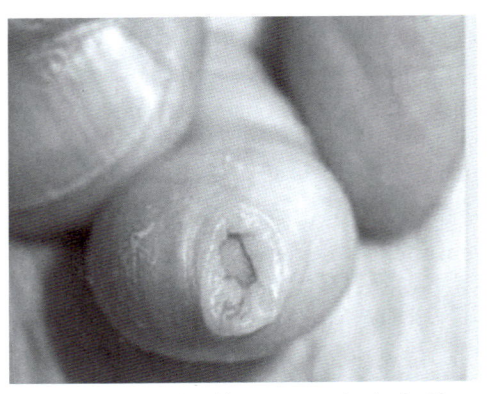

FIGURA 14.2 Fimose primária. Notar a pele elástica, sem sinais de fibrose, com exposição parcial da glande e meato uretral.

A fimose primária não é considerada patológica, pois, como já mencionado, está presente na maioria dos recém-nascidos masculinos e regride com o crescimento. Normalmente, isso ocorre com o processo espontâneo de separação entre a glande e o prepúcio, evoluindo para progressiva dilatação do meato prepucial, bem como desaparecimento das aderências balanoprepuciais e liberação dos acúmulos de esmegma. Embora seja recomendada a cuidadosa higiene local, a dilatação forçada do meato prepucial em lactentes não é necessária. As crianças maiores, no entanto, devem ser orientadas para tracionar o prepúcio para trás durante a micção, a fim de evitar o acúmulo de urina no interior da cavidade prepucial. Em situações específicas, nas quais a dilatação prepucial espontânea é mais demorada, recomendam-se exercícios para acelerar o processo, que devem ser realizados durante o banho, tracionando progressivamente o prepúcio.

A fimose secundária tem evolução mais complicada, pelo anel estenótico cicatricial do prepúcio, que dificilmente apresenta dilatação espontânea com o tempo. Adicionalmente, a dificuldade de expor e higienizar a cavidade prepucial pode acarretar maior intensidade de fibrose local, piorando o quadro pregresso e, consequentemente, gerando balanopostites, os quais agravam ainda mais a estenose do anel prepucial (Figura 14.3). Na presença de fimose secundária, pode ocorrer uma emergência denominada parafimose, quando a glande ultrapassa o anel prepucial estenótico durante a ereção, mas não consegue ser retraída novamente para a cavidade prepucial, mesmo com a deturgescência peniana. Nessas circunstâncias, é necessário tratamento de urgência para reduzir o edema glandar e permitir sua retração, incluindo-se manobras de compressão manual, punção, tratamentos osmóticos e incisões liberadoras.

As indicações de circuncisão são médicas e culturais. Balanopostites de repetição, infecções urinárias de repetição e anel fibrótico de estreitamento impedindo exposição adequada da glande estão entre as indicações médicas. No entanto, as principais indi-

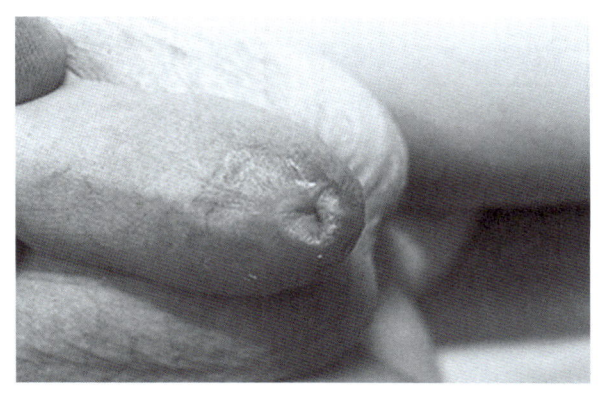

IGURA 14.3 Fimose secundária. Notar a fibrose com anel de estreitamento, impedindo a expo-ição da glande e meato.

ações são culturais ou religiosas, mesmo sem indicações médicas para a circuncisão. Cumpre ao médico respeitar o desejo dos pais, garantindo a segurança do procedimen-o. Em 2012, a Sociedade Americana de Pediatria publicou artigo promovendo a am-liação das indicações de circuncisão como método de prevenção de infecções sexual-nente transmissíveis (IST) e redução do risco de câncer de pênis no futuro, devendo azer parte da consulta inicial do pediatra expor os riscos e os benefícios da circuncisão neonatal e incluir os pais na decisão do procedimento[2].

A tendência atual no tratamento das fimoses é de emprego de corticoides tópi-cos, associado a massagens dilatadoras do prepúcio. Estudos recentes têm demonstrado 74-85% de resultados duradouros na eliminação da fimose primária e secundária em crianças, com utilização de creme de betametasona a 0,05% durante 1 mês[3]. Nos casos de insucesso, com o tratamento clínico, e particularmente nos casos de fimose secundá-ria, a circuncisão (postectomia) é a alternativa que elimina definitivamente o problema. Em neonatos e adultos, o procedimento pode ser realizado sob anestesia local, mas em lactentes e crianças maiores há necessidade de anestesia geral. A técnica preferencial no Brasil é a incisional, com duas incisões circunferenciais para remoção do anel es-tenótico, seguida de aproximação e sutura dos bordos da ferida (Figura 14.4). Outra técnica utilizada para circuncisão, com especial indicação para neonatos e crianças de até 2 anos, envolve o uso de um dispositivo plástico que auxilia e facilita a circuncisão, permanecendo após o procedimento com caráter hemostático. Após cerca de 5 dias, o dispositivo cai naturalmente com a circuncisão estando completa (Figura 14.5)[4]. Quan-do bem realizada, a circuncisão não acarreta problemas ao pênis, sendo discutíveis a eventual perda de sensibilidade glandar e a maior incidência de estenose de meato ure-tral, associadas ao procedimento.

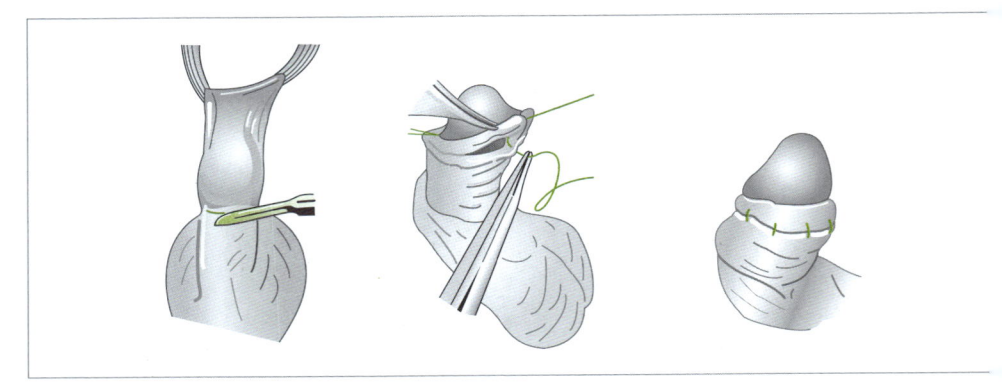

FIGURA 14.4   Aspectos técnicos da postectomia.

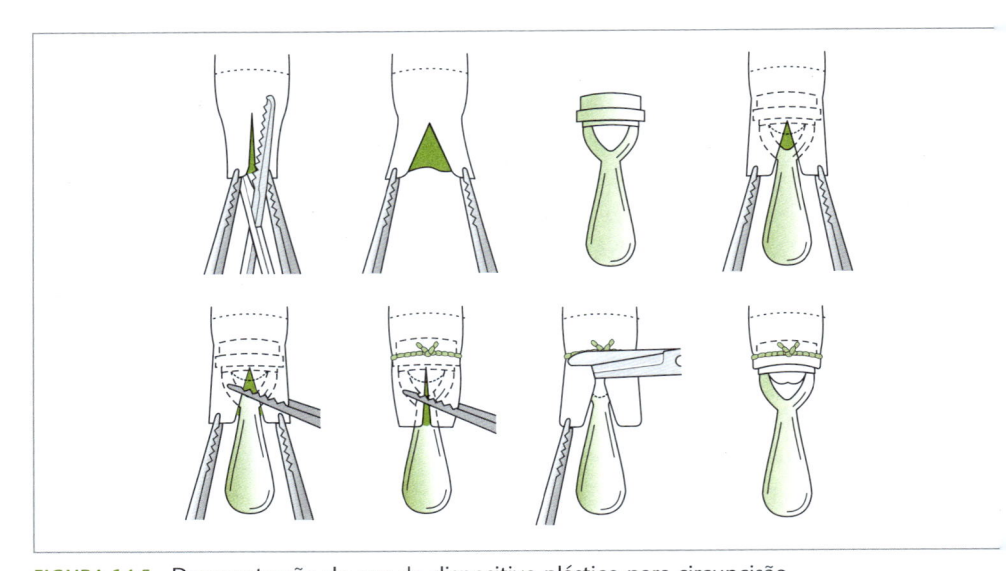

FIGURA 14.5   Demonstração do uso do dispositivo plástico para circuncisão.

Balanite Xerótica Obliterante

Balanite xerótica obliterante, também conhecida por sua abreviatura (BXO), é uma doença hipomelanocítica mediada por linfócitos que envolve o prepúcio, a glande e, frequentemente, o meato uretral.

Embora o maior pico de incidência da BXO seja entre 50 e 70 anos, ela pode acometer o prepúcio, a glande, o meato uretral e até a uretra de crianças e adolescentes. A prevalência de BXO em crianças antes da puberdade é 1 a 7 casos a cada mil, e o pico de incidência da BXO é de 7 anos de idade[5].

A BXO é uma doença inflamatória crônica do prepúcio, mas sua etiologia precisa é incerta. Existe evidência crescente de mecanismo autoimune envolvido. Existem poucos estudos a respeito da doença da BXO em crianças. Estudos moleculares revelaram hiperexpressão de 11 genes, principalmente proteínas inflamatórias e de remodelamento ecidual[5].

O diagnóstico de suspeita é clínico, com fimose progressivamente mais estreita, descoloração da pele e estreitamento progressivo do meato, de aspecto descolorado e ibrótico (Figura 14.6).

O diagnóstico é confirmado pelo exame anatomopatológico da peça cirúrgica, que evela hiperqueratose e atrofia da camada basal da epiderme com perda das fibras elásicas e colágeno, além de alterações inflamatórias infiltravas.

A primeira linha de tratamento recomendada para pacientes não circuncisados é a circuncisão. Esta é frequentemente curativa, com taxa variável de recorrência da BXO após a circuncisão, podendo chegar a 50% em determinadas séries de casos. Os casos de acometimento do meato uretral ou recidiva de BXO após a circuncisão devem ser ratados com corticoterapia tópica de alta potência continuamente. A correção da estenose de meato deve ser realizada por meio de meatoplastias e calibragens subsequentes. Existem relatos de uso de imunossupressão tópica pós-operatória com tacrolimus 0,1%, com taxas de recorrência de apenas 9%[5].

Uma parte das crianças com BXO pode ter acometimento da uretra peniana, sendo necessárias múltiplas cirurgias com reconstruções uretrais complexas. Estas reconstruções podem ter seu resultado prejudicado pelo acometimento difuso da pele pela balanite xerótica[6].

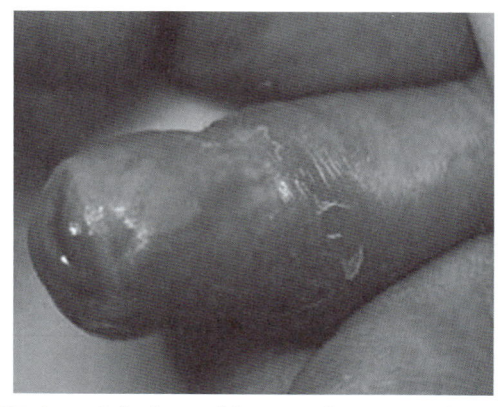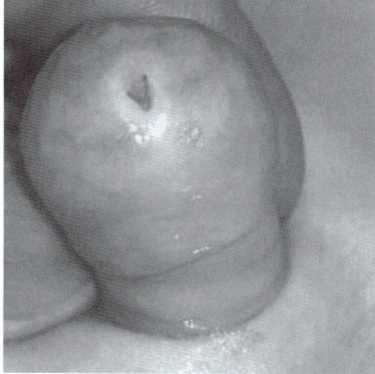

FIGURA 14.6 Balanite xerótica em crianças não circuncisadas. (Ver imagem colorida no encarte.)

Pênis Embutido

Pênis embutido refere-se ao pênis normalmente desenvolvido em tamanho, qu está escondido pela gordura supra púbica. Essa condição pode ser classificada em trê categorias, baseadas na sua patogênese:

A. Pênis embutido congênito, com fixação penopúbica da pele deficiente na base do pêni
B. Obesidade cursando com excesso de gordura sobre a área púbica, ocultando o pêni
C. Pênis embutido por complicações secundárias à postectomia com pele retirada en excesso ou cicatriz em alçapão.

Este capítulo aborda apenas o pênis embutido congênito, que é causado pela falt de acoplamento da fáscia de dartos à haste peniana (Figura 14.7). Esta característic aumenta o comprimento do prepúcio e a quantidade de mucosa interna, conferindo característica visual clássica de pênis embutido (Figura 14.8). Quando o anel prepuci

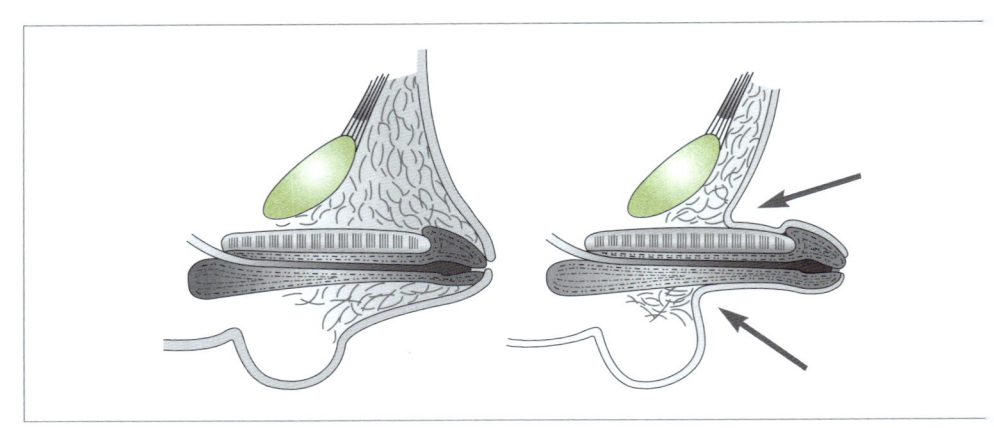

FIGURA 14.7 Exemplo de pênis embutido e esquema diagramático da causa do embutimento peniano congênito.

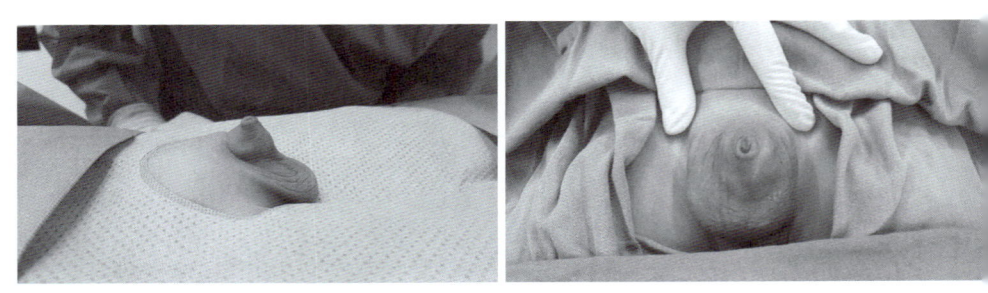

FIGURA 14.8 Aspecto pré-operatório de pênis embutido.

impede a drenagem adequada de urina, pode haver acúmulo de urina entre o prepúcio e a mucosa, criando uma condição chamada de "bexiga prepucial" (Figura 14.9).

O tratamento do pênis embutido congênito é eminentemente cirúrgico. A variabilidade de apresentações do pênis embutido demanda várias técnicas de correção cirúrgica. Ponto importante em todos os casos de correção é nunca remover a pele que recobre o pênis antes de se assegurar da presença de pele e/ou mucosa prepucial suficiente para cobertura peniana, sob risco de embutimento peniano secundário, além da obrigatória fixação da pele peniana à base do pênis, criando ou acentuando o ângulo pubo peniano, atenuando os aspecto de embutimento típico da doença (Figura 14.10).

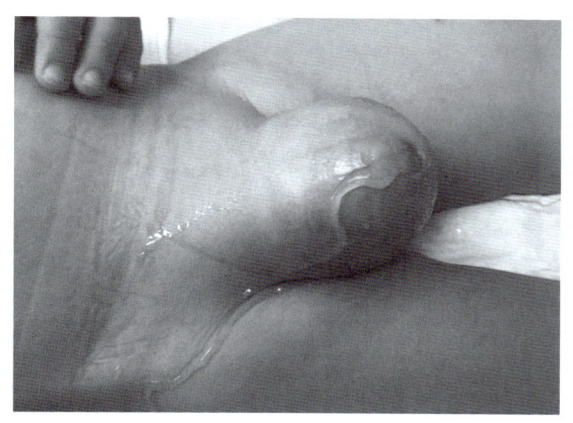

FIGURA 14.9 Bexiga prepucial com urina extravasando pelo orifício prepucial estreito. (Ver imagem colorida no encarte.)

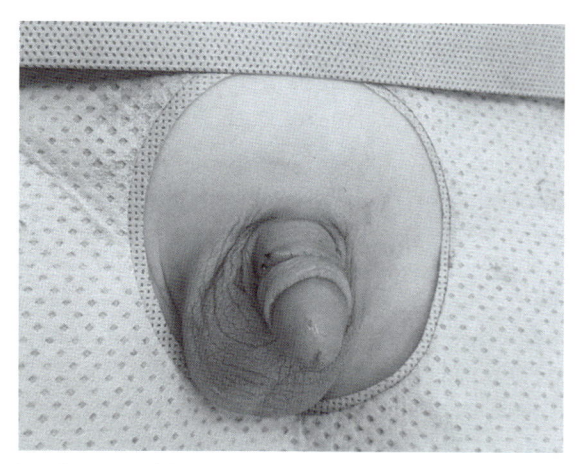

FIGURA 14.10 Aspecto pós-operatório.

Micropênis

Micropênis é o nome que se dá ao pênis anormalmente pequeno, mas normalmente estruturado, cujo tamanho é menor que 2,5 desvios-padrão do esperado para a idade ou estágio de desenvolvimento sexual. Pacientes com micropênis verdadeiro geralmente têm cariótipo 46XY com gônadas escrotais, sem outros sinais de malformação peniana associada, por exemplo hipospádia ou criptorquidia (Figura 14.8).

Micropênis pode ocorrer isoladamente ou como parte de muitas síndromes. A incidência reportada de micropênis verdadeiro é de 1,5 a cada 10 mil homens[7].

As causas de micropênis verdadeiro ou congênito podem ser divididas em três grupos principais: hipogonadismo hipogonadotrópico (de disfunção hipofisária/hipotalâmica), hipogonadismo hipergonadotrópico (por disfunção testicular primária) e idiopático (associado a um eixo hipotálamo-hipófise-testicular disfuncional). Micropênis isolado parece ocorrer mais comumente no primeiro grupo, enquanto o micropênis do segundo grupo é frequentemente acompanhado por hipospádia e/ou testículos criptorquídicos.

A avaliação endocrinológica ajuda a determinar em que nível a causa do micropênis está no eixo hipotálamo-hipófise-testicular, sejam as funções endócrinas centrais ou as funções testiculares.

Para evitar erros diagnósticos, o examinador deve ter entendimento claro da definição de micropênis. O comprimento correto do pênis é medido a partir do ponto em que a haste peniana emerge do osso púbico, comprimindo-se qualquer gordura sobre a área supra púbica, até a ponta distal da glande no alongamento máximo (Figura 14.11 e Tabela 14.1).

O tratamento do micropênis visa a aumentar o tamanho do pênis, de modo suficiente para que o paciente tenha uma imagem corporal adequada, função sexual normal e micção bem direcionada. O tratamento inicial é baseado na suplementação de testosterona administrada por curto período para, então, avaliar a resposta peniana.

Infelizmente, não há consenso sobre a dose, o método de administração, o início ou a duração da terapia com testosterona. Hatipoğlu et al.[9] sugeriram que a administração poderia ser realizada por injeção intramuscular ou aplicação tópica. Para observar o progresso inicial, quatro doses de 25 mg de cipionato ou enantato de testosterona em óleo podem ser administradas por via intramuscular, uma vez a cada 3 semanas, por 3 meses. Tratamento tópico também é empregado. Arisaka et al.[10] demonstraram aumento no comprimento peniano em 50 lactentes e crianças com idades entre 5 meses e 8 anos, administrando creme de testosterona a 5% por via tópica por 30 dias. Demonstrou-se que a testosterona absorvida por via transdérmica estimula a secreção do hormônio do crescimento (GH) da hipófise e promove o crescimento ósseo, aumentando a produção de fator-1 de crescimen-

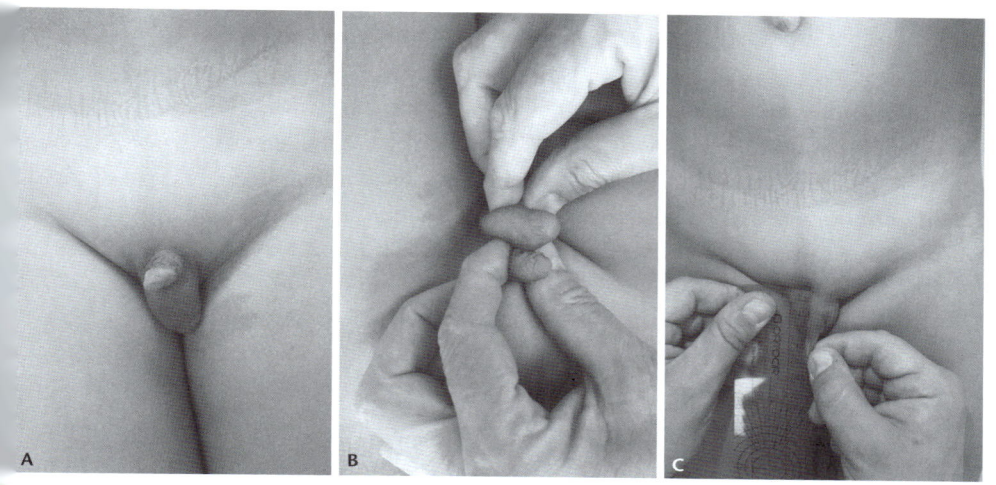

FIGURA 14.11 A) Aspecto do micropênis em criança de 10 anos. B) Uretra e testículos tópicos. C) Medida correta do comprimento do pênis – notar a depressão da gordura supra púbica.

TABELA 14.1 Comprimento da haste peniana por idade (em cm)[8]

Idade	Média ± DP
Recém-nascido (30 semanas)	2,5 ± 0,4
Recém-nascido (termo)	3,5 ± 0,4
0 a 5 meses	3,9 ± 0,8
6 a 12 meses	4,3 ± 0,8
1 a 2 anos	4,7 ± 0,8
2 a 3 anos	5,1 ± 0,9
3 a 4 anos	5,5 ± 0,9
5 a 6 anos	6,0 ± 0,9
10 a 11 anos	6,4 ± 1,1
Adulto	12,4 ± 2,7

DP: desvio-padrão.

to semelhante à insulina. Portanto, pode-se dizer que a aplicação dérmica a longo prazo da testosterona promove o crescimento esquelético, bem como o crescimento do pênis. A terapia tópica de testosterona deve ser aplicada diretamente na pele do pênis ou nas coxas internas, se ocorrer alguma reação ao nível do pênis durante o curso do tratamento.

A 5-alfa-dihidrotestosterona tópica (DHT) é um tratamento tópico alternativo. A enzima 5-alfarredutase catalisa a formação de DHT a partir da testosterona em certos tecidos, incluindo próstata, vesícula seminal, epidídimo, pele, folículo piloso, fígado e cérebro. Em relação à testosterona, a DHT é consideravelmente mais potente como agonista do receptor de andrógeno (AR). Em pacientes pré-púberes com insensibilidade ao andrógeno, a aplicação tópica de gel de DHT na região periescrotal 3 vezes ao dia, durante 5 semanas, demonstrou aumentar os níveis séricos de DHT. Essa opção de tratamento pode ser boa alternativa para pacientes que não respondem à testosterona. Apesar dessa vantagem, o uso de DHT tópica no Brasil é limitado em razão da indisponibilidade do produto.

Normalmente, aumento de 100% no comprimento do pênis ou 3,5 cm é considerado boa resposta. A aplicação repetida de testosterona ou de DHT pode ser feita em casos de aumento peniano não satisfatório. Estudos clínicos demonstraram que o tratamento com testosterona tem efeitos positivos no crescimento peniano durante a infância. No entanto, esses estudos não mostram se esse crescimento continua durante a adolescência e a idade adulta e se é esperada a diminuição do tamanho do pênis após o tratamento. Os efeitos colaterais são escassos, no entanto, pode haver aceleração temporária na taxa de crescimento e no avanço da idade óssea, além de aparecimento de pilosidade genital (Figura 14.12).

Em caso de insucesso do tratamento hormonal do micropênis, pode-se lançar mão de técnicas mais invasivas de tratamento, como o uso de bomba a vácuo ou dispositivos de tração penianas, em sessões de até 20 minutos por 6 meses, com resultados apenas modestos[11]. O tratamento cirúrgico do micropênis deve seguir os objetivos básicos do tratamento hormonal: restabelecimento da micção em pé, intercurso sexual e qualidade de vida minimamente satisfatórios. Esse tratamento é baseado em manobras menos agressivas de liberação do ligamento suspensor do pênis e dermolipectomia da região supra púbica, até técnicas de desmontagem peniana agressivas, com alto risco de complicações. Os resultados das técnicas cirúrgicas, embora discretamente superiores ao tratamento hormonal, continuam limitados[12].

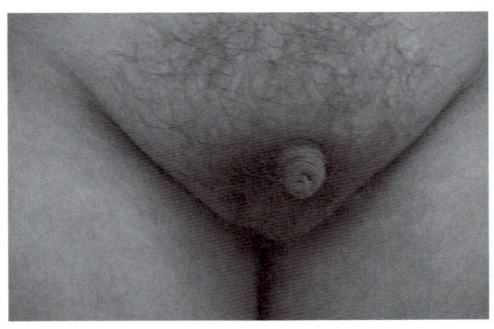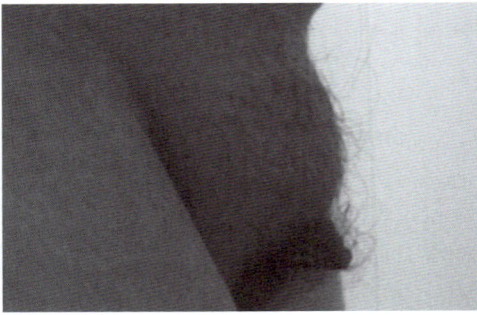

FIGURA 14.12 Micropênis tratado com testosterona tópica em menino de 10 anos: resultado insatisfatório quanto ao crescimento peniano, com aparecimento de pilosidade genital.

O principal problema em relação ao manejo de micropênis é a falta de conhecimento em termos de resultados a longo prazo. Vários estudos mostraram que pacientes com micropênis relataram identidade de gênero masculino, ereções de boa qualidade e relações sexuais, mesmo que sempre preocupados com a aparência genital. No geral, pode-se dizer com segurança que as evidências apontam para identidade de gênero e função sexual normais, mesmo em pacientes com falha no tratamento.

Criptorquidia e Ectopia Testicular

"Não há dúvida de que a primeira aparição do mamífero, com a necessidade de ter os testículos fora da cavidade abdominal, causou desorganização e confusão nas três camadas da parede abdominal, que resistiram perfeitamente por mais de 200 milhões de anos em répteis"[13].

A embriologia do testículo na cavidade peritoneal e sua descida à bolsa testicular pelo canal inguinal são muito características.

Gênese gonadal

Morfologicamente, a crista urogenital é idêntica para ambos os sexos até a sétima semana gestacional, apresentando-se como espessamento do epitélio celomático na região medial do ducto mesonéfrico. As gônadas se desenvolvem perto do rim no espaço retroperitoneal na região lombar. Antes da diferenciação gonadal, dois ligamentos mantêm a localização da futura gônada: um dorsal chamado de ligamento suspensor cranial (ligado à parede abdominal) e outro ventral, que irá se desenvolver como *gubernaculum*.

Na sétima semana de gestação, o fator de diferenciação testicular, gene *SRY* (*sex-determining region of Y chromossome*), localizado no braço curto do cromossomo Y, determina a diferenciação gonadal, com o desenvolvimento da camada medular previamente indiferenciada, transformando-se em testículo. As células de Sertoli se desenvolvem nesse mesmo período e produzem o fator inibidor das células de Müller (MIF), provocando a regressão dos ductos de Müller (ductos paramesonéfricos). As células de Leydig, derivadas do mesênquima, são produtoras de testosterona e determinam a diferenciação dos ductos de Wolff (que irão se transformar nos canais deferentes e suas estruturas anexas) e induzem à diferenciação masculina da genitália interna e externa.

Descida testicular

Existem duas fases na descida testicular: a primeira, transabdominal, depende essencialmente do fator 3 semelhante à insulina (INSL3) e andrógenos; e a segunda, inguinal-escrotal, que depende principalmente dos andrógenos.

Na primeira fase, a transabdominal, o testículo é ancorado ao anel inguinal interno por meio do *gubernaculum*. O fator INSL3, liberado pelas células de Leydig, liga-se aos seus receptores presentes no *gubernaculum*, estimulando o seu desenvolvimento e encurtamento, para tracionar o testículo em direção ao anel inguinal interno. Por sua vez, o ligamento suspensor craniano, que une o testículo à parede abdominal posterior, regride pela ação da testosterona. Assim, o testículo e o epidídimo circundados por peritônio escorregam e se insinuam no canal inguinal até a 15ª semana de vida fetal. No sexo feminino, o ligamento suspensório cranial (dorsal) continua se desenvolvendo, mantendo o ovário em situação próxima ao rim, com regressão do *gubernaculum*.

Na segunda fase, por um mecanismo altamente sinérgico entre testículo intra-abdominal, peritónio, fáscias musculares inguinais e estruturas anatômicas, que se inicia próximo da 24ª semana gestacional, desenvolvem-se o futuro canal inguinal e o conduto peritoniovaginal, através do qual o testículo desce, atravessando a parede abdominal e formando o cordão espermático, que é recoberto com camadas peritoneal e muscular, originadas da evaginação dos planos da parede abdominal, formando a bolsa testicular. Esse processo é altamente dependente de androgênios, embora outros fatores, como o aumento da pressão intra-abdominal, também estejam envolvidos. Essa fase é completada em mais de 90% dos fetos até a 35ª semana de gestação. Uma vez que o testículo foi localizado na base do escroto, o *gubernaculum* fibroso e a conexão peritoneal se fecham[14].

As causas da falha de descida do testículo ainda não estão totalmente estabelecidas. Dentre as hipóteses, estão as anormalidades do gubernáculo, o defeito testicular intrínseco e a deficiência no estímulo hormonal gonadotrópico[16]. Um defeito gonadal congênito pode tornar o testículo insensível ao estímulo da gonadotropina e concentrações inadequadas de gonadotropina materna também podem causar descida testicular incompleta. Existe ainda uma teoria de que na síndrome de *prune belly* ocorre a falha na descida testicular pela obstrução do trajeto pela dilatação do trato urinário[16]. Já atrofia testicular é secundária a comprometimento vascular intrauterino ou perinatal (tanto em posição intra-abdominal como na região inguinoescrotal), condição conhecida como *vanishing testis* ou ainda síndrome de regressão testicular.

Diagnóstico

A palavra criptorquidia deriva das palavras gregas *kryptos*, que significa oculto, e *orquis*, que significa testículo. Consiste, de forma simples, na ausência do testículo no seu lugar anatómico normal. Os testículos podem ser não descidos ou ausentes. No caso de não descidos, são denominados como distopia ou ectopia testicular, quando ocorre descida incompleta ao escroto ou falha de direcionamento na descida do testículo ao escroto, ambas podendo implicar infertilidade e risco aumentado de câncer de testículo. Já a ausência testicular pode estar relacionada à agenesia ou à atrofia testicular. O pediatra deve realizar o diagnóstico precoce e encaminhar o paciente para tratamento no primeiro ano de vida.

A criptorquidia unilateral é a condição clínica mais comum em urologia pediátrica, presente em 3 a 5% dos nascidos vivos. Ocorre em 30 a 45% de meninos nascidos pré-termo. Estima-se que entre 60% e 70% dos casos de criptorquidia sejam unilaterais. A maioria dos testículos não descidos é palpável (75% a 80%). Dos testículos não palpáveis, após adequada exploração por imagem ou por laparoscopia, cerca de 40% têm localização inguinal, 25% a 50% são intra-abdominais ou transinguinais (*peeping*) e 15% são decorrentes de agenesia ou atrofia (*vanishing*)[17]. Casos de criptorquidia bilateral são menos comuns; quando os dois testículos forem não palpáveis, deve-se realizar pesquisa de cariótipo. Na presença de cariótipo 46,XY, pode-se seguir com exploração laparoscopia, como descrito mais para a frente, ou realizar avaliação laboratorial complementar com pesquisa da função testicular por medições basais de LH, FSH, inibina B, hormônio antimülleriano (AMH) e esteroides, a fim de caracterizar a presença ou ausência de testículos intra-abdominais.

Os achados genitais associados podem justificar estudos diagnósticos adicionais. Se nenhum dos testículos for palpável e, particularmente se o desenvolvimento do pênis for anormal, é preciso realizar cariótipo e análises hormonais para descartar distúrbios de diferenciação sexual (DDS). Hipospadia está associada à criptorquidia em 12% a 24% dos casos[18]. Em cerca de 90% dos testículos não descidos, ocorre a persistência do conduto peritoniovaginal, portanto a presença de hérnia inguinal pode coexistir, com suas manifestações clínicas e complicações.

A maioria dos testículos ausentes na bolsa testicular por ocasião do nascimento pode completar seu descenso entre o 3º e o 4º mês de vida (corrigidos segundo a idade gestacional). Desse modo, o diagnóstico só se confirma na avaliação de 6 a 12 meses de vida (corrigidos segundo a idade gestacional). A partir dessa idade, os testículos até então criptorquidicos não mais terão descenso adicional.

O diagnóstico é realizado por meio exame físico e, idealmente, deve ser realizado antes dos 6 meses de vida, porque, nessa fase, o reflexo cremastérico é fraco e há menos gordura pré-pubiana. O exame físico precisa ser realizado em ambiente aquecido com o paciente em posição supina e, se possível, com a criança sentada com as pernas cruzadas ou de cócoras; deve-se ocluir o anel inguinal interno previamente à palpação escrotal para inibir a subida testicular em decorrência do reflexo cremastérico e, com auxílio de cremes, óleos ou sabão líquido para melhor "deslizar" os dedos, palpar desde a espinha ilíaca anterior até o escroto ipsilateral de forma craniocaudal, a fim de identificar o testículo adequadamente. O exame deve documentar corretamente a palpabilidade testicular, além de sua posição, mobilidade, tamanho. Pode acontecer de se palpar o testículo em uma ocasião, mas não em outra, o que dependerá da calma do paciente, da temperatura da sala e da experiência do examinador. No caso de indicação de cirurgia, particularmente nos testículos impalpáveis, a palpação deve ser cuidadosamente repetida com a criança anestesiada, antes de se definir pela abordagem cirúrgica.

Nenhum método de imagem está indicado para localizar os testículos pela baixa acurácia dos métodos, sendo que a ultrassonografia tem sensibilidade de 45% e especificidade de 78%, enquanto a ressonância magnética tem sensibilidade de 65% e especificidade de 100%, mas necessita de anestesia geral[19]. Nesse contexto, a laparoscopia diagnóstica tornou-se o método diagnóstico preferido nos casos de testículo impalpável, por ter sensibilidade e especificidade muito elevadas, sendo possível caracterizar a presença ou ausência de testículo intra-abdominal, bem como o seu tamanho e localização, além do aspecto do vaso deferente e dos vasos espermáticos e a perviedade do anel inguinal interno, conforme descrito no Quadro 14.1[20]. Além da acurácia diagnóstica, a laparoscopia permite que se realize a orquidopexia no mesmo ato, conforme descrito adiante.

As possibilidades diagnósticas de posição testicular estão descritas no Quadro 14.1 e na Figura 14.13.

Os testículos que permaneceram não descidos têm alterações no epitélio germinativo que ocorrem a partir de 1 ano de idade: retardo na transformação de gonócito fetal em espermatogônia (ocorrência normal ao redor de 6 meses) e diminuição das células germinativas. Ausência de espermatogônias em 30% a 40% ao redor dos 2 anos, ausência de espermatócitos, presentes em somente 19% dos contralaterais aos 4 a 5 anos e ausência de espermatogênese na maioria dos pós-púberes[21].

Estima-se que a torção de cordão espermático seja dez vezes mais comum em testículos não descidos, porém o risco real é desconhecido. O tratamento precoce da criptorquidia pode prevenir torção. O risco de desenvolvimento de câncer testicular em testículos criptorquídicos é de 2 a 5 vezes maior que em testículos normais.

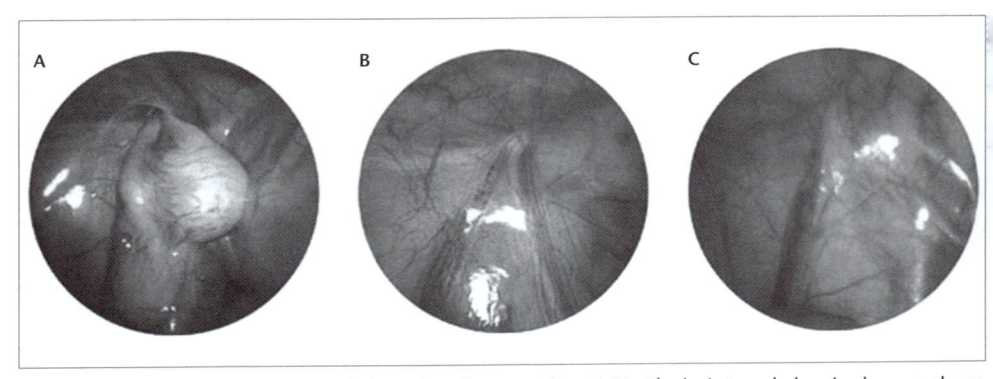

FIGURA 14.13 Achados laparoscópicos da criptorquidia. A) Testículo intra-abdominal normal em posição baixa. B) Vasos espermáticos e deferente entrando anel inguinal. C) Vasos espermáticos em fundo cego. (Ver imagem colorida no encarte.)

QUADRO 14.1 Identificação do testículo por exame físico e classificação final laparoscópica nos impalpáveis		
Localização do testículo		Descrição
Palpável	Retrátil	Geralmente palpável na região inguinal, porém, quando levado até a bolsa, permanece em posição escrotal até o próximo reflexo cremastérico
	Ectópico	Testículo desce além do canal inguinal, porém posiciona-se fora da direção normal, em região pré-pubiana, períneo, femoral ou crural (face interna da coxa)
	Inguinal	Testículo com descida incompleta, posicionando-se no canal inguinal junto ao anel inguinal externo (pré-escrotal)
Não palpável (diagnóstico laparoscópico)	Intra-abdominal	O testículo é visualizado na cavidade abdominal, no trajeto dos vasos espermáticos e gubernáculo, em posições alta (> 2 cm do anel inguinal interno) ou baixa (< 2 cm). Em alguns casos, identificam-se os vasos espermáticos e deferente penetrando em saco herniário inguinal, sendo o testículo então encontrado no seu interior (mais facilmente ao se palpar externamente a região inguinal), caracterizando o testículo escondido ou *peeping testis*
	Agenesia testicular	Não se identifica testículo, nem os vasos gonadais. Raramente, encontra-se deferente terminando em fundo cego
	Testículo evanescente ou *Vanishing testis*	Identifica-se vestígio testicular atrófico na extremidade dos vasos gonadais e deferente ou vasos gonadais terminando em fundo cego, situação decorrente de evanescência por torção testicular intra-abdominal na vida fetal. Eventualmente, identificam-se vasos e deferente entrando no canal inguinal, porém, ao se explorar a região inguinal, o achado é de evanescência por torção inguinal (muito raramente, pode-se encontrar um testículo inguinal normal, que não foi adequadamente palpado por ser pequeno ou pela obesidade do paciente)

Cirurgia

A correção da criptorquidia é cirúrgica, indicada para otimizar a função testicular germinativa no futuro, reduzir potencialmente e/ou facilitar o diagnóstico de malignidade, proporcionar benefícios estéticos e evitar complicações, como hérnia ou torção. Em lactentes, a observação é indicada para os primeiros 6 meses de vida para permitir a descida testicular espontânea. Se a descida testicular não ocorrer, o tratamento cirúrgico é indicado após os 6 meses de idade (gestacional corrigida) e realizado idealmente entre 6 e 18 meses de vida (que corresponde à melhor janela psicológica para cirurgias genitais na infância). Atualmente, a terapia hormonal não é recomendada, pela falta de dados científicos que suportem sua eficácia[7]. Muitos testículos retráteis podem descer espontaneamente com a diminuição do reflexo cremastérico, que ocorre com o crescimento da criança, podendo-se manter a conduta conservadora naqueles que se encontram predominantemente em posição escrotal no repouso, somente ascendendo para posição mais alta com a atividade física ou estímulo de contração do músculo cremaster. No entanto, quando se observa que o testículo sobe imediatamente após ser tracionado ao escroto, mesmo em condição de repouso, com posição preferencial alta, recomenda-se o tratamento cirúrgico.

No momento da indução anestésica, a criança deve ser reexaminada com a intenção de se estabelecer o diagnóstico definitivo entre testículo palpável ou impalpável.

A abordagem tradicional dos testículos palpáveis, sejam inguinais ou ectópicos, é a orquidopexia inguinal com correção de hérnia associada se presente. A orquidopexia deve contemplar: completa mobilização do testículo e do cordão espermático, correção da persistência do conduto peritoniovaginal, dissecção do cordão até permitir posicionamento escrotal e confecção de bolsa subdártica escrotal para fixação testicular.

No caso de testículos impalpáveis, deve-se complementar a laparoscopia diagnóstica, conforme os dados do Quadro 14.1, com os procedimentos terapêuticos. Ao se identificar o testículo intra-abdominal ou escondido, deve-se decidir por orquidopexia em tempo único no caso de testículos em posição baixa ou orquidopexia com a técnica de Fowler-Stephen (com ligadura dos vasos gonadais, em 1 ou 2 tempos) naqueles de posição alta. No caso de testículos atróficos ou disgenéticos (frequentes nos casos de DDS), realiza-se a orquiectomia laparoscópica. Identificando-se os vasos entrando no canal inguinal, deve-se realizar a exploração por via inguinal, cujo achado pode ser de evanescência testicular por torção inguinal ou, mais raramente, testículo inguinal normal, que não foi adequadamente palpado por ser pequeno ou pela obesidade do paciente. A orquiectomia também pode ser considerada em pacientes púberes e pós-púberes, principalmente em testículos intra-abdominais com descenso difícil, ou em gônadas diminuídas ou disgnéticas, particularmente na presença de testículo contralateral tópico e normal.

Dentre as complicações possíveis da orquidopexia, podem-se citar orquiectomia inadvertida do testículo por tração excessiva do pedículo durante a cirurgia, atrofia testicular no pós-operatório por comprometimento da sua vascularização durante a dissecção e o posicionamento final do testículo inadequado por falha técnica ou retração cicatricial, determinando nesses casos a necessidade de um segundo procedimento.

Com relação ao prognóstico, os meninos submetidos à orquidopexia continuam a ter risco aumentado para desenvolvimento de câncer testicular e devem ser ensinados a realizar o autoexame periódico para detecção de tumores no testículo, que tem risco de 2,2 vezes maior quando os pacientes foram tratados antes dos 10 a 11 anos de idade e de 5,4 vezes maior quando tratados após essa idade[22].

A contagem de espermatozoides nos adultos submetidos à orquipexia é reduzida em pelo menos 25% dos casos unilaterais e na maioria das criptorquidias bilaterais, e as taxas de paternidade em criptorquidia bilateral, unilateral e em indivíduos com ambos os testículos tópicos são de 65%, 90% e 93%, respectivamente[21].

Hérnia e Hidrocele

Trata-se de anomalias do fechamento e obliteração do canal inguinal e respectivo conduto peritoneovaginal. Podem ocorrer múltiplas falhas diferentes com repercussões clínicas diversas. No terceiro trimestre da gestação, o peritônio se evagina, protruindo-se pelo anel inguinal interno, formando o conduto peritoniovaginal, que envolve o testículo anteriormente. Ao final da gestação, os testículos descem ao longo do canal inguinal, a partir do retroperitônio, posteriormente ao processo vaginal. Próximo ao nascimento, com o testículo em sua posição final no escroto, o conduto vaginal se oblitera. Quando isso não ocorre, permanecendo o conduto aberto total ou parcialmente, implica a presença de hérnia inguinal, hidrocele comunicante ou simples. Desse modo, essas condições são divididas em dois grandes grupos: os que têm conduto peritoneovaginal aberto, incluindo hérnias e hidroceles comunicantes, e aqueles que não têm anel conduto peritônio vaginal patente, constituído pelas hidroceles não comunicantes (simples) (Figura 14.14).

Hérnias inguinais e hidroceles comunicantes tipicamente se manifestam como protuberância indolor encontrada na virilha que podem se estender ao longo do canal inguinal até o escroto. A protuberância pode estar presente apenas durante períodos

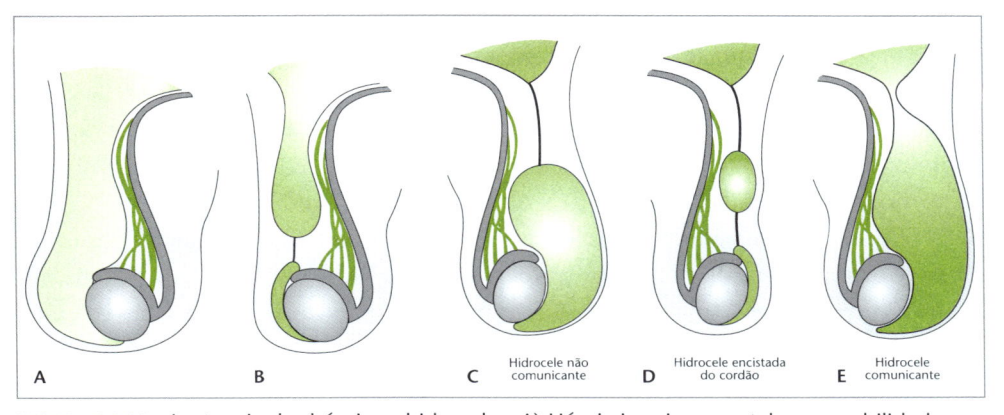

| A | B | C Hidrocele não comunicante | D Hidrocele encistada do cordão | E Hidrocele comunicante |

FIGURA 14.14 Anatomia das hérnias e hidroceles. A) Hérnia inguinoescrotal: permeabilidade completa do conduto peritoneovaginal com passagem livre de líquido intraperitoneal e tecido intra-abdominal para o seu interior, causando aumento de volume inguinal e escrotal. B) Hérnia inguinal: permeabilidade incompleta proximal do conduto peritoneovaginal com presença de líquido e tecido herniado, causando aumento do volume inguinal. C) Hidrocele não comunicante, com fechamento proximal do conduto peritoneovaginal, havendo líquido peritoneal encistado no interior do segmento distal do conduto peritônio vaginal (túnica vaginal), causando aumento do volume escrotal. D) Hidrocele de cordão espermático, com fechamento proximal e distal do conduto peritoneovaginal, havendo líquido peritoneal encistado no interior do segmento médio do conduto peritoneovaginal (cisto de cordão espermático), causando aumento do volume da raiz do escroto. E) Hidrocele comunicante: permeabilidade proximal parcial do conduto peritoneovaginal, sem presença de tecido herniado, permitindo passagem intermitente de líquido, causando aumento variável e inconstante do volume escrotal (menor no repouso e em decúbito e maior com atividade física e manobra de Valsalva).

de aumento da pressão intra-abdominal (choro ou evacuações). A presença de protuberância intermitente ajuda a distinguir hérnia ou hidrocele comunicante de hidrocele não comunicante. A criança com hérnia inguinal encarcerada ficará irritada ou inconsolável, terá uma protuberância persistente ou maior sem redução espontânea e poderá ter diminuição do apetite e sinais de obstrução intestinal (p. ex., distensão abdominal, vômitos e ausência de flatos ou fezes).

No exame, a palpação é realizada no sentido craniocaudal, inicia-se na região superior-lateral ao tubérculo púbico até o escroto para determinar a extensão proximal e distal. O testículo deve ser palpável dentro da bolsa testicular, envolto ao fluido da hidrocele. Deve-se tentar realizar a redução do fluido da hidrocele; desse modo, distinguem-se hidroceles não comunicantes de hérnias e hidroceles comunicantes; a posição supina facilita a redução do líquido peritoneal e do conteúdo intra-abdominal. A transiluminação ajuda a diferenciar hérnias de hidroceles; fluido da hidrocele que envolve o testículo deve transiluminar; entretanto, o intestino neonatal também pode transiluminar.

Pode-se usar a ultrassonografia como exame complementar para auxiliar na identificação de testículo não palpável cercado por fluido de hidrocele e de conteúdo intra-abdominal (intestino, omento), realizando o diagnóstico de hérnia[23].

Tanto hérnias quanto hidroceles são mais comuns em prematuros, pois estes apresentam patência do processo vaginal mais frequentemente que bebês de termo. A hidrocele comunicante acomete 6% dos nascidos vivos, enquanto a hérnia inguinal ocorre em 1-2% dos recém-nascidos a termo. Há predomínio do sexo masculino (4:1 a 10:1), exceto nas crianças de muito baixo peso, nas quais a hérnia é mais frequente no sexo feminino. Aproximadamente 60% das hérnias são do lado direito, 25% ocorrem no lado esquerdo, e 15% são bilaterais[24].

No caso de hérnia, deve-se indicar a cirurgia assim que o diagnóstico é realizado, a fim de evitar o risco de encarceramento. No caso de hidrocele, espera-se pelo menos até os 12 meses de vida antes de considerar tratamento cirúrgico, desde que não exista suspeita de hérnia inguinal associada, pois cerca de 75% terão resolução espontânea[25].

A abordagem cirúrgica tradicional para reparar hérnia inguinal ou hidrocele comunicante na infância objetiva a ligadura do saco herniário ao nível do anel inguinal interno. Uma pequena incisão é feita na prega cutânea inguinal, após a qual a cuidadosa dissecção identifica as estruturas do cordão espermático junto com o saco herniário, que corresponde ao conduto peritoneovaginal permeável. Eventualmente, é necessária a incisão de planos aponeuróticos e musculares para se expor adequadamente o anel inguinal interno, no qual se deve realizar a separação dos elementos do cordão espermático, após o que o saco herniário é incisado e explorado: se houver conteúdo visceral ou goduroso, ele deve ser reduzido. A seguir, o saco herniário é ligado com sutura. O anel interno deve ser reforçado medialmente em casos de alargamento significativo de incisão ou afastamento significativo dos planos musculares. Quando o saco herniário distal é curto, pode ser deixado *in-situ*, porém, quando longo, deve-se ressecar seu exces-so e everter a túnica vaginal ao redor do testículo, evitando-se a formação de hidrocele secundária[23]. No caso das hidroceles não comunicantes, o tratamento pode ser realizado por acesso escrotal, devendo-se realizar-se o pregueamento ou inversão da túnica vagi-nal ao redor do testículo. Nessa faixa etária, não se deve usar agente esclerosante para tratamento de hidrocele, pelo risco de peritonite química.

Algumas complicações podem ocorrer nessas cirurgias, particularmente quando não se faz o correto diagnóstico diferencial entre os vários tipos de malformação já des-critas, instituindo-se o tratamento inadequado. Mais raramente, pode ocorrer a secção inadvertida do canal deferente ou de vasos do cordão juntamente com a separação ou a ligadura do processo vaginal.

NAS MENINAS

Sinéquia de Pequenos Lábios

Sinéquia de pequenos lábios ou sinéquia labial (SL) é a aderência que ocorre entre os pequenos lábios vaginais da criança pré-púbere, formando linha translúcida media-na que obstrui parcialmente o canal vaginal. Seu diagnóstico é geralmente incidental, durante consulta com pediatra. A sinéquia de pequenos lábios pode estar associada com dificuldade miccional, retenção de urina pós-miccional na vagina com pseudoinconti-nência urinária, além de cistites, vaginites e prurido vaginal.

A SL é uma condição clínica relativamente comum, ocorrendo em 0,6% a 5% das meninas pré-púberes, com pico de incidência entre 13 e 23 meses de idade. A maioria dos casos é assintomática e pode, portanto, passar despercebida pelos pais ou nas con-sultas de pediatria. Isso contribui para muitos casos não relatados e, segundo alguns autores, estima-se que a verdadeira prevalência dessa situação clínica na população seja superior, afetando cerca de 38,9% das meninas na pré-puberdade[26].

A etiologia da SL não é totalmente conhecida, contudo vários autores propõem como fatores de risco o hipoestrogenismo e a inflamação vulvovaginal localizada. A maioria das crianças deixa de usar fraldas por volta dos 2-3 anos, sendo menos comuns situações de vulvovaginites após esse período. Nessa fase, as crianças tornam-se mais ativas e passam regularmente da posição de sentada para a posição ortostática, ocorrendo abertura fre-quente dos pequenos lábios. Esses eventos provavelmente previnem a inflamação local, contribuindo para a diminuição dos casos de sinéquia de pequenos lábios.

O diagnóstico de SL baseia-se quase exclusivamente no exame físico. A vulva surge plana, sem relevos, não se visualizando os pequenos lábios que estão unidos por essa fina membrana mediana que obstrui o introito vaginal. O clítoris e os grandes lábios são normais.

A taxa de resolução espontânea dessa condição chega a 80% dentro de 1 ano, sem qualquer tratamento. Dessa maneira, o simples diagnóstico de sinéquia de pequenos lábios não deve indicar a necessidade de tratamento. Apenas o diagnóstico associado com as condições clínicas supracitadas requer tratamento. Na maioria dos casos, a aplicação tópica de estrógenos por tempo limitado pode resolver as aderências mais tênues. Caso isso não ocorra, pode-se fazer a lise mecânica da sinéquia, recomendando-se para tal movimentos descendentes na sinéquia com a ponta fina de um termômetro comum, utilizando-se anestesia tópica com xilocaína.

Prolapso Uretral

Caracteriza-se por protrusão ou eversão circular da mucosa da uretra distal por meio do meato uretral externo. A incidência de prolapso de uretra em meninas é de 1 em 3.000, sendo mais comum em meninas negras e menores de 10 anos[27].

A fisiopatologia do prolapso uretral não está completamente estabelecida. Algumas teorias sugerem a fraca adesão entre a camada longitudinal interna e circular-oblíqua externa do músculo liso da uretra, a associação com episódios recorrentes de aumento da pressão intra-abdominal e/ou baixos níveis de estrogênios. Desse modo, são considerados fatores de risco: tosse crônica ou constipação[28].

O prolapso de uretra feminina pode apresentar-se com hemorragia indolor da região urogenital, manifestada pela presença de sangue na roupa interior ou fralda, sintomas urinários como disúria ou retenção urinaria ou desconforto perineal. Isquemia ou necrose do tecido prolapsado é complicação muito rara.

O diagnóstico é realizado pelo exame físico, dispensando exames complementares. Normalmente, evidencia-se tecido edematoso envolvendo circunferencialmente o meato uretral, sendo o achado patognomônico a visualização da urina saindo pelo centro do tecido prolapsado. Em caso de dúvida, deve-se realizar a passagem de sonda uretral, confirmando-se o diagnóstico quando a sonda se insinua no centro do tecido prolapsado.

Os possíveis diagnósticos diferenciais são, na mesma faixa etária, rabdomiossarcoma vesical ou vaginal com prolapso tumoral, ureterocele prolapsada e abuso sexual. Nas faixas etárias mais avançadas, destacam-se a carúncula uretral, o pólipo vesical e o papiloma uretral prolapsados[28].

Importante, após o diagnóstico, dar a devida atenção para afastar qualquer suspeita de possível abuso sexual, que deve ser eliminado, pois pode levar a graves distúrbios psicológicos para o paciente, além de consequências no relacionamento da criança com seus cuidadores.

O tratamento inicial é clínico e consiste em repouso, evitando atividades de esforços, banhos de assento para reduzir a inflamação e uso de estrógenos tópicos até 2 a 3 vezes por dia durante um período de 4 a 6 semanas. Este tratamento apresenta sucesso em apenas um terço dos casos, uma vez que os demais têm necessidade de abordagem cirúrgica. O tratamento cirúrgico também é indicado na recorrência após o tratamento clínico ou na presença de complicações, como isquemia e trombose significativa, hemorragia abundante ou necrose da mucosa. Na cirurgia, é realizada a excisão cirúrgica circunferencial do excesso de mucosa prolapsada, com reaproximação e sutura das margens saudáveis da mucos (Figura 14.15)[27,29]. Embora raras, as possíveis complicações são estenose do meato uretral, hemorragia e recorrência do prolapso.

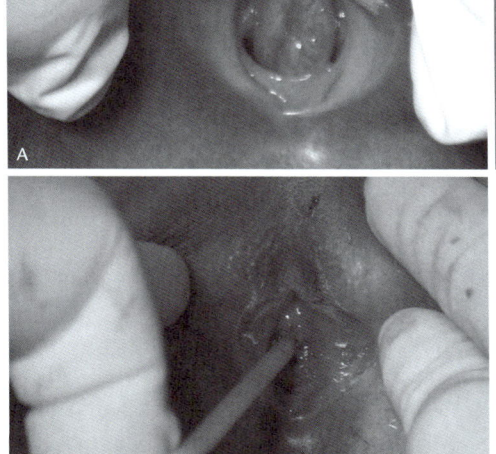
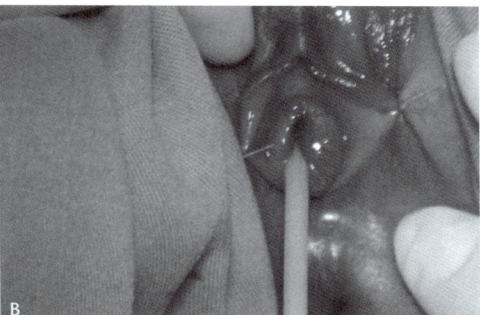

FIGURA 14.15 A) Exame físico do prolapso uretral. B) Sonda vesical no centro do tecido prolapsado confirmando o diagnóstico. C) Excisão cirúrgica do prolapso com reaproximação das margens. (Ver imagem colorida no encarte.)

📖 REFERÊNCIAS BIBLIOGRÁFICAS

1. Kayaba H, Tamura H, Kitajima S, Fujowara Y, Kato T, Kato T. Analysis of shape and retractability of the prepuce in 603 Japanese boys. J Urol. 1996;156(5):1813-5.
2. Blank S, Brady M, Buerk E, Carlo W, Diekema D, Freedman A, et al. Circumcision policy statement. Pediatrics. 2012;130(3):585-6.
3. Palmer LS, Palmer JS. The efficacy of topical betamethasone for treating phimosis: a comparison of two treatment regimens. Urology. 2008;72:68-71.
4. Jimoh BM, Odunayo IS, Chinwe I, Akinfolarin OO, Oluwafemi A, Olusanmi EJ. Plastibell circumcision of 2,276 male infants: a multi-centre study. Pan Afr Med J. 2016;23:35.
5. Nguyen ATM, Holland AJA. Balanitis xerotica obliterans: an update for clinicians. Eur J Pediatr. 2020;179(1):9-16.
6. Gargollo PC, Kozakewich HP, Bauer SB, Borer JG, Peters CA, Retik AB, et al. Balanitis xerotica obliterans in boys. J Urol. 2005;174(4 Pt 1):1409-12.

7. Cezarino BN, Lopes RI, Machado MG, Oliveira L, Denes FT. Micropenis. Rev Med (São Paulo). 2018;97(3):308-13.

8. Feldman K, Smith D. Fetal phallic growth and penile standards for newborn male infants. J Pediatr. 1975;86:395-8.

9. Hatipoğlu N, Kurtoğlu S. Micropenis: etiology, diagnosis and treatment approaches. J Clin Res Pediatr Endocrinol. 2013;217-23.

10. Arisaka O, Hoshi M, Kanazawa S, Nakajima D, Numata M, Nishikura K, et al. Systemic effects of transdermal testosterone for the treatment of microphallus in children. Pediatr Int. 2001;43:134-6.

11. Aghamir MK, Hosseini R, Alizadeh F. A vacuum device for penile elongation: fact or fiction. BJU Int. 2006;97(4):777-8.

12. Campbell J, Gillis J. A review of penile elongation surgery. Transl Androl Urol. 2017;6(1):61-4.

13. Ogilvie H. Inguinal hernia. Practitioner. 1947;159(953):351-61.

14. Nation TR, Balic A, Southwell BR, Newgreen DF, Hutson JM. The hormonal control of testicular descent. Pediatr Endocrinol Rev. 2009;7(1):22-31.

15. Baskin LS. Handbook of pediatric urology. 3.ed. Can J Urol. 2018;25(4):9370.

16. Woodard JR, Parrott TS. Orchiopexy in the prune belly syndrome. Br J Urol. 1978;50(5):348-51.

17. Sijstermans K, Hack WW, Meijer RW, van der Voort-Doedens LM. The frequency of undescended testis from birth to adulthood: a review. Int J Androl. 2008;31(1):1-11.

18. Cox MJ, Coplen DE, Austin PF. The incidence of disorders of sexual differentiation and chromosomal abnormalities of cryptorchidism and hypospadias stratified by meatal location. J Urol. 2008;180(6):2649-52.

19. Kolon TF, Herndon CD, Baker LA, Baskin LS, Baxter CG, Cheng EY, et al. Evaluation and treatment of cryptorchidism: AUA guideline. J Urol. 2014;192(2):337-45.

20. Zaccara A, Spagnoli A, Capitanucci ML, Villa M, Lucchetti MC, Ferro F. Impalpable testis and laparoscopy: when the gonad is not visualized. JSLS. 2004;8(1):39-42.

21. Kraft KH, Canning DA, Snyder HM, Kolon TF. Undescended testis histology correlation with adult hormone levels and semen analysis. J Urol. 2012;188(4 Suppl):1429-35.

22. Pettersson A, Richiardi L, Nordenskjold A, Kaijser M, Akre O. Age at surgery for undescended testis and risk of testicular cancer. N Engl J Med. 2007;356(18):1835-41.

23. Brandt ML. Pediatric hernias. Surg Clin North Am. 2008;88(1):27-43, vii-viii.

24. JW M. Disorders of the testis, scrotum & spermatic cord. In: Tanagho EAM JW, editor. Smith's general urology. Connecticut: Prentice-Hall; 1995. p.6681-90.

25. Radmayr CBG, Dogan HS, Kočvara R, Nijman JM, Stein R, Tekgül S. EUA guideline Paediatric Urology. EAU Annual Congress Copenhagen 2018. 2018.

26. Ferreira V, Guimarães S, Vaz I, Fernandes E, Oliveira T. Labial fusion in childhood – literature review. Acta Obstet Ginecol Port. 2012;6(4):193-8.

27. Lang ME, Darwish A, Long AM. Vaginal bleeding in the prepubertal child. CMAJ. 2005;172(10):1289-90.

28. Wei Y, Wu SD, Lin T, He DW, Li XL, Wei GH. Diagnosis and treatment of urethral prolapse in children: 16 years' experience with 89 Chinese girls. Arab J Urol. 2017;15(3):248-53.

29. Rudin JE, Geldt VG, Alecseev EB. Prolapse of urethral mucosa in white female children: experience with 58 cases. J Pediatr Surg. 1997;32(3):423-5.

30. Celis S, Reed F, Murphy F, Adams S, Gillick J, Abdelhafeez AH, et al. Balanitis xerotica obliterans in children and adolescents: a literature review and clinical series. J Pediatr Urol. 2014;10(1):34-9.

31. Hughes IA, Houk C, Ahmed SF, Lee PA, Group LWPESESfPEC. Consensus statement on management of intersex disorders. J Pediatr Urol. 2006;2(3):148-62.

32. Lee PA, Houk CP, Ahmed SF, Hughes IA, International Consensus Conference on Intersex organizes by the Lawson Wilkins Pediatric Endocrine and the European Societyfor Paediatric Endocrinology. Consensus statement on management of intersex disorders. International Consensus Conference on Intersex. Pediatrics. 2006;118(2):e488-500.

Escroto agudo

Marcos Figueiredo Mello
Ricardo Haidar Berjeaut

APÓS LER ESTE CAPÍTULO, VOCÊ ESTARÁ APTO A:

- Identificar a urgência de escroto agudo.
- Realizar diagnóstico diferencial das diversas etiologias.
- Indicar rapidamente o tratamento adequado para cada uma dessas doenças.

INTRODUÇÃO

O espectro de doenças que afetam o escroto varia de achados incidentais a eventos que requerem diagnóstico e tratamento imediatos.

O quadro clínico sindrômico, denominado escroto agudo, é caracterizado por dor testicular geralmente unilateral, aumento de volume da bolsa testicular, rubor, calor e edema. As principais causas em neonatos, crianças e adolescentes serão discutidas neste capítulo.

As principais doenças que compõem o diagnóstico diferencial do quadro clínico mencionado são:

- Orquite/orquiepididimite aguda.
- Torção testicular.
- Torção de apêndices intraescrotais (principalmente o da hidátide de Morgagni).
- Edema escrotal idiopático.
- Púrpura de Henoch-Schölein.
- Tumores.

A queixa de dor testicular súbita no adolescente deve ser valorizada, e o pediatra deve estar atento, pois as consequências podem ser permanentes. Além da avaliação imagenológica rápida, deve ser solicitada a avaliação do urologista quando houver suspeita de torção testicular.

ORQUIEPIDIDIMITE

Epidemiologia

A orquiepididimite costuma ocorrer em pacientes adolescentes, podendo estar muitas vezes relacionada a infecções sexualmente transmissíveis (IST). Em crianças mais jovens, pode ter relação com doenças do trato urinário ou até manipulação recente do trato urinário inferior (p.ex., sondagem uretral), porém apenas em 25% dos casos é estabelecido o fator causal[1].

Patogênese

A orquiepididimite ocorre por inflamação do testículo e do epidídimo como consequência de uma infecção urinária ou IST que reflui pelo ducto deferente.

Manifestações Clínicas

O principal sintoma da orquiepididimite é a dor testicular. Em geral, é de início insidioso, e sua intensidade aumenta gradualmente e tem duração de alguns dias[2]. No exame físico, o testículo e principalmente o epidídimo apresentam-se dolorosos e aumentados, e a dor pode melhorar com a suspensão do testículo afetado. Por conta de sua patogênese, pode estar relacionada a quadro de infecção do trato urinário (ITU) com disúria, polaciúria e urina fétida. Nesse cenário, é possível que o paciente também apresente febre.

Outra forma conhecida de orquite é a caxumba. Nesse caso, a inflamação é predominantemente testicular e ocorre, em média, quatro dias após a parotidite e é acompanhada de febre alta sem sinais sugestivos de ITU.

Diagnóstico/Exames Complementares

A realização de ultrassonografia com Doppler do escroto (ou bolsa testicular) é mandatória na avaliação do escroto agudo. O achado esperado na orquiepididimite é o aumento da vascularização do testículo e epidídimo em questão. Exames de urina (urina 1 e urocultura) podem auxiliar no diagnóstico caso a suspeita seja de ITU com orquiepididimite. Caso esteja associada a uma IST, exames complementares como bacterioscopia da secreção uretral podem ser úteis para definição da terapia mais adequada.

Tratamento

A orquite viral da caxumba pode ser prevenida com a vacinação correta da criança.

Já na orquite bacteriana, o tratamento deve ser customizado de acordo com a etiologia. Em adolescentes sexualmente ativos, o tratamento deve cobrir tanto *N. gonorrhoeae* quanto *C. trachomatis*, com ceftriaxone 250 mg, via intramuscular (IM), dose única, em associação com doxiciclinia 100 mg, via oral (VO), a cada 12 horas, por 10 a 14 dias.

Caso seja secundária a uma ITU, a antibioticoterapia pode ser com fluoroquinolonas.

Além da antibioticoterapia, é importante prescrever analgesia (analgésicos simples e anti-inflamatórios) e uso de suspensório escrotal, para alívio da dor.

Complicações e Prognóstico

A complicação mais temida da orquiepididimite é a formação de um abscesso testicular. O diagnóstico é realizado com a ultrassonografia. Em geral, necessita de internação para antibioticoterapia parenteral. No caso de o paciente não melhorar, pode haver necessidade de drenagem cirúrgica do abscesso.

A atrofia testicular pode ocorrer como resultado final da infecção, sendo mais frequente na orquite viral.

TORÇÃO TESTICULAR

A torção testicular é uma emergência cirúrgica que requer intervenção imediata, para prevenir a perda de tecido testicular[3].

Epidemiologia

Apresenta dois picos de incidência, um no período neonatal, que corresponde a cerca de 10% dos casos, e outro na adolescência, com incidência estimada de 1:4.000 em meninos com menos de 25 anos, sendo 65% dos casos entre os 12 e os 18 anos[4].

Patogênese

A fisiopatologia precisa ainda não é conhecida, porém são fatores de risco conhecidos: anatomia em forma de "badalo" (quando o cordão espermático é longo), alterações climáticas e história familiar de torção testicular[5-7].

Manifestações Clínicas

Vários sintomas e achados de exame físico são associados à torção testicular. O sintoma mais frequente da torção é a dor escrotal aguda. No exame físico, os sinais mais comuns são ausência do reflexo cremastérico, testículo em posição alta e horizontalizada (sinal de Angel) e ausência de melhora da dor após elevação do testículo (sinal de Prehn).

No entanto, em razão da vasta possibilidade de diagnósticos diferenciais, apenas a anamnese e o exame físico podem não bastar para um diagnóstico conclusivo. Estudos de imagem são frequentemente necessários para avaliação do escroto agudo.

Diagnóstico/Exames Complementares

Ultrassonografia Doppler escrotal, por sua agilidade e alta resolutividade, tornou-se o exame de imagem padrão em caso de escroto agudo[8].

No entanto, este exame não está disponível em todos os centros de atendimentos de urgência, de forma que muitas vezes a obtenção de exames de imagem atrasa o diagnóstico e o tratamento, o que pode prolongar o tempo de isquemia e diminuir viabilidade testicular. Para esses casos, é utilizado um escore clínico chamado *testicular workup for ischemia and suspected torsion* (TWIST), que inclui cinco variáveis clínicas: edema testicular (2 pontos), testículo duro à palpação (2 pontos), ausência de reflexo cremastérico (1 ponto), náuseas/vômitos (1 ponto) e testículo alto (1 ponto), assim, a pontuação total pode variar de 0 a 7. Os pacientes são divididos em grupos de risco com base em sua pontuação total (0-2 baixo risco, 3-4 risco intermediário e 5-7 alto risco)[9,10].

Uma pontuação no escore de baixo risco para isquemia pode ser usada como ferramenta diagnóstica para descartar a torção testicular. Já pacientes com risco intermediário ou alto devem ser avaliados por ultrassonografia Doppler ou, se indisponível, ser submetidos à exploração testicular de urgência[11].

Tratamento

O tratamento-padrão da torção testicular é a exploração cirúrgica imediata, a fim de reduzir ao máximo o dano testicular causado pela isquemia[12]. Após expostos, o cordão e o testículo devem ser destorcidos com a finalidade de avaliar sua perfusão e viabilidade. Caso o testículo esteja viável, com normalização de sua irrigação e coloração, realiza-se sua fixação no escroto. Caso não esteja viável, classicamente é realizada a orquiectomia. Uma alternativa a esse procedimento é a abertura da túnica albugínea (e cobertura da incisão com retalho de túnica vaginal) para descomprimir o parênquima testicular, reduzindo o efeito de síndrome compartimental. Mesmo com altos índices de atrofia, a incisão da túnica é uma alternativa menos agressiva que a orquiectomia[13].

Além da intervenção no testículo torcido, é mandatória a orquidopexia contralateral para prevenir a torção do testículo remanescente.

Aos pacientes que foram submetidos à orquiectomia, oferecemos a colocação de prótese testicular siliconada. A colocação pode ser realizada no momento da realização da orquiectomia ou posteriormente (principalmente nos meninos pré-púberes).

Complicações e Prognóstico

O prognóstico da torção testicular depende diretamente do tempo até seu tratamento definitivo (orquidopexia). Segundo a literatura, torções operadas antes de 6 horas têm até 100% de preservação testicular. Já torções com mais de 24 horas raramente têm parênquima viável, impedindo a orquidopexia[12-13]. É importante citar que mesmo após a orquidopexia, alguns pacientes terão atrofia deste testículo, podendo prejudicar a fertilidade no futuro.

TORÇÃO DE APÊNDICES TESTICULARES

Epidemiologia

A torção de apêndice é mais comum em meninos de 7 a 12 anos de idade.

Patogênese

Os apêndices são estruturas vestigiais, pequenas e localizadas na face anterior do testículo (remanescente do ducto de Müller) ou na cabeça do epidídimo (remanescente do ducto de Wolff). A anatomia pedunculada favorece sua torção.

Manifestações Clínicas

A torção de apêndice testicular ou epididimário gera dor testicular súbita de intensidades variáveis. Ao exame físico, a dor é localizada e o reflexo cremastérico está presente. Em alguns casos, é possível ver um ponto escurecido abaixo da pele.

Diagnóstico/Exames Complementares

O diagnóstico é realizado com anamnese, exame físico e ultrassonografia de bolsa testicular com Doppler. Este exame é importante para afastar a hipótese de torção testicular.

A imagem típica de torção de apêndice é uma área focal hipoecogênica com o centro hiperecogênico. A avaliação com Doppler mostra fluxo normal ou até aumentado no testículo.

Tratamento

O tratamento é clínico com analgesia simples (dipirona/anti-inflamatórios), repouso e suspensório escrotal para aliviar os sintomas. Os pacientes estarão assintomáticos após 7 a 10 dias. A cirurgia com ressecção do apêndice é realizada apenas nos casos em que a dor for refratária, mantendo-se após este período[12-15].

Complicações e Prognóstico

A complicação mais comum é a manutenção da dor. Nesse caso, o testículo afetado deve ser explorado para ressecção do apêndice.

O prognóstico é bom, uma vez que o fluxo arterial para o parênquima testicular não é afetado por essa afecção.

PÚRPURA DE HENOCH-SCHÖLEIN (VASCULITE POR IGA)

Trata-se de vasculite sistêmica caracterizada por púrpura não trombocitopênica que cursa com lesões cutâneas, artralgia, doença renal, dor abodominal, sangramento gastrointestinal e, ocasionalmente, edema escrotal.

OUTRAS CAUSAS

Constituem diagnóstico diferencial, porém facilitados por anamnese e exame físico: hérnia inguinoescrotal encarcerada, trauma escrotal e testicular, edema idiopático, hidrocele, espermatocele e tumores testiculares.

📖 REFERÊNCIAS BIBLIOGRÁFICAS

1. Tekgul S, Dogan HS, Hoebeke P, Kocvara R, Nujman JM, Radmayr C, et al. Guidelines on Paediatric Urology. European Association of Urology (EAU) guidelines. 2016;17-28.
2. Mushtaq I, Fung M, Glasson MJ. Retrospective review of paediatric patients with acute scrotum. ANZ J Surg. 2003;73:55-8.
3. Barada JH, Weingarten JL, Cromie WJ. Testicular salvage and age-related delay in the presentation of testicular torsion. J Urol. 1989;142(3):746-8.
4. Huang WY, Chen YF, Chang HC, Yang TK, Hsieh JT, Huang KH. The incidence rate and characteristics in patients with testicular torsion: a nationwide, population-based study. Acta Paediatr. 2013;102(8):e363-7.

5. Caesar RE, Kaplan GW. Incidence of the bell-clapper deformity in an autopsy series. Urology. 1994;44(1):114-6.
6. Chen JS, Lin YM, Yang WH. Diurnal temperature change is associated with testicular torsion: a nationwide, population based study in Taiwan. J Urol. 2013;190(1):228-32.
7. Cubillos J, Palmer JS, Friedman SC, Freyle J, Lowe FC, Palmer LS. Familial testicular torsion. J Urol. 2011;185(6 Suppl):2469-72.
8. Yazbeck S, Patriquin HB. Accuracy of Doppler sonography in the evaluation of acute conditions of the scrotum in children. J Pediatr Surg. 1994;29(9):1270-2.
9. Barbosa JA, Tiseo BC, Barayan GA, Rosman BM, Torricelli FC, Passerotti CC, et al. Development and initial validation of a scoring system to diagnose testicular torsion in children. J Urol. 2013;189(5):1859-64.
10. Englander R, Cameron T, Ballard AJ, Dodge J, Bull J, Aschenbrener CA. Toward a common taxonomy of competency domains for the health professions and competencies for physicians. Acad Med. 2013;88(8):1088-94.
11. Ridgway A, Hulme P. BET 2: Twist score in cases of suspected paediatric testicular torsion. Emerg Med J. 2018;35(9):574-5.
12. Mansbach JM, Forbes P, Peters C. Testicular torsion and risk factors for orchiectomy. Arch Pediatr Adolesc Med. 2005;159:1167-71.
13. Chu DI, Gupta K, Kawal T, Van Batavia JP, Bowen DK, Zaontz MR, et al. Tunica vaginalis flap for salvaging testicular torsion: a matched cohort analysis. J Ped Urol. 2018;14(4):329.e1-329.e7.
14. Edelsberg JS, Surh YS. The acute scrotum. Emerg Med Clin North Am. 1988;6(3):521.
15. Pillai SB, Besner GE. Pediatric testicular problems. Pediatr Clin North Am. 1998;45(4):813.

16 Urologia da puberdade

Marcos Gianetti Machado
Ricardo Haidar Berjeaut

 APÓS LER ESTE CAPÍTULO, VOCÊ ESTARÁ APTO A:

- Identificar as principais doenças urológicas relacionadas à puberdade.
- Entender os métodos de investigação clínica e o tratamento de cada doença.

INTRODUÇÃO

A puberdade é definida como o período de transição da infância a vida adulta, quando o corpo humano é transformado pela ação hormonal a partir do hipotálamo e da hipófise. É o momento em que ocorre a maturação e a definição dos caracteres sexuais secundários, tornando o indivíduo apto à atividade reprodutiva. Nos meninos, normalmente ocorre dos 12 aos 16 anos e, nas meninas, dos 10 aos 14 anos. Estudos recentes mostram uma tendência de ocorrência mais precoce em determinadas populações[1].

Neste capítulo, serão discutidas as situações mais importantes relacionadas a esse período, como atraso puberal, prevenção de infecções sexualmente transmissíveis (IST) e gestação indesejada, varicocele e doenças testiculares.

ATRASO DA PUBERDADE

A puberdade apresenta alterações corporais que são visíveis ao exame clinico e podem ser identificadas e graduadas em estágios. A classificação mais utilizada na prática clínica é a de Tanner, para meninos e meninas, progressiva de 1 a 5[2,3].

Também pode-se avaliar a puberdade por intermédio de um questionário aplicado aos pais e ao próprio paciente, sendo o mais utilizado o Pubertal Development Scale, já validado no Brasil[4].

O atraso da puberdade na maioria dos casos é apenas constitucional, normalmente com histórico familiar, tendo usualmente um dos pais apresentado o mesmo problema. Pode também estar relacionado à presença de doenças crônicas ou desnutrição. Hipotireoidismo, doença renal crônica, doenças inflamatórias ou autoimunes e doenças hematológicas também podem atrasar a puberdade. Meninas com baixa gordura corpórea – geralmente atletas, bailarinas ou com anorexia – podem apresentar atraso da puberdade[5].

Diagnóstico e Exames Complementares

O atraso da puberdade é diagnosticado clinicamente de forma simplificada se ocorrer:

- Nos meninos: nenhuma hipertrofia dos testículos até os 14 anos de idade.
- Nas meninas: nenhum desenvolvimento mamário até os 13 anos de idade e/ou amenorreia até os 16 anos de idade.

A avaliação laboratorial consiste na dosagem das gonadotrofinas hipofisárias foliculestimulante (FSH) e luteinizante (LH) e dos hormônios gonadais testosterona ou estradiol.

Níveis elevados de FSH e LH com baixos níveis de hormônio gonadal podem indicar hipogonadismo primário.

Nos meninos é necessário avaliar antecedente de doenças testiculares como orquites virais (caxumba), torção ou trauma. Também é necessário avaliar o cariótipo para afastar síndrome de Klinefelter.

Nas meninas é necessário avaliar o cariótipo para afastar síndrome de Turner e distúrbios de diferenciação sexual. Avaliação hormonal adrenal.

Níveis baixos de FSH e LH com baixos níveis de testosterona e estradiol podem indicar hipogonadismo secundário. Nesse caso, estão indicados exames genéticos (síndrome de Kallmann) e avaliação hipofisária por exame de imagem (tomografia computadorizada ou ressonância magnética).

A ultrassonografia pélvica em meninas pode ser útil na avaliação do desenvolvimento de útero e ovários e na identificação de alterações relacionadas com alteração ou obstrução da menstruação que podem simular atraso da puberdade (p. ex., septo uterino, alteração nos derivados müllerianos, hematocolpo por agenesia vaginal ou hímen imperfurado).

A ultrassonografia da bolsa testicular com Doppler nos meninos pode identificar alterações de volume e da vascularização testicular (atrofia).

A radiografia de idade óssea também é recomendada para avaliação de crescimento anormal ou do potencial de crescimento do paciente.

Tratamento

O tratamento do atraso da puberdade é a estimulação hormonal temporária ou a reposição hormonal permanente e deve ser discutido de acordo com o caso e com a causa de base.

PREVENÇÃO DE INFECÇÕES SEXUALMENTE TRANSMISSÍVEIS E DE GESTAÇÃO INDESEJADA

Como a puberdade é marcada pelo desenvolvimento dos caracteres sexuais e da capacidade reprodutiva, o início da atividade sexual deve ser acompanhado e orientado pelos profissionais da saúde.

As IST passam a ser risco ao adolescente. Pode-se classificá-las em dois grupos: bacterianas e virais:

- Principais IST bacterianas: gonorreia, infecção por *Chlamydia*, ureaplasma e micoplasma, cancroide, linfogranuloma venéreo e sífilis.
- Principais IST virais: verrugas genitais e anorretais – sendo HPV a principal, herpes genital e HIV.

Outras infecções que podem ser transmitidas por via sexual são hepatite, tricomoniase, escabiose, candidíase, entre outras.

Cada uma dessas doenças tem diagnóstico e tratamento específico, contudo um fator comum a todas é a possibilidade de prevenção, algo fundamental na puberdade.

A prevalência das IST em todo mundo mantém-se elevada, principalmente associada a baixos níveis de higiene, educação e socioeconômicos. Sabe-se que a população adolescente responde por metade dos casos novos a cada ano[6,7].

A principal forma de prevenção de IST é a informação e o acesso do adolescente aos serviços de saúde. Diversas estratégias e intervenções podem ser adotadas.

Programas de educação sexual nas escolas para pais e alunos podem orientar sobre comportamento adolescente e início de atividade sexual. Incentivar a comunicação entre pais e filhos é especialmente importante[8].

O acesso do menino ao urologista e da menina ao ginecologista antes de iniciarem a atividade sexual pode trazer bons resultados, especialmente com relação à prática de sexo seguro e à prevenção de comportamentos de risco.

A utilização adequada e orientada de preservativos e barreiras vaginais comprovadamente reduz a transmissão de diversas IST e deve ser incentivada. Essa prática foi bastante incrementada a partir da epidemia de HIV, popularizando e disseminando seu uso[9].

O controle vacinal é a forma ideal de prevenção. A vacina contra HPV é altamente efetiva e está disponível para meninos e meninas dos 9 aos 14 anos pelo Sistema Único de Saúde (SUS). A hepatite B também pode ser prevenida por vacina.

A prevenção da gestação indesejada segue o mesmo principio da prevenção de IST, ou seja, educação, informação e acesso a profissionais de saúde.

É particularmente necessária a orientação ao menino sobre uso de preservativo e à menina sobre uso de mecanismos de barreira ou anticoncepcionais. Também na menina com vida sexual ativa é importante a orientação para suplementação oral de micronutrientes – ferro e especialmente acido fólico, que pode prevenir malformações congênitas do tubo neural fetal (mielomenigocele), em uma eventual gravidez[10].

VARICOCELE

Varicocele é a dilatação patológica das veias que drenam o cordão espermático (plexo pampiniforme).

Patogênese

Pode estar associada à incompetência das válvulas venosas da veia gonadal e suas tributárias, com consequente refluxo sanguíneo e formação de lagos venosos e dilatação vascular permanente (varizes).

É mais frequente do lado esquerdo, acredita-se que por uma assimetria anatômica. A veia gonadal esquerda drena diretamente na veia renal esquerda, onde há alto debito, competindo com esta para drenar na veia cava. Já a veia gonadal direita tem fluxo facilitado, drenando diretamente na veia cava.

Epidemiologia

A varicocele pode estar presente em 15% dos homens na população geral. Contudo, está presente em 40% dos homens investigados por infertilidade conjugal.

Manifestações Clínicas

As varizes no plexo pampiniforme podem alterar o desenvolvimento e a função do testículo ipsilateral. Dessa forma, é possível ocorrer diminuição do volume testicular, diminuição dos níveis hormonais e alteração de parâmetros seminais[11].

O paciente adolescente, além de notar alteração de volume na bolsa testicular, pode também queixar-se de dor local normalmente em peso ou queimação, de baixa intensidade, associada ou não a esforços e calor.

Diagnóstico e Exames Complementares

O diagnóstico é fundamentalmente clínico, por exame visual e palpação da bolsa testicular, com o paciente em repouso, em pé e fazendo a manobra de Valsalva, a qual pode acentuar as varizes. A varicocele é classificada clinicamente em graus progressivos de I a III, sendo a varicocele grau III visível mesmo em repouso. Pode-se identificar em alguns casos varizes volumosas que aumentam o volume da bolsa testicular que popularmente são chamadas de "novelo de lã" ou "bolsa de minhocas".

No caso de varicocele unilateral (mais frequente e geralmente esquerda) pode-se avaliar se existe assimetria testicular por palpação auxiliada por orquidômetro de Prader.

A ultrassonografia com Doppler colorido é o exame de escolha para avaliação da varicocele, pois identifica o calibre das veias dilatadas (patológico a partir de 3 mm), presença, intensidade e velocidade do refluxo venoso em repouso ou durante manobra de Valsalva, tamanho, volume e assimetria testicular[12].

A avaliação com ultrassonografia Doppler da veia renal também pode ser realizada para identificação do fenômeno de *nutcracker* (compressão da veia renal entre a artéria mesentérica superior e aorta), que pode ocorrer em até 50% dos casos de varicocele esquerda de alto grau[13].

Avaliação do perfil hormonal e principalmente do espermograma são normalmente reservados a pacientes adultos em investigação de infertilidade conjugal. É importante lembrar que os parâmetros seminais de adolescentes podem ser variáveis e imprecisos, não estando bem definidos na literatura.

Tratamento

Sendo a varicocele uma doença relativamente frequente, mas benigna e de pouca repercussão, a indicação de tratamento gera muitas controvérsias.

Considera-se tratá-la nos casos sobretudo de alto grau (preferencialmente grau III) associados com assimetria testicular acima de 15 a 20%. Pode-se também tratar os pacientes que se queixam de deformação, aumento do volume escrotal pelas varizes ou dor frequente associada. O tratamento pode ser sintomático, cirúrgico ou endovascular.

Com relação aos sintomas, a orientação para o adolescente usar vestimentas íntimas mais justas e suporte escrotal em práticas esportivas, mantendo o escroto mais fixo e junto ao corpo ao invés de pendular, já pode ser suficiente para controlar a sensação de dor local.

O tratamento cirúrgico consiste na ligadura da veia gonadal e/ou de suas tributárias, que pode ser realizado em vários níveis: ligadura alta (a partir da crista ilíaca) via aberta ou laparoscópica; nível inguinal ou subinguinal por via aberta, utilizando preferencialmente magnificação ou microscópio cirúrgico.

Procedimentos endovasculares com venografia e embolização da veia gonadal também podem ser realizados, sendo populares na Europa.

Assim como não existe consenso absoluto na indicação do tratamento, também não existe consenso sobre a melhor forma de tratamento e resultados[14].

DOENÇAS TESTICULARES

O crescimento, o desenvolvimento e a maturação da gônada masculina para atividade hormonal e reprodutiva, que acontece na puberdade, traz consigo a possibilidade de ocorrência de doenças do testículo, que podem colocar em risco sua integridade e função ou até o próprio indivíduo. Podemos citar os tumores de testículo e o escroto agudo, que pode ser causado pala torção do testículo ou evento inflamatório/infeccioso representado pela orquiepididimite.

Tumor de Testículo

Epidemiologia

O câncer de testículo corresponde a 1% dos tumores no homem, mas é o tumor mais frequente na faixa etária dos 15 aos 35 anos. Caracteristicamente é o tumor do adolescente ou adulto jovem. Raramente, é bilateral sincrônico. Por se tratar de células germinativas e endócrinas de alto metabolismo e capacidade de duplicação, são geralmente de crescimento rápido e com risco de disseminação local e a distância.

São fatores de risco para tumores de testículo: antecedente de criptorquidia, alterações de desenvolvimento, como síndrome de Klinefelter, e histórico familiar positivo. Também é mais frequente na raça branca.

Classificação

Como os testículos são formados por diferentes tipos de células e cada uma delas pode evoluir para diferentes tipos de câncer, o diagnóstico anatomopatológico da lesão é muito importante para identificar sua origem e seu tipo histológico, pois essa informação implica a escolha do tratamento mais adequado e informa a característica de prognóstico da doença.

Os tumores de testículo podem ser classificados em dois grandes grupos: seminomas e não seminomas.

Os primeiros, por sua vez, podem ser divididos em dois tipos: seminoma clássico, que ocorre em 95% dos casos, e seminoma espermatocítico, que é raro e ocorre preferencialmente a partir da quinta ou sexta década de vida.

Os não seminomas podem misturar mais de um tipo de tumor. Seus quatro tipos principais são: carcinoma embrionário, tumor de saco vitelínico, teratoma e coriocarcinoma[15].

Manifestações Clínicas

O quadro clínico característico é o aparecimento de nódulo em testículo ou seu aumento global de volume. Essa ocorrência é normalmente notada pelo paciente, pois geralmente esse crescimento é rápido, detectado em semanas. Pode ser acompanhado de sensação de dor em peso ou incômodo local.

A população adolescente merece especial atenção, pois num cenário de transformações da puberdade, às vezes o jovem demora para reportar o problema aos responsáveis por medo ou insegurança, especialmente em se tratando da área genital. Dessa forma, o exame da genitália da criança e do adolescente é parte importante do exame clínico pediátrico.

Diágnóstico

Sabe-se que, ao diagnóstico, aproximadamente 68% dos tumores testiculares são localizados, 18% têm disseminação regional e 14% já são metastáticos[16].

O método diagnóstico de imagem de escolha é a ultrassonografia de bolsa testicular com Doppler, que identifica com precisão nódulos testiculares e alterações parenquimatosas. Outros achados do exame podem ser coleções líquidas, áreas de necrose ou microcalcificações testiculares. Lembramos que diante do diagnóstico de tumor de testículo confirmado, seu estadiamento deverá ser realizado com tomografia contrastada de tórax, abdome e pelve.

Existem marcadores de tumor de testículo que podem estar elevados, principalmente relacionados aos tumores não seminomas, e devem ser dosados tanto no diagnóstico como no acompanhamento desses pacientes. São marcadores séricos dos tumores de testículo a alfafetoproteína, a gonadotrofina coriônica (beta-HCG) e o DHL (relacionado à massa tumoral).

O diagnóstico definitivo do tumor de testículo é realizado pelo exame anatomopatológico da peça cirúrgica, que pode incluir análise imuno-histoquímica do material.

Tratamento

O tratamento inicial dos tumores de testículo é a remoção cirúrgica completa da lesão primária com técnica oncológica. Consiste em inguinotomia com luxação externa do testículo e cordão espermático. É contraindicada abordagem via escrotal para tumores de testículo, por outro lado, recomenda-se a realização de patologia de congelação para confirmação da presença de neoplasia. Diante da confirmação diagnóstica, o tratamento usual é a orquiectomia total, incluindo o cordão espermático.

A enucleação apenas do tumor ou a orquiectomia parcial podem ser consideradas em casos especiais de tumores pequenos, de diagnóstico precoce e de histologia menos agressiva ou benigna.

Tratamento complementar pode ser realizado de acordo com o tipo e estadiamento de cada tumor. Radioterapia complementar pode ser realizada em tumores seminomatosos, reconhecidamente radiossensíveis.

O desenvolvimento de várias formas de quimioterapia sistêmica mudou favoravelmente o prognóstico dos tumores de testículo, sobretudo os metastáticos.

Os níveis de cura da doença são de 85 a 95%, dependendo do tipo de tumor e da resposta. Mesmo em tumores seminomatosos a quimioterapia vem substituindo a radioterapia quando tratamento complementar é indicado[17].

Fertilidade

O tratamento de tumores de testículo, principalmente os que necessitam de terapia complementar com radioterapia e, em especial, com quimioterapia, pode cursar com infertilidade transitória ou definitiva.

Como a ocorrência desses tumores ocorre predominantemente em adolescentes ou adultos jovens, geralmente os pacientes não têm prole constituída. Assim, é altamente recomendado que seja oferecida a possibilidade de criopreservação de esperma desses pacientes, antes do tratamento, para manter a possibilidade de futura paternidade[18].

Escroto Agudo

Define-se como escroto agudo o aumento súbito do volume da bolsa testicular, geralmente unilateral, acompanhado de sinais inflamatórios como dor, eritema ou aumento de temperatura local. Náuseas, sudorese, inquietação e, às vezes, febre também podem estar presentes.

Constitui-se urgência urológica e pode demandar tratamento cirúrgico imediato para evitar perda testicular.

Seu diagnóstico diferencial inclui: torção de testículo, torção do apêndice testicular (hidátide), orquiepididimite, hérnia aguda encarcerada, edema escrotal idiopático e trauma.

Torção de Testículo

Todo quadro de escroto agudo deve ser considerado suspeito de torção de testículo até que se prove o contrário, pois corresponde a 30 a 50% dos casos. É o diagnóstico com maior risco de perda testicular caso não seja resolvido em período de 6 a 8 horas após início do quadro.

Define-se pela rotação do testículo, ocasionando torção do cordão espermático e consequente isquemia distal que pode acarretar a necrose do órgão. As torções podem ser extra ou intravaginais. A primeira acomete recém-natos nos primeiros dias de vida e pode passar desapercebida e culminar com atrofia testicular. A intravaginal ocorre da infância à idade adulta, com pico na puberdade[19].

Quadro clínico

A história clínica característica é dor intensa e de início súbito, não relacionada a esforços ou trauma local. Ao exame físico, o testículo pode estar elevado e com epidídimo medianizado. A dor não melhora com elevação da bolsa testicular e o reflexo cremastérico pode estar abolido. Sintomas inespecíficos como mal-estar, dor abdominal e náuseas podem estar presentes.

Diagnóstico

A comprovação diagnóstica é feita por ultrassonografia de bolsa testicular com Doppler que confirma a ausência de fluxo sanguíneo e consequente isquemia do órgão.

Considerando a curta janela de oportunidade de salvamento do testículo (6 a 8 horas) e na impossibilidade de realização do exame de imagem, diante de forte suspeita deve-se indicar cirurgia exploratória.

Na tentativa de agilizar e melhorar o diagnóstico clínico de torção testicular e abreviar o período de investigação, foi criado um questionário rápido de sintomas, a ser aplicado nos serviços de emergência, por profissionais de saúde, denominado *testicular workup for ischemia and suspected torsion* (TWIST)

O TWIST atribui pontos aos sintomas: edema testicular (2); testículo endurecido à palpação (2); náusea ou vômito (1); elevação do testículo (1); ausência do reflexo cremastérico (1). De 0 a 2 pontos: baixo risco, torção improvável; 3 a 4 pontos: risco intermediário, sugerido complementar com exame de imagem; 5 a 7 pontos: alto risco, pode indicar intervenção sem exame de imagem[20].

Tratamento

O tratamento da torção de testículo é cirúrgico, e a abordagem geralmente é via escrotal, com distorção do órgão e avaliação de sua vitalidade após reperfusão. Pode-se incisar a túnica albugínea para checar a perfusão e vitalidade do parênquima. Alguns casos podem se beneficiar da abertura completa dessa túnica para evitar síndrome compartimental testicular após reperfusão. Realiza-se fixação do testículo à bolsa testicular. É mandatória a fixação também do testículo contralateral.

A torção de hidatide testicular pode simular uma torção de testículo, mas geralmente o quadro é menos intenso e pode ser identificado à ultrassonografia Doppler, sendo seu manejo preferencialmente conservador.

Orquiepididimite

É a causa de escroto agudo que mais gera dúvida com relação à torção testicular como diagnóstico diferencial.

Quadro clínico

A orquiepididimite é um quadro infeccioso agudo, viral ou bacteriano, geralmente de início mais insidioso e que pode gerar intensa reação infamatória, com edema, rubor, calor e dor. O exame físico pode ser dificultado pela intensidade da sintomatologia. Febre e prostração podem estar presentes.

Diagnóstico

A comprovação diagnóstica é feita por ultrassonografia de bolsa testicular com Doppler que confirma aumento de volume de testículo e epidídimo por edema e aumento da vascularização local pelo processo inflamatório.

Na maioria dos casos, a orquiepididimite é causada por uma infecção viral inespecífica ou identificada (p. ex., caxumba). Também pode ser causada por agentes bacterianos e de IST nos pacientes de vida sexual ativa. Nesses pacientes, indicam-se análise urinária com cultura e antibiograma e pesquisa de IST.

Tratamento

O tratamento da orquiepididimite é preferencialmente conservador. Uso de sintomático anti-inflamatórios e analgésicos é o tratamento usual. Nos casos suspeitos de infecção bacteriana, indica-se uso de antibióticos com cobertura para Gram-negativos do trato urinário. No caso de suspeita de IST, a indicação é de tratamento específico.

Recomenda-se também a todos os pacientes: repousar, evitar esforço físico ou atividade sexual e utilizar suspensório escrotal.

Fertilidade

É importante salientar o risco para fertilidade representado especialmente pela orquiepididimite viral pelo vírus da caxumba quando esta é bilateral. Pacientes nessa situação podem cursar com consequente atrofia testicular bilateral e infertilidade transitória ou definitiva. É um desfecho lamentável e evitável, visto que a cobertura vacinal faz parte do calendário do SUS de vacinação, estando disponível nas unidades básicas de saúde.

Como a ocorrência dessa infecção é predominante em adolescentes ou adultos jovens, geralmente os pacientes não têm prole constituída. Assim, é fortemente recomendado que seja oferecida a possibilidade de criopreservação de esperma antes da atrofia testicular, para manter a possibilidade de futura paternidade.

Outros Diagnósticos

Com relação a outros diagnósticos diferenciais do escroto agudo, a hérnia aguda encarcerada e o edema escrotal idiopático podem ser identificados também pela ultrassonografia de bolsa testicular com Doppler, que confirma presença de alças intestinais no escroto no primeiro caso e edema de partes moles sem outros achado no segundo.

📖 REFERÊNCIAS BIBLIOGRÁFICAS

1. Coleman L, Coleman J. The measurement of puberty: a review. J Adolesc. 2002;25(5):535-50.
2. Marshall WA, Tanner JM. Variations in pattern of pubertal changes in girls. Arch Dis Child. 1969;44(235):291-303.
3. Marshall WA, Tanner JM. Variations in the pattern of pubertal changes in boys. Arch Dis Child. 1970;45(239):13-23.
4. Pompéia S, Zanini G, Freitas R, Inacio L, Silva F, Souza G, et al. Adapted version of the Pubertal Development Scale for use in Brazil. Rev Saúde Pública. Disponível em: http://www.revistas.usp.br/rsp/article/view/160973. (Acesso em: 29 jul. 2020.)
5. Dye AM, Nelson GB, Diaz-Thomas A. Delayed puberty. Pediatr Ann. 2018;47(1):e16-e22.
6. Shannon CL1, Klausner JD. The growing epidemic of sexually transmitted infections in adolescents: a neglected population. Curr Opin Pediatr. 2018;30(1):137-43.
7. Daiane de Peder L, Mesquita da Silva C, Nascimento BL, Malizan JA, Madeira HS, Horvath JD, et al. Prevalence of sexually transmitted infections and risk factors among young people in a public health center in Brazil: a cross-sectional study. J Pediatr Adolesc Gynecol. 2020;pii:S1083-3188(20):30161-3.
8. Widman L, Choukas-Bradley S, Noar SM, Nesi J, Garrett K. Parent-adolescent sexual communication and adolescent safer sex behavior: a meta-analysis. JAMA Pediatr. 2016;170(1):52-61.
9. Sangani P, Rutherford G, Wilkinson D. Population-based interventions for reducing sexually transmitted infections, including HIV infection. Cochrane Database Syst Rev. 2004;(2):CD001220.
10. Haider BA, Bhutta ZA. Multiple-micronutrient supplementation for women during pregnancy. Cochrane Database Syst Rev. 2017;4:CD004905.
11. Cannarella R, Calogero AE, Condorelli RA, Giacone F, Aversa A, La Vignera S. Management and treatment of varicocele in children and adolescents: an endocrinologic perspective. J Clin Med. 2019;8(9):pii:E1410.
12. Freeman S, Bertolotto M, Richenberg J, Belfield J, Dogra V, Huang DY, et al. Ultrasound evaluation of varicoceles: guidelines and recommendations of the European Society of Urogenital Radiology Scrotal and Penile Imaging Working Group (ESUR-SPIWG) for detection, classification, and grading. Eur Radiol. 2020;30(1):11-25.

13. Hannick JH, Blais AS, Kim JK, Traubici J, Shiff M, Book R, et al. Prevalence, Doppler ultrasound findings, and clinical implications of the nutcracker phenomenon in pediatric varicoceles. Urology. 2019;128:78-83.

14. Silay MS, Hoen L, Quadackaers J, Undre S, Bogaert G, Dogan HS, et al. Treatment of varicocele in children and adolescents: a systematic review and meta-analysis from the European Association of Urology/European Society for Paediatric Urology Guidelines Panel. Eur Urol. 2019;75(3):448-61.

15. American Cancer Society: Cancer Facts and Figures 2020. Atlanta: American Cancer Society; 2020.

16. Testicular Cancer Screening (PDQ®): Health Professional Version. Authors PDQ Screening and Prevention Editorial Board. Source PDQ Cancer Information Summaries. Bethesda (MD): National Cancer Institute (US); 2002-2020.

17. Adra N, Einhorn LH. Testicular cancer update. Clin Adv Hematol Oncol. 2017;15(5):386-96.

18. Delessard M, Saulnier J, Rives A, Dumont L, Rondanino C, Rives N. Exposure to chemotherapy during childhood or adulthood and consequences on spermatogenesis and male fertility. Int J Mol Sci. 2020;21(4).pii:E1454.

19. Dénes FT, Souza NCLB, Souza AS. Escroto agudo: diagnóstico e tratamento. Projeto diretrizes. Sociedade Brasileira de Urologia Colégio Brasileiro de Radiologia. Elaboracão Final: 27 de junho de 2006. Disponível em: https://diretrizes.amb.org.br/_BibliotecaAntiga/escroto-agudo-diagnosti-co-e-tratamento.pdf. (Acesso em: 29 jul. 2020.)

20. Barbosa JA, Tiseo BC, Barayan GA, Rosman BM, Miranda Torricelli FC, Pasarotti CC, et al. Development and initial validation of a scoring system to diagnose testicular torsion in children. J Urol. 2014;192(2):619.

Seção IV

Infecções

Infecção urinária bacteriana

Benita Galassi Soares Schvartsman

APÓS LER ESTE CAPÍTULO, VOCÊ ESTARÁ APTO A:

- Descrever a epidemiologia e a etiopatogenia da infecção do trato urinário.

- Diagnosticar clínica e laboratorialmente a cistite e a pielonefrite aguda.

- Avaliar a criança com infecção do trato urinário de repetição e bacteriúria assintomática.

- Orientar o tratamento da infecção do trato urinário em suas várias apresentações clínicas.

INTRODUÇÃO

A infecção do trato urinário (ITU) é uma das infecções bacterianas mais frequentes em pediatria. É responsável por 5 a 14% das visitas anuais ao atendimento de emergência[1] e, nos Estados Unidos, é a segunda causa de internação hospitalar por doenças infecciosas de lactentes[2]. É definida pelo crescimento significativo de bactérias no trato urinário e pode manifestar-se como cistite, quando limitada à bexiga, ou pielonefrite, quando envolve o parênquima renal. No lactente, é a principal causa bacteriana de febre sem sinais aparentes em países desenvolvidos, desde o advento da vacina antipneumocócica[3]. Tem importância na infância em razão da morbidade aguda elevada, e também por sinalizar, muitas vezes, a presença subjacente de anormalidades anatômicas ou funcionais do trato urinário. Essas alterações, quando presentes, favorecem ITU de repetição e danos permanentes, como as cicatrizes renais. Evolutivamente, essas lesões podem se associar a quadro de hipertensão, eclâmpsia ou, mais raramente, insuficiência renal crônica[4,5].

Distinguir a cistite da pielonefrite nem sempre é possível com base em critérios clínicos, especialmente nos lactentes e crianças pequenas, quando a ITU se apresenta com sinais inespecíficos[6]. Nesses pacientes, a coleta de urina não contaminada também é um desafio, dificultando o próprio diagnóstico de ITU. Considerando ainda as altas incidência e morbidade da ITU e a tendência elevada de recorrência, destaca-se o papel do pediatra, cujo discernimento diagnóstico e manejo terapêutico adequados são fundamentais na prevenção das complicações agudas e de longo prazo da ITU.

EPIDEMIOLOGIA

A incidência de ITU é afetada por diversos fatores, que incluem sexo, idade, etnia e presença de prepúcio nos meninos[1]. De forma geral, as meninas são mais predispostas à ITU, com incidência cumulativa de 3% antes da puberdade, contra 1% dos meninos pré-púberes[7,8].

Em departamentos de emergência, os lactentes que se encontram com febre sem sinais aparentes apresentam prevalência global de ITU de 5 a 7%, variando entre 2,1 a 8,7%, conforme a idade e o sexo[1,9]. Até os três meses, a prevalência é maior nos meninos, com incidência cerca de dez vezes maior nos meninos sem circuncisão em relação àqueles com circuncisão[1]. Após os três meses, a prevalência de ITU nos meninos diminui progressivamente durante o primeiro ano de vida[1,7].

Em crianças maiores, com sintomas urinários ou febre, a prevalência de ITU é de 8% e envolve principalmente as meninas[1]. As adolescentes com mais de 14 anos apresentam risco desproporcional de se apresentar ao departamento de emergência por ITU, provavelmente em função da maior atividade sexual nessa faixa etária[10]. Mulheres jovens sexualmente ativas têm taxa de bacteriúria assintomática de 4 a 6%[7]. Crianças da etnia branca têm cerca de 1,7 vez mais risco de desenvolver ITU em relação a crianças negras[1].

ETIOLOGIA

As bactérias presentes no trato intestinal normal são habitualmente as responsáveis pela infecção do trato urinário, destacando-se a *Escherichia coli* (*E. coli*), implicada em 60 a 80% das ITU em ambos os sexos, principalmente na primoinfecção e em crianças com trato urinário normal. Outras bactérias, como espécies de *Proteus*, *Klebsiella pneumoniae*, *Streptococcus faecalis*, *Enterobacter* e *Citrobacter* também causam ITU[4,7]. Observa-se maior tendência de *Proteus* sp. em meninos e *Staphylococcus saprophyticus* em adolescentes do sexo feminino sexualmente ativas[8,11]. Em recém-nascidos (RN), o *Streptococcus* do grupo B é mais implicado que em outras faixas etárias[4]. Em estudo de revisão envolvendo crianças de 1 a 16 anos, a ITU por cepas não *E. coli* foi associada a malformações do trato urinário, idade jovem e antibioticoterapia prévia[12].

Infecção por *Pseudomonas* sp. pode ocorrer em imunodeprimidos ou após a manipulação do trato urinário, sendo raramente observada na criança normal. Infecções fúngicas são raras na infância e têm como principais fatores de risco antibioticoterapia de amplo espectro prolongada, cateteres urinários e imunossupressão. A infecção viral (p. ex., vírus do grupo polioma, adenovírus) é mais comum em indivíduos imunossuprimidos e pode acometer o parênquima renal e os tecidos uroepiteliais (ver Capítulo 18 – Infecção urinária por fungos e vírus). O adenovírus e o vírus BK (vírus do grupo polioma) podem ocasionar cistite hemorrágica[4,7,11]. O Quadro 17.1 relaciona os agentes infecciosos mais comuns na ITU.

QUADRO 17.1 Agentes infecciosos na infecção do trato urinário[4]	
Bacilos Gram-negativos	**Cocos Gram-positivos**
▪ *Escherichia coli*	▪ *Enterococcus* spp.
▪ *Klebsiella* spp.	▪ *Streptococcus* groupo beta
▪ *Proteus mirabilis*	▪ *Staphylococcus aureus*
▪ *Serratia* spp.	▪ *Staphylococcus saprophyticus*
▪ *Morganella morganii*	▪ *Streptococcus faecalis*
▪ *Enterobacter cloacae*	▪ Outros patógenos
▪ *Citrobacter* spp.	▪ *Candida* spp.
▪ *Pseudomonas aeruginosa*	▪ *Chlamydia trachomatis*
	▪ Adenovírus

PATOGÊNESE

A maioria das ITU desenvolve-se por via ascendente, a partir da colonização da região perineal e uretral com bactérias provenientes da flora intestinal, que ascendem ao trato urinário por meio do orifício uretral. A via hematogênica tem importância na sepse e no período neonatal, principalmente se houver anomalias obstrutivas do trato urinário. Outras possibilidades incluem infecção por meio de instrumentação do trato urinário e fístulas intestinais ou vaginais[4,7].

Em condições normais, as vias urinárias são estéreis, exceto a uretra terminal, que é contaminada pela flora intestinal, cutânea perineal e genital. O principal mecanismo de defesa é o fluxo urinário contínuo e o esvaziamento vesical completo, que elimina patógenos que ascendem ao espaço urinário. Contribuem nesse processo o pH ácido da urina, a presença de substâncias que inibem a aderência de bactérias, anticorpos locais e a descamação celular mucosa[4,7]. Fatores predisponentes, tanto do hospedeiro quanto do agente agressor, estão envolvidos na gênese da ITU.

Fatores do Hospedeiro

Os principais fatores predisponentes são anormalidades anatômicas e funcionais do trato urinário, sexo feminino, ausência de circuncisão nos meninos, idade inferior a um ano (principalmente RN e menores de três meses) e etnia branca. A proximidade do orifício uretral em relação ao anal e o menor comprimento da uretra são considerados os principais fatores predisponentes de ITU no sexo feminino, por favorecem a maior colonização periuretral e a ascensão de bactérias ao trato urinário. Em RN e lactentes do sexo masculino com menos de 3 meses e com febre sem sinais aparentes, a prevalência de ITU é de 20,1% na ausência de circuncisão e 2,4% nos meninos submetidos à circuncisão[1]. A prega prepucial parece facilitar a colonização periuretral e o aumento local da densidade de bactérias[13] e tem sido considerada responsável pela maior ocorrência de ITU nos meninos dessa faixa etária. A hereditariedade e os aspectos étnicos podem estar relacionados com a suscetibilidade à ITU[5]. Familiares de crianças com ITU apresentam maior frequência desta, e indivíduos da etnia branca são mais propensos à ITU e à ITU de repetição do que os da etnia negra, embora não se conheçam os mecanismos envolvidos[1,7,13]. RN e lactentes jovens estão mais protegidos se alimentados por leite materno[14]. Nas meninas, a modificação da flora intestinal e vulvovaginal por meio do uso de antibióticos de amplo espectro predispõe a maior colonização com bactérias uropatogênicas e ITU[7,13,15].

A ITU frequentemente está associada a malformações do trato urinário, principalmente o refluxo vesicoureteral (RVU) e as doenças urinárias obstrutivas, que também são mais comumente detectadas no RN e nos lactentes[4,7,13,16,17] (Quadro 17.2).

O RVU nos seus diversos graus (ver Capítulo 8 – Refluxo vesicoureteral) está presente em 25 a 40% das crianças com primoinfecção urinária[13,18]. De acordo com sua intensidade, é classificado em 5 graus pelo sistema internacional de graduação do RVU (Figura 17.1)[18]. Nas formas mais graves (graus IV e V), a dilatação das vias urinárias e a tortuosidade ureteral predispõem à estase urinária e ao resíduo vesical após a micção, fatores associados à maior ocorrência de pielonefrite aguda e ITU de repetição[5,18,19]. A ITU concomitante ao RVU, especialmente de alto grau, apresenta também risco maior de evolução com cicatrizes renais do que a ITU não associada ao RVU[20]. As formas mais leves de RVU (graus I e II) não parecem predispor à ITU de repetição, segundo diversos estudos[21,22].

As doenças obstrutivas do trato urinário, como estenose de junção pieloureteral (JUP), estenose de junção ureterovesical, ureterocele, válvula de uretra posterior, entre outras, apresentam em comum a perda do mecanismo de *washout* urinário, com maior estase urinária, o que permite a proliferação bacteriana, facilitando a ocorrência de ITU[5]. Em estudo realizado por Lee et al., a hidronefrose não relacionada ao RVU apresentou incidência de ITU de 39% no primeiro ano de vida quando associada à uropatia obstrutiva, e de 11% quando não associada à presença de obstrução[16]. A ITU foi mais frequente na hidronefrose com dilatação ureteral.

QUADRO 17.2   Fatores de risco do hospedeiro para infecção urinária[4,7]
Recém-nascido e lactente
Sexo feminino e etnia branca
Fimose
Malformações do trato urinário:
▪ Estenose de JUP
▪ Estenose de JUV
▪ Válvula de uretra posterior
▪ Refluxo vesicoureteral
Anormalidades funcionais:
▪ Bexiga neurogênica
▪ Disfunção miccional
Constipação intestinal
Imunossupressão
Atividade sexual
Predisposição genética
Colonização periuretral e perineal

JUP: junção ureteropiélica; JUV: junção ureterovesical.

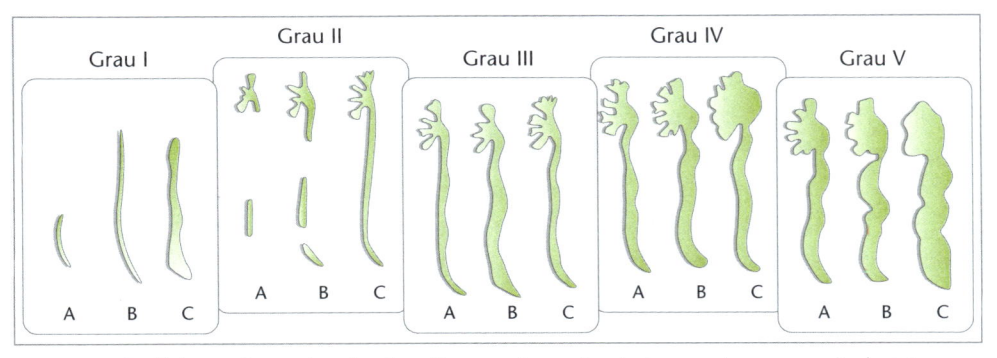

FIGURA 17.1   Sistema de graduação do refluxo vesicoureteral, de acordo com o estudo internacional do refluxo[18].

Outros fatores associados à ITU são dissinergia miccional e constipação intestinal crônica. Distúrbios funcionais da micção (p. ex., micções muito ou pouco frequentes, urgência ou urgeincontinência urinária, enurese, retenção ou incontinência urinária) frequentemente associam-se à ITU de repetição, principalmente cistites em meninas em idade escolar[23]. A micção disfuncional pode ainda induzir ou manter o RVU, especialmente se houver dissinergia vesicoesfincteriana, contribuindo para maior ocorrência de pielonefrite aguda e dano renal permanente. Bexiga neurogênica frequentemente se associa à ITU de repetição. A constipação intestinal dificulta o esvaziamento completo da bexiga e predispõe ao resíduo vesical pós-miccional, por compressão da bexiga e do colo vesical, além de constituir um reservatório de patógenos intestinais[24]. Sondagem vesical de demora em crianças e adultos, início de atividade sexual nas adolescentes, presença de corpo estranho e instrumentação do trato urinário (cálculos, cateteres e procedimentos) são fatores que também predispõem à ITU[4,25].

FATORES BACTERIANOS

A capacidade de certas enterobactérias de aderirem aos tecidos uroepiteliais (bactérias uropatogênicas) é uma característica essencial na ocorrência da ITU e permite compreender a patogênese da pielonefrite aguda em indivíduos com trato urinário normal. Bactérias com adesinas em sua superfície ou em fímbrias, denominadas *pili*, são mais resistentes ao efeito de clareamento pelo fluxo urinário e podem se reproduzir e ascender ao trato urinário superior, em virtude da ligação com receptores específicos de mucosa. Vários sistemas de aderência estão presentes em cepas uropatogênicas de *E. coli* e em outras enterobactérias, em especial as fímbrias do tipo P, assim denominadas por serem capazes de reconhecer resíduos digalactosídeos e aglutinar eritrócitos humanos do grupo sanguíneo P1. Essas fímbrias também podem se ligar a receptores digalactosídeos específicos na superfície das células uroepiteliais, o que lhes confere maior patogenicidade. A distribuição e a quantidade de receptores no trato urinário relacionam-se à maior suscetibilidade às infecções de repetição[5,25,26]. As cepas fimbriadas de *E. coli* (Figura 17.2) são mais comuns em pacientes com pielonefrite do que naqueles com cistite e persistem por mais tempo que outras *E. coli* no trato intestinal[25]. Na bexiga, cepas uropatogênicas de *E. coli* penetram e são englobadas por células da mucosa, onde se proliferam formando comunidades de bactérias intracelulares, que podem ser visualizadas em células uroepiteliais esfoliadas, presentes na urina de crianças com ITU por estes agentes[27].

Outros fatores determinantes de virulência bacteriana são:

- Presença de flagelos, necessários para a mobilidade; fator 1 neutralizante citotóxico (CNF1), toxina que causa morte celular de leucócitos[27].
- Antígenos polissacarídeos capsulares que dificultam a ligação de anticorpos e, consequentemente, a lise induzida pelo complemento e o reconhecimento pelos fagócitos, impedindo a fagocitose.
- Produção de hemolisinas, que são citotóxicas e induzem a formação de poros na membrana celular do hospedeiro.
- Aerobactina, necessária para a incorporação de ferro, que está pouco presente no ambiente urinário.

A *Proteus mirabilis* é ainda produtora de urease, uma enzima que aumenta a produção de amônia a partir da ureia, processo que resulta em alcalinização da urina e precipitação de fosfato, carbonato e magnésio, com formação de cristais e pedras de estruvita. Os cálculos de estruvita contêm as bactérias em seu interior e, além de promover estase urinária, contribuem para a manutenção da infecção e de seu próprio crescimento, por favorecer a deposição de novas camadas de estruvita[4,25].

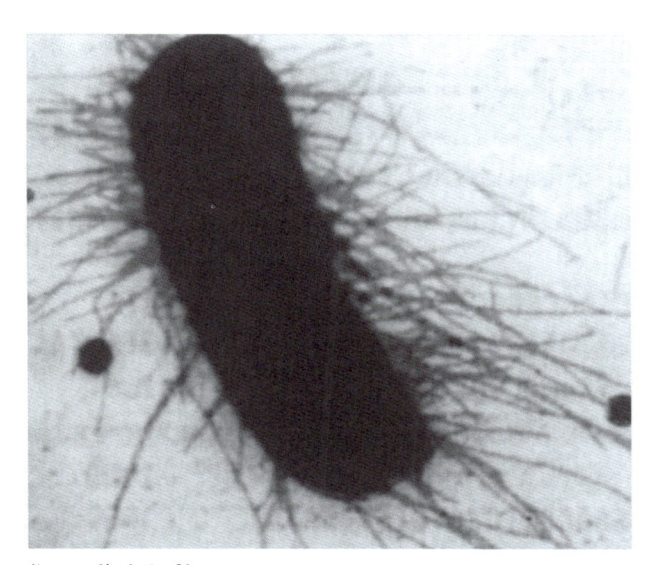

FIGURA 17.2   *E. coli* com fímbrias[26].

QUADRO CLÍNICO

Em RN, o quadro clínico é inespecífico e pode se manifestar como deficiência de ganho ponderal, irritabilidade ou letargia e anorexia. Outros sintomas, como diarreia, distensão abdominal, vômitos e icterícia podem estar presentes, sugerindo acometimento mais grave. A febre nem sempre está presente. Nessa faixa etária, a ITU é sempre considerada pielonefrite aguda (PNA), sendo por vezes parte de um quadro de sepse. A via de aquisição, mais raramente, pode ser a hematogênica, e até os 3 meses de idade há maior prevalência do sexo masculino, que apresenta mais comumente anomalias do trato urinário[1,4,7].

Em lactentes, a sintomatologia é muito semelhante à dos RN, mas a febre é mais frequente e pode ser o único sinal de ITU. A combinação de achados clínicos, como história prévia de ITU, temperatura maior que 39 °C ou duração da febre superior a 48 horas, ausência de outros sinais localizatórios para a febre, desconforto suprapúbico e ausência de circuncisão nos meninos é mais útil para a suspeita diagnóstica do que analisar cada sintoma individualmente[6]. Sinais como alterações do odor da urina e choro às micções são por vezes relatados. A febre elevada (superior a 39 °C) e a queda do estado geral sugerem infecção urinária tipo PNA, mas a ausência desses sintomas não exclui esse tipo de acometimento. Da mesma forma que em RN, não é possível diferenciar a PNA da cistite com base na sintomatologia. Estudos clínicos nos quais foi realizada cintilografia renal com ácido dimercapto succínico (DMSA) evidenciaram PNA em 53 a 94% dos pacientes com ITU febril[9]. Dessa forma, a ITU deve ser sempre abordada como pielonefrite aguda nessa faixa etária[4,6,9,28].

Em pré-escolares e escolares, a sintomatologia de ITU é mais evidente e direcionada para o trato urinário. Sintomas como disúria, polaciúria, urgência miccional, incontinência urinária, desconforto suprapúbico e febre baixa (≤ 38 °C) são predominantes nas infecções do trato urinário inferior[4,23]. Comprometimento do estado geral, prostração, inapetência, dor lombar relatada ou notada por meio do sinal de Giordano (leve percussão do ângulo costovertebral com o punho fechado), dor abdominal, febre alta (≥ 38,5 a 39 °C), calafrios, vômitos, além de disúria e polaciúria, são sintomas mais comumente observados na PNA, que pode ocorrer em qualquer idade[4,6,23].

Ao avaliar uma criança com suspeita de ITU, além dos sintomas e sinais referidos, deve-se pesquisar também dados de história e de exame físico que sugiram predisposição a ITU (Quadro 17.3), como doença renal prévia (incluindo ITU), constipação intestinal, alterações do hábito urinário, presença de jato urinário fraco, incontinência urinária, presença de massas abdominais e bexiga palpável, secreção vaginal ou peniana, malformações, aderências ou corpos estranhos na região genital, presença de fimose nos meninos, anomalias sacrais e doença renal crônica familiar[29].

QUADRO 17.3 Dados clínicos úteis da criança com suspeita de infecção do trato urinário[29]
História
Características e frequência das micções (urgência, disúria, incontinência). Tipo de jato urinário
Cor e odor da urina
Dor abdominal ou lombar
Frequência e características das evacuações
Idade de treinamento esfincteriano
Manobras de contenção urinária
Febre e episódios anteriores inexplicados de febre
História familiar de doença renal
Exame físico
Estado geral, temperatura, pressão arterial sistêmica
Sensibilidade abdominal e suprapúbica
Sensibilidade do ângulo costofrênico (sinal de Giordano)

(continua)

QUADRO 17.3 Dados clínicos úteis da criança com suspeita de infecção do trato urinário[29] (continuação)

Exame físico

Exame genital (irritação, secreção, perda urinária)

Exame retal (tônus esfincteriano e reflexo bulbocavernoso)

Região sacral (sinus, pigmentação, tufo de cabelo, lipoma)

DIAGNÓSTICO

Embora dados clínicos (história prévia de ITU, febre > 39 a 40 °C e de duração ≥ 24 horas, dor abdominal, dor lombar ou suprapúbica, incontinência urinária recente, disúria, polaciúria e ausência de outras fontes de infecção), quando presentes, aumentam a probabilidade de ITU, isoladamente não têm sensibilidade ou especificidade que permita diagnosticar ou excluir definitivamente a infecção urinária[6]. Para diagnóstico definitivo, a ITU deve sempre ser investigada por meio da análise laboratorial de urina, com evidência de reação inflamatória no trato urinário na urinálise e crescimento bacteriano significativo na urocultura[9,30].

Pacientes com sinais e sintomas específicos de ITU ou com febre inexplicada, mas com infecção urinária prévia ou anormalidades funcionais ou anatômicas do trato urinário conhecidas, devem sempre ter sua urina analisada e enviada para cultura, independentemente da idade. A American Academy of Pediatrics (AAP)[30] em análise do comitê responsável em 2011, reavaliada posteriormente em 2016[31], recomendou que lactentes com febre sem sinais localizatórios (idade ≥ 2 meses e < 2 anos), sem histórico de ITU prévia ou doença conhecido do trato urinário, podem ser avaliados quanto a fatores de risco e probabilidade de ITU, antes de terem sua urina analisada (Tabela 17.2). O objetivo desta avaliação preliminar é melhor indicação da pesquisa de ITU como causa da febre nestes lactentes, reservando-se a possibilidade de observação clínica naqueles pacientes com baixa probalidade de ITU, e reavaliação posterior se ocorrer persistência da febre inexplicada. A AAP sugere que probabilidade de ITU de 1 e 2% é suficiente para realização de urinálise e urocultura, ficando a critério do pediatra a escolha entre essas porcentagens e aplicar em sua análise. Probabilidade de ITU ≥ 3%, segundo a AAP, é sempre indicativa de investigação de ITU nos lactentes com febre inexplicada, assim como a presença de sinais de maior gravidade, como comprometimento do estado geral. A decisão para análise urinária por parte do pediatra deve, ainda, considerar a confiabilidade da continuidade do contato com o paciente, a opinião dos pais e também seu grau de conforto com a incerteza diagnóstica nos casos não testados[28,30].

TABELA 17.1 Probabilidade de infecção urinária conforme presença de fatores de risco em lactentes com febre: indicações para testar urina[28,30]	
Limiar para testar	**Testar urina se**
	Meninas: > um fator de risco importante
Probabilidade de ITU > 1%	Meninos: Sem circuncisão: ≥ 0 fator presente Com circunção: > 2 fatores de risco presentes
	Meninas: > 2 fatores de risco presentes
Probabilidade de ITU > 2%	Meninos: Sem circuncisão: ≥ 0 fator presente Com circunção: > 3 fatores de risco presentes

Fatores de risco em meninas: etnia branca, idade < 12 meses, temperatura ≥ 39 °C, febre ≥ 2 dias, febre sem sinais localizatórios.
Fatores de risco em meninos: etnia não branca, temperatura ≥ 39 °C, febre ≥ 24 horas, febre sem sinais localizatórios.
ITU: infecção do trato urinário.

A urocultura quantitativa, considerada o padrão de referência para o diagnóstico[7,9], demora de 24 a 72 horas para estar disponível.

Os testes urinários rápidos podem ser realizados em urina coletada por qualquer metodologia. Incluem a pesquisa de leucocitúria e bacteriúria por microscopia e os testes com fita de imersão na urina para avaliar leucoesterase e nitrito. São amplamente utilizados para orientação terapêutica inicial em crianças com suspeita de ITU, enquanto os resultados da urocultura são aguardados[28,30-32].

Análise Urinária

Na ITU, podem ser pesquisados na urina bactérias (bacterioscopia direta ou corada por Gram), nitrito, leucócitos e leucoesterase (enzima leucocitária). Cilindros leucocitários são também sugestivos de ITU.

Leucocitúria

A infecção urinária é comumente acompanhada de leucocitúria, uma resposta normal de defesa contra a infecção bacteriana. A leucocitúria é mais bem avaliada em urina não centrifugada, sendo definida piúria quando se observam ≥ 10.000 leucócitos/mL. Sua presença, embora sugestiva, é insuficiente para o diagnóstico de ITU em razão de sua baixa sensibilidade, de 74 a 77% e especificidade de 86 a 89%, e deve ser analisada em conjunto com a urocultura[9,33]. O aumento de leucócitos na urina centrifugada (≥ 5/campo) apresenta, ainda, menor sensibilidade e não deve ser utilizado como método isolado para suspeita diagnóstica[6,9]. A leucocitúria, além de sinalizar para ITU, pode ocorrer também em diversos processos inflamatórios genitais ou do trato urinário, como infecções sistêmicas e virais, e também na litíase, o que lhe confere baixo valor preditivo positivo (< 50%)[15]. Pode estar ausente em cerca de 10% das ITU ou não ser adequadamente diagnosticada, como em infecções iniciais, em crianças neutropênicas ou em urina muito diluída[33].

Nitrito e esterase leucocitária

A pesquisa de nitrito e enzimas leucocitárias (esterase) em fitas reativas para análise da urina, quando positiva, pode sugerir ITU[9,33,34]. O nitrito é formado a partir de bactérias produtoras de redutases que transformam nitratos presentes na urina. Nem todas as bactérias são capazes de induzir sua formação, que também pode ser afetada por esvaziamento rápido e frequente da bexiga. Embora apresente ótima especificidade (98%), é pouco sensível (49 a 53%) para suspeita de ITU[9,33]. A leucoesterase é uma enzima presente nos leucócitos que pode ser detectada na urina por fita reativa, com sensibilidade de 79% (73 a 84%) e especificidade de 87% (79 a 91%) para diagnóstico de ITU[33]. Em estudo comparativo de metanálise, a sensibilidade e a especificidade da esterase leucocitária foram semelhantes às da leucocitúria na urina. Seus autores argumentam que a pesquisa dessa enzima em crianças com suspeita de ITU poderia substituir a pesquisa de leucócitos por microscopia, que é de difícil execução e nem sempre apresenta resultados rápidos em muitos serviços[33].

A análise combinada de nitrito ou leucoesterase aumenta a acuidade diagnóstica de ITU, tendo sido evidenciada sensibilidade de 88% (82 a 91%) e especificidade de 79% (69 a 87%) para essa associação. As fitas reagentes em geral apresentam a possibilidade de análise concomitante da esterase leucocitária e do nitrito. Quando nitrito e esterase leucocitária estão negativos, a probabilidade de ITU é baixa[34], porém os testes rápidos são negativos em cerca de 10% das crianças com ITU[33] e não substituem a urocultura, que é indispensável para afastar o diagnóstico quando existe suspeita clínica.

Bacterioscopia e coloração de Gram

A pesquisa de bactérias direta, em análise microscópica, sem coloração prévia, tem sensibilidade de 88% (75 a 94%) e especificidade de 92% (84 a 96%) para o diagnóstico de ITU[33]. A bacterioscopia por coloração de Gram em urina fresca é considerada excelente teste, com altas sensibilidade e especificidade[9,33]. É considerada o melhor teste rápido, com sensibilidade de 91% e especificidade de 96%, superando a bacterioscopia não corada, leucocitúria e nitrito como único teste a ser feito. A sensibilidade e a especificidade podem ser ainda aumentadas quando sua pesquisa é associada à contagem leucocitária em urina não centrifugada (análise urinária ampliada, realizada em hemocitômetro)[35]. O índice de falso-negativo, no entanto, é de 9%, o que reforça a necessidade de urocultura para não se perder o diagnóstico de ITU em crianças com suspeita de infecção.

A AAP[30] e outras diretrizes[36] recomendam considerar possibilidade de ITU se a leucoesterase ou nitrito ou leucocitúria ou bacteriúria forem positivos em lactentes com febre inexplicada. Em crianças maiores, da mesma forma, se houver sinais e sintomas de ITU, a presença destes elementos na urina é também sugestiva de ITU e permite indicar a antibioticoterapia empírica até a confirmação diagnóstica pela urocultura. De forma geral, a ausência dos elementos sugestivos de ITU (nitrito, esterase leucocitária, leucocitúria e bacteriúria) na análise da urina permite observar evolutivamente o paciente e aguardar o resultado da urocultura[9,15].

Estudos mais recentes evidenciam que a densidade urinária pode afetar a avaliação de leucocitúria e leucoesterase, porém mais estudos são necessários[37]. Métodos automatizados para análise urinária – como leitura por colorimetria da fita reagente, contagem de leucócitos por imagem digitalizada e interpretação computadorizada, contagem de leucócitos por citometria de fluxo fluorescente, entre outros – têm sido adotados por diversos laboratórios, cujos padrões de normalidade podem ser diferentes dos métodos usuais e, em geral, são estabelecidos pelos próprios laboratórios.

Urocultura

A cultura de urina permite identificar a bactéria, quantificar a bacteriúria e testar sua sensibilidade e resistência aos vários antibióticos, além de ser indispensável para o diagnóstico de ITU. A colonização dos tecidos periuretrais e da uretra terminal por bactérias do reservatório fecal pode, no entanto, contaminar a amostra urinária e dificultar sua interpretação e valorização. Dessa forma, o número de bactérias considerado significativo (UFC – unidades formadoras de colônias/mL) para infecção depende do método de coleta de urina[9] (Tabela 17.2). A American Academy of Pediatrics recomendou em suas diretrizes de 1999[9] e de 2011[30,31] que, nos lactentes com febre inexplicada, deve-se preferencialmente realizar a coleta de urina para cultura por cateterismo vesical (CV) ou punção suprapúbica (PSP). Esses procedimentos, embora invasivos, são justificados pela elevada prevalência de ITU nessa faixa etária (em torno de 5 a 7%) e pela baixa confiabilidade diagnóstica da urina obtida por saco coletor[1,9,15]. Em 2007, a World Health Organization (WHO) fez recomendação semelhante, fundamentada em revisão quanto aos métodos de coleta[38]. Por serem confiáveis para diagnóstico, esses métodos evitam tratamentos e investigação desnecessários por diagnóstico incorreto de ITU. Nas crianças que urinam sob comando, a coleta do jato médio após higiene genital é o método de escolha[5,15,38,39].

A coleta de urina em lactentes por métodos invasivos (CV e PSP) não é um consenso em outros países[36]. Outras diretrizes como do National Institute for Health and Clinical Excellence (NICE) e da Italian Society of Pediatric Nephrology (ISPN), entre outras, concordam que a coleta urinária por esses métodos é mais confiável, porém, considerando seu desconforto e seu risco, recomendam coleta de urina preferencialmente por jato médio também nos lactentes sem controle miccional, técnica referida como *clean catch* ou micção limpa (detalhado adiante)[36,40]. A Canadian Paediatric Society sugere coleta inicial por método não invasivo para análise urinária nos lactentes, seguida de coleta por CV ou PSP se houver sinais de infecção[36]. Essa é também uma alternativa proposta pela AAP[30], e ambas possibilidades de coleta devem ser discutidas com a família, ou seja, coleta direta de urina por SV e PSP, tanto para urinálise como cultura, ou coleta por método mais conveniente não invasivo para urinálise, seguida de CV ou PSP para urocultura, caso alterada.

De forma geral, os métodos mais invasivos são recomendados nos lactentes mais graves, que necessitam de antibioticoterapia imediata ou ainda quando existe possibilidade maior de contaminação da urina na coleta não invasiva como em vulvovaginites e balanopostites

TABELA 17.2 Critérios diagnósticos de infecção urinária, conforme método de coleta de urina[39]		
Técnica de coleta de urina	**UFC/mL (crescimento puro)**	**Probabilidade de infecção**
Punção suprapúbica	Bacilos Gram-negativos – qualquer número	> 99%
	Cocos Gram-positivos – > 10^3	> 99%
Cateterismo uretral	> 10^5	95%
	10^4 a 10^5	Provável
	10^3 a 10^4	Suspeita
Jato médio (micção limpa) – masculino	> 10^4	Provável
Jato médio (micção limpa) – feminino	3 amostras > 10^5	95%
	2 amostras > 10^5	90%
	1 amostra > 10^5	80%
	5×10^4 a 10^5	Suspeita
	10^4 a 5×10^4	Suspeita, se sintomas presentes

UFC: unidades formadoras de colônias.

São descritas, a seguir, as características das diversas modalidades de coleta de urina para urocultura.

- Jato médio e *clean catch*: em crianças maiores com controle esfincteriano, a coleta de urina do meio do jato urinário, desprezando-se a porção inicial contaminada pela colonização da uretra terminal, é considerada adequada para investigação de ITU. Apresenta sensibilidade de 89 a 100% e especificidade de 95 a 100%, quando o *cut-off* de > 10^5 UFC/mL é utilizado[38]. Recomenda-se que, após higienização adequada, durante a coleta, a menina sente na toalete em posição contrária, afastando-se gentimente os lábios da região genital para minimizar a contaminação da urina pelos tecidos periuretrais. Para os meninos sem circuncisão, recomenda-se a retração do prepúcio. O crescimento de número intermediário de colônias é frequente e requer confirmação com mais uma amostra de urina. Em lactentes, os pais podem ser treinados para coleta do jato médio (*clean catch urine*), com boa confiabilidade no método, embora requeira maior tempo e disponibilidade da equipe e dos pais[15,38,40]. Em geral, a criança é mantida sem fralda e ao urinar a urina do meio do jato é coletada, orientando-se previamente os pais a posicionar a criança para a coleta, evitando-se o contato da urina e do frasco com a genitália. O risco de contaminação é variável, podendo atingir 25%[38].

- Saco coletor: a cultura de urina coletada por saco coletor, em crianças sem controle esfincteriano, apresenta contaminação muito elevada, com taxa de falso-positivo de 30 a 75% e especificidade de 68%[9,38,41,42]. Consequentemente, esse método, apesar de não invasivo e de fácil aplicação, não é confiável e não é aceitável para urocultura e diagnóstico definitivo de ITU[9,15,38]. Em crianças que não necessitam de tratamento imediato, é uma alternativa para a coleta de urina para análise bioquímica e citológica. Se essa análise estiver alterada (ver adiante), a urina deve ser, a seguir, recoletada para cultura por um método mais confiável[9,30,31]. Como exemplo são os lactentes febris do sexo masculino, com postectomia prévia, nos quais a prevalência de ITU é muito baixa[6,9], ou crianças em bom estado geral, que possam aguardar por algumas horas uma nova coleta por método confiável, se necessário, justificando o uso do saco coletor inicialmente, seguida da coleta por métodos invasivos nos casos sugestivos de ITU pela análise da urina. Segundo alguns autores[5,9,15], o resultado de urocultura negativo, em urina colhida por saco coletor, exclui o diagnóstico de ITU em crianças com baixa probabilidade de infecção. Outros autores consideram elevada a taxa de falso-negativo por esse método, em torno de 10%[38].

- Cateterismo uretral: a urina obtida por cateterismo uretral, idealmente, deve ter sua porção inicial desprezada, em virtude da contaminação da uretra terminal. A cultura assim obtida é bem confiável, de fácil execução por enfermagem treinada, com especificidade de 83 a 89% e sensibilidade de 95%, com especificidade próxima de 100% quando um *cut-off* $\geq 10^5$ UFC/mL é utilizado[38,41]. A AAP recomenda para diagnóstico de ITU a contagem mínima de 50.000 UFC/mL por este método, associada a uma urinálise evidenciando sinais inflamatórios[30,31]. O cateterismo tem como principais desvantagens a possibilidade de introdução de germes na bexiga a partir da uretra terminal contaminada e seu caráter invasivo[38]. Outras possíveis complicações são a hematúria microscópica e a formação de estenose uretral, complicações que parecem ser raras e muito pouco significativas na prática clínica[38,41].

- Punção suprapúbica: a punção suprapúbica (PSP) é considerada o padrão de referência de método de coleta, embora com evidências limitadas[38]. Requer técnica estéril e equipe treinada (médico) e é considerada invasiva e dolorosa pelos pais. Os RN e lactentes são os possíveis candidatos a esse método por causa da localização abdominal da bexiga. A PSP pode ser útil também em meninos com fimose intensa e em meninas com adesões labiais, nos quais a obtenção de amostra urinária por cateterismo é tecnicamente difícil de se obter[41]. As principais limitações são o fato de ser invasivo e apresentar taxa variável de sucesso, de 25 a 98%, mas que pode ser melhorada com a utilização de ultrassonografia (USG) concomitante. A sensibilidade do método é de 100%, segundo a AAP[30]. As complicações são hematúria macroscópica (0,5 a 2%) e perfuração intestinal (0,2%)[38]. A Figura 17.3 ilustra a técnica de punção suprapúbica (PSP)[29].

Quanto à valorização do número de colônias, de forma geral na coleta por jato médio em crianças maiores ou em lactentes (*clean catch*), ou ainda por saco coletor (não re-

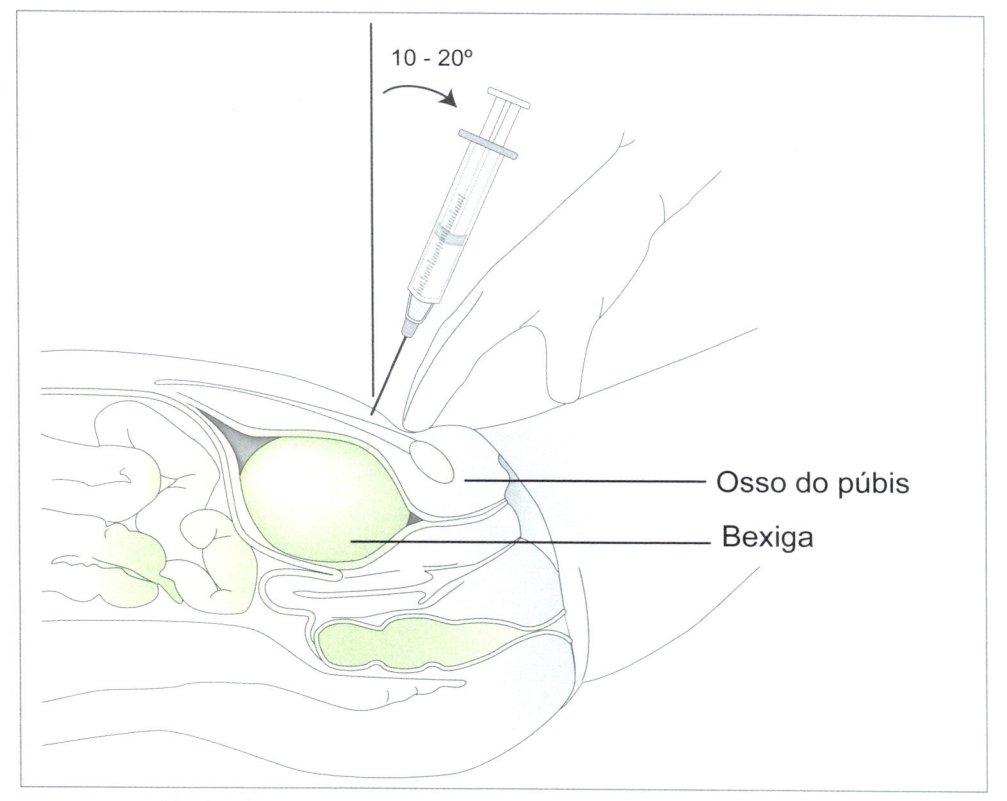

10 - 20°

Osso do púbis

Bexiga

FIGURA 17.3 Técnica de punção suprapúbica[29].

comendada), considera-se a cultura positiva se o crescimento de bactérias for $\geq$ 100.000 UFC/mL[38,40,41]. Em RN e lactentes, na coleta por PSP ou CV a AAP[30] considera cultura positiva se crescimento bacteriano $\geq$ 50.000 UFC/mL, porém, para diagnóstico de ITU, considera necessário também haver sinais de inflamação na urinálise ou bacterioscopia positiva. Outras diretrizes consideram crescimento de apenas uma bactéria na PSP como cultura positiva[36].

Independentemente do método de coleta, a urina obtida deve ser rapidamente resfriada (0 a 4 °C) até a semeadura em meio de cultura. Uroculturas com contagem de colônias inferiores aos especificados na Tabela 17.2, em geral, representam contaminação. Mais raramente, podem ser compatíveis com ITU real em casos de diluição urinária, antibioticoterapia prévia, acidez excessiva da urina, infecções por germes Gram-positivos e em uropatias obstrutivas. O crescimento de mais de um germe na amostra e ou contagem de colônias < 10.000 UFC/mL em urina coletada por método não invasivo são também indicativos de contaminação[15]. Em todos os casos de dúvida diagnóstica, a urocultura deve ser repetida para confirmação. Entretanto, deve-se lembrar que após a introdução de antibióticos apropriados, a repetição da urocultura já não será possível, pois o crescimento bacteriano será bloqueado, mesmo após uma única dose de antibióticos, que em geral apresentam ótima concentração urinária.

Exames Complementares

Exames laboratoriais

Exames gerais como hemograma, velocidade de hemossedimentação (VHS) e proteína C-reativa (PCR) são úteis para sugerir a gravidade da infecção. Na pielonefrite, esses exames geralmente estão alterados (hemograma com leucocitose e neutrofilia, VHS > 25 mm/h e PCR > 20 mg/L), mas, embora úteis considerando-se o contexto clínico, são inespecíficos e ainda insuficientes para a localização da ITU no trato urinário. Nos casos de sepse, pode haver pancitopenia e hemocultura positiva[42]. Mais recentemente, a procalcitonina sérica tem sido sugerida como marcador de PNA ($\geq$ 1 ng/mL) por ter maior especificidade para infecção bacteriana que a PCR[42,43]. Quando comparada à cintilografia renal com DMSA na fase aguda da ITU (considerado melhor marcador de PNA), mostrou maior acurácia que a PCR. Os níveis de ureia e creatinina podem se elevar discretamente, sendo rara a presença de franca insuficiência renal. Alterações eletrolíticas e acidose metabólica podem estar presentes, conforme a extensão do acometimento parenquimatoso renal[5,6].

Exames de imagem

Na avaliação da infecção urinária, a USG de rins e vias urinárias é o exame de maior facilidade de execução e idealmente deve ser realizada após uma primeira ITU, especialmente em RN e lactentes. Quanto ao momento de sua realização, na fase aguda da doença está indicada nos pacientes com evolução desfavorável após 48 horas de antibioticoterapia, no RN, ITU com quadro sistêmico grave, na presença de doença renal conhecida, história pregressa de litíase ou cirurgias recentes do trato urinário[4,11,30,44]. É um exame não invasivo que permite visualizar a dilatação do trato urinário, tamanho e posição renal, presença de cálculos, massas e abscessos renais, espessamento vesical e retenção urinária. Após o término do tratamento, se a evolução for favorável[30,44], o exame ultrassonográfico de preferência deve ser realizado após a resolução dos sinais inflamatórios (cerca de 1 a 2 semanas). Deve-se ressaltar que a USG não tem resolução suficiente para excluir a presença de pielonefrite e, com esse objetivo, não é confiável para decisões terapêuticas[45]. Pode, no entanto, evidenciar aumento do tamanho renal (pelo processo inflamatório), sinais de pielonefrite focal (nefrônia) com a ajuda do exame com Doppler e também abscessos renais. Em crianças com controle miccional, o exame de USG (após o tratamento da ITU) deve incluir a avaliação pós-miccional com pesquisa de resíduo vesical, especialmente na presença de micção disfuncional.

A cintilografia renal com DMSA, marcada com tecnécio, é considerada o melhor exame para detecção de pielonefrite aguda, com evidência de áreas de hipocaptação do radiofármaco nos locais acometidos (Figura 17.4). Na fase aguda da ITU, é indicada nos casos de dúvida diagnóstica, como antibioticoterapia prévia à coleta de urocultura (dificultando o diagnóstico), em pacientes com bacteriúria assintomática crônica anterior ao processo febril (p. ex., bexiga neurogênica com cateterismo intermitente, habitualmente colonizada por bactérias) ou se houver evolução clínica desfavorável durante o tratamento[45]. A tomografia computadorizada (TC) e/ou urorressonância magnética (URM) na avaliação da fase aguda da ITU podem ser consideradas nos casos sugestivos de complicações como nefronia (pielonefrite aguda focal), abscesso renal e nos raros casos de malformações complexas do trato urinário, que necessitam de elucidação para intervenção cirúrgica em nível emergencial[45].

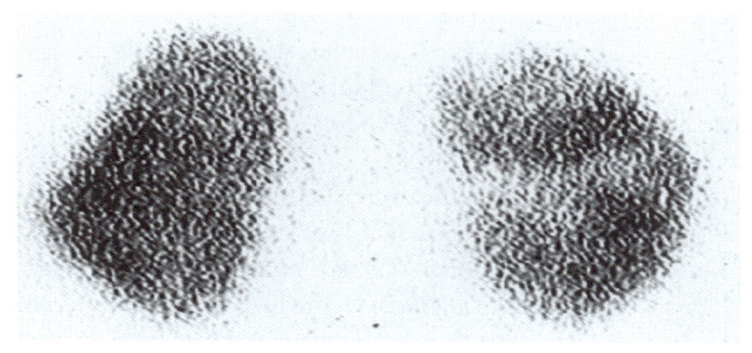

FIGURA 17.4 Cintilografia renal com DMSA de criança com pielonefrite aguda, evidenciando áreas de hipocaptação (polo superior e mesorrenal do rim D).

TRATAMENTO

Considerações Gerais

O início de tratamento deve ser embasado por achados de história e exame físico sugestivos de ITU e análise urinária positiva. Com muita frequência a antibioticoterapia inicial é empírica e, na ausência de sinais de gravidade, a maior parte dos pacientes evolui bem com medicação oral e acompanhamento ambulatorial. Pacientes com doença renal conhecida e ITU pregressa devem ter abordagem individualizada. O objetivo do tratamento é esterilizar o mais rapidamente possível a urina e o parênquima renal, reduzir a sintomatologia e prevenir a disseminação bacteriana. Há evidência na infecção febril de que o tempo de febre sem tratamento se associa a maior probabilidade de comprometimento renal (avaliação por DMSA)[46].

Uma grande variedade de antibióticos é disponível para o tratamento da ITU, e sua escolha deve ser orientada pelo tipo e gravidade da infecção, pela capacidade de atingir concentração elevada no tecido renal e pela ação bactericida para a bactéria isolada, além da disponibilidade local e tolerância do paciente. Sua escolha deve considerar também a suscetibilidade das bactérias (principalmente Gram-negativos) aos antibióticos nos diversos locais e serviços, especialmente da *E. coli*, que é a mais prevalente. De forma geral, no Brasil e no mundo, observa-se atualmente resistência elevada a sulfametoxazol/trimetoprima, ampicilina e amoxicilina, que não são mais, por essa razão, recomendados para tratamento empírico nas infecções sugestivas de comprometimento renal[47,48]. As cefalosporinas de segunda e terceira geração e a amoxacilina associada a clavulonato são amplamente utilizadas nestes pacientes, com sucesso terapêutico[32,49,50]. Em estudo realizado em São Paulo[51], a *E. coli* de origem comunitária mostrou resistência superior a 20% às cefalosporinas de primeira geração como a cefalexina, dificultando, da mesma forma, seu uso empírico nas infecções febris em lactentes e nas pielonefrites agudas. Resultados semelhantes foram observados em outros hospitais da comunidade. No entanto, em crianças maiores com trato urinário normal e infecção afebril, não complicada (cistite), o tratamento empírico com cefalosporinas de primeira geração é uma possibilidade, com supervisão clínica e ajuste posterior ao antibiograma. A nitrofurantoína não deve ser usada nas infecções febris, por não atingir boa concentração no parênquima renal[32].

Em todos os casos tratados empiricamente, assim que o resultado do antibiograma for disponível, é recomendável ajustar o antibiótico, descalonando para o antibacteriano de menor espectro ao qual a bactéria isolada é comprovadamente sensível, objetivando-se não só adequar o tratamento, mas também reduzir a resistência bacteriana[28,41].

A internação hospitalar e o tratamento parenteral inicial estão indicados se houver comprometimento do estado geral, toxemia, vômitos, desidratação, baixa adesão ao tratamento ou maior suscetibilidade para evolução grave, como ITU em pacientes com doenças urinárias prévias complexas, especialmente as obstrutivas, presença de cálculos, RN e lactentes jovens (< 2 a 3 meses) e imunodeprimidos (Quadro 17.4).

QUADRO 17.4 Indicações de internação na pielonefrite aguda[4,9]

- Idade inferior a 2-3 meses
- Adesão ao tratamento incerta ou dificuldade de acompanhamento
- Inabilidade de manter hidratação ou ingerir medicamentos por via oral
- Desidratação
- Suspeita de sepse ou doença grave com comprometimento do estado geral
- Dúvida quanto ao diagnóstico de infecção do trato urinário
- Doenças obstrutivas e malformações do trato urinário
- Insuficiência renal aguda associada
- Imunodeprimidos

Nos casos em que a internação é recomendada, deve-se utilizar um antimicrobiano de amplo espectro, como as cefalosporinas de terceira geração ou aminoglicosídeos[4,9,30,47,52,53]. As quinolonas não devem ser usadas como primeira escolha, sendo reservadas para os casos de resistência bacteriana a outros medicamentos. Em RN, é recomendado associar ainda a ampicilina (para cobertura de estreptococo B e enterococo). Nas uropatias obstrutivas com ITU, o enterococo pode estar presente e deve ser considerado nos casos mais graves.

Outras medidas, como aumento da ingestão de líquidos, micções frequentes (cada 2 a 3 horas), tratamento da constipação intestinal, controle da febre e analgesia, são necessárias para melhor evolução e conforto do paciente[4,9,11]. Os antibióticos mais utilizados no tratamento da ITU estão relacionados nas Tabelas 17.3 e 17.4.

TABELA 17.3 Antibióticos utilizados no tratamento oral de infecção do trato urinário[4,9]

Antibiótico	Dosagem
Amoxicilina	40 a 50 mg/kg/dia, em 2 a 3 doses
Cefalexina	50 a 100 mg/kg/dia, em 3 a 4 doses
Cefadroxila	30 mg/kg/dia, em 2 a 3 doses
Cefixime	8 mg/kg/dia, em 2 doses
Cefuroxima	30 mg/kg/dia, em 2 doses
Sulfametoxazol (SMZ)/trimetoprim (TMP)	6 a 12 mg TMP ou 30 a 60 mg SMZ/kg/dia, em 2 doses
Ciprofloxacina	20 a 30 mg/kg/dia, em 2 doses
Nitrofurantoína	5 a 7 mg/kg/dia, em 4 doses

TABELA 17.4 Antibióticos utilizados para tratamento parenteral de infecção do trato urinário[4,9]	
Antibiótico	Dosagem diária
Amicacina	15 mg/kg/dia, em 1 a 3 doses, IV ou IM
Gentamicina	7,5 mg/kg/dia, em 1 a 3 doses, IV ou IM
Tobramicina	5 mg/kg/dia, em 3 doses, IV
Cefazolina	25 a 100 mg/kg/dia, em 3 a 4 doses, IV
Cefotaxima	100 a 150 mg/kg/dia, em 3 a 4 doses, IV
Ceftriaxona	50 a 70 mg/kg/dia, em 1 a 2 doses, IV ou IM
Cefepime	100 mg/kg/dia, em 2 doses, IV
Ceftazidima	100 a 150 mg/kg/dia, em 2 a 3 doses, IV
Ciprofloxacina	20 a 30 mg/kg/dia, em 2 doses IV

IM: intramuscular; IV: intravenosa.

Pielonefrite Aguda

A pielonefrite aguda causa desconforto, febre e queda do estado geral, pode evoluir para sepse, formação de abscessos e tem risco de induzir lesão renal permanente (cicatrizes). Demanda pronta abordagem terapêutica. Nos últimos anos, em seu tratamento, estudos e revisão sistemática por metanálise não evidenciaram diferença na eficácia do tratamento oral, ministrado por 7 a 14 dias, em comparação a tratamento endovenoso inicial (2 a 3 dias) seguido de tratamento oral complementar, totalizando 10 a 14 dias de tratamento. O tratamento oral mostrou-se alternativa comparável ao parenteral, tanto para resolução da sintomatologia como para ocorrência de recidivas e de cicatrizes renais[52,54]. Nesses estudos, no entanto, foram excluídos lactentes e crianças com doença renal conhecida ou com idade inferior a 2 a 3 meses, não sendo, portanto, seus resultados comprovadamente aplicáveis para estes casos, cuja abordagem deve ser individualizada. Nos pacientes hospitalizados, também já há evidências de que o tratamento longo (> 2 a 3 dias) por via parenteral, não é superior ao tratamento inicial parenteral por 2 a 3 dias, seguido de complementação oral[52,54] ambulatorial. Mesmo em lactentes com menos de 60 dias, estudo recente mostrou que em um período de observação de 10 anos (2005 a 2015) houve redução substancial de tratamento endovenoso longo (tempo $\geq$ 4 dias), sem implicar em aumento de readmissões hospitalares[55]. Atualmente, diversas diretrizes[30,36,40] recomendam o tratamento oral da PNA em lactentes e crianças maiores com bom estado geral e que não apresentam restrições a este tipo de tratamento, como vômitos e dificuldade de aceitação oral. Os principais antibióticos disponíveis para via oral incluem cefixima, cefuroxima, e amoxicilina/clavulanato (Tabela 17.3). Casos inabilitados ao tratamento oral ou que necessitam de internação hospitalar por maior gravidade ou presença de comorbidades (Quadro 17.4) devem receber cefalosporinas de terceira geração por via parenteral ou aminoglicosídeos (Tabela 17.4) até a melhora clínica e resultado da urocultura e antibiograma. Deve-se salientar que os aminoglicosídeos, como a amicacina e a gentamicina, podem ser usados em dose única diária, com eficácia semelhante a doses fracionadas, e com menor toxicidade[52]. Na medida do possível, não devem ser rotineiramente usados por tempo prolongado, por seu elevado potencial nefrotóxico, especialmente em pacientes com diminuição da função renal. Outros antibióticos são disponíveis (Tabela 17.4) e os requisitos básicos para uso na infecção com comprometimento renal foram já abordados no item "Considerações gerais".

Pacientes com PNA e histórico de ITU prévia, cicatrizes renais, doença renal ou malformação do trato urinário, RVU que dilata as vias urinárias e nos RN e lactentes jovens (menores que 2 a 3 meses) a antibioticoterapia oral não foi adequadamente estudada[52]. Nesses casos, o tratamento inicial pode ser parenteral, com conversão para oral em momento adaptado a cada caso. A orientação do especialista é necessária nos casos mais complexos.

A pielonefrite aguda é geralmente tratada por 7 a 14 dias, habitualmente por 10 dias, embora não existam estudos definindo o tempo ideal de tratamento[30,36,52].

Urocultura de controle durante o período de tratamento somente é recomendada se houver evolução insatisfatória, com persistência da febre por mais de 48 a 72 horas. Nesses casos, a USG de rins e vias urinárias é também recomendada para avaliar complicações ou malformações associadas. Recomenda-se urocultura de controle 2 a 3 dias após o término do tratamento em todos os casos[4,6,7].

Cistite

Os objetivos de tratar a cistite incluem melhora dos sintomas, erradicação da infecção e prevenção de recidivas e complicações renais. Em geral o tratamento é ambulatorial e por via oral. Medicamentos como as cefalosporinas, associação amoxicilina-clavulonato (Tabela 17.3) e nitrofurantoína são bastante eficazes no tratamento, desde que haja boa sensibilidade no antibiograma (ver também sensibilidade conhecida dos serviços locais para tratamento inicial empírico). Os estudos com revisões sistemáticas não são conclusivos sobre o tempo de tratamento ideal na cistite[56,57]. São poucos os estudos e com casuística pequena, o que dificulta a valorização dos resultados[57]. A cistite esporádica pode ser tratada por 3 a 7 dias[28,36]. Já a cistite de repetição possivelmente requer tratamento mais prolongado (7 a 10 dias) para erradicação das bactérias alojadas na submucosa e diminuição das recidivas[23], embora não haja consenso. Frequentemente, a constipação intestinal e os distúrbios miccionais estão envolvidos nas cistites de repetição e devem ser adequadamente avaliados no acompanhamento posterior desses pacientes[29,58].

Infecção Urinária de Repetição

A taxa de recorrência da ITU após a primeira infecção é de 30 a 40%[8] e expõe a criança a risco progressivo de lesões renais permanentes. A recorrência da ITU aumenta de maneira proporcional ao número de infecções precedentes, o que evidencia a importância de os pais estarem alerta para essa possibilidade, valorizando febre e sintomas específicos, com procura precoce de atendimento médico. Em RN de ambos os sexos, o risco de a ITU recorrer é de 26%[8] Nos meninos, as recorrências são raras após o primeiro ano de vida e nas meninas podem ocorrer em qualquer idade, sendo que após a primeira ITU são mais frequentes nos primeiros 3 a 6 meses[7,8].

São fatores predisponentes para ITU de repetição, definida como dois episódios em 6 meses ou três episódios em 12 meses, a idade e sexo, malformações do trato urinário, RVU que dilata as vias urinárias, micção disfuncional, micções infrequentes, constipação intestinal, baixa ingestão de líquidos, história familiar de ITU e infecções pregressas[30,40,58,59]. A constipação intestinal pode aumentar o risco de hiperatividade vesical, micção descoordenada, piora do RVU e resíduo vesical pós-miccional[24,58]. Disfunção da bexiga e do intestino ocorrem em 20% de todas as crianças e em 50% das crianças com história de ITU[58].

Em crianças maiores, com controle miccional, sintomas como urgência e urge-incontinência urinária, manobras de contenção urinária, frequência das micções e características das evacuações devem ser ativamente pesquisados com os pais, que frequentemente subvalorizam as alterações presentes. Ingestão hídrica e débito urinário baixos, micções infrequentes ou muito frequentes são mais facilmente reconhecidas por meio de um diário miccional (ver Capítulo 20 – Disfunção vesical não neurogênica e distúrbios de eliminação), que é geralmente realizado pelos pais por 2 a 3 dias após orientação médica. Um dos aspectos mais importantes na abordagem terapêutica da ITU recorrente é o tratamento dessas alterações predisponentes, bem como um tratamento efetivo da constipação intestinal[24,58]. O papel da investigação do trato urinário e profilaxia das recidivas das infecções com antibióticos por longo prazo será discutido a seguir.

INVESTIGAÇÃO DO TRATO URINÁRIO

A avaliação do trato urinário após a ITU tem como objetivo identificar anormalidades anatômicas e funcionais, que são fatores de risco para ITU recorrente, e orientar medidas preventivas e de retardo na progressão de lesões crônicas renais estabelecidas, que podem se associar à hipertensão e eventualmente à insuficiência renal crônica no longo prazo. Os exames mais comumente utilizados em crianças com ITU são USG de rins e vias urinárias, uretrocistografia miccional e cintilografia renal estática. Outros exames – como cintilografia renal dinâmica (renograma), tomografia do trato urinário, urorressonância magnética e urografia excretora – são utilizados em casos específicos. A avaliação funcional inclui urofluxometria, e mais raramente urodinâmica, exames estes comentados em capítulo específico (Capítulo 20).

Ultrassonografia dos Rins e das Vias Urinárias

A USG dos rins e das vias urinárias é um exame não invasivo e livre de radiações, de fácil execução, portanto útil em crianças com ITU. Permite avaliar anormalidades na localização, tamanho e forma renal, alterações da ecogenicidade e da diferenciação corticomedular, dilatação da pelve (Figura 17.5) e dos ureteres, duplicidade das vias urinárias, espessamento de parede vesical, presença de resíduo pós-miccional, ureteroceles, entre outras malformações. É útil no paciente com massa abdominal palpável, micção anormal e com história familiar de ITU. Quando associada ao Doppler, pode identificar áreas mais inflamadas, sugestivas de pielonefrite, embora seja pouco específica ou sensível para essa finalidade[45] (ver item "Diagnóstico"). Tem como desvantagens ser dependente de profissionais experientes em sua execução e o fato de não fornecer dados de função renal. As diretrizes da AAP e de outros países recomendam a realização de USG em todos os lactentes com ITU[15,30,36,40]. As indicações de sua realização ainda na fase aguda já foram comentadas anteriormente (ver "Diagnóstico"). Alguns autores não observaram vantagens adicionais em sua realização na primeira ITU se a USG antenatal for normal, uma vez que a conduta muitas vezes não é afetada pelo exame[60,61]. Outros

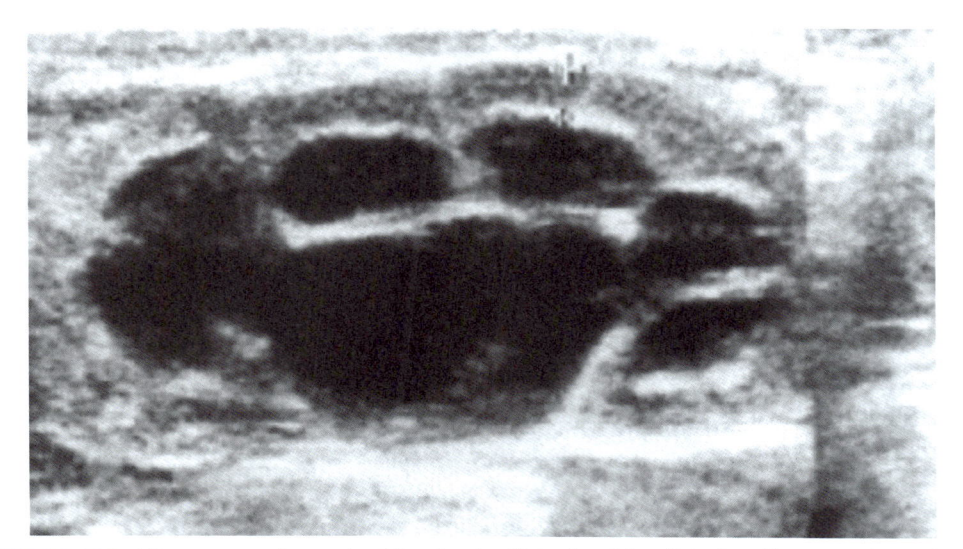

FIGURA 17.5 Ultrassonografia renal evidenciando dilatação pielocalicinal e afilamento do parênquima renal.

estudos[44,62] evidenciaram anormalidades ultrassonográficas em, respectivamente, 41 e 28,7% dos pacientes com primeira ITU, muitas vezes discordando dos achados antenatais.

Os pacientes que tiveram boa evolução com o tratamento da ITU podem realizar a USG uma ou duas semanas após a resolução da infecção, quando o processo inflamatório já deve ter resolvido[4,9,28]. Em crianças maiores com ITU febril e na ITU de repetição[9,53,63,64] recomenda-se incluir a fase pós-miccional na USG para pesquisa de resíduo e espessamento vesical, uma vez que os distúrbios miccionais são achados frequentes como causa de ITU, especialmente em crianças com cistite de repetição[23].

Uretrocistografia Miccional

O exame de escolha para a primeira avaliação morfológica do trato urinário inferior e pesquisa de refluxo vesicoureteral é a uretrocistografia miccional (UCM) convencional (Figura 17.6). Esse estudo permite graduação acurada do grau de refluxo (Figura 17.1), que pode estar presente em 25 a 40% dos lactentes com ITU[13,18], além de permitir identificação de ureterocele, válvula de uretra posterior, outras anormalidades da uretra, divertículos e trabeculação vesical e sinais indiretos de micção disfuncional, como

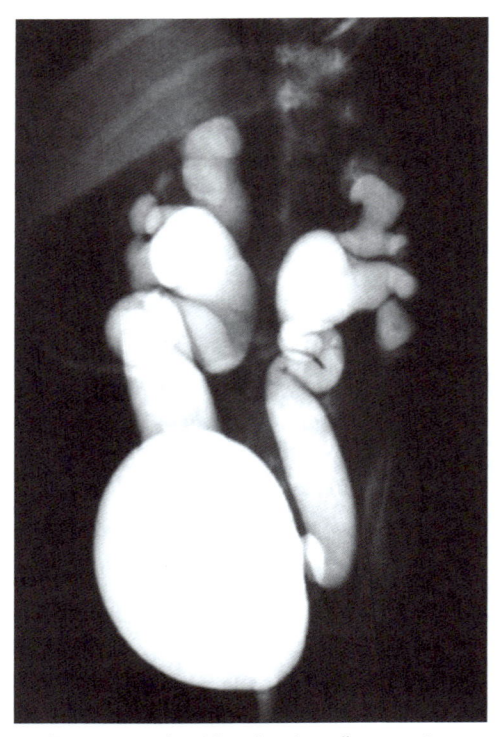

FIGURA 17.6   Uretrocistografia miccional evidenciando refluxo vesicoureteral grau V.

dilatação do colo vesical e presença de resíduo pós-miccional[40,41,62]. O caráter invasivo do exame, o custo elevado e a exposição à radiação são as principais dificuldades para sua realização, sendo considerado pelos pais um exame desconfortável para a criança.

A UCM não deve ser rotineiramente realizada logo após a primeira ITU febril em lactentes com menos de 24 meses, mas é recomendada se houver USG alterada, com dilatação das vias urinárias, retrações cicatriciais ou outras alterações sugestivas de malformações do trato urinário. Porém, após duas ou mais ITUS febris, está sempre recomendada nessa faixa etárias segundo algumas diretrizes[15,30,36,40].

A realização de UCM pode ainda ser ponderada pelo pediatra/especialista após uma primeira ITU febril em RN e lactentes com menos de dois meses e em lactentes com circuncisão prévia, por estes pacientes apresentarem risco maior de anormalidade do trato urinário associada à ITU, não evidenciada na USG. Lactentes com infecções graves por bactérias não *E. coli*, de evolução atípica, com resposta inadequada ao tratamento em 72 horas também devem ser avaliados criteriosamente quanto à necessidade de UCM antes de adquirirem uma segunda ITU febril[36,40], lembrando que as indicações de UCM são ainda bastante controversas na literatura[36].

A UCM pode ser realizada assim que o paciente apresentar melhora clínica ou após algumas semanas da infecção. Caso o paciente já tenha terminado o tratamento, é recomendado administrar antibiótico por 3 dias, com a UCM sendo realizada no segundo dia[40].

Cintilografia Renal Estática

A cintilografia renal com ácido dimercapto-succínico marcado com tecnécio[99] (DMSA) é considerada o padrão de referência para a detecção de pielonefrite aguda e cicatrizes pielonefríticas, e é superior à USG e à urografia excretora[4,9,63]. O DMSA marcado com tecnécio liga-se às células tubulares após injeção endovenosa e permite identificar a localização e a extensão do processo infeccioso. Áreas de captação diminuída representam áreas de função tubular reduzida ou anormal. Muitas alterações detectadas na pielonefrite aguda podem se resolver. A persistência de áreas de hipocaptação após 5 a 6 meses denota lesões cicatriciais permanentes[4,8,32,34]. Estudos de revisão e de metanálise evidenciaram incidência de 15%[65,66] de cicatrizes renais por meio do DMSA após a primeira ITU febril e de 41,6% após a primeira pielonefrite aguda comprovada por DMSA na fase aguda[19]. Outros defeitos corticais e diferenças de função entre os rins também são detectados nesse exame[49]. O DMSA raramente é necessário na fase aguda da ITU, mas pode ser realizado nessa situação quando existir dúvida diagnóstica, que possa impactar na conduta (ver item "Diagnóstico").

Para detecção de cicatrizes renais, o DMSA idealmente deve ser realizado cerca de 5 a 6 meses após a ITU febril e sua indicação é variável nas diversas diretrizes[32,36]. De forma geral, está indicada na ITU de repetição, no RVU que dilata as vias urinárias, especialmente graus IV e V, na presença de malformações obstrutivas, nas crianças com risco de cicatriz renal, com alterações ultrassonográficas (p. ex., retração cortical, diminuição ou assimetria de tamanho renal) e presença de hipertensão ou albuminúria associada à ITU de repetição[36,65,66].

Outros Exames

Na dilatação do trato urinário detectada na USG, não relacionada a RVU, o renograma ou a cintilografia renal dinâmica com ácido dietileno-triamino-penta-acético (DTPA) marcado com tecnécio, permitem avaliar a drenagem do sistema coletor. Detecta processos obstrutivos com auxílio de diurético endovenoso e verifica quantitativamente a função de cada rim em separado. Outros exames úteis na investigação de ITU complicada, com suspeita de abscesso renal ou perirrenal, cálculos e de malformações urinárias complexas são a TC e a URM. O uso de contraste endovenoso e exposição à radiação, no caso da TC, e a necessidade de sedação para a URM, limitam sua aplicação rotineira na criança, principalmente na fase aguda da infecção[45].

PROFILAXIA ANTIBACTERIANA

A ITU de repetição e o RVU foram associados a cicatrizes renais permanentes, o que conduziu à prática de administrar antibióticos em dose baixa por longos períodos, com o objetivo de esterilizar a urina e prevenir novas infecções e lesões renais adicionais[4,5].

Atualmente, diversos autores questionam o benefício dessa administração de antibióticos por longo prazo na ITU de repetição e no RVU, por não observarem prevenção de cicatrizes renais em crianças com ITU de repetição associada ou não a RVU[21,22,30,67], com risco de resistência bacteriana com essa abordagem. Mais recentemente, estudos multicêntricos controlados, randomizados e com placebo[19,68] e um estudo de revisão por metanálise[63] evidenciaram redução significativa do risco de novas ITU sintomáticas em crianças com ITU prévia, com e sem RVU, com a profilaxia de longo prazo com antibióticos. Porém, recomendam que o benefício (pequeno ou moderado) deve ser considerado juntamente com o risco de resistência bacteriana, considerando que a profilaxia não parece influenciar a redução de cicatrizes renais de maneira consistente nos estudos.

A profilaxia na ITU recorrente em crianças sem anormalidades do trato urinário, embora eficaz em reduzir novas ITU, em geral é pouco justificável, considerando os efeitos adversos e a emergência de cepas resistentes[28,59]. O benefício da profilaxia é mais evidente nas meninas, após infecção-índice febril e nos pacientes com distúrbios da micção associados a distúrbios intestinais (*bladder bowel disease* – BBD)[58]. Quando utilizada, deve ser por curto prazo e acompanhada de outras medidas profiláticas, com correção de fatores de risco, como distúrbios da micção (que podem requerer fisioteapia do assoalho pélvico), baixa ingestão hídrica, micções infrequentes, constipação intestinal e correção de fimose[28,32,59]. Suco ou cápsulas de *cranberry* acidificam a urina também podem reduzir a adesão de bactérias uropatogênicas no epitélio urinário. Embora os estudos tenham resultados conflitantes na criança, em mulheres adultas a *cranberry* é considerada útil na prevenção de ITU[69]. Os probióticos, por outro lado, não parecem reduzir as infecções urinárias recorrentes[70].

Outros autores observaram maior uso de profilaxia nos graus elevados de RVU ou na presença de anormalidades maiores do trato urinário, porém esta decisão deve ser tomada em conjunto com o especialista e discutida com os familiares[32,71]. É importante ressaltar que a maior parte dos estudos não inclui RVU de grau V ou inclui poucos casos, dificultando análise conclusiva[30,63]. Essas crianças devem ser encaminhadas ao especialista por necessitarem de cuidados especiais, que incluem a quimioprofilaxia e com grande frequência abordagem cirúrgica.

Os medicamentos classicamente utilizados e as dosagens recomendadas são apresentados na Tabela 17.5. A nitrofurantoína, embora mais eficiente e com menor influência na flora fecal, está mais associada a efeitos adversos, principalmente gastrointestinais, o que pode impactar na adesão ao tratamento[71]. A associação sulfametoxazol/trimetoprima é bem tolerada, porém mais associada a cepas resistentes[72,73]. Ambos os medicamentos são contraindicados a menores de 1 a 2 meses, respectivamente; nessa faixa etária, as cefalosporinas de primeira geração são mais utilizadas.

TABELA 17.5 Medicamentos utilizados para profilaxia da infecção do trato urinário[32,71-73]	
Medicamento	Dosagem diária
Sulfametoxazol/trimetoprima	5 a 10 mg/kg de sulfametoxazol e 1 a 2 mg/kg de trimetoprim
Nitrofurantoína	1 a 2 mg/kg
Cefalexina	10 a 15 mg/kg

BACTERIÚRIA ASSINTOMÁTICA

O termo bacteriúria assintomática (ABU) refere-se à presença de bacteriúria significativa ($> 10^5$ UFC/mL) na ausência de sintomatologia sugestiva de infecção do trato urinário superior ou inferior e ausência de sinais inflamatórios na urinálise. Geralmente é encontrada por acaso, em exame urinário de investigação, ou no acompanhamento de crianças após ITU. O diagnóstico requer o encontro da mesma bactéria em diversas amostras de urina. A bactéria, em geral, apresenta baixa virulência e baixa capacidade de aderência ao epitélio do trato urinário e pode persistir por meses ou anos de forma comensalista com o hospedeiro, sem causar danos renais[4,5,46,74]. A ABU pode ocorrer em crianças com trato urinário normal ou alterado, como no RVU e na bexiga neurogênica em cateterismo intermitente. Em crianças normais, sem anomalias do trato urinário ou do padrão miccional, existe uma tendência ao clareamento espontâneo. O tratament♦ da ABU com antibióticos não é recomendado pelo maior risco de pielonefrite cor♦ bactérias mais agressivas e resistentes[74]. Nos casos tratados, existe ainda uma forte ten♦ dência à recorrência.

CONCLUSÕES

A infecção urinária é frequente em pediatria e cursa com morbidade aguda e crônic♦ significativa. Pode se apresentar como cistite ou pielonefrite, e no lactente frequentement♦ evolui com febre sem sinais localizatórios, o que ressalta a necessidade de se conside♦ rar seu diagnóstico nessa faixa etária. Com exceção dos primeiros meses de vida, é mai♦ prevalente nas meninas. Diversos fatores bacterianos e do hospedeiro predispõem à ITU♦ destacando-se a aderência bacteriana por meio dos *pili*, as anomalias funcionais ou anatô♦ micas do trato urinário e a presença de prepúcio não retrátil (meninos). Dados de históri♦ e de exame físico e a análise urinária, evidenciando inflamação e bacteriúria, permitem ♦ suspeita e o tratamento empírico da ITU. Após confirmação por urocultura, deve-se ajus♦ tar o tratamento conforme a sensibilidade antimicrobiana, privilegiando-se os antibiótico♦ de menor espectro, visando a reduzir a resistência bacteriana. A coleta de urina por sac♦ coletor torna a cultura não confiável. Em crianças sem controle esfincteriano, que reque♦ rem antibioticoterapia imediata, é necessária a coleta por punção suprapúbica ou cateteris♦ mo vesical. Sempre que possível, métodos não invasivos de coleta urinária, como o *clea♦ catch* nos lactentes e jato médio nas crianças maiores, devem ser privilegiados. A USG d♦ rins e vias urinárias é útil como exame inicial nas crianças em estado grave, em RN e no♦ lactentes e crianças maiores com evolução insatisfatória, atípica ou na ITU recorrente♦ Outros exames úteis são a UCM e a cintilografia renal com DMSA, porém a investigaçã♦ do trato urinário é controversa, e em geral estes exames no lactente estão indicados apó♦ a segunda ITU febril. A supervisão clínica pediátrica após a ITU é fundamental para a♦ prevenção de complicações futuras, uma vez que tende a recorrer, especialmente se houve♦ fatores predisponentes.

REFERÊNCIAS BIBLIOGRÁFICAS

1. Shaikh N, Morone NE, Bost JE, Farrell MH. Prevalence of urinary tract infection in childhood. A meta-analysis. Pediatr Infect Dis J. 2008;27(4):302-8.
2. Yorita KL, Holman RC, Sejvar JJ, Steiner CA, Schonberger LB. Infectious disease hospitalizations among infants in the United States. Pediatrics. 2008;121(2):244-52.
3. Antonyrajah B, Mukundan D. Fever without apparent source on clinical examination. Curr Opin Pediatr. 2008;20(1):96-102.
4. Chang SL, Shortliffe LD. Pediatric urinary tract infections. Pediatr Clin N Am. 2006;53(3):379-400.
5. Rushton HG, Pohl HG. Urinary tract infections in children. In: Belman AB, King LR, Kramer SA. Clinical Pediatric Urology. 4th ed. London: Martin Dunitz; 2002. p. 261-330.

Shaikh N, Morone NE, Lopez J, Chianese J, Sangvai S, D'Amico F, et al. Does this child have a urinary infection? JAMA. 2007;298(24):2895-904.

Ma JF, Shortliffe LMD. Urinary infection in children: etiology and epidemiology. Urol Clin North Am. 2004;31(3):517-26.

Winberg J, Andersen HJ, Bergstrom T, Jacobsson B, Larson H, Lincoln K. Epidemiology of symptomatic urinary tract infection in childhood. Acta Pediatr Scand Suppl. 1974;252:1-20.

Committee on Quality Improvement. Subcommittee on Urinary Infection. American Academy of Pediatrics. Practice parameter: the diagnosis, treatment, and evaluation of the initial urinary tract infection in febrile infants and young children. Pediatrics. 1999;103(4):843-52.

10. Sood A, Penna JA, Eleswarapu S, Pucheril D, Weaver J, Abd-El-Barr AER, et al. Incidence, admission rates, and economic burden of pediatric emergency department visits for urinary tract infection: Data from the nationwide emergency department sample, 2006 to 2011. J Pediatr Urol. 2015;11:246e241-248.

11. Schlager TA. Urinary tract infections in infants and children. Microbiol Spectr. 2016;4(5):UTI-0022-2016.

12. Friedman S, Reif S, Assia A, Levy I. Clinical and laboratory characteristics of non-E coli urinary tract infections. Arch Dis Childhood. 2006;91(10):845-6.

13. Conway PH, Cnaan A, Zaoutis T, Henry BV, Grundmeier RW, Keren R. Recurrent urinary tract infections in children: risk factors and association with prophylactic antimicrobials. JAMA. 2007;298(2):179.

14. Marild S, Hansson S, Jodal U, Odén A, Svedberg K. Protective effect of breastfeeding against urinary tract infection. Acta Paediatr. 2004;93(2):164-8.

15. Agence Française de Sécurité Sanitaire des Produits de Santé. Diagnostic et antibiothérapie des infections urinaires bactériennes communautaires du nourrisson et de l'enfant. 2007. Disponível em: http://www.cclin-arlin.fr/nosopdf/doc08/0021786.pdf. (Acesso em: 3 ago. 2020.)

16. Lee JH, Choi HS, Kim JK, Won HS, Kim KS, Moon DH, et al. Nonrefluxing neonatal hydronephrosis and the risk of urinary tract infection. J Urol. 2008;179(4):1524-8.

17. Coelho GM, Bouzada MCF, Lemos GS, Pereira AK, Lima BP, Oliveira EA. Risk factors for urinary tract infection in children with prenatal renal pelvic dilatation. J Urol. 2008;179(1):284-9.

18. Williams G, Fletcher JT, Alexander SI, Craig JC. Vesicoureteral reflux. J Am Soc Nephrol. 2008;19(5):847-62.

19. Nordenström J, Holmdahl G, Brandström P, Sixt R, Stokland E, Sillén U, et al.The Swedish infant high-grade reflux trial: Study presentation and vesicoureteral reflux outcome. J Pediatr Urol. 2017;13(2):130-8.

20. Faust WC, Diaz M, Pohl HG. Incidence of post-pyelonephritic renal scarring: A meta-analysis of the dimercapto-succinic acid literature. J Urol. 2009;181(1):290-8.

21. Garin EH, Olavarria F, Garcia Nieto V, Valenciano B, Campos A, Young L. Clinical significance of primary vesicoureteral reflux and urinary antibiotic prophylaxis after acute pyelonephritis: a multicenter, randomized, controlled study. Pediatrics. 2006;117(3):626-32.

22. Roussey-Kesler G, Gadjos V, Idres N, Horen B, Ichay L, Leclair MD, et al. Antibiotic prophylaxis for the prevention of recurrent urinary tract infection in children with low grade vesicoureteral reflux: results from a prospective randomized study. J Urol. 2008;179(2):674-9.

23. Azzarone G, Liewehr S, O'Connor K, Adam HM. Cystitis. Pediatr Rev. 2007;28(12):474-6.

24. Neumann PZ, De Domenico IJ, Nogrady MB. Constipation and urinary tract infection. Pediatrics. 1973;52(2):241-5.

25. Eden JC, Eriksson B, Hanson LA, Jodal U, Kayser B, Janson GL, et al. Adhesion to normal uroepithelial cells of Escherichia coli from children with various forms of urinary infection. J Pediatr. 1978;93(3):398-403.

26. Klemm P. Fimbrial adhesins of Escherichia coli. Rev Infect Dis. 1985;7(3):321-40.

27. Mac Lellan LK, Hunstad DA. Urinay tract infection: pathogenesis and outlook. Trends Me Med.2016;22(11):946-57

28. Balighian E and Burke M. Urinary Tract Infections in Children. Pediatri Rev. 2018;39(1):3-12.

29. Wald ER. Cystitis and pyelonephritis. In: Cherry JD, Harrison GJ, Kaplan SL, Steinbach WJ, He tez PJ. Feigin and Cherry's Textbook of pediatric infectious diseases. 7. ed. Philadelphia: Elsevie Saunders; 2014. p. 535-53.

30. The Subcommitee on Urinary tract Infection, Steering Committee on Quality Improvement an Management. Urinary tract infection: clinical practice guideline for the diagnosis and manage ment of the initial UTI in febrile infants and children 2 to 24 months. Pediatrics. 2011;12;595-61(

31. Reaffirmation of AAP Clinical Practice Guideline: The Diagnosis and Management of the Initia Urinary Tract Infection in Febrile Infants and Young Children 2–24 Months of Age Subcommitte on urinary tract infection. Pediatrics. 2016;138(6):e20163026.

32. Leung AKC, Wong AHC, Leung AAM, Hon KL. Urinay tract infection in children. Recent Pa Inflammation Allergy Drug Discovery. 2019;13:2-18.

33. Williams GJ, Macaskill P, Chan SF, Turner RM, Hodson E, Craig JC. Absolute and relative accu racy of rapid urine tests for urinary tract infection in children: a meta-analysis. Lancet Infect Dis 2010;10(4):240-50.

34. Whiting P, Westwood M, Watt I, Cooper J, Kleijnen J. Rapid tests and urine sampling technique for the diagnosis of urinary tract infection (UTI) in children under five years: a systematic review BMC Pediat. 2005;5(1):4.

35. Hoberman A, Wald ER, Penchansky L, Reynolds EA, Young S. Enhanced urinalysis as a screening test for urinary tract infection. Pediatrics. 1993;91(6):1196-9.

36. Okarska-Napierała M, Wasilewska A, Kuchar E. Urinary tract infection in children: Diagnosis treatment, imaging. Comparison of current guidelines. J Pediatr Urol. 2017;13(6):567-73.

37. Chaudhari PP, Monuteaux MC, Bachur RG. Urine Concentration and Pyuria for Identifying UT in Infants. Pediatrics. 2016;138(5). pii:e20162370.

38. Long E, Vince J. Evidence behind WHO guidelines: Hospital care for children: What are appropria te methods of urine collection in UTI? J Trop Ped. 2007;53(4):221-4.

39. Hellerstein S. Recurrent urinary tract infections in children. Pediar Infect Dis. 1982;1(4):271-81.

40. National Institute for Health and Clinical Excellence. Urinary tract infection in children: Diag nosis, treatment and long-term management. Disponível em: https://www.nice.org.uk/guidance cg54/evidence/full-guidelinepdf-196566877. (Acesso em: 3 ago. 2020.)

41. Copp HL, Schmidt B. Work-up of pediatric urinary tract infection. Urol Clin North Am 2015;42(4):519-26.

42. Shaikh N, Borrell JL, Evron J, Leeflang MMG. Procalcitonin, C-reactive protein, and erythrocyte sedimentation rate for the diagnosis of acute pyelonephritis in children. Cochrane Database o Systematic Reviews. 2015, Issue 1.

43. Prat C. Elevated serum procalcitonin values correlate with renal scarring in children with urinary tract infection. Pediat Infect Dis J. 2003;22(5):438-42.

44. Preda I, Jodal U, Sixt R, Stokland E, Hansson S. Value of ultrasound in evaluation of infants with first urinary tract infection. J Urol Vol. 2010;183(5):1984-8.

45. Sty JR, Pan CG. Genitourinary imaging techniques. Pediatr Clin North Am. 2006;53:339-61.

46. Doganis D, Siafas K, Mavrikou M, Issaris G, Martirosova A, Perperidis G, et al. Does early treat ment of urinary tract infection prevent renal damage? Pediatrics. 2007;120(4):e922-8.

47. Kowalsky RH, Shah NB. Update on urinary infections in the emergency department. Curr Opin Pediatr. 2013;25:317-322.

48. Bryce A, Hay AD, Lane IF, Thornton HV, Wootton M, Costelloe C. Global prevalence of antibiotic resistance in paediatric urinary tract infections caused by Escherichia coli and association with routine use of antibiotics in primary care: systematic review and meta-analysis. BMJ. 2016;352:i939.

9. Hoberman A, Wald ER, Hickey RW, Baskin M, Charron M, Majd M, et al. Oral versus initial intravenous therapy for urinary tract infections in young febrile children. Pediatrics. 1999;104(1 Pt 1):79-86.

0. Montini G, Toffolo A, Zucchetta P, Dall'Amico R, Gobber D, Calderan A, et al. Antibiotic treatment for pyelonephritis in children: multicentre randomised controlled non-inferiority trial. BMJ. 2007;335(7616):386.

1. Lo DS, Ragazzi SLB, Gilio AE, Martinez MB. Infecção urinária em menores de 15 anos: etiologia e perfil de sensibilidade antimicrobiana em hospital geral de pediatria. Rev Paul Pediatr. 2010;28(4):299-303.

2. Strohmeier Y, Hodson EM, Willis NS, Webster AC, Craig JC. Antibiotics for acute pyelonephritis in children (Review). The Cochrane Database for Systematic Reviews. 2014, Issue 7.

3. Mori R, Lakhanpaul M, Verrier-Jones K. Diagnosis and management of urinary tract infection in children: summary of NICE guidance. BMJ. 2007;335(7616):395-7.

4. Hodson EM, Willis NS, Craig JC. Antibiotics for acute pyelonephritis in children (Review). The Cochrane Database for Systematic Reviews. 2007, Issue 4.

5. Hay AD, Sterner JA, Hood K, Little P, Delaney B, Hollingworth W, et al. Improving the diagnosis and treatment of urinary tract infection in young children in primare care: results from the DUTY prospective diagnostic cohort study. Ann Fam Med. 2016;14: 325-36.

6. Michael M, Hodson EM, Craig JC, Martin S, Moyer VA. Short versus standard duration oral antibiotic therapy for acute urinary tract infection in children. The Cochrane Library. 2010, Issue 5

7. Fitzgerald A, Mori R, Lakhanpaul M, Tullus K. Antibiotics for treating lower urinary infection in children (review). The Cochrane Database for Systematic Reviews. 2012, Issue 8.

8. Shaikh N, Hoberman A, Keren R, Gotman N, Docimo SG, Mathews R, et al. Recurrent urinary tract infections in children with bladder and bowel dysfunction. Pediatrics. 2016;137(1).

9. Millner R, Becknell B. Urinary infections. Pediatr Clin North Am. 2019; 66(1):1-13.

0. Hoberman A, Charron M, Hickey RW, Baskin M, Kearney DH, Wald ER. Imaging studies after a first febrile urinary tract infection in young children. N Engl J Med. 2003;348(3):195-202.

1. Montini G, Zucchetta P, Tomasi L, Talenti E, Rigamonti W, Picco G, et al. Value of imaging studies after a first febrile urinary tract infection in young children: data from Italian renal infection study 1. Pediatrics. 2009;123(2):e239-46.

2. Westwood ME, Whiting PF, Cooper J, Watt IS, Kleijnen J. Further investigation of urinary tract infection (UTI) in children under five years: a systematic review. BMC Pediatr. 2005;5(1):2.

3. Williams G, Hodson EM, Craig JC. Interventions for primary vesicoureteric reflux. Cochrane Database Syst Rev. 2019;20(2):CD001532

4. Huang HP, Lai YC, Tsai IJ, Chen SY, Tsau YK. Renal ultrasonography should be done routinely in children with first urinary tract infections. Urology. 2008;71(3):439-43.

5. Shaikh N, Ewing AL, Bhatnagar S, Hoberman A. Risk of renal scarring in children with a first urinary tract infection: a systematic review. Pediatrics 2010;126:1084-91.

6. Kosmeri C, Kalaitzidis R, Siomou E. An update on renal scarring after urinary tract infection in children: what are the risk factors? J Pediatr Urol. 2019;15(6):598-603.

7. Williams G, Wei L, Lee A, Craig JC. Long-term antibiotics for preventing recurrent urinary tract infection in children. The Cochrane Database for Systematic Reviews 2006, Issue 3.

8. RIVUR Trial Investigators, Hoberman A, Greenfield SP, Mattoo TK, Keren R, Mathews R, et al. Antimicrobial prophylaxis for children with vesicoureteral reflux. N Engl J Med. 2014;370(25):2367-76.

9. Fu Z, Liska D, Talan D, Chung M. Cranberry reduces the risk of urinary tract infection recurrence in otherwise healthy women: A systematic review and meta-analysis. J Nutr. 2017;147(12):2282-8.

70. Schwenger EM, Tejani AM, Loewen PS. Probiotics for preventing urinary tract infections in adults and children. Cochrane Database Syst Rev. 2015;23(12):CD008772.

71. Hamdy RF, Pohl HG, Forster CS. Antibiotic Prophylaxis Prescribing Patterns of Pediatric Urologists for Children with Vesicoureteral Reflux and other Congenital Anomalies of the Kidney and Urinary Tract.Urology. 2020;136:225-30.

72. Williams G, Craig JC. Long-term antibiotics for preventing recurrent urinary tract infection i children. Cochrane Database of Systematic Reviews 2019, Issue 4.

73. Alsubaie SS, Barry MA.Current status of long-term antibiotic prophylaxis for urinary tract infections in children: An antibiotic stewardship challenge. Kidney Res Clin Pract. 2019;38(4):441-54.

74. Dahiya A, Goldman RD. Management of asymptomatic bacteriuria in children. Can Fam Physician. 2018;64(11):821-4.

18 Infecção urinária por fungos e vírus

Erika Arai Furusawa

APÓS LER ESTE CAPÍTULO, VOCÊ ESTARÁ APTO A:

- Reconhecer o quadro clínico da infecção urinária por fungos e vírus.
- Identificar os fatores predisponentes e as condições favoráveis a esse tipo de infecção.
- Solicitar os exames laboratoriais e de imagem que permitam o diagnóstico.
- Indicar o tratamento precoce aos pacientes de risco.

INTRODUÇÃO

Nas últimas décadas, as doenças fúngicas e virais passaram a ser importante problema de saúde em razão do maior uso de drogas antibacterianas e imunossupressoras.

Atualmente, há grande preocupação com os chamados fungos oportunistas, que atingem indivíduos com o sistema imunológico comprometido ou sob fatores iatrogênicos. São conhecidas aproximadamente 100 mil espécies de fungos, e cerca de 100 delas são causadoras de infecções humanas conhecidas como micoses. Alguns fungos têm importância econômica, como patógenos de plantas e animais. Os fungos podem causar uma gama variada de processos infecciosos, que vão desde quadros clínicos benignos ou assintomáticos até quadros graves e fatais.

Os poliomavírus causam doença principalmente em indivíduos imunodeprimidos e manifestam-se de maneira diferente de acordo com o órgão acometido. Os vírus BK, JC e células Merkel são específicos da espécie humana.

INFECÇÃO URINÁRIA POR FUNGOS

A infecção do trato urinário (ITU) superior ocorre em muitas micoses sistêmicas, sendo a causada pela *Candida* a mais frequente. A infecção fúngica disseminada causada por *Aspergillus*, *Fusarium* e *Trichosporon* pode levar especificamente à invasão renal. A infecção renal pode ocorrer com a disseminação de outras afecções, como histoplasmose, paracoccidioidomicose e blastomicose[1].

Nos últimos 20 anos, houve aumento significativo na ocorrência nosocomial da infecção causada pela levedura do gênero *Candida*, que é responsável por 7% do total de ITU nosocomial[2]. Aproximadamente 10 a 15% das infecções urinárias hospitalares são causadas pela *Candida* sp[3]. No Brasil, um estudo realizado em quatro hospitais de São Paulo demonstrou que a *Candida* sp. correspondeu a 4,3% do total das septicemias[4].

Recentes estudos têm mostrado aumento de 0,9:1.000 para 2:1.000 pacientes com ITU por fungo[5]. Esse aumento tem sido atribuído à maior sobrevida de recém-nascido (RN) pré-termo em unidade de terapia intensiva e ao maior número de crianças imunodeprimidas, particularmente com neoplasias, que recebem quimioterapia, transplantados e pacientes com síndrome da imunodeficiência adquirida por vírus HIV. Barley et al.[6] reportaram a incidência de candidíase sistêmica em cerca de 4% dos RN pré-termo menores de 1,5 quilogramas e em 10% nos menores de 1,0.

O aumento da sobrevida das crianças imunossuprimidas tem levado ao aumento das infecções fúngicas como a principal causa de morbidade e mortalidade na doença avançada.

Fatores Predisponentes à Infecção Fúngica

As defesas imunológicas contra o fungo são mediadas por fagócitos e linfócitos T. Os pacientes com alteração no número de linfócitos T funcionantes (como aqueles com infecção pelo vírus HIV) ou neutrófilos (pacientes com leucemia) apresentam maior predisposição às infecções fúngicas. A criptococose é mais comum nos pacientes com anormalidades da célula T, e a aspergilose ocorre, principalmente, mas não exclusivamente, nos indivíduos neutropênicos[1].

Além das anormalidades imunológicas, há vários fatores de risco associados à infecção, como uso prolongado de antimicrobianos e corticosteroides, nutrição parenteral, presença de cateteres de longa permanência, terapia imunossupressora e quimioterápica e colonização por espécies de *Candida*[1].

Candidíase

A *Candida albicans* é a espécie mais frequente. Uma grande variedade de espécies de *Candida* coloniza habitualmente a pele e os tratos digestivo e geniturinário[1].

Outras espécies não *albicans* podem causar infecção profunda e focal ou superficial, como a *Candida* sp. e a *Candida tropicalis*[1]. As infecções fúngicas causadas pela *Candida* não *albicans* são mais comumente encontradas nas formas localizadas de candidíase renal que nas disseminadas[1].

Nos pacientes tratados previamente com medicamentos do grupo dos azóis, as espécies *Candida krusei* (resistente ao fluconazol) e *Candida glabrata* (que podem tornar-se sensibilidade-dependente da dose ou resistentes ao fluconazol) têm aumentado sua importância[1,7].

As principais formas clínicas de infecção profunda causada pela *Candida* são: candidemia, candidíase profunda focal (cistite por *Candida* e infecção por *Candida* na pelve renal sem evidência de septicemia) e candidíase disseminada.

A candidemia refere-se ao isolamento da *Candida* na hemocultura sem evidência de infecção local ou invasão renal.

A candidúria pode representar desde a colonização do trato urinário pós-cateterismo vesical até candidíase disseminada, sendo, na maioria das vezes, relacionada a *Candida albicans*. A urocultura positiva para *Candida* em pacientes com sinais de septicemia pode indicar envolvimento renal[8].

A candidíase é a micose oportunista mais comum e a mais importante complicação em pacientes hospitalizados. A candidíase disseminada é definida como a invasão não contígua de órgãos por *Candida* sp., secundária à infecção sanguínea e ocorre principalmente em pacientes imunossuprimidos[1]. Nos casos em que não há antecedentes de cirurgia prévia, a via hematogênica é a principal forma de disseminação com invasão de diferentes órgãos[1]. A infecção da pelve renal causada pela *Candida* ocorre, geralmente, após a manipulação cirúrgica dos ureteres ou cirurgia na junção ureteropiélica com contaminação intra ou pós-operatória da ureterostomia[8]. Muitos fungos proliferam nos túbulos renais e a invasão pélvica pode representar uma extensão da infecção renal[8].

Quadro Clínico

Infecção do trato urinário superior

Geralmente, os sinais e os sintomas de envolvimento renal são mascarados por outras manifestações de infecção disseminada grave, como febre, perda de peso, linfadenopatia, meningite ou tosse[1].

A presença de cólica renal pode estar associada com a passagem de massa micelial ou "bola fúngica" pelo ureter e é frequente a ocorrência de obstrução ureteral e anúria. Em muitos casos, observam-se sintomas de urossepse. Ocasionalmente, a infecção de longa data pode resultar em obstrução da junção ureteropiélica com o aparecimento de hidro ou pionefrose. Abscesso perinéfrico e necrose papilar renal também podem ocorrer[8].

A septicemia neonatal por *Candida* ocorre mais frequentemente em prematuros menores que 30 semanas de idade gestacional, sendo comum a alta incidência de ventriculite, hemorragia intraventricular, meningite e envolvimento renal. Nesses lactentes prematuros, a obstrução pélvica renal é complicação de candidíase disseminada[1].

Nos casos mais graves, pode ocorrer insuficiência renal decorrente de infecção, choque ou nefrotoxicidade da anfotericina B.

Infecção do trato urinário inferior

A infecção da bexiga é geralmente causada por espécies de *Candida*. Os pacientes afetados comumente apresentam antecedentes de uso de cateter uretral ou ureteral ou uso prolongado de antibiótico.

Os sintomas, que frequentemente são mínimos, são dor, disúria, urgência miccional, polaciúria e hematúria microscópica[1].

Diagnóstico

O diagnóstico laboratorial de infecções fúngicas requer a coleta de amostras apropriadas e procedimentos laboratoriais adequados, segundo a indicação clínica.

O laboratório basicamente realiza o exame direto, utilizando ou não métodos de coloração e a cultura do material biológico.

A importância do exame direto é muito maior em materiais biológicos "contaminados", ou seja, aqueles que contêm microbiota normal do paciente que em espécies clínicas supostamente estéreis (sangue, medula, líquido cefalorraquiano, etc.). Há, entretanto, limitações e alguns problemas quanto ao exame direto de espécimes. Um exame direto negativo não afasta a hipótese de infecção fúngica. A sensibilidade do método varia de acordo com o sítio anatômico, o sítio da infecção, o número de espécimes, o número de organismos e a qualidade da coleta. Também podem ocorrer exame falso-positivo. O resultado do exame direto permite meios mais bem selecionados para o isolamento do agente etiológico.

Os métodos clássicos requerem tempo maior para a identificação de leveduras. Métodos rápidos permitem a identificação das espécies mais comuns encontradas no laboratório. Esses métodos rápidos têm se tornado de grande importância principalmente em leveduras como *C. krusei*, *C. parapsilosis*, *C. lusitaneae*, *C. tropicalis* e *Cryptococcus neoformans*. São conhecidos diversos *kits* no mercado nacional e internacional, cujo propósito é identificar gêneros e espécies de levedura e a suscetibilidade às drogas antifúngicas.

Em todos os casos, o diagnóstico é baseado no isolamento e na identificação da *Candida* no sangue ou na urina. O diagnóstico de candidúria é realizado por meio da cultura de urina[8].

Nos recen-nascidos, a coleta de urina pode ser obtida por cateterização uretral ou punção suprapúbica. Nos casos em que houver suspeita de candidíase renal, poderá ser indicada a punção aspirativa renal com contagem de colônias maior que 10.000 col/mL indicativa de infecção[9].

Nas crianças maiores, a urina pode ser obtida por jato médio ou cateterismo vesical e contagem maior que 15.000 col/mL sugere infecção renal por *Candida*[9].

Até o momento, outras medidas, como a detecção antigênica ou sorológica, têm sido desapontadoras no diagnóstico dessa infecção. Os anticorpos contra *Candida* estão frequentemente presentes em título baixo nos indivíduos normais e imunodeprimidos com candidíase.

Os testes de aglutinação com partículas de látex para antígenos de *Candida* estão disponíveis comercialmente e não são suficientemente sensíveis para o diagnóstico de candidíase sistêmica em pacientes neutropênicos[1].

O diagnóstico de doença fúngica também pode ser realizado com base no resultado histopatológico, combinado com isolamento do fungo. No caso da infecção por *Candida*, a confirmação histopatológica muitas vezes não é possível pela necessidade de métodos invasivos para essa identificação[1].

Tratamento

O tratamento da candidúria depende da extensão da infecção. A candidúria que ocorre em crianças saudáveis após uso prolongado de antibioticoterapia pode melhorar espontaneamente após a suspensão do antibiótico.

As infecções por *Candida* do trato urinario superior associadas à obstrução urinária têm alto risco de candidemia, especialmente em pacientes imunocomprometidos. Nestes casos, é importante o alívio da obstrução urinária por meio da nefrostomia percutânea ou de cateter ureteral, além da administração de terapia antifúngica. A "bola fúngica" com obstrução urinária pode ser tratada com agentes antifúngicos sistêmicos, além da remoção da obstrução por intervenção radiológica ou cirúrgica[10].

A infecção fúngica do trato urinário limitada à bexiga também pode ser controlada e erradicada com irrigação local com alcalinização urinária e/ou instilação intermitente na bexiga de solução de anfotericina B. De acordo com a Sociedade Americana de Doenças Infecciosas, a irrigação da bexiga com anfotericina B na bexiga é recomendada em espécies de *Candida* resistentes ao fluconazol, especialmente *Candida glabrata*[11]. No entanto, existem poucas evidências relacionadas ao tratamento da "bola fúngica" nos rins. A irrigação antifúngica local por intermédio do tubo de nefrostomia produz alta concentração local de agente antifúngico e tem ação física direta para ajudar a dispersar a bola fúngica. Há relatos na literatura sobre o uso de fluconazol e anfotericina B, que foram infundidos localmente por tubos de nefrostomia[12,13]. No entanto, a anfotericina B é bem conhecida por sua nefrotoxicidade por toxicidade direta em células proximais e tubulares.

Para o tratamento da candidúria assintomática, recomenda-se a modificação dos fatores de risco, por exemplo, controle do diabetes, remoção de cateteres e suspensão de antibioticoterapia (Quadro 18.1).

QUADRO 18.1	Tratamento da infecção fúngica causada por *Candida*
Condição	**Tratamento**
Candidúria assintomática	Modificação dos fatores de risco (raramente requer tratamento). Nos casos que necessitarem de tratamento, utilizar fluconazol (5 a 10 mg/kg), dose única diária, via oral, por 7 a 14 dias
Pielonefrite ascendente	Drenagem cirúrgica associada a fluconazol (6 mg/kg/dia por 2 a 6 semanas) ou anfotericina B endovenosa (0,6 a 1 mg/kg/dia por 2 a 6 semanas)
Candidíase sistêmica	Tratamento prolongado (2 a 6 semanas) com fluconazol (6 mg/kg/dia) ou anfotericina B (0,6 mg/kg/dia)

A anfotericina B por via intravenosa é o tratamento de escolha nas micoses sistêmicas causadas por micro-organismos sensíveis. A administração da anfotericina B deve ser feita na dose diária inicial de 0,25 mg/kg (apenas nos RN) a 0,5 mg/kg, diluídos em solução glicosada (5 ou 10%) em infusão intravenosa por no mínimo 2 horas. Nos dias subsequentes, a dose poderá ser aumentada para 1 mg/kg.

A dose da droga e a duração do tratamento vão diferir de um paciente para outro, dependendo da natureza, da extensão, do tipo e do grau de acometimento dos órgãos envolvidos. Para as infecções fúngicas de corrente sanguínea, indicam-se a dose acumulada de 10 mg/kg e a obtenção de duas hemoculturas negativas. Para as infecções com acometimento de órgãos e tecidos, preconiza-se no mínimo de 30 mg/kg de dose total acumulada, devendo se prolongar até o clareamento das imagens radiológicas sugestivas de infecção[8].

Os lactentes com obstrução renal pela "bola fúngica" podem necessitar de remoção cirúrgica por pielotomia ou aspiração percutânea seguida de nefrostomia. A invasão renal em neonatos pode progredir rapidamente e, em alguns casos, o rim pode ser destruído pela infecção antes do tratamento ser indicado. Por essa razão, o tratamento deve ser precoce na candidíase neonatal[8].

Muitos pacientes apresentam vários tipos de reações indesejáveis durante a administração da droga. Frequentemente, ocorrem febre, calafrios, náuseas, vômitos, taquicardia e hipotensão e, de forma mais grave, pode haver toxicidade renal com lesão tubular renal, piora progressiva da função renal e hipocalemia. Por isso, é fundamental a monitorização da função renal e dos eletrólitos durante o tratamento.

É importante observar a necessidade de remoção de cateter intravascular ou do sistema nervoso central, remoção de prótese, ressecção valvar, vitrectomia, intervenção cirúrgica na forma crônica disseminada e limpeza cirúrgica na osteomielite, se necessária[8]. Nas crianças com sonda uretral de demora, é importante a substituição da sonda ou, se possível, a orientação de cateterismo vesical intermitente.

Aspergilose

Aspergilose refere-se a um grupo de doença causada pelo fungo micelial do gênero *Aspergillus*. O agente etiológico mais comum é o *Aspergillus fumigatus*, responsável por aproximadamente 90% das infecções em humanos, porém outras espécies como *A. favus*, *A. niger* e *A. terreus* podem causar a doença, o que é muito comum em pacientes com infecção na pelve renal. Trata-se da segunda infecção fúngica mais comum em crianças imunodeprimidas[8].

O fungo *Aspergillus* é distribuído mundialmente, e seus esporos são isolados em óleo e plantas em decomposição. Geralmente, a doença invasiva ocorre em grupos de crianças imunodeprimidas como resultado da exposição aos esporos em grandes construções perto de hospitais. A principal porta de entrada e sítio de infecção é o trato respiratório, podendo acometer qualquer órgão[8].

A aspergilose invasiva é a apresentação mais grave da doença e a principal causa de morte entre pacientes com doença oncológica. Na forma disseminada, ocorre o acometimento de múltiplos órgãos, como cérebro, rim, coração, pele, olhos, entre outros. Hematúria microscópica e piúria estão frequentemente presentes. Em alguns casos, pode ocorrer quadro de uropatia obstrutiva como apresentação inicial que evolui com acometimento do parênquima renal, com formação de múltiplos abscessos focais e, ocasionalmente, necrose papilar[9].

Na doença invasiva, o diagnóstico é estabelecido pela presença do fungo em exame histopatológico ou pela cultura positiva em material estéril. A detecção de anticorpos séricos anti-*Aspergillus* por imunodifusão e contraimunoeletroforese pode auxiliar no diagnóstico de formas não invasivas e disseminadas. Para a forma invasiva, a detecção de antígenos em soro, como galctomanana, componente da parede do fungo, por ELISA-sanduíche é, atualmente, o método de maior sensibilidade (de 67 a 100%) e especificidade (de 86 a 98,8%)[8].

Para o tratamento da doença invasiva, indicam-se a anfotericina B, na dose de 1 a 1,5 mg/kg/dia, ou formulações lipídicas de anfotericina, na dose de 3 a 5 mg/kg/dia, ou voriconazol. O tratamento deve ser mantido até a resolução da neutropenia e o controle da doença. Nos pacientes com "bola fúngica" na pelve renal, indica-se a nefrostomia para a irrigação do trato urinário e, muitas vezes, é necessária a remoção cirúrgica da obstrução do aspergiloma por cirurgia aberta ou via percutânea[8].

Coccidiodomicose

A coccidiodomicose é uma infecção causada pelo fungo dimórfico *Coccidioides immitis*, que é encontrado no solo do hemisfério ocidental e considerado endêmico no Texas, Novo México, Arizona e sudeste da Califórnia[8].

Os estudos de autópsia em pacientes com coccidioidomicose disseminada indicam que o envolvimento renal ocorre em aproximadamente 60% dos casos. O envolvimento do trato geniturinário ocorre com a disseminação da doença, e o envolvimento renal é confirmado como granuloma miliar ou microabscessos no córtex. Diferentemente de outras infecções fúngicas, a coccidiodomicose não causa lesões obstrutivas na pelve renal e os achados radiológicos de coccidiodomicose renal avançada são semelhantes aos da tuberculose renal avançada[8].

O resultado da urocultura frequentemente é inconclusivo e, muitas vezes, são necessárias múltiplas culturas para se ter o diagnóstico.

INFECÇÃO URINÁRIA POR VÍRUS

Os poliomavírus pertencem à família *Papovaviridae* encontrada em grande número de espécies, incluindo humanos, macacos, roedores e pássaros. São DNA-vírus de dupla hélice, pequenos (diâmetro menor que 40 nm) e não envelopados com cápsula composta por três estruturas proteicas: VP1, VP2 e VP3. Os vírus BK, JC e poliomavírus de células Merkel são específicos da espécie humana. O vírus SV 40 foi descrito, inicialmente, entre 1950 e 1960 em humanos, por meio da contaminação da vacina contra poliomielite. Entretanto, a transmissão e a infecção persistente ainda permanecem desconhecidas[14].

Os poliomavírus causam doença, principalmente em indivíduos imunodeprimidos, e manifestam-se de maneira diferente de acordo com o órgão acometido. O vírus BK tem sido responsável pela doença do trato urinário em paciente com transplante renal ou de medula óssea. O vírus JC é tipicamente um agente envolvido na leucoencefalopatia multifocal progressiva, uma doença do sistema nervoso central que acomete a mielina das fibras nervosas. O vírus SV 40 tem sido descrito no desenvolvimento de certos tumores[14]. O poliomavírus de células Merkel foi descoberto em 2013 com grande potencial oncogênico, sendo encontrado mais frequentemente na pele[15].

A partir de 1990, tem ocorrido aumento marcante da incidência e das complicações da replicação do poliomavírus em receptor de transplante renal, por causa de nefropatia associada a esse vírus, com disfunção do enxerto e perda prematura do mesmo em mais de 50% dos casos. Isso tem sido associado ao surgimento de drogas imunossupressoras mais potentes, como tacrolimo e micofenolato de mofetil, e ao uso de corticosteroides em altas doses no tratamento da rejeição[16].

Epidemiologia

A infecção primária pelo vírus BK ocorre geralmente durante a infância, com pico de incidência entre 2 e 5 anos de idade, enquanto a soroconversão pelo vírus JC ocorre próximo à adolescência[14]. Em recente estudo, a soroprevalência pelo vírus BK ocorreu em 98% dos casos aos 9 anos de idade e a soroprevalência pelo vírus JC, em 72% aos 25 anos de idade. A razão dessa diferença no perfil epidemiológico desses vírus ainda é desconhecida e pode estar relacionada a diferentes vias de transmissão[14]. A transmissão transplacentária do vírus BK tem sido observada, entretanto, acredita-se que essa via é rara em humanos[14].

Há evidências de que a rápida aquisição de anticorpos contra o vírus BK nos primeiros anos de vida ocorra por via respiratória. Porém, os estudos que utilizaram a técnica por reação de cadeia da polimerase (PCR) ou hibridação do DNA da secreção e do tecido do trato respiratório falharam na detecção do vírus BK. O vírus JC pode se replicar nos linfócitos B das amígdalas e no estroma celular[14].

Estudos que utilizaram PCR quantitativa em diferentes regiões do mundo constataram a presença dos vírus BK e JC em esgotos. Em estudo com crianças internadas, o DNA do vírus BK foi encontrado nas fezes em mais da metade delas[14]. Em pacientes com câncer de cólon submetidos à biópsia, constatou-se o DNA do vírus JC em mucosa intestinal. Esses achados sugerem a transmissão fecal-oral do poliomavírus. Outra forma de transmissão pode ocorrer por transplante de órgãos, principalmente em pacientes que se submeteram a transplante renal[16].

Em estudo com 46 pacientes pediátricos com transplante renal, a prevalência da virúria pelo BK foi de 31% (isolado em 20% e associado com viremia em 11%) e da nefropatia pelo vírus BK, de 2,2%[17]. A prevalência de virúria pelo vírus JC ocorreu em 17% das crianças, e a presença do vírus JC não foi associada com a disfunção do enxerto ou outras manifestações clínicas. Das cinco crianças com viremia e virúria pelo vírus BK, duas desenvolveram nefropatia por poliomavírus confirmado pela biópsia renal, porém nenhum dos nove pacientes com virúria isolada pelo vírus JC manifestou alteração na função renal. Nesse estudo pediátrico, a viremia foi associada com alta carga urinária em duas crianças que foram acompanhadas prospectivamente com PCR desde o transplante renal[17]. Observou-se que a carga viral urinária aumentou marcadamente e permaneceu elevada antes da viremia ser detectada após poucas semanas. Com isso, conclui-se que o mecanismo de ligação da viremia com a virúria ocorreu via circulação dos capilares peritubulares, não por causa da reativação independente do vírus no trato urinário e nas células mononucleares circulantes[17].

No paciente adulto transplantado renal, a virúria pelo vírus BK ocorre em 10 a 45% dos casos e a nefropatia pelo vírus BK em 2 a 3%, o que provoca a perda do enxerto em 45% dos indivíduos afetados[14].

Assim, a nefropatia pelo BK representa ameaça significativa à sobrevida do aloenxerto. Os estudos mostraram que a sobrevida do enxerto em 3 anos foi significativamente menor nos pacientes com nefropatia por BK (79% *versus* 90%)[18]. Dois estudos sobre biópsias renais mostraram que a frequência de perda do enxerto de 15% a 38% ocorreu em decorrência de episódios de rejeição após diminuição da imunossupressão[19,20]. Observou-se presença de alguns fatores de risco como soropositividade do doador, sexo masculino, comorbidades como diabetes, tratamento prévio de rejeição, indução com depletores de linfócitos, *stent* ureteral e uso de micofenolato ou tacrolimus[18,21,22].

Manifestações Clínicas

Em indivíduos imunocompetentes, a infecção inicial pelo poliomavírus geralmente é assintomática, embora sintomas dos tratos respiratório e urinário, incluindo cistite e síndrome nefrítica, tenham sido relatados[14,23]. O envolvimento neurológico tem sido sugerido pela detecção no líquido cerebrospinal e pela técnica da PCR do DNA do vírus BK em crianças com encefalite[14]. Após a infecção primária, o vírus permanece latente em diferentes locais. O DNA viral é detectado com maior frequência no trato geniturinário, incluindo rins, bexiga, próstata, cérvix, vulva e sêmen[14].

A virúria pelo vírus BK pode ocorrer com o avanço da idade, na gravidez e em pacientes com diabete melito. A imunossupressão é fator de risco para a reativação viral. A virúria por BK tem sido reportada em 20 a 44% dos indivíduos infectados pelo vírus da imunodeficiência humana (HIV), em 22 a 100% dos indivíduos transplantados de medula óssea, em 0 a 69% dos transplantados renais e em 50% dos receptores de transplante cardíaco. Uma pequena proporção desses indivíduos desenvolve a doença pelo vírus BK[14].

O principal local de reativação do vírus BK é o rim. A virúria pelo vírus BK pode estar presente em mais de 50% dos receptores de transplante renal, que são assintomáticos na maioria dos casos. Em alguns pacientes, a infecção pelo vírus BK pode progredir para estenose do ureter, disfunção transitória do enxerto renal e nefrite tubulointersticial, o que pode provocar a rejeição do enxerto[17].

A nefrite pelo vírus BK com piora importante da função renal foi descrita, inicialmente, em paciente com imunodeficiência congênita e nos infectados pelo HIV. Desde 1990, o vírus BK tem sido responsável pela nefrite em 2 a 8% dos adultos transplantados renais, representando a reativação do vírus latente[14].

A nefropatia pelo vírus BK geralmente ocorre após o primeiro ano do transplante renal, mas aproximadamente um quarto dos casos é diagnosticado mais tardiamente. Essa nefropatia ocorre com maior frequência no rim transplantado por causa da sua maior suscetibilidade à injúria decorrente de toxicidade de drogas, isquemia e rejeição. Clinicamente, há aumento da creatinina sérica com mínimos sinais de rejeição ou toxicidade a drogas e a evolução para perda do enxerto dependerá da função renal na época do diagnóstico[16].

O prognóstico da nefropatia pelo vírus BK é ruim e pode levar à perda do enxerto em 45% dos casos[16].

O vírus JC está mais associado com a leucoencefalopatia multifocal progressiva em pacientes gravemente imunodeprimidos, como nos indivíduos com o vírus da imunodeficiência humana (HIV) ou com a síndrome da imunodeficiência adquirida (aids), e está associado a alguns casos de neuropatia após transplante renal. Até o momento, poucos casos de nefrites têm sido atribuídos ao vírus JC, com poucas informações disponíveis a respeito da replicação desse vírus nos pacientes transplantados renais e de seu impacto na função e sobrevida do enxerto[23].

Muitas vezes, a biópsia renal confirma o diagnóstico da nefropatia pelo poliomavírus. Nos achados histológicos, constam inclusões virais intranucleares nas células epiteliais e necrose focal das células tubulares. As células infectadas pelo poliomavírus podem ser identificadas por várias técnicas, como a análise por imuno-histoquímica. Assim, por causa do acometimento focal do poliomavírus, a biópsia renal normal não exclui a doença, portanto são necessários outros testes como a análise de urina (pesquisa para *decoy cells*) e PCR do DNA plasmático para auxiliar no diagnóstico[14].

Os *decoy cells* são células epiteliais tubulares que tipicamente contêm o vírus BK, o que é um sinal de ativação do poliomavírus no trato urinário. A pesquisa de *decoy cells* é uma ferramenta diagnóstica amplamente utilizada e de baixo custo, com sensibilidade em torno de 95%, valor preditivo positivo de 27% e valor preditivo negativo de 100%[14].

O DNA do vírus BK pode ser detectável por PCR meses antes da manifestação clínica e do diagnóstico histológico da nefropatia pelo poliomavírus. Apresenta sensibilidade de 100%, valor preditivo positivo de 85%, valor preditivo negativo de 100% e especificidade de 100%[14].

O rim transplantado do doador com vírus BK positivo e no receptor com vírus BK negativo tem sido frequente nos pacientes com nefropatia pelo poliomavírus.

Tratamento

O manejo da nefropatia pelo vírus BK permanece particularmente desafiador para o médico.

Até o momento, a conduta inicial é a redução da imunossupressão para controle da infecção. Essa redução requer o monitoramento do paciente por causa do risco de rejeição aguda, pois o aumento da imunossupressão poderá levar à reativação do vírus.

Atualmente, nenhum agente antiviral tem sido uniformemente aceito para o tratamento da nefropatia. O cidofovir tem se mostrado ativo contra o poliomavírus *in vitro*. Recentemente, Vatz et al. reportaram seu sucesso no tratamento da nefropatia pelo vírus BK com baixas doses de cidofovir. Esses autores observaram rápido clareamento do vírus no plasma e na urina após duas a três doses da medicação. Outros estudos têm utilizado a combinação da leflunomide e da ciprofloxacina com a redução da imunossupressão no manejo da nefrite pelo vírus BK, com resultados encorajadores, mas não definitivos[14]. Mais recentemente nos pacientes com resposta inadequada ao leflunomide demonstraram segurança e eficácia no uso da imunoglobulina intravenosa no tratamento da nefropatia associado ao virus BK[24].

O monitoramento por PCR da carga viral do poliomavírus na urina e no sangue de pacientes é ferramenta útil no diagnóstico e no manejo subsequente da infecção. Sempre antes de a viremia estar presente, um importante aumento da carga viral urinária pode chamar a atenção dos médicos para que a imunossupressão seja adequada[14].

A incidência da recorrência da nefropatia pelo vírus BK após um retransplante pode ser maior. O tratamento antes do retransplante (isto é, nefrectomia do enxerto e clareamento da viremia) permanece incerto, porém não écontraindicado[16].

Estudo recente comprovou que o tratameno da infecção pelo virus BK oferece resultados abaixo do ideal. A viremia inicial é parâmetro valioso para detectar pacientes com risco aumentado de nefropatia, sendo um painel reativo maior que 50% e etnia afrocaribenha os fatores independentes para a infecção pelo vírus BK, enquanto a profilaxia para o citomegalovírus possui efeito protetor para a infecção pelo BK vírus[25].

CONCLUSÕES

As infecções fúngicas e virais assumiram grande importância com o advento da aids e de situações de imunodepressão que tornam o hospedeiro bastante suscetível a infecções invasivas, que se disseminam para vários órgãos e tecidos, assumindo características clínicas graves e epidemiológicas e terapêuticas diferentes das observadas em indivíduos previamente hígidos. Muitos fatores de risco tradicionalmente associados às infecções oportunistas por fungos e às virais podem levar à infecção do trato urinário em crianças. Nas últimas décadas, com o uso abusivo de drogas antimicrobianas e com a utilização cada vez maior de drogas imunossupressoras, as infecções fúngicas e virais passaram a constituir importante problema de saúde.

📖 REFERÊNCIAS BIBLIOGRÁFICAS

1. Hay RF. Fungal infections of the urinary tract. In: Cattell WR. Infections of the kidney and urinary tract. Oxford: Oxford University Press; 1996.
2. Brito LR, Guimarães T, Nucci M, Rosas PC, Almeida LP, da Matta DA. Clinical and microbiological aspects of candidemia due to Candida parapsilosis in Brazilian tertiary care hospitals. Med Mycol. 2006;44:261-6.
3. Alvarez-Lerma F, Nolla-Salas J, Leon C, Palomar M, Jordá R, Carrasco N, et al. Candiduria in critically ill patients admitted to intensive car medical units. Intensive Care Med. 2003;29:1069-76.
4. Rentz AM, Halpern MT, Bowden R. The impact of candidemia on length of hospital stay, outcome, and overall cost of illness. Clin Infect Dis. 1998;27:781-8.

5. Oliveira RD, Maffei CM, Martinez R. Infecção urinária hospitalar por leveduras do gênero Candida sp. Rev Ass Med Bras. 2001;47:321-5.
6. Barley JE, Annable WL, Kliegman RM. Candida endopthalmitis in the premature infants. J Pediatric. 1981;98:458-61.
7. Silva EH, Ruiz LS, Matsumoto FE, Auler ME, Giudice MC, Moreira D, et al. Candiduria in a Public Hospital of São Paulo (1999-2004): characteristics of the yeast isolates. Rev Inst Med Trop S Paulo. 2007;49(6):349-53.
8. Yasuda MAS, Kono ASG, Correa MCJM, Amorim CL, Yoshida M, Giarolla I, et al. Micoses sistêmicas. In: Martins MA, Carrilho FJ, Alves VAF, Castilho EA, Cerri GG, Wen CL (eds.). Clínica médica do HCFMUSP. Vol.7. Barueri: Manole; 2009. p.518-33.
9. Kennedy II WA, Shortliffe LMD. Fungal, parasitic, and other inflammatory diseases of the genitourinary tract. In: Belman AB, King LR, Kramer SA. Clinical pediatric urology: fungal, parasitic, and other inflammatory diseases of the genitourinary tract. London: Martin Dunitz; 2002. p.332-44.
10. Pappas PG, Kauffman CA, Andes D, Benjamin DK, Calandra TF, Edwards JE, et al. Clinical practice guidelines for the management of candidiasis: 2009 update by the Infectious Diseases Society of America. Clin Infect Dis. 2009;48:503-35.
11. Pappas PG, Kauffman CA, Andes DR, Clancy CJ, Marr KA, Ostrosky-Zeichner L, et al. IDSA guidelines, Clinical practice guidelines for the management of candidiasis: 2016 update by the infectious diseases society of America. Clin Infect Dis. 2016;62(4):409-17.
12. Arend SM, Kuijper EJ, de Vaal BJ, Fijter JW, van't Wout JW. Successful treatment of fungus balls due to fluconazole-resistant Candida sake obstructing ureter stents in a renal transplant patient. Eur J Clin Microbiol Infect Dis. 2006;25(1):43-5.
13. Ahuja A, Aulakh B, Cheena DK, Garg R, Singla S, Budhiraja S. Aspergillus fungal balls causing ureteral obstruction. Urol J. 2009;6(2):127-9.
14. Erard V, Limaye AP, Boeckh M. In: Long SS, Pichering LK, Prober CG. Principles and practice of pediatric infectious diseases: human polyomaviruses. London: Saunders, Elsevier; 2008. p.630-49.
15. Spurgeon ME, Lambert PF. Merkel cell polyomavirus : a newly discovered human virus with oncogenic potential . Virology, 2013;5;435(1):118-30.
16. Puliyanda DP, Toyoda M, Traum AZ, Flores FX, Jordan S, Moudgil A, et al. Outcome of management strategies for BK vírus replication in pediatric renal transplant recipients. Pediatr Transplant. 2008;12(2):180-6.
17. Herman J, Van Ranst M, Snoeck R, Beuselinck K, Lerut E, Van Damme-Lombaerts R. Polyomavirus infection in pediatric renal transplant recipients: evaluation using a quantitative real-time PCR technique. Pediatr Transplantation. 2004;8:485-92.
18. Schold JD, Rehman S, Kayle LK, Magliocca J, Srinivas TR, MeierKriesche HU. Treatment for BK virus: incidence, risk factors and outcomes for kidney transplant recipients in the United States. Transpl Int. 2009;22:626-34.
19. Nankivell BJ, Renthawa J, Sharma RN, Kable K, O'Connell PJ, Chapman JR. BK virus nephropathy: histological evolution by sequential pathology. Am J Transplant. 2017;17:2065-77.
20. Drachenberg CB, Papadimitriou JC, Chaudhry MR, Ugarte R, Mavanur M, Thomas B, et al. Histological evolution of BK virus-associated nephropathy: importance of integrating clinical and pathological findings. Am J Transplant. 2017;17:2078-91.
21. Hirsch HH, Babel N, Comoli P, Friman V, Ginevri F, Jardine A, et al.; ESCMID Study Group of Infection in Compromised Hosts: European perspective on human polyomavirus infection, replication and disease in solid organ transplantation. Clin Microbiol Infect. 2014;20[Suppl 7]:74-88.
22. Hirsch HH, Brennan DC, Drachenberg CB, Ginevri F, Gordon J, Limaye AP, et al. Polyomavirus associated nephropathy in renal transplantation: Interdisciplinary analyses and recommendations. Transplantation. 2005;79:1277-86.
23. Zhong S, Zheng HY, Suzuki M, Chen Q, Ikegaya H, Aoki N, et al. Age-related urinary excretion of BK polyomavirus by non immunocompromised individuals. J Clin Microbiol. 2007;45(1):193-8.

24. Shah T, Vu D, Naraghi R, Campbell A, Min D. Efficacy of intravenous immunoglobulin in the treatment of persistent BK viremia and BK virus nephropathy in renal transplant recipients. Clin Transpl. 2014;109-16.

25. Favi E, Piliatti C, Sivaprakasam R, Ferraresco M, Ambrogi F, Delbue S, et al. Incidence, risk factors, and outcome of BK polyomavirus infection after kidney transplantation. World J Clin Cases. 2019;6;7(3):270-90.

Seção V

Litíase

19 Litíase urinária – avaliação clínica e tratamento

Bruno Nicolino Cezarino
Lorena Marçalo Oliveira

 APÓS LER ESTE CAPÍTULO, VOCÊ ESTARÁ APTO A:

- Conduzir uma investigação sobre a origem dos cálculos urinários.
- Descrever os métodos de tratamento intervencionista para cálculos urinários.
- Propor o tratamento intervencionista para os cálculos urinários em crianças.
- Identificar as possíveis complicações de cada tratamento e adotar os procedimentos adequados para preveni-las e resolvê-las.

INTRODUÇÃO E EPIDEMIOLOGIA

Litíase na faixa etária pediátrica é ocorrência relativamente incomum, no entanto, estudos recentes têm observado aumento de sua incidência populacional[1]. A incidência de litíase urinária na infância tem crescido progressivamente em cerca de 6 a 10% ao ano. Nos países desenvolvidos, 1 a 3% dos casos de litíase urinária ocorrem em crianças, estimando-se a incidência em 2:1.000.000 nesse grupo. Nos Estados Unidos, a incidência de nefrolitíase é estimada em 1:7.600-10.000 admissões hospitalares[2,3].

PATOGÊNESE

Enquanto nos adultos a litíase urinária é causada por alterações metabólicas em cerca de 45% dos casos, nas crianças, indica alterações metabólicas em até 70% dos casos[3]. A infecção urinária, por si só, é fator litogênico importante em crianças com menos de 4 anos de idade, comumente associada a cálculos de estruvita. As anormalidades estruturais do trato urinário, como estenose de junção pieloureteral, megaureter, ureterocele e refluxo vesicoureteral, estão associados a cálculos em 10 a 43,5% dos casos. A bexiga neurogênica e a ampliação vesical também podem provocar litíase, pela associação da infecção urinária com resíduo vesical e muco. Além de fatores genéticos e anatômicos, tem-se dado importância a fatores dietéticos, mais especificamente relacionados à alimentação rica em sódio e carboidratos, com consequente obesidade infantil, como significativos para a etiologia e o aumento da nefrolitíase nessa faixa etária.

MANIFESTAÇÕES CLÍNICAS

Os sintomas de urolitíase em crianças diferem dos adultos, pois é menos comum que a criança apresente cólica renal típica. Dessa maneira é fundamental alto grau de suspeição para diagnosticar litíase do trato urinário em crianças. A apresentação mais frequente é de dor abdominal, hematúria ou infecções repetidas do trato urinário, mas nem sempre a criança consegue relatar o episódio doloroso. Quadros de anúria súbita podem ser causados por ureterolitíase bilateral ou uretrolitíase, especialmente em crianças do sexo masculino[4].

DIAGNÓSTICO E EXAMES COMPLEMENTARES

A investigação por imagem do quadro de litíase renal em crianças deve ser criteriosa para evitar exposição desnecessária à radiação. Quando existe suspeita de ureterolitíase no pronto-socorro, a ultrassonografia de aparelho urinário e a radiografia simples de abdome podem confirmar a suspeita diagnóstica ou dar indícios indiretos da presença de ureterolitíase, como hidronefrose ou presença associada de cálculos calicinais, sendo exames iniciais a serem solicitados.

A tomografia computadorizada de abdome e pelve sem contraste é o padrão-ouro para o diagnóstico de nefrolitíase e oferece sensibilidade de até 96% no diagnóstico dos cálculos renais. No entanto, especialmente em crianças, existe a preocupação com a radiação causada por essa modalidade de exame. Seu uso, portanto, deve ser consciencioso e avaliado caso a caso, considerando-se a exposição gonadal e o risco potencial de malignidades futuras. A ultrassonografia abdominal tem capacidade diagnóstica mais limitada que a tomografia, principalmente em cálculos ureterais, porém não tem radiação associada, podendo ser repetida com frequência. Em nossa realidade, o exame ultrassonográfico é bastante difundido, de baixo custo e, apesar de menos sensível, firmou-se como exame inicial para a maioria dos urologistas pediátricos. A radiografia simples de abdome é um exame complementar que identifica cálculos radiopacos e que, por ser de fácil realização, com mínima exposição à radiação, ainda tem utilidade. A tomografia ganha importância em casos agudos graves para avaliação da obstrução, na associação com quadros infecciosos, em crianças com malformações urogenitais e em pacientes nos quais a avaliação anatômica completa do trato urinário é necessária, particularmente para a programação cirúrgica.

Após a confirmação do cálculo por exames de imagem, deve-se prosseguir obrigatoriamente com a investigação com estudos metabólicos pela sua alta incidência. A avaliação metabólica básica deve incluir um exame de urina, para pesquisar a associação com infecção, dosagens de urina de 24 horas, dosagens séricas de eletrólitos e avaliação da função renal. A avaliação metabólica completa deve ser realizada pela coleta de urina de 24 horas, em duas amostras, com avaliação de volume urinário, níveis de excreção de citrato, cistina, oxalato, cálcio, sódio e ácido úrico. A Tabela 19.1 mostra os valores de acordo com a superfície corpórea, o peso e o gênero e a idade.

Em caso de crianças antes do desfralde, alternativamente é possível estimar os valores do solutos a serem investigados por meio de avaliação de amostra única urinária, com cerca de 90% de sensibilidade e 84% de especificidade. A maioria dos cálculos em crianças é composta por oxalato de cálcio (45 a 65%) ou fosfato de cálcio (14 a 30%). Os cálculos de ácido úrico, estruvita e cistina correspondem a 5 a 10% dos casos.

TRATAMENTO

Além da prevenção da litíase com o tratamento dos fatores envolvidos mencionados previamente, o tratamento da litíase urinária das crianças inclui tanto o manejo dos quadros agudos, que ocorrem por infecção associada, obstrução do trato urinário ou sintomas dolorosos, como o tratamento eletivo da litíase renal detectada por exames[6].

Manejo da Ureterolitíase em Crianças

Na presença de ureterolitíase, o tratamento conservador é habitualmente a primeira escolha em crianças, pois são altas as taxas de eliminação espontânea, embora as taxas de sucesso sejam menores em cálculos de 6 milímetros ou mais. Ponto fundamental é descartar a presença de infecção concomitante à ureterolitíase, quando torna-se necessária a drenagem do trato urinário para prevenir progressão rápida da infecção. No caso de cálculos ureterais sem associação com infecção, tem-se utilizado a terapia medicamentosa expulsiva para acelerar a migração dos cálculos, com uso de antiespasmódicos associados a analgésicos e anti-inflamatórios. Apesar de controverso, estudos recentes demonstram vantagens no uso concomitante dos alfabloqueadores, para facilitar a migração do cálculo pelo ureter, com boa tolerância aos efeitos colaterais. Parece haver menos crises dolorosas e menor tempo para eliminação do cálculo. A dose uti-

TABELA 19. 1

Cálcio 24 horas	Citrato/24 horas		Cistina/24 horas		Oxalato/24 horas		Urato/24 horas	
Todas as faixas etárias	Meninos	Meninas	< 10 anos	> 10 anos	Todas as faixas etárias	< 1 ano	1 a 5 anos	> 5 anos
< 0,1 mmol/kg/24 h	> 1,9 mmol/1,73m²/24 h	> 1,6 mmol/1,73m²/24 h	< 55 mcmol/1,73m²/24 h	< 200 mcmol/1,73m²/24 h	< 0,5 mmol/1,73 m²/24 h	< 70 mcmol/kg/24 h	< 65 mcmol/kg/24 h	< 55 mcmol/kg/24 h
< 4 mg/kg/24 h	> 365 mg/1,73m²/24 h	> 310 mg/1,73m²/24 h	< 13mg/1,73m²/24 h	< 48 mg/1,73m²/24 h	< 45 mg/1,73m²/24 h	< 13 mg/kg/24 h	< 11 mg/kg/24 h	< 9,3 mg/kg/24 h

lizada nesses trabalhos é de 0,03 mg/kg para doxazosina e 0,4 mg de tamsulosina para crianças com mais de 4 anos e 0,2 mg para crianças menores de 4 anos[7].

As indicações cirúrgicas no tratamento de ureterolitíase na ausência de infecção urinária incluem falha de eliminação na terapia expulsiva após 14 dias de tratamento, hidronefrose persistente e/ou progressiva ou dor refratária à analgesia. A modalidade de tratamento dos cálculos ureterais varia de acordo com a preferência do urologista ou de acordo com a disponibilidade de equipamentos. Basicamente, existem duas modalidades de tratamento: a litotripsia extracorpórea (LECO), menos invasiva, de caráter ambulatorial e recomendada em pacientes com cálculos de ureter proximal, com taxas de sucesso aproximadas de 60%, e a litotripsia transureteroscópica, mais invasiva, que envolve a abordagem cirúrgica do cálculo por meio de endoscopia com aparelho específico (ureteroscópio), mais recomendado nas crianças maiores, com taxas de sucesso superiores a 90%[7].

MANEJO DOS CÁLCULOS RENAIS

A LECO é também o tratamento preferencial na infância, particularmente nos cálculos calicinais e piélicos de até 20 mm de diâmetro. Não há limite de idade, sendo relatados casos de tratamento bem-sucedido em crianças de 3 meses de idade[9]. Cálculos coraliformes também podem ser tratados com LECO, embora seja frequente a necessidade de reaplicação nesses casos. As contraindicações são a presença de infecção urinária ativa associada à litíase, as coagulopatias, a insuficiência renal e a obstrução distal ao cálculo, que dificultará a eliminação dos fragmentos. Os cálculos de cistina, por serem muito duros, raramente se fragmentam com a LECO, necessitando de outra forma de tratamento.

Antes da aplicação, é necessário avaliar função, anatomia e permeabilidade do trato urinário, além de eliminar a infecção. Atualmente, utiliza-se a anestesia geral para esse procedimento. Recomenda-se a proteção acústica dos ouvidos das crianças. Apesar de mais difícil, a monitorização com ultrassonografia tem as vantagens de ser contínua e identificar cálculos radiotransparentes.

A dose de irradiação na LECO de crianças deve ser menos da metade da dose em adultos, em razão do menor volume corpóreo. Deve-se manter a intensidade de aplicação abaixo de 400 bar, pelo risco de lesão do parênquima renal com pressões maiores. Recomenda-se o máximo de 2.000 impulsos com energia de 17 kV[9].

O ureter infantil é mais curto, elástico e distensível que nos adultos, facilitando a eliminação dos fragmentos. Por essa razão, não se utilizam cateteres ureterais de rotina, sendo recomendados apenas em rins únicos, cálculos coraliformes > 1,5 cm de diâmetro e em ureteres com drenagem deficiente. O controle é feito com radiografia de abdome e ultrassonografia, para evidenciar tanto a eliminação adequada dos fragmentos como eventual obstrução ureteral, lesão renal ou de órgãos vizinhos. A tomografia computadorizada pode ser empregada se for necessária, no caso de haver complicações. Para eventual reaplicação, tanto no cálculo renal como nos fragmentos ureterais impactados ("rua de cálculos"), recomenda-se o intervalo de um mês.

Não existem relatos de mortalidade intra ou pós-LECO em crianças. A morbidade varia de 6 a 26%. A equimose é infrequente, sendo indolor e de resolução espontânea. Pode haver dor discreta no flanco, mas mesmo os casos de "rua de cálculos" são na maioria assintomáticos. De maneira geral, a frequência de complicações do procedimento é baixa. As principais, tabuladas de metanálises, são: sangramentos (5%), dor (18%), sepse (2%), obstrução ureteral (2%) e infecção urinária (2%) . A hematúria transitória ocorre em 40% dos casos. Apesar de descritos, são raros a hemorragia corticomedular, o hematoma subcapsular e perinéfrico. Nos estudos com DTPA e DMSA, constata-se a normalização da filtração glomerular e da função renal três meses após a LECO. Recomenda-se, apesar desses dados, evitar a aplicação bilateral simultânea, bem como cercar-se de cuidados em rins únicos[6].

Os resultados em crianças são melhores que nos adultos, em razão da consistência mais branda dos cálculos, menor distância entre a fonte de energia e o cálculo e maior eficiência ureteral na eliminação de fragmentos. Em 80% das crianças ocorre eliminação dos fragmentos em 1 mês. A eliminação completa depende do tipo e do tamanho dos cálculos; com aplicação única chega a 75-85% dos casos, com duas aplicações ocorre em 90%, e com mais aplicações em 95%. Nos cálculos maiores de 20 mm ou coraliformes, nos quais geralmente há necessidade de reaplicação, a eliminação completa ocorre em 71,4 a 87,5% dos casos, com mais sucesso nas crianças menores[5]. Os piores resultados ocorrem nas crianças maiores com cálculos grandes, associados à uropatia obstrutiva. A fragmentação de cálculos menos resistentes, como de ácido úrico e oxalato de cálcio dihidratado, é mais fácil que os de estruvita, bruxita e oxalato de cálcio mono-hidratado. A ocorrência de "rua de cálculo" é rara[10].

Nefrolitotripsia Percutânea

Os urologistas foram relutantes em realizar nefrolitotripsia percutânea (NLP) em crianças em razão do tamanho dos instrumentos disponíveis na época, utilizados em pacientes adultos. As primeiras séries foram publicadas por Woodside et al. em 1985 utilizando instrumentos para adultos. Inevitavelmente, apesar do sucesso inicial, as complicações com esses equipamentos foram significativas, como lesão do parênquima renal, com efeitos na função renal, sangramentos, hipotermia e infecção[10].

Com a experiência acumulada e principalmente o desenvolvimento de aparelhos específicos para a população pediátrica, menos calibrosos, a NLP tem sido atualmente mais utilizada. É recomendada nos cálculos grandes ou coraliformes

(> 20 mm), nos de fragmentação difícil (cistina) ou com aplicação malsucedida de LECO, na presença de nefrostomia prévia, e na associação com alteração anatômica passível de tratamento endoscópico simultâneo (estenose de junção pieloureteral ou divertículo calicial). A NLP também pode ser aplicada em conjunto com LECO ou ureteroscopia. A infecção urinária ativa e a coagulopatia são contraindicações relativas a esse procedimento.

Os benefícios da dilatação mínima do trajeto percutâneo com o uso de material pediátrico, menos calibroso, incluem menor perda sanguínea e facilidade de manobra do aparelho, no entanto a visualização pode ser limitada em caso de sangramento. As alterações musculoesqueléticas podem representar limitação ao procedimento, por dificuldades de posicionamento. O cateterismo ureteral prévio é fundamental para realizar pielografia e evitar migração de cálculos. Para evitar hipotermia, recomenda-se a utilização de soro de irrigação aquecido e campos impermeáveis[6].

O sucesso da NLP como monoterapia varia de 68 a 89,8%. Quando associada à LECO ou a outro procedimento percutâneo, atinge 92 a 96%. A conversão para cirurgia aberta ocorre em 5 a 6,4% dos casos. O uso de equipamento inadequado e o número maior de punções aumentam o risco de complicações, como: perfuração do sistema coletor e sangramento em 12% dos casos; hidropneumotórax, em 4%; obstrução ureteral, em 2,5%; fístula arteriovenosa, em 1%; e lesão de órgãos adjacentes, principalmente o cólon, em 0,6%. A febre ocorre em 8,3% dos casos. A hipotermia é observada em cirurgias com duração maior que 150 minutos[10].

Cirurgia Aberta

A cirurgia aberta, na forma de pielo ou nefrolitotomia, está excepcionalmente indicada quando as técnicas minimamente invasivas forem indisponíveis ou malsucedidas. Outra indicação é a associação da litíase com anomalia anatômica, passível de correção simultânea. Crianças muito pequenas ou com deformidades esqueléticas também representam indicação para cirurgia aberta. Quando o tamanho, a morfologia e a localização do cálculo sugerirem a necessidade de múltiplos procedimentos percutâneos ou complementação com LECO, a cirurgia aberta pode representar uma alternativa que abrevia a duração do tratamento.

Cirurgia Laparoscópica

Nas crianças maiores, é possível reproduzir a cirurgia aberta com os procedimentos videolaparoscópicos ou robóticos, com a vantagem de não necessitar das incisões habitualmente empregadas na cirurgia aberta. Essas modalidades representam também alternativa vantajosa de tratamento nos casos de cálculos piélicos grandes, que exigiriam fragmentação extensa na cirurgia percutânea, permitindo a retirada dos cálculos integralmente, sem necessidade de fragmentação, através da abertura da pelve renal (pielolitotomia). Também permitem correção associada de estenose de junção ureteropiélica, quando existente. Além dos equipamentos específicos para laparoscopia ou robótica em crianças, demandam conhecimento técnico para sua aplicação.

Nos casos com obstrução e lesão parenquimatosa irreversível, com função relativa < 10%, está indicada a nefrectomia, para a qual a melhor opção é a técnica laparoscópica. Nos cálculos de grupo calicinal polar, com atrofia segmentar do parênquima correspondente, indica-se a nefrectomia parcial com o mesmo método.

CÁLCULOS URETERAIS

Enquanto a maioria dos cálculos ureterais de até 3 mm de diâmetro é eliminada espontaneamente, os de 4 mm ou mais geralmente necessitam de intervenção. Cálculos ureterais sem progressão espontânea têm indicação de LECO. Além da Leco, a ureteroscopia pode ser aplicada a partir de 9 meses de idade, com resultados semelhantes aos dos adultos. No tratamento ureteroscópico de cálculos em crianças, 66% são localizados no ureter pélvico, 15% no ureter médio e 19% no ureter superior.

A litotripsia ureteroscópica deve ser evitada na vigência de processo infeccioso, sendo necessária, em alguns casos, a drenagem prévia por nefrostomia percutânea ou cateterização ureteral. A correção prévia de refluxo vesicoureteral pode ser um obstáculo para o método, porém é possível realizar a exploração ureteroscópica com técnicas e equipamentos apropriados, com bons resultados e evitando lesões ureterais. A dilatação prévia do meato ureteral é desnecessária com a utilização de aparelhos mais finos, mas é relatada em 41% das crianças, sendo 90% nas menores de 2 anos e 28% nas maiores. Em casos com manipulação ureteral excessiva ou com fragmentos residuais, recomenda-se a passagem de cateteres ureterais duplo J. A fim de evitar novo procedimento para sua retirada, recomenda-se a utilização de cateteres atados a fios exteriorizados pela uretra, que permitem sua retirada sem endoscopia.

A incidência de RVU após ureteroscopia é de 7%, predominando nos pacientes submetidos à dilatação do meato ureteral. Por essa baixa incidência, não está indicada realização rotineira da uretrocistografia miccional pós-operatória, reservando-a aos casos com dilatação pieloureteral ou infecção urinária persistente. Tanto a perfuração com estravasamento como a estenose ureteral tardia ocorrem em 1,6% dos casos, enquanto a conversão para cirurgia aberta ocorre em 2,4%.

A indicação de ureterolitotomia aberta ou retroperitonioscópica na infância é excepcional, incluindo a presença de cálculos impactados de grande tamanho, inacessíveis à extração transureteroscópica e os associados com uropatia obstrutiva.

CÁLCULOS VESICAIS

Embora a LECO e a litotripsia transuretral sejam alternativas possíveis no tratamento dos cálculos vesicais na infância, tanto o tamanho dos cálculos como a existência de reconstrução prévia do trato urinário inferior podem inviabilizá-las. Nessa situação, ou para evitar trauma na uretra ou na bexiga ampliada, recomenda-se a cistolitotomia aberta. Alternativamente, utiliza-se a cistolitotripsia percutânea ou eventualmente pelo conduto de Mitrofanoff, quando existente, para fragmentação e extração dos cálculos.

CÁLCULOS URETRAIS

Nos cálculos uretrais, o tratamento depende do tamanho e da localização, bem como da associação com anormalidade uretral. Cálculos impactados na uretra posterior devem ser preferencialmente deslocados retrogradamente em direção à bexiga, sendo então tratados como cálculos vesicais. Cálculos na uretra anterior, ou associados à estenose uretral ou uretrocele, devem ser removidos por uretrolitotomia. A correção da anomalia uretral pode ser feita no mesmo ato, se as condições forem favoráveis. A manipulação endoscópica de cálculos uretrais na infância é desaconselhável, pelo risco de estreitamentos uretrais.

CONCLUSÕES

A litíase infantil tem manejo complexo e variável. A escolha do tratamento mais adequado depende de fatores como idade da criança, anatomia do trato urinário, existência de alterações metabólicas associadas e localização da massa de cálculos. Nos cálculos renais menores e ureterais não complicados, tem-se a opção do tratamento conservador. Os casos de tratamento intervencionista têm, atualmente, o benefício dos procedimentos minimamente invasivos.

A LECO é considerada a primeira linha de tratamento em crianças com cálculos renais e ureterais < 1,5 cm de diâmetro. Em cálculos ureterais distais, a ureteroscopia ganha espaço. A nefrolitotripsia percutânea tem sido indicada para cálculos grandes, resistentes à LECO ou associados à obstrução do ureter. Em casos selecionados, surgem alternativas como a pielolitotomia videolaparoscópica ou robótica.

Por fim, a experiência do cirurgião e a disponibilidade técnica dos equipamentos influenciarão a escolha final da modalidade de tratamento. O acompanhamento no longo prazo demonstrará os efeitos da manipulação cirúrgica dos rins em desenvolvimento. O tratamento das anomalias estruturais e funcionais do trato urinário, bem como correção dos distúrbios metabólicos, são extremamente importantes na prevenção da recidiva litiásica, sendo essa a maior responsabilidade a longo prazo do urologista no trato dessas crianças.

📖 **REFERÊNCIAS BIBLIOGRÁFICAS**

1. Tasian GE, Copelovitch L. Evaluation and medical management of kidney stones in children. J Urol. 2014;192(5):1329-36.
2. Erturhan S, Bayrak O, Sarica K, Seckiner I, Baturu M, Sen H. Efficacy of medical expulsive treatment with doxazosin in pediatric patients. Urology. 2013;81(3):640-3.
3. VanDervoort K, Wiesen J, Frank R, Vento S, Crosby V, Chandra M, et al. Urolithiasis in pediatric patients: a single center study of incidence, clinical presentation and outcome. J Urol. 2007;177:2300-5.
4. Sas DJ, Hulsey TC, Shatat IF, Orak JK. Increasing incidence of kidney stones in children evaluated in the emergency department. J Pediatr. 2010;157(1):132-7.
5. Farhat WA, Kropp BP. Surgical treatment of pediatric urinary stones. AUA Update Series. 2007;26:lesson 3.
6. Hernandez JD, Ellison JS, Lendvay TS. Current trends, evaluation, and management of pediatric nephrolithiasis. JAMA Pediatr. 2015;169(10):964-70.
7. Sternberg K, Greenfield SP, Williot P, Wan J. Pediatric stone disease: an evolving experience. J Urol. 2005;174:1711.
8. Zargooshi J. Open stone surgery in children: is it justified in the era of minimally invasive therapies? BJU international. 2001;88:928-31.
9. Duarte RJ, Mitre AI, Dénes FT, Giron AM, Koch VH, Arap S. Extracorporeal lithotripsy for the treatment of urolithiasis in children. J Pediatr. 2002;78(5):367-70.
10. Gearhart JP, Rink RC, Mouriqand PDE (eds). Urolithiasis in children. In: Pediatric Urology. 2.ed. WB Saunders: Philadelphia; 2010. p. 631-62.

Alterações funcionais do trato urinário inferior

Disfunção vesical não neurogênica e distúrbios de eliminação

Luccas Soares Laferreira
Joceara Neves dos Reis
Flavio Eduardo Trigo Rocha

APÓS LER ESTE CAPÍTULO, VOCÊ ESTARÁ APTO A:

- Descrever o desenvolvimento normal da continência urinária.
- Diagnosticar e classificar as diferentes disfunções miccionais não neurogênicas.
- Iniciar tratamento clínico e/ou orientar profissionais especializados.

INTRODUÇÃO

Disfunção do trato urinário inferior é um termo amplo que abrange aspectos tanto da bexiga como do esfíncter urinário, com diferentes manifestações clínicas. É comum na população pediátrica e afeta aproximadamente 7 a 10% das crianças (entre 5 e 13 anos). Este distúrbio envolve anormalidades tanto no enchimento como no esvaziamento da bexiga ou ambos e pode se manifestar com incontinência urinária, urgência, frequência miccional aumentada, associadas ou não a infecções do trato urinário. Por se tratar de um distúrbio funcional, não decorre de alterações anatômicas ou lesões neurológicas congênitas ou adquiridas.

O tratamento deve ser realizado de forma multidisciplinar e sua eficácia depende de um diagnóstico realizado de forma correta.

Outras comorbidades, como constipação, infecções do trato urinário e problemas comportamentais, também devem ser investigadas e tratadas, pois influenciam diretamente nas disfunções miccionais.

PREVALÊNCIA

A taxa geral de prevalência de qualquer incontinência urinária diurna em criança[?] de 7 anos varia de 3 a 9%[1-3], e aproximadamente 1% apresentam incontinência urinári[a] diurna grave (diária). Em crianças de 11 a 13 anos, a prevalência é menor: entre 1,1 e 4,2% diminuindo para 1,2-3% entre 15 e 17 anos[4]. A prevalência também é maior em menina[s] do que em meninos, provavelmente pelas diferenças anatômicas[2]. As disfunções do trat[o] urinário inferior frequentemente coexistem com constipação ou incontinência fecal, qu[e] está presente em cerca de um terço das crianças com sintomas urinários diurnos[3,4].

No Brasil, foi realizada uma investigação em crianças de 3 a 9 anos de idade, utilizando-se o escore modificado de Farhat com prevalência de disfunção miccional geral de 24,2% sendo 11,2% nos meninos e 35,8% nas meninas. Quando se modificou o ponto de corte do[s] meninos para 6 (igual às meninas), a prevalência de disfunção no sexo masculino aumen-tou para 30,6%[5]. Em estudo realizado utilizando-se o DVSS (*dysfunctional voiding symptom score*) em 739 crianças em escolas estaduais de Minas Gerais, observou-se uma prevalência de sintomas do trato urinário inferior (LUTS) em 21,8% das crianças, sendo mais frequen-tes nas meninas de 6 a 8 anos e em escolas de nível socioeconômico mais baixo. Consti-pação intestinal foi um achado importante (30,7%) e os sintomas urinários mais comuns foram incontinência diurna (30,7%), manobras de contenção (19,1%) e urgência miccional (13,7%). Fatores de estresse psicológico estavam associados em 28,4% das crianças[6].

A persistência de perdas urinárias na infância está associada a risco aumentado de incontinência na adolescência e até na idade adulta, embora a prevalência do distúrbio nessas idades mais avançadas seja baixa.

QUADRO CLÍNICO

Sintomas de disfunção do trato urinário inferior são classificados de acordo com sua relação com as fases de armazenamento e esvaziamento vesicais. Podem se manifestar por urgência, frequência urinária aumentada, incontinência ou infecção recorrente do trato urinário. Os possíveis diagnósticos em crianças com sintomas do trato urinário inferior são bexiga hiperativa, micção disfuncional, bexiga hipoativa, micção postergada, incontinência de esforço, incontinência ao rir ou gargalhar, refluxo vaginal e enurese noturna. As Tabelas 20.1 e 20.2 demonstram os sintomas de cada subtipo de disfunção do tato urinário inferior[7].

FATORES DE RISCO

Vários fatores associados às disfunções do trato urinário inferior foram identifi-cados, porém não existe consenso sobre quais são os mais importantes. Eles podem ser divididos em genéticos, demográficos, ambientais, comportamentais e físicos.

TABELA 20.1 Formas de incontinência urinária diurna com os principais sintomas clínicos de acordo com a International Children's Continence Society (ICCS)

Formas de incontinência urinária	Principais sintomas clínicos
Formas comuns	
Bexiga hiperativa/urgência/incontinência	Sintomas de urgência, aumento da frequência de micção > 7 x/dia, pequenos volumes miccionais
Incontinência urinária com micção postergada	Micção infrequente < 4 x/dia, atraso habitual da micção, grandes volumes miccionais
Incoordenação vesicoesfincteriana	Esforço no início da micção, fluxo de urina intermitente
Formas raras	
Incontinência de esforço	Perdas por tosse, espirros, aumento da pressão abdominal, geralmente em pequenos volumes
Incontinência por risadas/gargalhadas	Perdas ao rir, frequentemente em grandes volumes, com micção completa
Bexiga hipoativa	Fluxo urinário intermitente, micção com prensa abdominal
Refluxo vaginal (melhor influxo)	Perdas 5 a 10 minutos após a micção decorrentes do influxo de urina na vagina durante a micção
Obstrução funcional	Impedimento e redução do fluxo de urina
Aumento da frequência urinária diurna	Transtorno benigno e temporário com sintomas de urgência e aumento da frequência de micções

TABELA 20.2 Classificação de enurese noturna

	Período mais longo sem perdas < 6 meses	Período mais longo sem perdas > 6 meses
Geral	Enurese noturna primária	Enurese noturna secundária
Sem disfunção diurna da bexiga	Enurese noturna monossintomática primária	Enurese noturna monossintomática secundária
Com disfunção diurna da bexiga	Enurese noturna não monossintomática primária	Enurese noturna não monossintomática secundária

Tanto a enurese noturna e os subtipos de incontinência urinária diurna parecem possuir um componente hereditário. Aproximadamente 20 a 40% dos pais, 20 a 25% das mães e 60 a 70% dos parentes de crianças com enurese noturna também apresentaram perdas noturnas. Também existe associação de bexiga hiperativa entre crianças com antecedente familiar do problema[8].

Fatores demográficos e ambientais, como história familiar e gênero feminino, também estão associados com incontinência diurna. O efeito do nível socioeconômico e educacional sobre a prevalência de disfunções do trato urinário inferior é variável, mas baixos níveis socioeconômicos e educacionais parecem ser fatores de risco para incontinência urinária[1].

Causas comportamentais também estão frequentemente associadas. Alguns estudos encontraram o dobro da prevalência de problemas associados a ansiedade, déficit de atenção, hiperatividade, comportamento de objeção e conduta em crianças com incontinência urinária quando comparadas com a população geral. Algumas crianças com incontinência urinária também apresentam dificuldades sensório-motoras, o que poderia explicar problemas comportamentais e uma incapacidade de agir adequadamente sobre os sinais da bexiga[9,10].

Uma das causas físicas associadas com incontinência urinária diurna é a hipermobilidade articular generalizada benigna, que ocorre em aproximadamente 15% das crianças em idade escolar, alterando o funcionamento da musculatura do assoalho pélvico. Da mesma forma, a obesidade infantil também se associa com sintomas miccionais diurnos, constipação decorrente de hábitos alimentares, baixa atividade, alterações hormonais e disfunção autonômica[11,12].

DIAGNÓSTICO

O diagnóstico das disfunções do trato urinário inferior pode ser feito com base na história, exame físico, urofluxometria, ultrassonografia e diário miccional. Uma anamnese cuidadosa é fundamental para o diagnóstico correto. Deve-se obter uma cuidadosa história abordando a micção, questionando-se objetivamente sobre a frequência, urgência, quando e como ocorre a incontinência. Além disso, antecedentes de infecções urinárias, posição sanitária e hábito intestinal devem ser questionados objetivamente[13]. Em virtude da alta taxa de distúrbios comportamentais em crianças com incontinência, a triagem de sintomas psicológicos também deve ser considerada.

O exame físico detalhado pode permitir excluir malformações, como epispádias, hipospádias, sinéquia labial. Esse mesmo exame também deve incluir exame neurológico sumário e motilidade da musculatura perineal.

Atenção especial deve ser dada em relação ao fluxo urinário visando a afastar doenças obstrutivas como válvula de uretra posterior em meninos. De forma semelhante, meninas com micção incoordenada podem apresentar desvio no fluxo urinário ou interrupção inconsciente do fluxo pela contração do assoalho pélvico, de forma a evitar molhar as pernas, nádegas e o vaso sanitário[14].

- Diário miccional: a avaliação de frequência e volume miccional de pelo menos 2 dias e de uma semana do hábito intestinal são os itens básicos necessários para caracterizar o padrão funcional. A anotação por pelo menos 7 noites das perdas noturnas deve ser feita para avaliação. Um diário miccional completo consiste nas medidas da frequência diurna e volume urinado, episódios de incontinência e medidas noturnas de volume de urina[15]. A Figura 20.1 demonstra um exemplo de diário miccional. A correta explicação e o envolvimento dos responsáveis pela criança são essenciais para o adequado preenchimento.

Enurese – Diário miccional – 2 dias				
Nome:_____				
Registro: _____				
Data: _____				

Dia _____	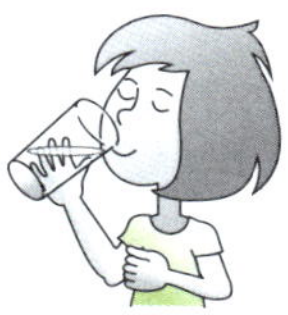 **Volume ingerido (mL)**	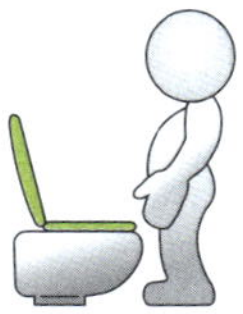 **Volume urinado (mL)**	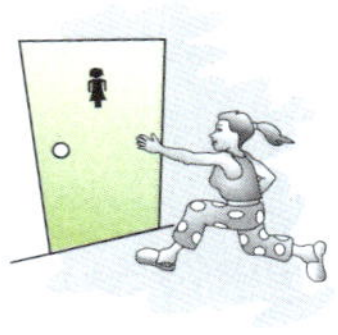 **Necessidade urgente de urinar** + Pequena ++ Moderada +++ Intensa	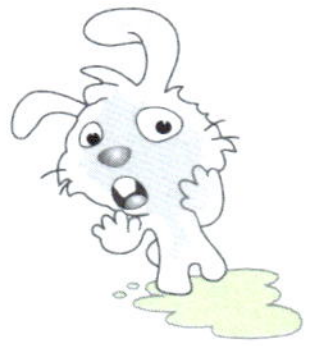 **Perda urinária diurna** + Pequena ++ Moderada +++ Intensa
Início da manhã (7-9 h)				
Final da manhã (10-11 h)				
Meio-dia (12-14 h)				
Tarde (15-17 h)				
Início da noite (18-20 h)				
Antes de dormir (21-22 h)				
Xixi na cama	( ) Sim	( ) Não		

FIGURA 20.1 Modelo de diário miccional.

- Questionários: possibilitam a avaliação da gravidade dos sintomas e aferição de qualidade de vida, além de permitirem seguir a evolução após início do tratamento. O principal utilizado é DVSS[16].
- Exames laboratoriais: urina tipo 1 e urocultura, para descartar infecções ou outras alterações que possam responder pelos sintomas urinários.

- Urofluxometria: registro gráfico do fluxo urinário, fornecendo informações sobre o volume urinado, tempo de fluxo, fluxo máximo (expresso em mL/s) e padrão de fluxo (Figura 20.2). A ICCS recomenda a realização de fluxometria associada com eletromiografia, possibilitando, assim, refinar o diagnóstico da causa da disfunção do trato urinário.
- Ultrassonografia de vias urinárias: permite a visualização da bexiga, avaliação da espessura da parede, aspecto do colo vesical, o diâmetro do reto e resíduo pós-miccional.
- Estudo urodinâmico: deve ser utilizado quando o resultado afetar o tratamento ou quando o tratamento conservador não é bem-sucedido. Urodinâmica (ou videourodinâmica) é utilizada em pacientes com suspeita de refluxo grave ou casos refratários, visando a identificar o ponto de obstrução. Permite avaliar também o controle adequado do assoalho pélvico, realizando manobra de contenção/espera, durante a fase miccional[14].

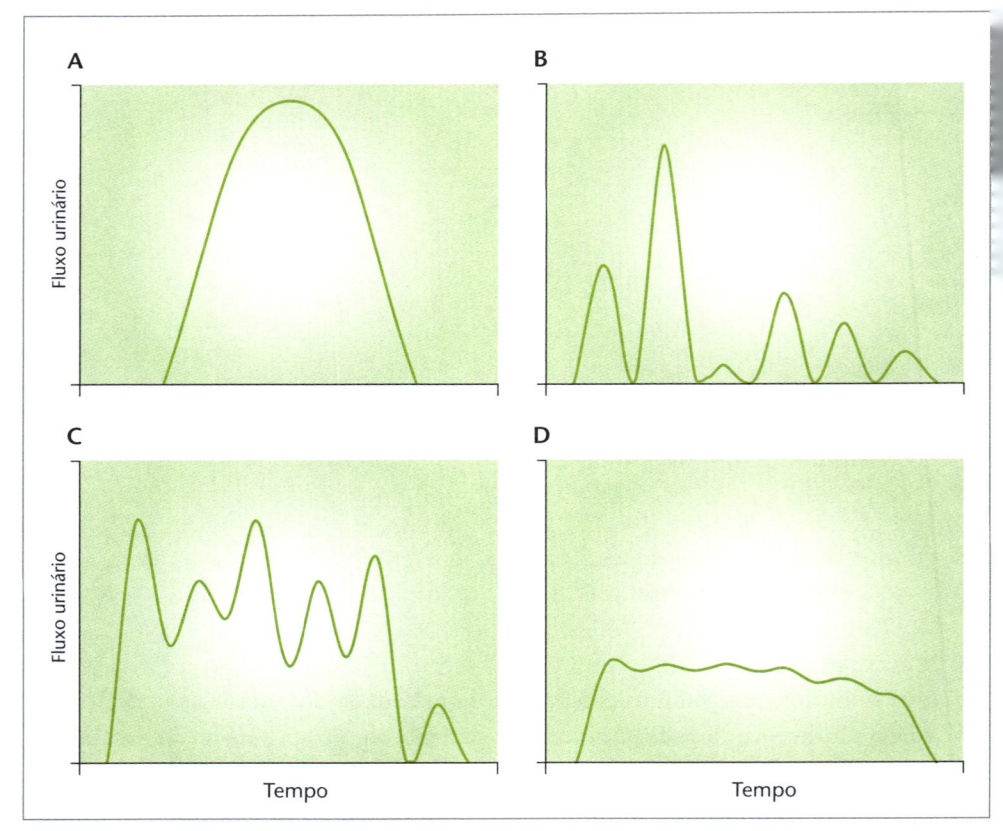

FIGURA 20.2 Padrões de fluxo urinário. A: normal; B: fracionado; C: *staccato*; D: platô.

TRATAMENTO

Uroterapia

Tratamento conservador, envolve reeducação ou reabilitação vesical visando a melhorar o armazenamento e o esvaziamento vesical. Deve ser a primeira linha de tratamento recomendada pela ICCS. Estudos mostram eficácia com taxas de sucesso entre 40 e 90%[17]. Deve ser realizada por um profissional com experiência e seu resultado é melhor em crianças acima de 8 anos de idade em virtude da melhor consciência corporal e disciplina. A uroterapia-padrão combina educação e desmistificação sobre o funcionamento do trato urinário inferior de forma adequada à idade da criança. Envolve também instruções de modificação comportamental, como a postura miccional como adequação do vaso sanitário, apoio para os pés, orientação de relaxamento pélvico e privacidade durante a micção, além de evitar manobras de contenção da urina. Outras medidas incluem orientação de despertar e restrição noturna de fluidos em casos de enurese noturna. Durante o dia, recomenda-se a ingestão adequada de líquidos, registro de frequência e volume de micções e episódios de incontinência, além de apoio e encorajamento para as crianças e seus pais[18].

O manejo da constipação e impactação fecal também pode reduzir pressão no colo da bexiga e na uretra, reduzindo a disfunção do trato urinário. No treinamento da evacuação em casos de constipação, a criança é aconselhada a ir ao banheiro após as refeições para tentar defecar aproveitando o aumento dos movimentos intestinais neste período. Isso ajuda a criança a reaprender o senso de urgência fecal. Mudanças comportamentais como exercício físico, alimentação saudável tambem são recomendados[19]. Uma minoria de pacientes apresenta dilatação do reto, que necessita de enemas e manobras de esvaziamento de curto prazo.

A uroterapia-padrão é recomendada como abordagem inicial em todos os casos de disfunção miccional infantil. Quando ela se mostra insuficiente em portadores de sintomas urinários diurnos, associados ou não à enurese noturna, recomenda-se uma abordagem específica e multidisciplinar, que combina intervenções como *biofeedback* para reabilitação do assoalho pélvico, terapia cognitivo-comportamental e, em alguns casos, psicoterapia. Todo esse tratamento visa a orientar as crianças a como urinar, quando urinar e com que frequência elas precisam urinar. Para alcançar ótimos resultados de treinamento, esses três elementos precisam ser praticados repetidamente e adaptados conforme o subtipo de disfunção da criança.

Além da preservação do trato urinário e prevenção de complicações, o tratamento visa à melhoria da qualidade de vida e adaptação social das crianças. Quando não é bem-sucedido, é importante identificar o motivo para que outras modalidades terapêuticas mais adequadas sejam instituídas.

Tratamento Farmacológico

Medicamentos podem ser úteis em casos de bexiga hiperativa, constipação e infecções do trato urinário (profilaxia para quadros recorrentes) quando o tratamento conservador com uroterapia não for suficiente. De acordo com a ICCS, medicamentos devem ser empregados quando o tratamento conservador falhou, e em conjunto com outras modalidades de tratamento para bexiga hiperativa refratária.

Atualmente, a oxibutinina é o único antimuscarínico aprovado pela Food and Drug Administration dos Estados Unidos para o tratamento dos sintomas hiperativos da bexiga em crianças com mais de 5 anos. A dose diária recomendada é de 0,3-0,6 mg/kg/dia (máximo 15 mg/dia no total). A oxibutinina deve ser titulada lentamente em doses crescentes para reduzir os efeitos colaterais. Ela possui ação antimuscarínica não seletiva e tem alta taxa de efeitos colaterais, incluindo boca seca, prisão de ventre, visão borrada, taquicardia e déficit de concentração[20].

A solifenacina é um antimuscarínico com moderada seletividade para receptores M3 sobre M2. Não possui aprovação para uso pediátrico, mas estudos têm mostrado uma boa resposta (ou seja, na diminuição de reclamações como incontinência e frequência) com dose utilizada de 1,25 a 10 mg/dia, e demonstraram tolerância desse agente em crianças previamente resistentes a oxibutinina ou tolterodina[21].

Neuromodulação

A neuromodulação pode ser administrada em monoterapia ou tratamento adicional para pacientes que se apresentam com refratariedade ou intolerância ao uso de medicações. Pode ser aplicada por estimulação elétrica nervosa transcutânea parassacral, estimulação percutânea do nervo tibial e implante para estimulação do nervo sacral. A técnica de neuromodulação é baseada no princípio de que a corrente elétrica afeta diretamente o SNC ativando artificialmente estruturas neurais, facilitando tanto a plasticidade neural quanto as vias aferente e eferente do trato urinário inferior. Vários estudos sugerem que a neuromodulação é segura e eficaz para inibir contrações do detrusor[21].

Toxina Botulínica

Embora ainda não aprovada para uso em crianças pelos órgãos reguladores, as injeções endoscópicas de onabotulinotoxina tipo A na bexiga representam uma opção de terceira linha para crianças com hiperatividade idiopática do detrusor, refratárias a procedimentos não invasivos como uroterapia, reabilitação do assoalho pélvico, farmacoterapia e neuromodulação. Ela é uma potente neurotoxina que inibe a liberação de acetilcolina na junção pré-sináptica e também reduz os receptores purinérgicos sensoriais na bexiga. Estudos mostram que a toxina botulínica A é segura e eficaz em crianças. Diversas séries sugerem sua eficácia e segurança na população pediátrica[22].

Tratamentos Cirúrgicos

Intervenções cirúrgicas devem ser consideradas apenas em crianças com alterações anatômicas associadas, como alterações meatais em meninas, obstrução infravesical em meninos (estenose de meato, válvula de uretra posterior, estenose de uretra). Devem sempre ser precedidos de exames complementares que comprovem o diagnóstico.

CONCLUSÕES

O tratamento para incontinência urinária diurna é multidisciplinar e requer conhecimento especializado. Uroterapia é o tratamento conservador, sendo a primeira escolha para todos tipos de incontinência diurna funcional. Embora geralmente bem-sucedida, a uroterapia nem sempre é eficaz em razão da natureza complexa das disfunções do trato urinário inferior. Causas mais complexas de incontinência podem estar associadas, dificultando a decisão de qual problema deve ser abordado primeiro. Neste caso, exames complementares mais invasivos, como avaliação urodinâmica, podem se fazer necessários. Outras formas de tratamento, como medicação, fisioterapia envolvendo estimulação elétrica e *biofeedback* e até procedimentos minimamente invasivos, como injeção de toxina botulínica e neuromodulação, se tornam necessários em casos refratários. A Figura 20.3 resume o fluxograma de avaliação e tratamento desses pacientes.

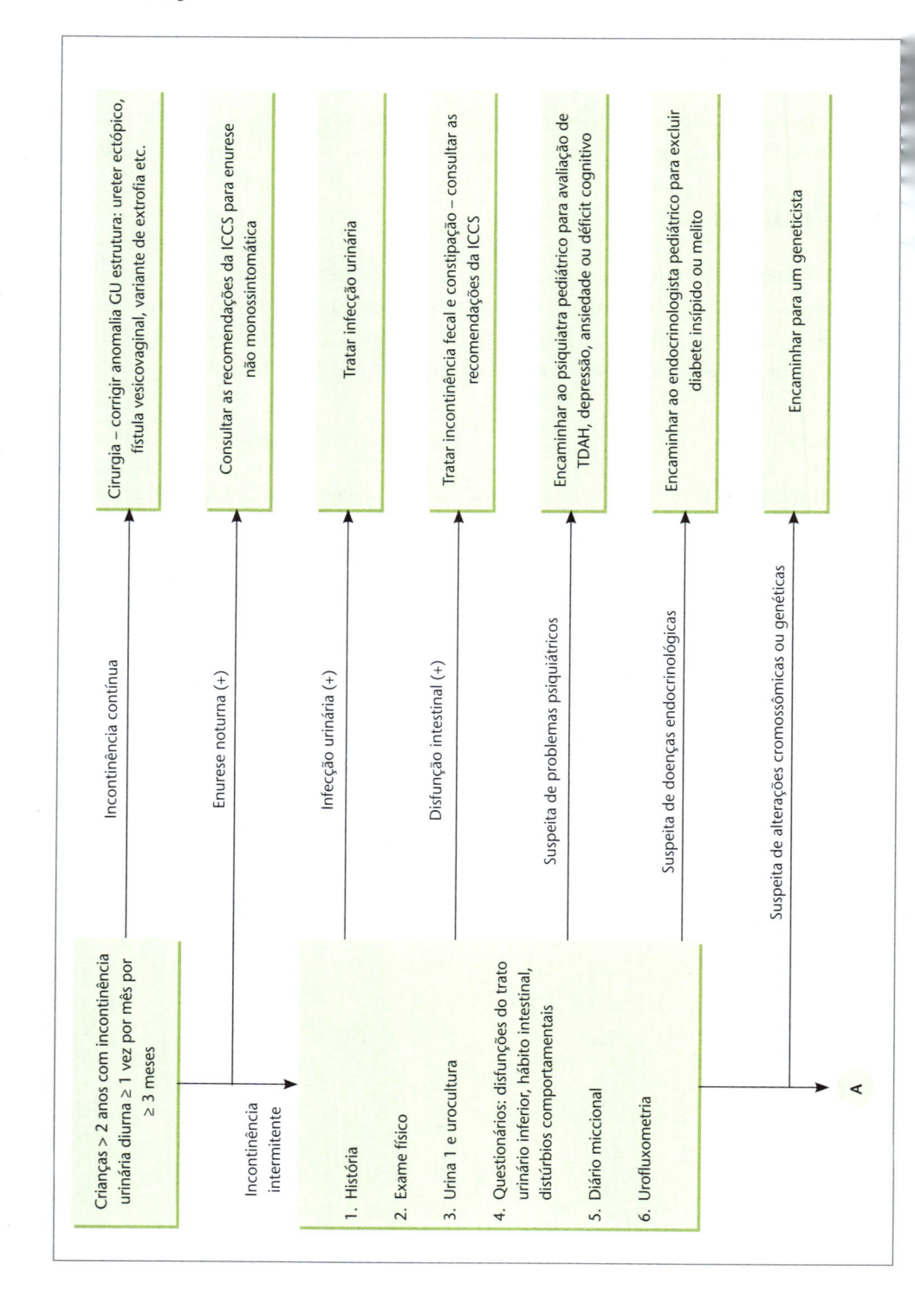

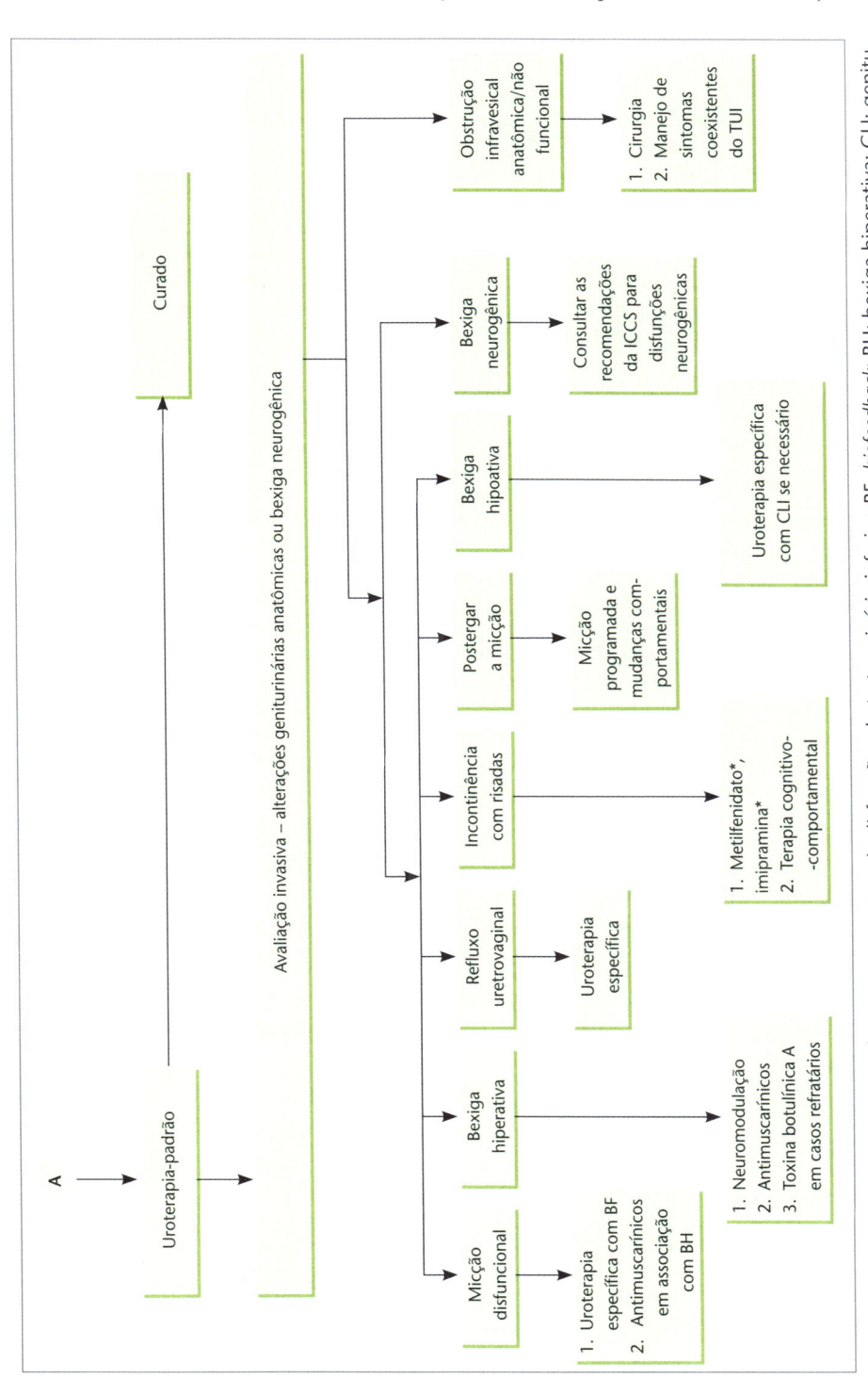

FIGURA 20.3 Fluxograma de diagnóstico e tratamento de disfunções do trato urinário inferior. BF: *biofeedback*; BH: bexiga hiperativa; GU: genitu-rinária; ICCS: International Children's Continence Society; TDAH: transtorno de déficit de atenção e hiperatividade; TUI: trato urinário inferior.
Fonte: adaptada de Chang et al.[23].

📖 REFERÊNCIAS BIBLIOGRÁFICAS

1. Sureshkumar P, Jones M, Cumming R, Craig J. A population based study of 2 856 school-age children with urinary incontinence. J Urol. 2009;181:808-16.
2. Sureshkumar P, Craig JC, Roy LP, Knight JF. Daytime urinary incontinence in primary school children: a population-based survey. J Pediatr. 2000;137:814-18.
3. Sureshkumar P, Jones M, Cumming R, Craig JC, Joinson C, Heron J, et al. Bladder and bowel dysfunctions in 1748 children referred to pelvic physiotherapy: clinical characteristics and locomotor problems in primary, secondary, and tertiary healthcare settings. Eur J Pediatr. 2017;176:207-16.
4. Heron J, Grzeda MT, von Gontard A, Wright A, Joinson C. Trajectories of urinary incontinence in childhood and bladder and bowel symptoms in adolescence: prospective cohort study. BMJ Open. 2017;7:e014238.
5. Mota DM, Victoria CG, Hallal PC. Investigação de disfunção miccional em uma amostra populacional de crianças de 3 a 9 anos. J Pediatr. 2005;81:225-32.
6. Vaz GT, Vasconcelos MM, Oliveira EA, Ferreira AL, Magalhães PG, Silva FM, et al. Prevalence of lower urinary tract symptoms in school-age children. Pediatr Nephrol. 2012 Apr;27(4):597-603.
7. Austin PF, Bauer SB, Bower W, Chase J, Franco I, Hoebeke P, et al.: The standardization of terminology of bladder function in children and adolescents: update report from the Standardization Committee of the International Children's Continence Society (ICCS). Neurourol Urodyn. 2016;35(4):471-81.
8. Labrie J, de Jong TPVM, Nieuwhof-Leppink A, van der Deure J, Vijverberg MAW, van der Vaart CH. The relationship between children with voiding problems and their parents. J Urol. 2010;183:1887-91.
9. Von Gontard A, Baeyens D, Van Hoecke E, Warzak WJ, Bachmann C. Psychological and psychiatric issues in urinary and fecal incontinence. J Urol. 2011;185:1432-36.
10. Cupelli ET, Escallier L, Galambos N, Xiang S, Franco I. Sensory processing differences and urinary incontinence in school-aged children. J Pediatr Urol. 2014;10:880-5.
11. Clinch J, Deere K, Sayers A, Palmer S, Riddoch C, Tobias JH, et al. Epidemiology of generalized joint laxity (hypermobility) in fourteen-year-old children from the UK a population-based evaluation. Arthritis Rheum. 2011;63(9):2819-27.
12. Fraga LGA, Sampaio A, Boa-Sorte N, Veiga ML, Nascimento Martinelli Braga AA, Barroso U. Obesity and lower urinary tract dysfunction in children and adolescents: further research into new relationships. J Pediatr Urol. 2017;13:387.e1-6.
13. Yang S, Chua ME, Bauer S, Wright A, Brandström P, Hoebeke P, et al. Diagnosis and management of bladder bowel dysfunction in children with urinary tract infections: a position statement from the International Children's Continence Society. Pediatr Nephrol. 2017;33:2207-19.
14. Bauer SB, Nijman RJM, Drzewiecki BA, Sillen U, Hoebeke P. International Children's Continence Society Standardization report on urodynamic studies of the lower urinary tract in children. Neurourol Urodyn. 2015;647:640-7.
15. Lopes I, Veiga ML, Braga AANM, Brasil CA, Hoffmann A, Barroso U. A two-day bladder diary for children: is it enough? J Pediatr Urol. 2015;11:348.e1-4.
16. Chase J, Bower W, Gibb S, Schaeffer A, von Gontard A. Diagnostic scores, questionnaires, quality of life, and outcome measures in pediatric continence: a review of available tools from the International Children's Continence Society. J Pediatr Urol. 2018;14:98-107.
17. Oktar T, Dönmez MI, Özkuvanci Ü, Ander H, Ziylan O. Animated versus non-animated biofeedback therapy for dysfunctional voiding treatment: does it change the outcome? J Pediatr Surg. 2018;53:825-27.
18. Schäfer SK, Niemczyk J, von Gontard A, Pospeschill M, Becker N, Equit M. Standard urotherapy as first-line intervention for daytime incontinence: a meta-analysis. Eur Child Adolesc Psychiatry. 2018;27:949-64.

19. Borch L, Hagstroem S, Bower WF, Siggaard Rittig C, Rittig S. Bladder and bowel dysfunction and the resolution of urinary incontinence with successful management of bowel symptoms in children. Acta Paediatr. 2013;102:215-20.
20. Schröder A, Thüroff JW. New strategies for medical management of overactive bladder in children. Curr Opin Urol. 2010;20:313-7.
21. Reis J, Saiovici S, Mello LF, Vidolin E, Trigo Rocha F. EMG biofeedback or parasacral transcutaneous electrical nerve stimulation in children with lower urinary tract dysfunction: a prospective and randomized trial (Abstract number 452). Neurourol Urodyn. 2017;36.
22. Marte A, Borrelli M, Sabatino MD, Balzo BD, Prezioso M, Pintozzi L, et al. Effectiveness of botulinum-A toxin for the treatment of refractory overactive bladder in children. Eur J Pediatr Surg. 2010;20:153-57.
23. Chang SJ, Van Laecke E, Bauer SB, von Gontard A, Bagli D, Bower WF, et al. Treatment of daytime urinary incontinence: A standardization document from the International Children's Continence Society. Neurourol Urodyn. 2017;36(1):43-50.

21 Enurese

Simone Nascimento Fagundes Sammour
Vera Hermina Kalika Koch

APÓS LER ESTE CAPÍTULO, VOCÊ ESTARÁ APTO A:
• Definir e classificar enurese para melhor abordagem terapêutica.
• Identificar condições comórbidas da enurese.
• Reconhecer a enurese como doença multifatorial.
• Abordar a enurese dentro de sua multidisciplinaridade.

INTRODUÇÃO

A enurese noturna (EN) é descrita desde a Antiguidade, ainda no Egito Antigo (3.500 a.C). Atualmente, fala-se apenas na terminologia "enurese", que é o sintoma de perda de urina intermitente durante o sono (noturno ou sonecas diurnas), sem alterações do trato geniturinário, em idade na qual o controle esfincteriano[1] já deveria ter sido adquirido. A enurese pode ser afetada pela presença de comorbidades e por imaturidade do sistema nervoso na regulação central sobre o funcionamento vesical. É caracterizada quando houver pelo menos um episódio por mês durante o período de 3 meses[1].

A doença compromete seriamente a estrutura familiar sob diversos aspectos, a exemplo do grande impacto socioeconômico que causa e das punições físicas e/ou verbais que suscita com frequência. O sintoma é queixa frequentemente relatada em cerca de 10% das crianças de 7 anos de idade e em 2% dos adolescentes nos consultórios pediátricos[2].

Conforme mostra o Quadro 21.1, a incontinência urinária diurna associada ou não à urgência de urinar (urgeincontinência) é chamada de enurese não monossintomática

(ENNM). Já a enurese monossintomática (ENM) é aquela que se apresenta como único sintoma a incontinência urinária durante o sono e que ocorre em indivíduos com 5 ou mais anos de idade, de forma completa e normal, ou seja, sem sinais de disfunção da bexiga[1]. O sintoma pode acontecer de duas formas:

1. Sempre, sem nunca ter parado desde o nascimento, o que constitui a chamada enurese primária.

2. Ou pode ter intervalo de mais de 6 meses sem nenhum episódio, mas que volta posteriormente, situação chamada de enurese secundária.

Crianças com enurese secundária em geral experimentaram algum evento de estresse emocional (p. ex., separação parental, falecimento de familiares, nascimento de irmãos ou problemas no ambiente escolar) e apresentam maior associação com doenças mentais[1,3,4].

QUADRO 21.1 Classificação da enurese[1]

- Monossintomática (não complicada): perdas que ocorrem em vigência do sono e na ausência de sintomas ligados aos tratos urogenital e gastrointestinal

- Não monossintomática (complicada): perdas noturnas durante o sono associadas a sintomas diurnos, como urgência, incontinência, urgeincontinência

- Primária: enurese desde nascimento

- Secundária: sem enurese por pelo menos 6 meses

No Brasil, não existem estudos epidemiológicos populacionais sobre o assunto. Já nos Estados Unidos, há relatos que 5 a 7 milhões de crianças/adolescentes apresentem sintomas enuréticos, com prevalência de três vezes maior no sexo masculino. Desses, apenas um terço das famílias procura assistência médica. Aos 7 anos de vida, idade em que a criança está na escola e em contato com outras crianças não enuréticas, a prevalência de EN é alta, entre 6 e 10%[2,5].

Como muitos dos estudos epidemiológicos foram realizados antes das padronizações das definições com vários subtipos de categorias de enurese, a incidência verdadeira de enurese não é bem conhecida. Relatos mostram que, até os 5 anos de vida, de 15 a 25% das crianças ainda molham a cama. A cada ano, com a maturação neurológica, esses índices declinam para 15%. Aos 12 anos de idade, cerca de 8% dos meninos e 4% das meninas ainda se mantêm enuréticos[2,5,6].

Em geral, o prognóstico da EN é bom, pode ocorrer resolução espontânea, e na adolescência cerca de 15% podem ainda estarem acometidos[2]. A presença da enurese em escolares e adolescentes desencadeia sentimentos internalizantes (p. ex., timidez, dificuldades de aprendizado na escola e dificuldades de relacionamento com os amigos) e/ou externalizantes (p. ex., agressividade, impulsividade e rompimento de regras sociais)[7]. É falsa a concepção de que todo enurético cura-se espontaneamente na adolescência, o que é comprovado pelo fato de haver aproximadamente 2,23% adultos jovens (de 19 anos de idade) enuréticos[5,6]. A taxa em adultos pode chegar a índices que variam de 0,5 a 2% e independem de nível cultural[2,6,8].

A enurese é mais comum no sexo masculino, e a incidência em gemelares varia de 60 a 70%, se dizigóticos ou mono, masculino ou feminino, respectivamente. A existência da etiologia genética, com provável modulação por fatores ambientais, é confirmada por estudos, podendo aproximar a 91% dos acometidos quando algum familiar de 1º e 2º grau é/foi sintomático[9,10].

Várias etiologias têm sido propostas para a enurese, mas o reconhecimento da heterogeneidade de apresentações clínicas sugere influência multifatorial. Entre essas apresentações, estão aspectos genéticos[9], teoria dos três sistemas (bexiga, sono, hormônio)[11], atraso do desenvolvimento neuropsicomotor e comorbidades.

PATOGÊNESE

A enurese monossintomática primária (EMP) é uma condição multifatorial em que vários fatores causais foram identificados: poliúria noturna, alterações do sono, redução da capacidade vesical e/ou disfunção da bexiga, constipação, apneia do sono (Quadro 21.2).

São dois os principais distúrbios básicos: poliúria noturna e capacidade funcional vesical pequena/hiperatividade detrusora. A poliúria noturna ocorre por falta e/ou inadequação do pico noturno do hormônio antidiurético[5,12] e pelo aumento da excreção urinária noturna de solutos. A incapacidade funcional vesical ocorre tanto pelo fato de o volume de urina produzido exceder a capacidade vesical (bexiga pequena) quanto pela presença de disfunção vesical (hiperatividade detrusora). Uma simples avaliação identifica os pacientes com ENM, em que ocorre predomínio de poliúria noturna (deficiência na secreção do hormônio antidiurético) ou redução na capacidade da bexiga diante da incapacidade de acordar na presença da bexiga cheia[11].

A essa tríade, somam-se observações às quais demonstram que muitos pacientes com enurese não respondedores às terapias existentes apresentam sintomas de incoordenação motora com dificuldades nas atividades diárias e escolares que foram atribuídos à imaturidade dos núcleos do tronco cerebral, *locus coeruleus* e região lateral do centro pontino da micção. As crianças com EN apresentam imaturidade no núcleo responsável pela inibição das contrações involuntárias da bexiga, favorecendo o episódio enurético durante o sono. O déficit na maturação dessas áreas corticais pode interferir diretamente no controle postural, visto que ele emerge da interação dinâmica entre os sistemas musculoesquelético, neural e sensorial e envolve controlar a posição do corpo no espaço para manter a estabilidade e a orientação, bem como se associam ao movimento respiratório, com importância na postura estática e dinâmica[13-15].

De modo concomitante a esses eventos, outras condições podem vir associadas, como: transtornos neuropsiquiátricos (p. ex., transtornos do déficit de atenção e hiperatividade e transtorno opositor desafiador), hipercalciúria, apneia do sono, obesidade, constipação, parassonias (p. ex., bruxismo, pesadelos e despertar confusional)[10].

Todo o conjunto de eventos promove o episódio de enurese: a criança enche a bexiga quando está dormindo, não superficializa o sono e desenvolve o esvaziamento vesical involuntário ainda dormindo. Esse processo pode ocorrer inúmeras vezes durante a mesma noite[1,4]. Por ser multifatorial, quanto melhor for a compreensão dos mecanismos fisiopatológicos, melhores serão a abordagem terapêutica e o desenvolvimento de novos tratamentos[10].

QUADRO 21.2 **Etiopatogenia da enurese monossintomática**	
Genética e familiar[9,10,16]	• A predisposição genética mais frequente tem etiologia variada com incidência de 77% para filhos de ambos os pais enuréticos, 43% quando apenas um dos pais teve a doença e 15% em famílias sem relatos de enuréticos
	• História familiar positiva: de 65 a 91% de incidência
	• Estudos cromossômicos mostram correlação dos familiares, principalmente nos *loci* 5, 12, 13, 22. Diferentes genes podem carregar um mesmo tipo de enurese (poliúrica/não poliúrica, monossintomática/não monossintomática), e o mesmo gene pode ter diferentes tipos de EN
Alterações vesicais[11,17,18]	• A redução da capacidade vesical para a idade é o mecanismo fisiopatológico que pode ser constitucional, o que explica os episódios de enurese
	• Vários estudos urodinâmicos mostram normalidade em bexigas de crianças enuréticas monossintomáticas
	• No grupo de enuréticos não monossintomáticos, é frequente ocorrer hiperatividade detrusora noturna
	• Ausência de glicosaminoglicanos na urina de portadores de incontinência urinária diurna e noturna
Psicológicos[7]	• Enurese é um problema primário, portanto não é proveniente de distúrbios psicológicos, mas causadora de inúmeros problemas de ordem emocional, principalmente ligados à baixa autoestima
Hormônio antidiurético[12]	• Crianças enuréticas comprovadamente apresentam atraso do ritmo circadiano, com diminuição da vasopressina e menor produção do hormônio, com consequente poliúria noturna
	• Um pequeno grupo de enuréticos poliúricos pode não responder à desmopressina, por apresentar aumento na excreção de solutos noturnos

(continua)

QUADRO 21.2   Etiopatogenia da enurese monossintomática *(continuação)*

Distúrbios do sono[10,19-21]	▪ A influência fisiopatológica do distúrbio do acordar no fenômeno enurético tem sido demonstrada como maior número de ciclos de sono e despertar, sono mais fragmentado e estado de privação de sono com aumento no limiar de despertar, justificando a dificuldade para acordar diante do estímulo autonômico do enchimento vesical. A macroarquitetura do sono mostra redução no mecanismo de despertar com maior quantidade de sono NREM (fase 2-N2) e redução de fase (fase 3-N3) e na microarquitetura menos fases de sono no padrão alternante cíclico NREM (fases A2 e A3)
	▪ Na busca de explicações neurofisiológicas plausíveis do processo patológico da enurese, a percepção da falha no mecanismo regulatório evidencia maiores fragilidade e instabilidade do sono dessas crianças
	▪ Parassonias: os episódios de enurese ocorrem predominantemente durante a fase do sono na qual os transtornos que resultam em movimentos anormais também acontecem, ou seja, durante a fase de sono NREM. A inter-relação da enurese com o distúrbio no mecanismo do acordar leva a sua inclusão no grupo das parassonias, definidas como comportamento anormal durante o sono, com potencial prejuízo das atividades cotidianas, por alterações no padrão do sono NREM, associada com despertar confusional, terror noturno e sonambulismo
	▪ Bruxismo: a associação de bruxismo e enurese, ambos de etiologia multifatorial, apresenta-se aqui no Brasil em população enurética em torno de 30%
Obstrução das vias aéreas superiores[10,22]	▪ A apneia fragmenta mais o sono e deixa o indivíduo mais propenso a acordar. Estímulos constantes pela redução da oxigenação tecidual secundária, a respiração oral diminui a qualidade global do sono, menos horas de sono por noite, aumento dos microdespertares, provocando alterações na estrutura e comprometimento do sono
	▪ Ronco (5-16%) e SAOS (1-3%) na infância ocorrem principalmente por obstrução das vias aéreas superiores pela hipertrofia de adenoide/amigdalas. Nesse caso, a cura da enurese após adeno e/ou amigdalectomia tem sido relatada
	▪ A presença de apneia em enuréticos pode atingir taxas aproximadas de 45% em menor ou maior grau (leve, moderada ou grave)
Obesidade[10,23]	▪ A obesidade é reconhecidamente um problema que afeta a infância, no mundo todo, e repercute em seus diversos sistemas e também na condição enurética. A criança ou adolescente obeso tem risco seis vezes maior em apresentar EN, pela relação de diversos fatores como metabolismo da glicose e aumento da produção de urina, sofrimento psicológico pelas duas condições, dieta pouco saudável com consequente poliúria noturna, apneia do sono por compressão mecânica das vias aéreas durante o sono e flacidez das estruturas do assoalho pélvico
Hipercalciúria[24]	▪ Hipercalciúria tem sido considerada fator patogênico importante. Há correlação significativa entre excreção de cálcio, natriurese e poliúria noturna, desregulação da excreção de prostaglandinas, baixa osmolaridade urinária, aumento da excreção de sódio e osmolaridade e disfunção da aquaporina 2. Vários estudos demonstraram forte associação entre resistência à desmopressina e hipercalciúria

(continua)

QUADRO 21.2	**Etiopatogenia da enurese monossintomática** *(continuação)*
Transtornos psiquiátricos[25]	• O distúrbio neuropsicológico mais comum em crianças com enurese é o TDAH, em especial o subtipo desatento, podendo ter 2,7 vezes mais chance de apresentar sintomas de enurese que a população normal. O tratamento e a otimização do TDAH podem levar à melhora mais rápida da enurese
Constipação[1,3,4,10,17]	• Existe estreita relação entre enurese e transtornos do trato gastrointestinal na ENM e na ENNM, descrita como disfunção vesicointestinal. A distensão do reto com a retenção de fezes na constipação crônica funcional provoca distorção e/ou compressão da bexiga, podendo causar estímulo de receptores pelo estiramento do detrusor, resultando em hiperatividade detrusora, com aumento ou diminuição da micção, hipoatividade da bexiga e ritmo intestinal diminuído. Em longo prazo, a constipação pode evoluir com incontinência fecal por diminuição da sensação evacuatória, pela compressão das fibras nervosas com a presença de fezes endurecidas e fecalomas, perpetuando assim o sintoma enurético. O acometimento de enuréticos com sintomas de constipação pode ser de mais de 80%, em vigência de anamnese bem detalhada e utilização de instrumentos diagnósticos validados

EN: enurese noturna; ENM: enurese monossintomática; ENNM: enurese não monossintomática; NREM: *non rapid eye movement*; SAOS: síndrome da apneia obstrutiva do sono; TDAH: transtorno de déficit de atenção/hiperatividade.

AVALIAÇÃO CLÍNICA, DIAGNÓSTICO E EXAMES COMPLEMENTARES

A consulta médica será, sem dúvida, o principal momento de traçar a terapêutica do paciente. Componente crucial é o histórico médico detalhado, começando com os sintomas atuais, o curso até o momento e o histórico de evolução e condições psicossociais da família. As informações do histórico médico podem ser complementadas por questionários e diários. O diagnóstico deve ser clinicamente orientado e abrangente, mas não invasivo[1,5,10].

A realização do diário miccional, calendário de noites secas, e a aferição da diurese noturna (por meio da pesagem da fralda pela manhã, aferindo presença de poliúria noturna) são importantes para elucidação diagnóstica[1,10].

O diário miccional é um método de avaliação não invasivo dos sintomas urinários, com grande importância em todos os pacientes com história clínica e sintomas do trato urinário inferior. É importante que a família e/ou paciente preencha corretamente esse diário durante a avaliação inicial da enurese, por pelo menos 2 dias consecutivos segundo protocolo da ICCS (International Children's Continence Society). Contudo, para realidade brasileira, é mais fidedigno por 3 dias consecutivos. Outros dados, como os sintomas urinários diurnos e a enurese, deverão ser avaliados por duas (mínimo) a quatro semanas (ideal). O diário fornece dados muito importantes, como ingesta hídrica diária, capacidade vesical functional, volume urinário diário, linha de base da enurese. Frequentemente, associa-se a escala de Bristol ao diário miccional, corroborando com a investigação para disfunção vesicointestinal e/ou constipação associadas[1,10,26].

Certifica-se a presença de poliúria noturna pela aferição do volume urinário noturno, realizada por meio de utensílios graduados ou pelo "teste da fralda" nessa fase de investigação. Este teste consiste em utilizar fralda no paciente por uma noite antes da consulta e fazer a pesagem ao acordar no dia seguinte, para determinar com precisão o volume urinário noturno[1,10,26].

Um excelente instrumento que pode ser utilizado para a detecção de distúrbios do sono é a escala de distúrbios do sono em crianças (*sleep disturbance scale for children – SDSC*)[27]. O questionário é validado no Brasil e avalia os riscos de transtornos do sono na infância conforme seis grupos mais comuns: desordens de iniciar e manter o sono, transtornos respiratórios relacionados ao sono, transtornos do despertar, desordens da transição sono-vigília, sonolência excessiva diurna e hiperidrose no sono[28]. Contribui para a elucidação diagnóstica mais direcionada ao sono, possibilitando a indicação de polissonografia ou não do paciente[29].

Como parte da avaliação inicial, inclui-se o exame físico minuncioso, com atenção especial a aferição de pressão arterial, palpação abdominal, pesquisa de disrafismo espinhal, perdas urinárias nas roupas íntimas, inspeção de genitália, meato uretral, trofismo muscular e reflexos1. Observa-se a postura (anteversão da pelve e protusão da coluna cervical) do paciente, bem como sua marcha e equilíbrio[30].

Nos casos típicos de ENM, faz-se necessária a realização de poucos exames complementares, desde que a anamnese e o exame físico sejam realizados com bastante precisão associados a diários e questionários. Minimamente, os exames complementares necessários são urina I e ultrassonografia do trato urinário (em alguns serviços, especificar avaliação de capacidade vesical pré e pós-miccional) para descartar quaisquer condições associadas (p. ex., hiperglicemia, hipercalciúria, malformação do trato urinário e infecção urinária)[1,4,5,10].

Contudo, na ENNM é importante a realização de outros exames, como uretrocistografia miccional, urografia excretora, urodinâmica, tomografia computadorizada e ressonância magnética, de acordo com a sintomatologia, os diários e os achados de exames físico[1,4,10].

TRATAMENTO

Terapia com sucesso só ocorre mediante diagóstico preciso e específico para o tipo de enurese. A motivação para o tratamento e adesão a ele dependem tanto do profissional quanto do paciente e da família envolvidos e não devem demorar mais que 45 dias para início[10,31].

Algumas modalidades de tratamento são usadas, cada uma com índice sucesso maior que o de cura espontânea de 15% ao ano, após os 6 anos. Os fatores que mais favorecem o tratamento são experiências noturnas durante os anos escolares, fazendo com que os pacientes procurem auxílio. Excluídas as comorbidades e/ou tratadas, a intervenção terapêutica instituída a partir dos 6 anos de idade minimiza os aspectos psicoemocionais[1,4].

A terapia antienurética deve ser direcionada para um ou mais mecanismos. Como parte do tratamento, são muito importantes o aconselhamento motivacional, o alarme noturno e o medicamentoso propriamente dito[32].

O aconselhamento motivacional ou uroterapia é a abordagem mais comum e envolve[1]:

- Posição ativa da criança: incentivar o calendário de "estrelas" para marcar noites secas e molhadas.
- Urinar antes de ir para a cama.
- Evitar líquidos em um período de 2 a 3 horas antes de a criança deitar.
- Trocar as roupas e os lençóis molhados.
- Os pais devem evitar punições e optar por reforço positivo com incentivos e premiações para as noites secas.
- Manter o hábito intestinal diário.
- Horário de dormir mais cedo.

Questionar sobre os hábitos de ingesta hídrica e micção diárias é importante para a qualidade de vida dos pacientes com ENM. Ferramentas pedagógicas, como folhetos com desenhos, são utilizadas durante essa etapa com excelente eficácia. O melhor a aconselhar é insistir com a ingestão de boa quantidade de líquido no desjejum e depois regularmente durante o dia, até o período de 2 a 3 horas antes de dormir. Insistir no hábito de evacuar diário e na posição adequada ao utilizar o vaso sanitário e, de preferência, em horários regulares[33].

Outra terapia não medicamentosa disponível é uso de alarmes noturnos. Estes provaram ser um tratamento bem eficaz atualmente, quando descartados outros fatores, como poliúria noturna por deficiência hormonal. O alarme é um tipo de tratamento não medicamentoso utilizado desde a década de 1950, com efeito comportamental, nível de evidência I, grau de recomendação A, que visa à despertabilidade e ao condicionando do paciente a inibir a micção durante o sono, aumento na capacidade vesical noturna e a conscientização da sensação de plenitude vesical[1,32].

O alarme funciona por intermédio de um dispositivo que produz algum som e/ou sensação vibratória quando a primeira gota de urina entra em contato com o sensor justaposto à roupa íntima e/ou de cama do paciente. Por sua facilidade de uso, eficácia comprovada e falta de eventos adversos, o alarme é o tratamento seguro na redução de episódios de pelo menos metade das crianças durante e após o tratamento com eficácia de 65-75%. Estudos recomendam início do tratamento da enurese, entre 6 e 8 anos de idade, e falha terapêutica ocorre em 10 a 30% dos casos, principalmente no contexto de ambiente familiar desfavorável e instável pela maior dificuldade na adesão ao tratamento[31-33].

A ENM associada à poliúria noturna pode ser indicativa de tratamento medicamentoso com desmopressina, que reduz a produção noturna de urina. Trata-se de análogo do hormônio antidiurético com duas modificações em sua molécula, fazendo com que a desmopressina fique mais potente, estável na degradação enzimática e, consequentemente, com ação maior que o ADH. A desmopressina é administrada por via oral com cautela de restringir a ingesta hídrica por risco de intoxicação, hiponatremia e convulsões, embora seja pequeno esse risco com uso de comprimidos. A prescrição deve ocorrer por um período de 3 a 4 meses, com descalonamento da dose, seguido de acompanhamento da evolução do paciente. Importante avaliar sódio, potássio e osmolaridade séricas antes e no terceiro dia de uso da droga e, se necessário, suspensão dela[1,31,34].

A resposta ao tratamento é classificada segundo critérios da ICCS[1] para sucesso inicial, e o período de observação para a classificação do sucesso contínuo é de 6 meses, também preconizados pela ICCS. O sucesso inicial é classificado como:

- Não resposta (NR): redução dos episódios enuréticos abaixo de 50%.
- Resposta parcial (RP): redução entre 50% e 99% dos episódios enuréticos.
- Resposta completa (RC): redução em 100% dos episódios enuréticos.

A prevenção de recaídas, também chamada de teste de superaprendizagem, é utilizada após a obtenção de 14 noites consecutivas sem enurese. Os pacientes precisam ingerir ao deitar, alguma quantidade de líquido, variável de acordo com a faixa etária, com o propósito de testar o controle miccional durante a noite (Tabela 21.1). Os pacientes em uso de desmopressina só podem realizar esse procedimento 30 dias após a suspensão dessa medicação[35].

As recidivas podem ocorrer após suspensão das terapias. O índice de cura atinge níveis bem aceitáveis quando se associa terapia comportamental ao tratamento medicamentoso[36].

O tratamento com alarme, em geral, apresenta início de reposta mais tardio com resposta pós-intervenção imediata em dois terços dos pacientes (cerca de 70%), sendo que metade deles se mantém sem episódios após a sua suspensão. O tratamento combinado alia o efeito rápido da desmopressina ao tratamento mais gradual com alarme e resulta em resposta imediata de 40 a 78% e recidiva de 33 a 48% sugerindo-se que sua eficácia possa ser maior que a verificada com utilização isolada de cada uma dessas intervenções. Estudos mais recentes não mostram nenhuma diferença entre o uso isolado e combinado das terapêuticas existentes mediante a abordagem e o manuseio multidisciplinar[31,37,38].

TABELA 21.1 Ingesta de líquidos de acordo com a idade[35]		
Idade (em anos)	Quantidade inicial (mL)	Quantidade final (mL)
6	113	227
7	142	255
8	170	284
9	198	312
10	227	340
11	255	369
12	284	397
13	312	426
14	340	454
15	369	483

Outras terapias para EN citadas são:

- Oxibutinina: fármaco com propriedades anticolinérgicas que, teoricamente, não é indicado para o tratamento de ENM, exceto para pequeno subgrupo de pacientes que apresenta bexiga hiperativa apenas durante o sono. Nesses casos refratários, a oxibutinina pode ser testada como monoterapia ou em tratamento combinado para pacientes resistentes e com pequena capacidade vesical[39,40].
- Imipramina: fármaco muito utilizado na década de 1970, mas atualmente em desuso aqui no Brasil, pelo alto risco de cardiotoxicidade e reincidência da ENM (após suspensão), embora alguns estudos ainda sugiram o uso[40].
- Outras terapias utilizadas como tratamento, mas ainda sem estudos randomizados, são relatadas em algumas publicações.

Por ser a ENM provavelmente o resultado da associação de fatores fisiopatológicos diferentes (p. ex., poliúria noturna com pequena capacidade vesical) e muitos ainda desconhecidos, uma combinação de tratamentos pode ser mais eficaz que a monoterapia. Várias combinações terapêuticas podem ser propostas para melhorar as taxas de cura.

CONCLUSÕES

A enurese, que é muito comum, causa baixa autoestima em crianças e adolescentes e traz impacto emocional negativo. O tratamento tem sido orientado, mas dificultado por sua multifatoriedade.

A patogênese da enurese é ainda incompletamente compreendida, podendo estar associada à poliúria noturna ou à hiperatividade detrusora. O paciente com ENM costuma ter grande dificuldade para despertar do sono, mas a natureza e a razão dessa baixa capacidade do acordar são obscuras.

A enurese não é sintoma benigno, nem condição terapêutica simples ou isolada, mas um distúrbio multifatorial que exige abordagem diagnóstica e terapêutica racional.

O alarme e a desmopressina compreendem a primeira linha de terapia, podendo ser usados de modo separado ou em conjunto.

📖 REFERÊNCIAS BIBLIOGRÁFICAS

1. Austin PF, Bauer S, Bower W, Chase J, Franco I, Hoebeke P, et al. The standardization of terminology of bladder function in children and adolescents: update report from the Standardization Committee of the International Children's Continence Society (ICCS). Neurourol Urodyn. 2016;35(4):471-81.

2. Butler RJ, Heron J. The prevalence of infrequent bedwetting and nocturnal enuresis in childhood. A large British cohort. Scand J Urol Nephrol. 2008;42(3):257-64.

3. von Gontard A, Niemczyk J, Weber M, Equit M. Specific behavioral comorbidity in a large sample of children with functional incontinence: report of 1,001 cases. Neurourol Urodyn. 2015;34(8):763-8.

4. Gontard AV, Kuwertz-Bröking E. The diagnosis and treatment of enuresis and functional daytime urinary incontinence. Dtsch Arztebl Int. 2019;116(16):279-85.

5. Néveus T. The diagnosis and management of nocturnal enuresis. Curr Opin Pediatr. 2009;21(2):199-202.

6. Wright A. The epidemiology of childhood incontinence. In: Franco I, Austin P, Bauer S, von Gontard A, Homsy Y (eds.). Pediatric incontinence: evaluation and clinical management. Oxford: Wiley-Blackwell; 2015. p.37-66.

7. Sousa e Silva GJ, Sammour SNF, Ferraro AA, Koch VHK. Study of the profile of behavioral problems and quality of life indexes in a pediatric cohort of monosymptomatic enuresis. J Pediatr (Rio J). 2019;95(2):188-93.

8. Wang Y, Hu H, Xu K, Wang X, Na Y, Kang X. Prevalence, risk factors and the bother of lower urinary tract symptoms in China: a population-based survey. Int Urogynecol J. 2015;26(6):911-9.

9. Von Gontard A, Schaumburg H, Hollmann E, Eiberg H, Rittig S. The genetics of enuresis: a review. J Urol. 2001;166(6):2438-43.

10. Nascimento Fagundes S, Azevedo Soster L, Lebl AS, Rodrigues Pereira RP, Tanaka C, Pereira RF, et al. Impact of a multidisciplinary evaluation in pediatric patients with nocturnal monosymptomatic enuresis. Pediatr Nephrol. 2016;31(8):1295-303.

11. Butler RJ, Holland P. The three systems: a conceptual way of understanding nocturnal enuresis. Scand J Urol Nephrol. 2000;34(4):270-7.

12. Kamperis K, Rittig S, Radvanska E, Jørgensen KA, Djurhuus JC. The effect of desmopressin on renal water and solute handling in desmopressin resistant monosymptomatic nocturnal enuresis. J Urol. 2008;180(2):707-13.

13. von Gontard A, Freitag CM, Seifen S, Pukrop R, Rohling D. Neuromotor development in nocturnal enuresis. Dev Med Child Neurol. 2006;48:744-50.

14. Baeyens D, Roeyers H, Naert S, Hoebeke P, Vande Walle J. The impact of maturation of brainstem inhibition on enuresis: a startle eye blink modification study with 2-year followup. J Urol. 2007;178(6):2621-5.

15. Brostrom S, Jennum P, Lose G. Motor evoked potentials from the striated urethral sphincter and puborectal muscle: normative values. Neurourol Urodyn. 2003;22(4):306-13.

16. Schaumburg HL, Kapilin U, Blåsvaer C, Eiberg H, Gontard A von, Djurhuus JC, et al. Hereditary phenotypes in nocturnal enuresis. BJU Int. 2008;102(7):816-21.
17. Tafuro L, Montaldo P, Iervolino LR, Cioce F, Del Gado R. Ultrasonographic bladder measurements can replace urodynamic study for the diagnosis of non-monosymptomatic nocturnal enuresis. BJU Int. 2010;105(1):108-11.
18. Ferrara P, Marrone G, Mastrangelo A, Nicoletti A, Emmanuele V, Fasano A. Increased excretion of glycosaminoglycans in children with urinary incontinence compared to those with monosymptomatic nocturnal enuresis. Scand J Urol Nephrol. 2007;41(3):218-22.
19. Nevéus T. The role of sleep and arousal in nocturnal enuresis. Acta Paediatr. 2003;92(10):1118-23.
20. Soster LA, Alves RC, Fagundes SN, Lebl A, Garzon E, Koch VH, et al. Non-REM sleep instability in children with primary monosymptomatic sleep enuresis. J Clin Sleep Med. 2017;13(10):1163-70.
21. Mason TB 2nd, Pack AI. Pediatric parasomnias. Sleep. 2007;30(2):141-51.
22. Arai H, Furuta H, Kosaka K, Kaneda R, Koshino Y, Sano J, Yokoyama O. Polysomnographic and urodynamic changes in a case of obstructive sleep apnea syndrome with enuresis. Psychiatry Clin Neurosci. 1999;53(2):319-20.
23. Barone JG, Hanson C, DaJusta DG, Gioia K, England SJ, Schneider D. Nocturnal enuresis and overweight are associated with obstructive sleep apnea. Pediatrics. 2009;124(1):e53-9.
24. Pace G, Aceto G, Cormio L, Traficante A, Tempesta A, Lospalluti ML, et al. Nocturnal enuresis can be caused by absorptive hypercalciuria. Scand J Urol Nephrol. 1999;33(2):111-4.
25. von Gontard A, Equit M. Comorbidity of ADHD and incontinence in children. Eur Child Adolesc Psychiatry. 2015;24(2):127-40.
26. Franco I, von Gontard A, De Gennaro M. Evaluation and treatment of nonmonosymptomatic nocturnal enuresis: a standardization document from the Interna tional Children's Continence Society. J Ped Urol. 2013;9:234-43.
27. Bruni O, Ottaviano S, Guidetti V, Romoli M, Innocenzi M. The Sleep Disturbance Scale for Children (SDSC). Construction and validation of an instrument to evaluate sleep disturbances in childhood and adolescence. J Sleep Res. 1996;5(4):251-61.
28. Ferreira VR, Carvalho LBC, Ruotolo F, Morais JF, Prado LBF, Prado GF. Sleep disturbance scale for children: translation, cultural adaptation, and validation. Sleep Med. 2009;10(4):457-63.
29. Azevedo Soster L, Alves R, Fagundes SN, Koch VHK, Bruni O. Sleep disturbances associated with sleep enuresis: a questionnaire study. Eur J Paediatr Neurol. 2016;20(2):282-5.
30. Pavione Rodrigues Pereira R, Nascimento Fagundes S, Surry Lebl A, Azevedo Soster L, Machado MG, Koch VH, et al. Children with nocturnal enuresis have posture and balance disorders. J Pediatr Urol. 2016;12(4):216.e1-6.
31. Fagundes SN, Lebl AS, Azevedo Soster L, Sousa e Silva GJ, Silvares EF, Koch VH. Monosymptomatic nocturnal enuresis in pediatric patients: multidisciplinary assessment and effects of therapeutic intervention. Pediatr Nephrol. 2017;32(5):843-51.
32. Perrin N, Sayer L, While A. The efficacy of alarm therapy versus desmopressintherapy in the treatment of primary mono-symptomatic nocturnal enuresis: a systematic review. Prim Health Care Res Dev. 2013;19:1-11.
33. Groutz A, Blaivas JG, Chaikin DC, Resnick NM, Engleman K, Anzalone D, et al. Noninvasive outcome measures of urinary incontinence and lower urinary tract symptoms: a multicenter study of micturition diary and pad tests. J Urol. 2000;164(3 Pt 1):698-701.
34. Leebeek-Groenewegen A, Blom J, Sukhai R, Van Der Heijden B. Efficacy of desmopressin combined with alarm therapy for monosymptomatic nocturnal enuresis. J Urol. 2001;166(6):2456-8.
35. Young GC, Morgan RTT. Overlearning in the conditioning treatment of enuresis. Behav Res Ther. 1972;10(2):147-51.
36. Caldwell PH. Tips for managing treatment-resistant enuresis. J Paediatr Child Health. 2018;54(10):1060-4.

37. Fai-Ngo Ng C, Wong SN; Hong Kong Childhood Enuresis Study Group. Comparing alarms, desmo-pressin, and combined treatment in Chinese enuretic children. Pediatr Nephrol. 2005;20(2):163-9.
38. Ahmed AF, Amin MM, Ali MM, Shalaby EA. Efficacy of an enuresis alarm, desmopressin, and combination therapy in the treatment of saudi children with primary monosymptomatic nocturnal enuresis. Korean J Urol. 2013;54(11):783-90.
39. Nevéus T. Oxybutynin, desmopressin and enuresis. J Urol. 2001;166(6):2459-62.
40. Lundmark E, Neveus T. Reboxetine in therapy-resistant enuresis: a retrospective evaluation. Scand J Urol Nephrol. 2009;43(5):365-8.

22 Bexiga neurogênica na criança

Julyana Kanate Mazzoni Moromizato
João Victor Teixeira Henriques
Cristiano Mendes Gomes

APÓS LER ESTE CAPÍTULO, VOCÊ ESTARÁ APTO A:

- Relacionar as principais causas da bexiga neurogênica na infância.
- Identificar os pacientes com fatores de risco para deterioração do trato urinário.
- Descrever os princípios de investigação desses pacientes.
- Reconhecer as principais alterações da bexiga neurogênica e seus princípios de tratamento.

INTRODUÇÃO

Distúrbios vesicoesfincterianos são frequentes em crianças com lesões ou doenças do sistema nervoso. O termo bexiga neurogênica (BN) é usado de forma abrangente para designar as condições clínicas nas quais o controle vesicoesfincteriano está comprometido em razão de doença ou lesão que acomete estruturas do sistema nervoso envolvidos no controle normal do trato urinário inferior. As disfunções neurogênicas do trato urinário podem ter repercussões importantes, incluindo a predisposição às infecções do trato urinário (ITU), litíase urinária, refluxo vesicoureteral, hidronefrose e comprometimento da função renal. Além disso, podem ter impacto negativo na qualidade de vida[1].

As principais causas de BN em crianças são mielomeningocele (MMC)/espinha bífida, malformações sacrais/anorretais e traumatismos de medula ou cirúrgicos. O entendimento da neurofisiologia da micção e suas alterações patológicas é fundamental para a compreensão dos possíveis efeitos sobre o trato urinário e os princípios de tratamento e acompanhamento de pacientes com disfunções miccionais neurogênicas[2].

EPIDEMIOLOGIA

A MMC/espinha bífida é a causa mais comum de disfunção vesical neurogênica em crianças. É um defeito congênito do desenvolvimento determinando fechamento incompleto do tubo neural embrionário. Nos casos mais simples, ocorre apenas o desenvolvimento incompleto dos arcos vertebrais de uma ou mais vértebras (tipicamente L5 ou S1), sem lesão do sistema nervoso. Nos mais graves, o tubo neural posterior não se fecha, havendo exposição e lesão da medula e/ou de suas raízes. Dependendo das estruturas envolvidas, caracteriza-se a meningocele ou a mielomeningocele. A deficiência de folatos nos estágios iniciais da gestação parece predispor aos disrafismos. A suplementação durante a gestação pode reduzir os riscos dessas malformações[1].

A MMC é responsável por mais de 90% dos casos de disrafismo. O diagnóstico pode ser feito pelo ultrassom antenatal ou logo após o nascimento com a visualização do defeito da coluna. Na maioria dos casos, a malformação acomete o segmento lombar, mas pode ocorrer em qualquer segmento da coluna[3]. Atualmente, alguns centros no Brasil e outros países têm preconizado o fechamento antenatal (intrauterino) da MMC. Esta abordagem parece diminuir a necessidade de derivações ventriculoperitoneais (em razão da hidrocefalia presente na maioria dos casos) e minimizar os déficits motores. Do ponto de vista do funcionamento vesical, não há evidências robustas de que o fechamento antenatal da MMC traga benefícios[4].

Anomalias do trato urinário ocorrem em até 20% das crianças com malformações anorretais baixas e em até 59% nas anomalias altas. Muitas dessas crianças possuem anormalidades neurológicas associadas a malformação sacral ou da coluna. Além disso, as cirurgias para correção da imperfuração anal podem afetar a inervação vesicoesfincteriana e ser a causa de disfunção neurogênica da bexiga. Traumatismos medulares e cirurgias para tratamento de tumores na coluna também podem levar à BN em crianças[5].

ETIOLOGIA E FISIOPATOLOGIA

Durante o primeiro ano de vida, o número de micções diárias permanece constante, sendo em média de 20 por dia. Nos dois anos seguintes diminui progressivamente até cerca de 11 por dia. Isso parece dever-se a um aumento da capacidade vesical proporcionalmente superior ao volume de urina produzido (os volumes urinados aumentam cerca de quatro vezes neste período). O trato urinário inferior (TUI) alterna duas fases distintas ininterruptamente: 1) enchimento/armazenamento de urina; e 2) esvaziamento vesical. De forma simplista, pode-se dizer que para essas funções ocorrerem adequadamente, é necessário que ocorram relaxamento da musculatura lisa vesical (detrusor) e aumento coordenado do tônus esfincteriano uretral durante a fase de enchimento da bexiga, ocorrendo o oposto durante a micção[6].

A inervação parassimpática vesical deriva dos segmentos S2 a S4 da medula. A inervação eferente simpática é originada no segmento toracolombar da medula, de T10 a L2. Já a inervação da musculatura estriada do esfíncter uretral é predominantemente somática (S2-S4). A micção é coordenada no tronco encefálico, especificamente na substância pontino-mesencefálica (centro pontino da micção). Diversas áreas do sistema nervoso central (SNC) estão envolvidas no controle da micção, incluindo estruturas supramedulares (córtex, diencéfalo, ponte) e medulares. As influências do córtex cerebral são, em sua maior parte, inibitórias[7].

O ciclo miccional normal é um processo coordenado que depende inicialmente da inibição dos reflexos da micção (estimulação simpática vesical e inibição parassimpática) e ativação dos reflexos de enchimento vesical (estimulação esfincteriana pudenda). Para o esvaziamento vesical, é necessária a ativação dos reflexos da micção (estimulação vesical parassimpática) e inibição dos reflexos de enchimento (inibição da ativação esfincteriana) e as duas fases vão se alternando seguidamente[8].

Dependendo do nível da lesão e das estruturas neurológicas afetadas, variados padrões de disfunção vesicoesfincteriana podem ocorrer. Tipicamente, as lesões que acometem o segmento sacral da medula ou os nervos pélvicos comprometem a inervação parassimpática e acompanham-se de arreflexia detrusora. Quando há comprometimento da inervação pudenda, pode ocorrer deficiência esfincteriana. Em crianças com MMC, o comprometimento dessas vias nervosas é comum. Nas lesões suprassacrais, acometendo segmento torácico ou cervical, ocorre hiperatividade detrusora (por lesão das vias corticais supressoras do reflexo sacral da micção) e dissinergia vesicoesfincteriana (lesão abaixo do tronco cerebral que é responsável pela coordenação da micção). Na infância, a MMC também é a principal causa das lesões comprometendo a inervação suprassacral. Finalmente, nas lesões suprapontinas pode ocorrer hiperatividade detrusora, associada ou não à incontinência urinária. Na infância, podem ocorrer em crianças com complicações de meningite, tumores cerebrais e traumatismo craniano[1].

Esses padrões descritos nem sempre são encontrados como esperado. Isso pode ocorrer pela existência de lesões ocultas ou mais extensas do que clinicamente esperado, lesões incompletas e pela progressão do comprometimento vesical por fatores como infecções recorrentes e fibrose vesical[9].

AVALIAÇÃO CLÍNICA

A investigação clínica detalhada é fundamental na avaliação de crianças com suspeita de bexiga neurogênica. Devem-se caracterizar o estado geral de saúde, doenças concomitantes, a história de tratamentos urológicos prévios, o uso de medicamentos e o impacto dos sintomas urinários na qualidade de vida[1].

A anamnese inclui história completa, detalhes da gestação, exames pré-natais, avaliação ultrassonográfica e dados do parto. Desta forma, aspectos importantes são identificados, como prematuridade, anóxia neonatal, traumatismos de parto, hidronefrose antenatal, alterações estruturais (bifidez ou duplicidade) e outras anormalidades. Pacientes submetidos a cirurgias reconstrutivas podem desenvolver distúrbios miccionais em virtude de lesão dos nervos pélvicos ou lesão uretral, como nas cirurgias reconstrutivas em crianças com malformações anorretais[1].

A história miccional deve incluir sinais e sintomas desde o nascimento, dentre eles gotejamento contínuo de urina ou às manobras de esforço (Valsalva), que podem indicar um distúrbio neurogênico. Outros sinais importantes são a presença de dermatite genital crônica, jato urinário fraco, manobras de esforço durante a micção (Valsalva ou Credé), perdas urinárias involuntárias (completas ou escapes urinários) e alterações intestinais (constipação crônica ou outras alterações fecais). Incontinência fecal associada à incontinência urinária reforça a possibilidade de distúrbio de causa orgânica, embora possam ocorrer em crianças com distúrbios funcionais[10].

A história de ITU recorrentes pode ser parte do quadro de bexiga neurogênica ou ser secundária a outras causas orgânicas (refluxo vesicoureteral, uropatia obstrutiva), devendo ser investigada de forma abrangente[10].

O exame físico completo é fundamental para avaliar a presença de globo vesical, anormalidades genitais, coluna/região sacral e déficits neurológicos. Deve ser dirigido para detectar as condições que se acompanham de alterações anatômicas. Inicia-se com a palpação do abdome à procura de distensão vesical, massa fecal impactada e outras massas. Dorso, nádegas e interglúteo devem ser examinados à procura de hemangiomas/telangiectasias, tufos capilares, alterações da prega interglútea e alterações ósseas que possam ser indicativas de possível malformação da coluna/sacro (Figura 22.1). No exame da genitália feminina, a inspeção deve ser feita com a criança em decúbito dorsal horizontal com flexão de articulações do quadril e joelhos (Figura 22.2). Os grandes lábios devem ser separados pela mãe ou pela própria criança, e qualquer palpação ou manipulação de genitália deve ser explicada aos pais e à criança. Deve-se atentar para a posição do meato uretral (identificação de epispádia), existência de ectopia ureteral, aderência dos lábios menores, imperfuração do hímen e anomalias do seio urogenital (uretra e vagina devem ter aberturas separadas). O exame neurourológico dirigido inclui a pesquisa das funções motoras e sensitivas sacrais, tônus esfincteriano e reflexo bulbocavernoso[11].

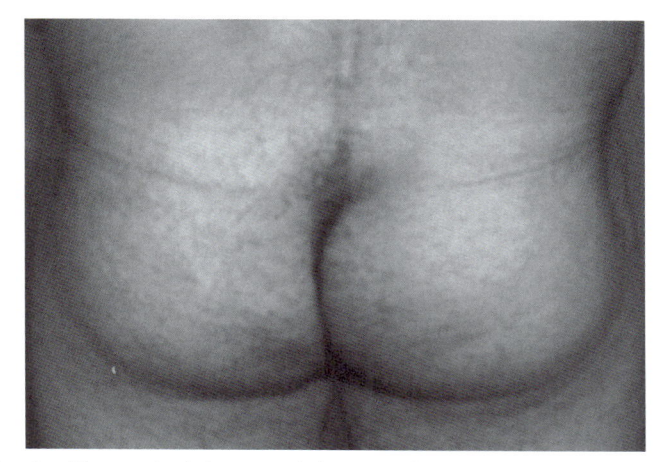

FIGURA 22.1 Fenda glútea assimétrica em adolescente do sexo masculino com diagnóstico tardio de lipomielocele realizado na investigação de quadro de infecções recorrentes e dificuldade miccional.
Fonte: arquivo pessoal dos autores.

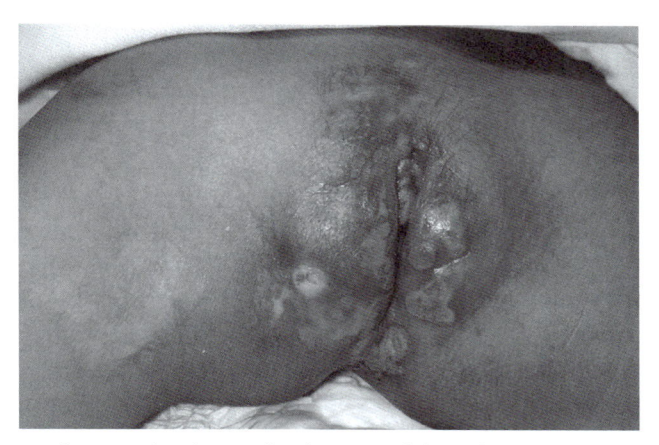

FIGURA 22.2 Dermatite amoniacal complicada com celulite e lesões ulceradas nas regiões genital e perineal de menina de 10 anos com malformação sacral, incontinência urinária e infecção do trato urinário recorrentes. A diminuição da sensibilidade nessa região predispõe pacientes a quadros cutâneos mais graves. (Ver imagem colorida no encarte.)

Exames Complementares

A avaliação deve incluir exames laboratoriais para pesquisa de infecção do trato urinário, hematúria e função renal, incluindo sedimento urinário, urocultura e dosagem de ureia e creatinina séricos. Em pacientes com micção espontânea, devem ser realizadas fluxometria e medida do resíduo pós-miccional. Idealmente, um diário micciona de 2 a 3 dias deve ser obtido para caracterizar o padrão habitual de ingestão de líquidos volume urinado, capacidade vesical, frequência miccional e gravidade da incontinênci urinária (quando presente)[1].

A avaliação radiológica inicial é geralmente realizada com ultrassonografia de rin e bexiga (Figura 22.3), que permite avaliar a presença de hidronefrose, retrações pa renquimatosas/cicatrizes renais, litíase, alterações da ecogenicidade renal e alteraçõe vesicais como espessamento da parede vesical e divertículos. Também pode avaliar presença de dilatação ureteral. Outros exames como urotomografia, uretroscistografia cintilografia renal e outros podem ser necessários, dependendo de outros fatores d avaliação, como os antecedentes clínicos e cirúrgicos e as anormalidades encontrada durante a investigação (Figura 22.4). Os exames de imagem também são fundamentai no acompanhamento das crianças com bexiga neurogênica em razão do risco de de senvolverem complicações do trato urinário como hidronefrose, litíase, divertículos outras anormalidades consistentes com a deterioração do trato urinário[1]. A frequênci com que devem ser realizados deve ser ajustada a cada caso.

O exame urodinâmico tem papel fundamental na avaliação de crianças com bexig neurogênica. Pode permitir melhor entendimento dos sintomas e ajuda a estabelecer o risco de o paciente desenvolver complicações. Sabe-se que elevadas pressões vesicais (superiores a 40 cmH$_2$O durante a fase de enchimento), notadamente quando associa das à má complacência, são fortemente associadas com o risco do desenvolvimento de complicações do trato urinário[12]. Desta forma, a urodinâmica pode ajudar a identificar

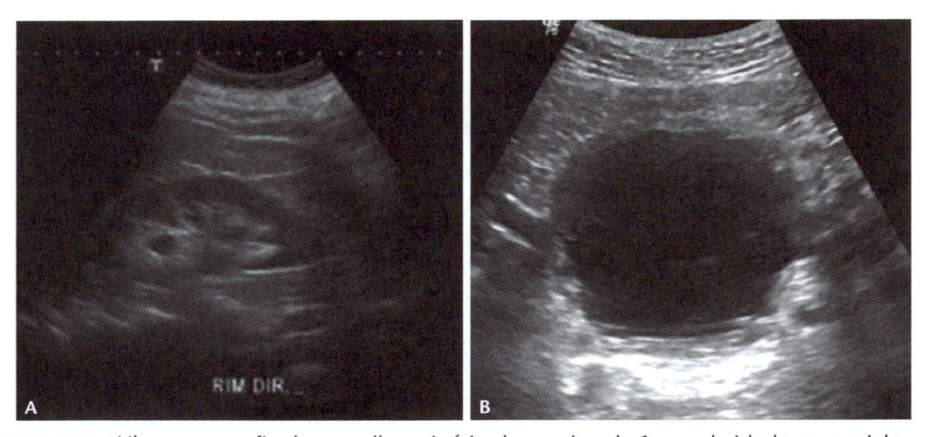

FIGURA 22.3 Ultrassonografia de aparelho urinário de menina de 1 ano de idade com mielo-meningocele. A: Discreta pielocaliectasia no rim direito; B: bexiga com paredes espessadas e divertículos.
Fonte: arquivo pessoal dos autores.

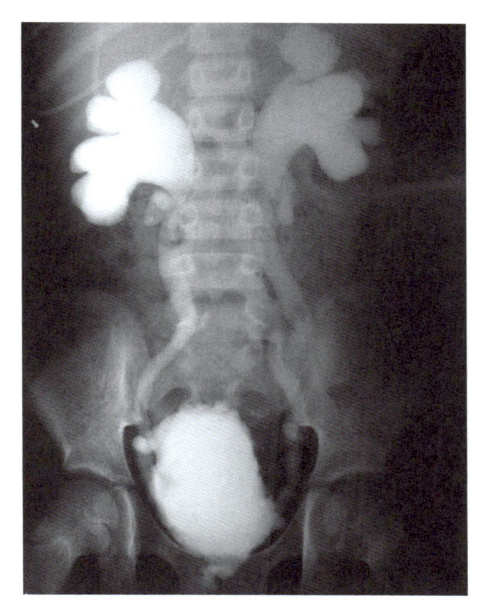

FIGURA 22.4 Cistografia de menino com mielomenigocele e infecção do trato urinário febris recorrentes, demonstrando bexiga com paredes irregulares e divertículos e refluxo vesicoureteral de alto grau bilateral.
Fonte: Arquivo pessoal dos autores.

as crianças que podem ser apenas acompanhadas e as que estão sob risco de deterioração do trato urinário alto, com necessidade de intervenção precoce (Figuras 22.5 e 22.6). Além disso, a urodinâmica pode ajudar na seleção das alternativas terapêuticas. É importante lembrar que podem ocorrer alterações do padrão vesical durante o curso da doença, sendo por isso necessário repetir a avaliação urodinâmica quando há mudanças dos sintomas ou alterações estruturais do trato urinário[1].

O Quadro 22.1 relaciona os diferentes padrões de disfunção vesicoesfincteriana esperados de acordo com a localização topográfica da lesão neurológica. É fundamental ter em mente que estes são padrões habituais, mas muitas vezes não reproduzidos na prática clínica em virtude de as lesões neurológicas poderem ser incompletas, além de poder haver lesões ocultas (não conhecidas ou identificadas clínica e radiologicamente). Finalmente, a progressão da cistopatia pode alterar o padrão vesical. Uma bexiga inicialmente com padrão de hiperatividade detrusora neurogênica pode perder a complacência e a capacidade de contração em virtude de fibrose progressiva causada por infecções recorrentes, litíase ou cirurgias.

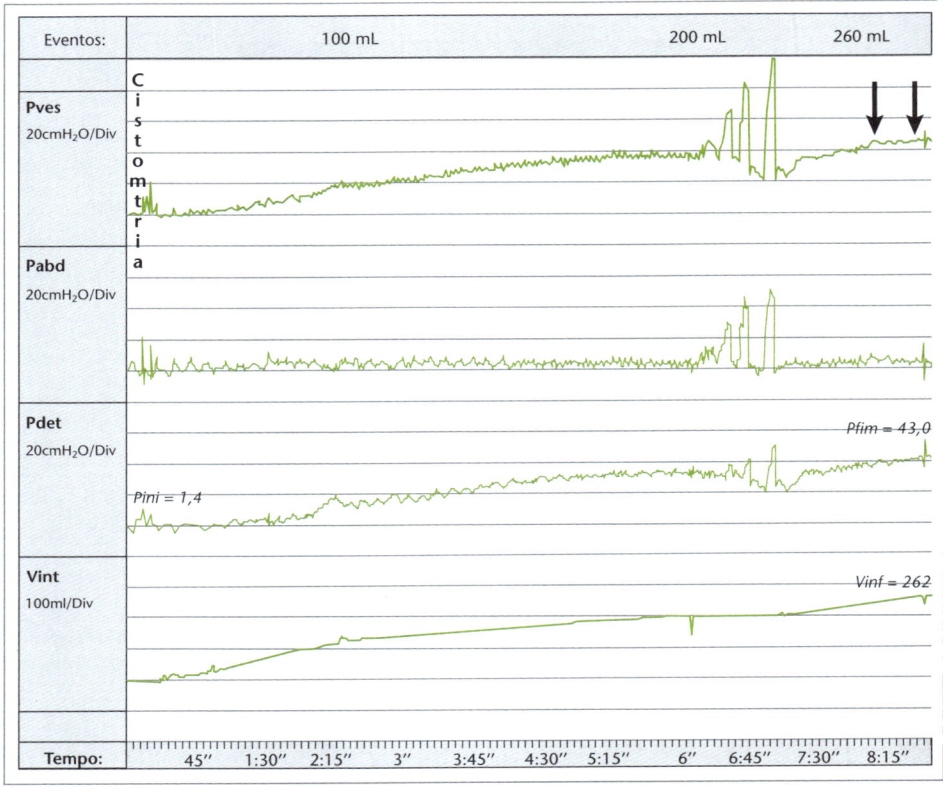

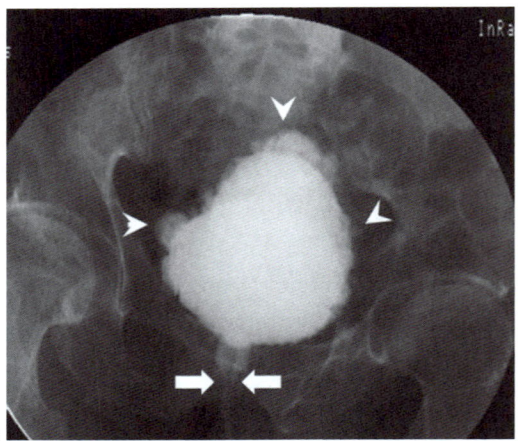

FIGURA 22.5   A: Exame urodinâmico de menino de 14 anos de idade com mielomeningocele e hidronefrose bilateral. Durante a fase de enchimento (cistometria), observa-se elevação progressiva das pressões vesicais, atingindo pressões acima de 40 cmH$_2$O após 260 mL de enchimento (setas), o que é fator de risco para deterioração do trato urinário superior. B: Cistografia demonstra bexiga de parede espessada e trabeculada, com múltiplos pequenos divertículos (cabeças de seta) e dilatação da uretra proximal ao esfíncter uretral (setas), consistente com dissinergismo vesicoesfincteriano.

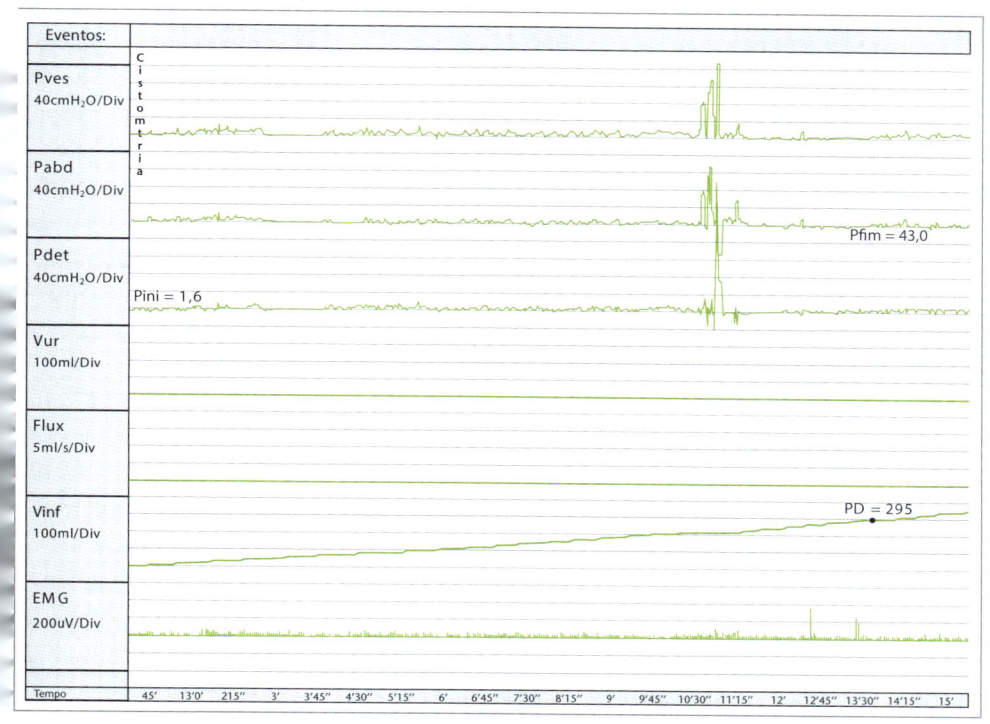

FIGURA 22.6 Exame urodinâmico de menina de 10 anos de idade com lesão medular traumática em nível lombar. Observam-se baixas pressões vesicais durante todo o enchimento vesical (capacidade de 350 mL), denotando complacência normal; não se observam contrações detrusoras (arreflexia detrusora).

QUADRO 22.1 Localização topográfica das lesões neurológicas em crianças, principais etiologias e padrão vesicoesfincteriano esperado

Localização da lesão neurológica	Etiologias principais	Padrão vesicoesfincteriano esperado
Lesões suprapontinas	Traumatismo, tumores cerebrais, meningite	Hiperatividade detrusora com coordenação vesicoesfincteriana
Lesões medulares suprassacrais	Mielomeningocele, traumatismo raquimedular, meningite	Hiperatividade detrusora e dissinergia vesicoesfincteriana
Lesões medulares sacrais ou lesões periféricas	Mielomeningocele lombossacral, malformações sacrais	Arreflexia detrusora e possível deficiência esfincteriana

TRATAMENTO

O tratamento de crianças com bexiga neurogênica tem como principal objetivo evitar a deterioração do trato urinário superior. Também são objetivos importantes minimizar as infecções urinárias e preservar a função vesical[1,13]. O tratamento deve, ainda, adaptar-se às aspirações da família e da criança e ser ajustado ao seu contexto social.

A avaliação inicial baseada em história clínica e exames laboratoriais, de imagem e urodinâmica deve permitir ao urologista selecionar quais crianças estão bem e não requerem nenhum tratamento inicial e quais necessitam de intervenções. Estas podem variar desde a introdução de tratamento farmacológico com anticolinérgicos, cateterismo intermitente de alívio até a necessidade de derivação urinária externa, como a vesicostomia[1].

O principal objetivo do tratamento das crianças com bexiga neurogênica é preservar a função renal e evitar danos ao trato urinário superior (TUS). Como discutido previamente, dependendo do padrão vesicoesfincteriano, crianças com BN podem ter elevadas pressões vesicais em virtude de má complacência ou hiperatividade detrusora com dissinergismo vesicoesfincteriano e podem evoluir com comprometimento da função renal. Evitar que isso ocorra é o principal objetivo do tratamento. Também é importante minimizar os episódios de infecção do trato urinário e, sempre que possível, manter a bexiga funcionante[1]. Finalmente, é fundamental ter em mente a melhora da qualidade de vida da criança e de seu núcleo familiar, no que se refere à função vesical.

A seguir, serão descritas as alternativas de tratamento, partindo das mais simples e menos invasivas para as mais complexas e invasivas. É importante ter em mente que a escolha do tratamento deve sempre ser individualizada, baseada em história clínica, achados radiológicos e urodinâmicos, idade, refratariedade aos tratamentos e presença de doenças associadas, preferências individuais e existência de condições apropriadas no ambiente familiar[14]. Além disso, é fundamental ressaltar que nas seções seguintes os tratamentos estão divididos entre alternativas para melhorar o enchimento vesical e alternativas para melhorar o esvaziamento vesical. Esta divisão é apenas para fins didáticos, visto que muitos pacientes precisam de tratamentos dos dois tipos (como a associação de antimuscarínicos com o cateterismo intermitente de alívio).

Tratamentos para Melhorar o Enchimento Vesical

Tratamento comportamental

Entre os métodos mais usados de tratamento comportamental destacam-se: adequação da ingestão de líquidos; treinamento vesical; fisioterapia pélvica; micção de horário ou comandada para pacientes com deficiências físicas ou cognitivas; e suspensão de potenciais irritantes vesicais (cafeína, refrigerantes)[1].

A fisioterapia pélvica em crianças com bexiga neurogênica não foi bem estudada. Em crianças com disfunção miccional sem substrato anatômico, é parte fundamental e pode melhorar os sintomas de bexiga hiperativa e a incoordenação vesicoesfincteriana. Em crianças com mielomeningocele ou outras condições que comprometem a inervação vesicoesfincteriana, os resultados não são muito animadores[1].

Tratamento farmacológico

Nas crianças com bexiga neurogênica, o enchimento vesical pode estar comprometido por baixa complacência, baixa capacidade cistométrica, hiperatividade detrusora e baixa resistência uretral[1].

Sabe-se que a contração do detrusor é mediada pela estimulação colinérgica de receptores muscarínicos. As drogas antimuscarínicas, notadamente a oxibutinina, são o tratamento farmacológico de primeira linha para crianças com bexiga neurogênica e hiperatividade detrusora[1].

O mecanismo de ação ocorre por meio da inibição de receptores muscarínicos M2 e M3, reduzindo a amplitude das contrações e da pressão intravesical, aumentando a capacidade cistométrica e diminuindo os episódios de incontinência e a frequência de cateterismos vesicais[15].

Os efeitos adversos mais comuns das drogas antimuscarínicas são boca seca, constipação, visão turva, cansaço e cefaleia[16].

A principal droga anticolinérgica usada na prática clínica em crianças com bexiga neurogênica é a oxibutinina[1]. O medicamento é tomado por via oral na maioria dos casos, mas existem alternativas para administração transcutânea[17] ou intravesical[18]. A oxibutinina via oral é segura e eficaz, geralmente usada na dose de 0,2 mg/kg/dose, divididos em 2 a 3 doses (máximo de 15 mg/dia)[19]. O uso das vias transdérmica e intravesical tem por objetivo minimizar os efeitos colaterais comuns com o uso oral da oxibutinina (boca seca, obstipação e visão turva). No Brasil, não há apresentações comerciais dessas formulações (transdérmica ou intravesical), assim, devem ser manipuladas em farmácias. Para uso transdérmico, a dose diária recomendada é de 1,3 mg-3,9 mg (adesivo), sendo bem tolerada – poucos efeitos colaterais (em geral irritações na pele)[17]. O uso intravesical da oxibutinina também está associado a menos efeitos colaterais em comparação ao uso oral; a dose recomendada para uso intravesical é de 0,7 mg/kg/dia e o inconveniente da administração é a principal causa de descontinuação do tratamento[18].

Vários outros agentes antimuscarínicos estão disponíveis para uso em adultos, como solifenacina, tolterodina, darifenacina e trospium. Não há evidências de que nenhum deles apresente eficácia superior à da oxibutinina no tratamento de pacientes com BN, mas o perfil de tolerabilidade pode ser mais favorável. Nenhum desses agentes, entretanto, está liberado para uso em crianças, embora alguns estudos tenham demonstrado eficácia e segurança em pequenas séries de pacientes tratados[1].

A mirabegrona é um antagonista de receptores beta-3-adrenérgicos que promove o relaxamento do detrusor, aumentando a capacidade vesical e diminuindo o número de micções e as perdas urinárias[20]. Seu uso está aprovado para adultos e não há muita experiência com pacientes com distúrbios neurogênicos. Seu uso em crianças ainda não foi aprovado[1].

Tratamentos invasivos

Toxina botulínica

Nos casos de hiperatividade detrusora neurogênica refratária ao uso de anticolinérgicos, a injeção intravesical de toxina botulínica (Onabotulinum toxina A) pode ser uma opção. A toxina atua na placa motora da junção neuromuscular, impedindo ou reduzindo a liberação dos neurotransmissores. Entre estes, o bloqueio da liberação da acetilcolina parece ser a principal via de ação, levando a diminuição das contrações detrusoras, aumento da capacidade vesical e melhora da complacência vesical[21]. O primeiro uso em crianças com bexiga neurogênica foi realizado em 2002[22]. O procedimento é feito sob anestesia geral, através de cistoscopia. Não há consenso sobre a dose que deve ser utilizada, sendo adaptada ao peso da criança e podendo variar entre 5 e 10 U/kg de peso, até o máximo de 300 U de Onabotulinum toxina A. As aplicações são feitas em 20 a 30 sítios diferentes e poupam a região do trígono vesical. Embora possa melhorar significativamente os sintomas e reduzir as pressões vesicais, o tratamento precisa ser repetido a cada 6 a 12 meses, requerendo idas repetidas ao centro cirúrgico e procedimentos anestésicos, o que é uma das fortes limitações do método[1]. Efeitos colaterais são pouco frequentes, sendo os mais comuns ITU, hematúria, disúria e dor[23].

Neuromodulação sacral

A neuromodulação sacral (NMS) é uma alternativa consagrada de tratamento de diferentes tipos de disfunções miccionais em adultos, notadamente a bexiga hiperativa e a retenção urinária não obstrutiva[24]. Também tem sido utilizada com boas taxas de sucesso em adultos com variados tipos de disfunção neurogênica do trato urinário inferior[25]. Em crianças com bexiga neurogênica foi muito pouco avaliada e os resultados de séries pequenas de casos não são favoráveis, demonstrando baixas taxas de sucesso e elevadas taxas de complicação[26].

Ampliação vesical

As cirurgias de ampliação vesical têm sido utilizadas em crianças com hiperatividade detrusora grave comprometendo a capacidade vesical e que não respondem ao tratamento conservador e naquelas com comprometimento da complacência vesical. A maioria dos candidatos a essas cirurgias é portadora de doenças medulares, como a mielomeningocele[1].

Os segmentos intestinais que podem ser usados para a cirurgia de ampliação vesical são estômago, sigmoide, ceco e intestino delgado. Cada um desses segmentos do trato digestivo possui características particulares. O íleo terminal tem sido o segmento mais utilizado para esta cirurgia pela facilidade de utilização e pelos ótimos resultados geralmente obtidos. Em todos os casos, deve-se realizar a detubulização do segmento intestinal com o objetivo de minimizar suas contrações e evitar que elevem as pressões vesicais e/ou causem incontinência urinária[27]. Frequentemente, procedimentos auxiliares são realizados com a ampliação vesical. A construção de um estoma abdominal continente utilizando apêndice (Mitrofanoff) ou segmento intestinal (cirurgia de Monti) oferece a possibilidade de realizar o cateterismo pelo abdome, o que é necessário em pacientes cuja uretra seja de difícil cateterização (Figura 22.7). Pode ser especialmente vantajoso em meninas cadeirantes, facilitando sobremaneira o cateterismo. Um estudo recente demonstrou melhor qualidade de vida em crianças que fazem cateterismo vesical por estoma abdominal em comparação com as que realizam cateterismo uretral[28]. Outros procedimentos que podem ser realizados com a ampliação vesical incluem o

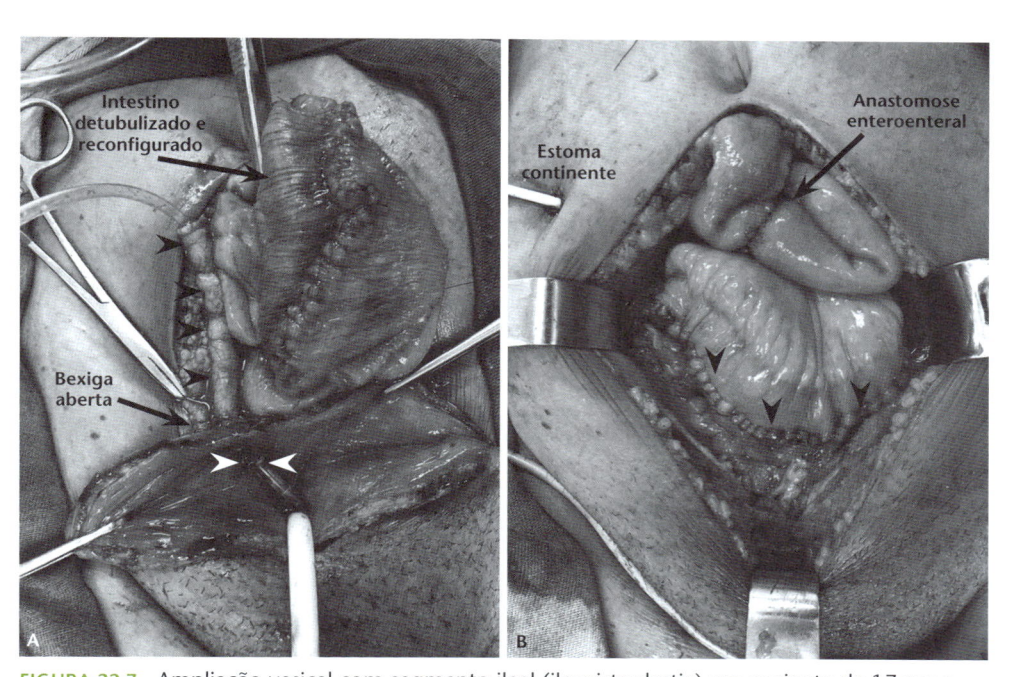

FIGURA 22.7 Ampliação vesical com segmento ileal (ileocistoplastia) em paciente de 17 anos com mielomeningocele e má complacência vesical. A: Aspecto intraoperatório demonstrando o segmento intestinal já detubulizado e reconfigurado antes de ser anastomosado à bexiga e demonstrando o apêndice (cabeças de seta pretas) já implantado na bexiga (cabeças de setas brancas). B: aspecto final da cirurgia demonstrando a anastomose enteroenteral, finalização da ampliação vesical (cabeças de setas na linha de sutura com a bexiga) e o estoma continente feito com o apêndice na fossa ilíaca direita.

reimplante ureteral em pacientes com refluxo vesicoureteral de alto grau e as cirurgias para aumento da resistência uretral, como *slings* e reconstrução do colo vesical[1].

A cirurgia de ampliação vesical promove significativa melhora clínica da incontinência urinária e pode ajudar a diminuir as taxas de infecção do trato urinário. A cirurgia aumenta a capacidade cistométrica e melhora a complacência. Por reduzir as pressões vesicais, muitas vezes acompanha-se da resolução da hidronefrose previamente existente[29].

A taxa de complicações pós-operatórias, entretanto, é significativa, podendo afetar cerca de 30% dos pacientes[1,30]. O íleo prolongado é a complicação precoce mais comum (11,7%)[31]. Outras complicações no pós-operatório precoce incluem infecções da ferida operatória, deiscência, necessidade de transfusão sanguínea e complicações respiratórias. A necessidade de nova abordagem cirúrgica nos primeiros 30 dias da cirurgia de ampliação vesical foi estimada em 13%[32]. Complicações mais tardias incluem ITU febris (4,8-9%), fístulas urinárias (0,4-4%), complicações tromboembólicas (1-3%)[33], obstrução intestinal, cálculos vesicais e neoplasias vesicais. A perfuração espontânea vesical (2-11%) é a complicação mais grave e parece estar relacionada com hiperdistensão vesical, obstrução da drenagem vesical por muco e infecções[34]. Em alguns estudos, a necessidade de nova cirurgia após alguns anos de seguimento foi estimada em aproximadamente 30%, sendo as principais indicações litíase urinária (15%), necessidade de revisão da ampliação vesical (9,4%) e laparotomia por obstrução intestinal (3,2%)[35].

As crianças submetidas à cirurgia de ampliação vesical possuem maior chance de formação de cálculos vesicais, sendo fatores de risco a produção de muco pelo segmento entérico usado na ampliação vesical, infecções urinárias, distúrbios metabólicos e a imobilidade (nos pacientes paraplégicos)[36]. O risco de cálculos no reservatório após a cirurgia de ampliação vesical pode variar de 10 a 50%[37-41]. Nos pacientes com muito muco vesical e que tenham tido litíase vesical, a irrigação com água ou solução salina pode diminuir o risco de recorrência[42]. Cálculos renais ocorrem em aproximadamente 1,6% dos pacientes[43,44].

O contato do segmento intestinal incorporado à bexiga com a urina pode levar a distúrbios metabólicos. Todos os pacientes com ampliação vesical devem ser periodicamente avaliados com gasometria venosa e dosagem sérica de outros eletrólitos. Nos pacientes com ampliação vesical por segmento ileal, o distúrbio observado é a acidose metabólica hiperclorêmica. Estima-se que aproximadamente 50% dos pacientes desenvolvam essa alteração, que deve ser corrigida com a alcalinização, administrando-se bicarbonato de sódio ou citrato. Quando se utilizam outros segmentos intestinais, o distúrbio metabólico pode ser de outra natureza, como no caso da utilização de segmento estomacal que se associa à alcalose metabólica hiponatrêmica e hipoclorêmica. Após as cirurgias de ampliação, também podem ocorrer deficiência de vitamina B12, alteração da absorção de gorduras, alterações da função renal e déficits no crescimento ósseo[45].

Pacientes com ampliação vesical parecem ter risco aumentado de desenvolver neoplasia vesical em comparação com a população em geral[46]. As taxas de risco para o desenvolvimento de tumores variam de 1 a 4,6%[47,48]. O tumor tipicamente se origina na área de junção entre a bexiga original e o segmento intestinal. O padrão histológico mais comum é adenocarcinoma (52%), seguido por carcinoma de células transicionais (12,39%), carcinoma de células escamosas (2,6%) e outros (sarcoma, *oat cell*, pequenas células, células em anel de sinete)[49]. Alguns autores preconizam a realização de cistoscopias periódicas após 10 anos da cirurgia como tentativa de identificar a doença em fase precoce.

Tratamentos para Aumentar a Resistência Uretral

Crianças com lesões sacrais/infrassacrais frequentemente apresentam deficiência esfincteriana. Não há tratamentos farmacológicos efetivos e os tratamentos cirúrgicos são a única opção que pode produzir melhora clínica significativa[1].

Em meninas, os *slings* aponeuróticos do colo vesical oferecem boas taxas de melhora[50]. Nos meninos, os resultados dos *slings* aponeuróticos não são tão atraentes[51]. Outras cirurgias como tubulização do trígono têm sido realizadas com taxas de sucesso variando entre 50 e 80%[52]. Nessas crianças, a ampliação vesical é frequentemente necessária, uma vez que além da deficiência esfincteriana pode coexistir uma bexiga de capacidade reduzida. O esfíncter artificial, com o *cuff* colocado no nível do colo vesical, é uma alternativa que pode trazer bons resultados. Porém, é tecnicamente difícil, tem altas taxas de complicações e revisões cirúrgicas e alto custo[53].

Tratamentos para Melhorar o Esvaziamento Vesical

Farmacológico

O esvaziamento vesical pode estar comprometido pela deficiente contração vesical (acontratilidade ou hipocontratilidade detrusora) ou pela dissinergia vesicoesfincteriana[1].

A micção ineficiente acompanha-se de sintomas como jato fraco e intermitente, necessidade de uso de prensa abdominal e sensação de esvaziamento vesical incompleto. Outros sintomas, como aumento da frequência urinária e incontinência urinária por transbordamento, podem ocorrer em virtude da incapacidade do esvaziamento vesical. O resíduo pós-miccional está quase sempre aumentado. O quadro clínico dos pacientes com contratilidade vesical diminuída pode acompanhar-se de ITU recorrentes, litíase vesical e outras complicações progressivas, como fibrose vesical, refluxo vesicoureteral e comprometimento do trato urinário superior[1].

Os bloqueadores alfa-adrenérgicos (doxazosina, tansulosina) relaxam a musculatura lisa e diminuem a resistência uretral, facilitando o esvaziamento vesical. Seu uso é consagrado em adultos, especialmente quando a hiperplasia prostática benigna está presente. Podem gerar efeitos colaterais como hipotensão arterial e fraqueza. Alguns estudos na população pediátrica com disfunções miccionais não neurogênicas (micção incoordenada) mostraram melhora em sintomas de esvaziamento e diminuição de resíduo pós-miccional[54]. Entretanto, em crianças com dissinergismo vesicoesfincteriano de causa neurogênica, não são recomendados em virtude de sua baixa eficácia.

Cateterismo vesical intermitente

O cateterismo intermitente limpo (CIL) é uma modalidade de tratamento bem estabelecida para crianças com disfunções do trato urinário inferior. É considerado seguro e eficaz, podendo ser usado por pacientes de diferentes faixas etárias e com dificuldades miccionais (esvaziamento) de várias etiologias[55,56].

Esta técnica é considerada de fácil realização, podendo ser realizada pelos pais/cuidadores ou até mesmo pela própria criança, conforme o caso. Pode ser feita por via uretral ou pelo estoma em pacientes com derivação urinária continente (Figura 22.7). Permite esvaziamento vesical completo, diminuindo as pressões intravesicais e reduzindo o risco de danos ao trato urinário superior[1]. Além disso, pode melhorar a continência urinária e reduzir os episódios de ITU. Entretanto, as complicações e efeitos adversos relacionados ao método não são raros, podendo incluir hematúria, uretrorragia, infecção do trato urinário, estreitamento uretral, falso trajeto e litíase urinária[1]. O Quadro 22.2 mostra as principais dificuldades e complicações relacionadas ao CIL.

Nas crianças com derivação urinária e estoma continente, o CIL pelo estoma parece ser mais facilmente realizado em relação à via uretral, facilitando a higiene e a adesão ao tratamento. As complicações principais são estenose do estoma e perdas urinárias. É uma alternativa particularmente boa em pacientes obesos, naqueles com sensibilidade genital preservada (podem ter desconforto ao cateterismo) e nas meninas cadeirantes, pela dificuldade de expor o meato uretral[57].

QUADRO 22.2   Possíveis complicações e obstáculos relacionados ao cateterismo limpo intermitente
Infecção do trato urinário
Lesão uretral (uretrorragia, estreitamento, falso trajeto)
Litíase vesical
Impacto na autoestima e imagem corporal
Dor/desconforto para a realização do cateterismo
Impacto na rotina da família (principalmente para o cateterismo assistido)
Custos com insumos para o cateterismo

O CIL exige a adaptação da criança e de seus familiares, podendo ter impacto na rotina da família. Em um estudo, foram avaliados crianças e adolescentes que realizavam CIL (via uretral ou estoma) e a qualidade de vida foi afetada pela via de realização do cateterismo, sendo a via uretral a de pior desempenho[28].

Tratamento invasivo

A vesicostomia (Figura 22.8) é uma forma de derivação urinária incontinente que pode ser utilizada em crianças com bexiga neurogênica nas quais os tratamentos conservadores falharam. É um procedimento cirúrgico simples e de baixa morbidade, que possui a vantagem de poder ser temporário e reversível, promovendo baixas pressões vesicais e protegendo a função renal. É geralmente indicada para crianças nos primeiros anos de vida que apresentem hidronefrose com ou sem refluxo vesicoureteral, com infecções recorrentes do trato urinário que não melhorem com medidas como o uso de anticolinérgicos e cateterismo intermitente vesical. Também pode ser indicada quando os pais/cuidadores não conseguiram se adaptar à realização do CLI. As principais complicações da vesicostomia são estenose e/ou prolapso do estoma, irritação periestomal e litíase vesical[58].

O dissinergismo vesicoesfincteriano (contração do esfíncter uretral junto à contração detrusora) ocorre em pacientes com lesão medular suprassacral e pode levar à dificuldade de esvaziamento vesical e elevação das pressões vesicais, com possíveis repercussões para a bexiga e para o trato urinário superior. O tratamento cirúrgico pode ser feito com a secção do esfíncter (esfincterotomia) ou pela injeção de toxina botulínica (esfincterotomia química). A esfincterotomia convencional é reservada para pacientes

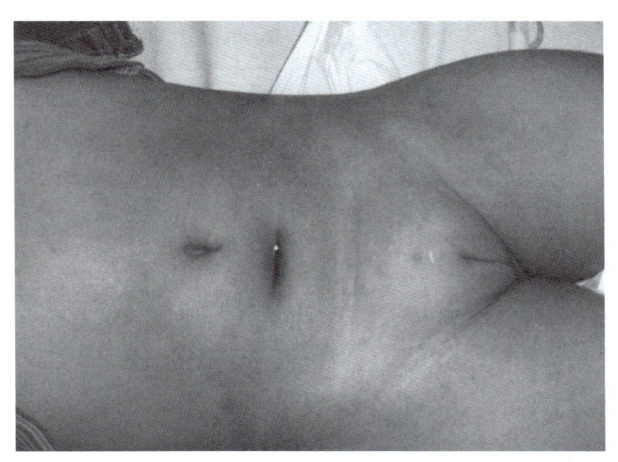

FIGURA 22.8   Vesicostomia em menina de 3 anos com diagnóstico de mielomeningocele. A criança apresentava altas pressões intravesicais e episódios de infecção do trato urinário recorrentes desde o nascimento.
Fonte: arquivo pessoal dos autores.

adultos do sexo masculino portadores de dissinergia vesicoesfincteriana com complicações urológicas que dificultem ou até mesmo impeçam a realização do CIL e que aceitem a incontinência urinária com necessidade de usar coletor externo de urina. Este método cirúrgico apresenta altas taxas de recidiva e necessidade de reintervenções[59].

CONCLUSÕES

A causa mais comum de disfunção neurogênica em crianças é a mielomeningocele.

A avaliação clínica detalhada, com história, exame físico e exames complementares, é fundamental nas crianças com BN.

O exame urodinâmico é muito importante nesta população, pois ajuda a definir a etiologia do distúrbio miccional, estabelece critérios prognósticos e orienta a terapêutica.

O acompanhamento clínico de crianças com BN é fundamental, com atenção à frequência com que deve ser realizado e aos exames necessários, que precisam ser individualizados de acordo com os riscos de cada paciente.

REFERÊNCIAS BIBLIOGRÁFICAS

1. Wein AJ. Neuromuscular dysfunction of the lower urinary tract and its management. In: Walsh PC, Retik AB, Vaughan ED Jr, Wein AJ. Campbell's Urology. 11th ed. Philadelphia: W.B. Saunders Company; 2016. p.3273-84.
2. Trigo-Rocha F, Gomes CM, Mitre AI, Arap S. Traumatismo raquimedular: disfunção vésico-esfincteriana. In: Greve J, Casalis M, Barros Filho TEP, editores. Diagnóstico e tratamento da lesão da medula espinal. São Paulo: Roca; 2001. p.269-92.
3. Bauer SB. Neurogenic dysfunction of the lower urinary tract in children. In: Walsh PC, Retik AB, Vaughan ED Jr, Wein AJ. Campbell's Urology. 9th ed. Philadelphia: WB Saunders Company; 2007. p.2019-54.
4. Dewan MC, Wellons JC. Fetal surgery for spina bifida. J Neurosurg Pediatric. 2019;24(2):105-14.
5. Boemers TM, de Jong TP, van Gool JD, Bax KM. Urologic problems in anorectal malformations. Part 2: functional urologic sequelae. J Pediatr Surg. 1996;31:634.
6. Yoshimura NC, Chancellor MB. Physiology and pharmacology of the bladder and urethra. In: Wein A, editor. Campbell-Walsh Urology. 10th ed. Philadelphia: Elsevier; 2012. p.1786-833.
7. Yoshimura N, de Groat WC. Neural control of the lower urinary tract. Int J Urol. 1997;4(2):111-25.
8. Gomes CM, Castro Filho JE, Trigo-Rocha FE. Disfunções miccionais neurogênicas. In: Netto NR, D'Anconna CA, Palma P, editores. Urologia Prática. 5ª ed. São Paulo: Roca; 2008. p.170-80.
9. Gomes CM, Yoshimura N. Fisiopatologia das disfunções neurológicas do trato urinário inferior e correlação topográfica das lesões neurológicas. In: Rios LAS, Averbeck MA, Madersbacher H, editores. Neuro-urologia: manual para a prática clínica. Rio de Janeiro: Sociedade Brasileira de Urologia; 2017. p.26-30.
10. Austin PF, Vricella GJ. Functional disorders of the lower urinary tract in children. In: Walsh PC, Retik AB, Vaughan Ed Jr, Wein AJ. Campbell´s Urology. 11th ed. Philadelphia: W.B. Saunders Company; 2016. p.3298-316.
11. Tanagho EA, Lue TF. Neuropathic bladder disorders. In: Tanagho EA, McAninch JW, editors. Smith's General Urology. 16th ed. Lange Medical Books/The McGraw-Hill Companies, Inc; 2004. p.435-52.

12. McGuire EJ, Woodside JR, Borden TA, Weiss RM. Prognostic value of urodynamic testing in mye-lodysplastic patients. J Urol. 1981;126:205-9.
13. Cass AS. Urinary tract complications in myelomeningocele patients. J Urol. 1976;115:102-4.
14. Rawashdesh YF, Austin P, Siggaard C, Bauer SB, Franco I, de Jong TP, Jorgensen TM; International Children's Continence Society. International children's continence society's recommendations for therapeutic intervention in congenital neuropathic bladder and bowel dysfunction in children. Neurourol Urodyn. 2012;31(5):615-20.
15. Hood B, Andersson KF. Common theme for drugs effective in overactive bladder treatment: inhi-bition of afferent signaling from the bladder. Int J Urol. 2013;20:21-7.
16. Bolduc S, Moore K, Nadeau G, Lebel S, Lamontagne P, Hamel M. Prospective open label study of solifenacin for overactive bladder in children. J Urol. 2010;184:1668-73.
17. Cartwright PC, Coplen DE, Kogan BA, Volinn W, Finan E, Hoel G. Efficacy and safety of transdermal and oral oxybutynin in children with neurogenic detrusor overactivity. J Urol. 2009;182(4):1548-54.
18. Guerra LA, Moher D, Sampson M, Barrowman N, Pike J, Leonard M. Intravesical oxybutynin for children with poorly compliant neurogenic bladder: a systematic review. J Urol. 2008;180:1091-7.
19. Franco I, Horowitz M, Grady R, Adams RC, de Jong TP, Lindert K, Albrecht D. Efficacy and safety of oxybutynin in children with detrusor hyperreflexia secondary to neurogenic bladder dysfunction. J Urol. 2005;173:221-5.
20. Chapple CR, Cardozo L, Nitti VW, Siddiqui E, Michel MC. Mirabegron in overactive bladder: a review of efficacy, safety, and tolerability. Neurourol Urodyn. 2014 Jan;33(1):17-30.
21. Hascoet J, Manunta A, Brochard C, Arnaud A, Damphousse M, Menard H, et al. Outcomes of intra-detrusor injections of botulinum toxin in patients with spina bifida: A systematic review. Neurourol Urodyn, 2017;36(3):557-64.
22. Schulte-Baukloh H, Michael T, Schobert J, Stolze T, Knispel HH. Efficacy of botulinum-a toxin in children with detrusor hyperreflexia due to myelomeningocele: preliminary results. Urology. 2002;59:325-7, discussion 327-8.
23. Duthie JB, Vincent M, Herbison GP, Wilson DI, Wilson D. Botulinum toxin injections for adults with overactive bladder syndrome. Cochrane Database Syst Rev. 2011;CD005493.
24. Blok B, Pannek J, Castro-Diaz D, Del Popolo G, Groen J, Gross T et al. EAU Guidelines on Neuro--Urology. Bern, Switzerland: European Association of Urology; 2019.
25. Averbeck MA, Gomes CM. Worldwide utilization patterns of sacral neuromodulation for neuroge-nic lower urinary tract dysfunction. Curr Bladder Dysfunct Rep. 2016;11:356-64.
26. Groen LA, Hoebeke P, Loret N, Van Praet C, Van Laecke E, Ann R, et al. Sacral neuromodulation with an implantable pulse generator in children with lower urinary tract symptoms: 15-year expe-rience. J Urol 2012;188(4):1313-7.
27. Hinman F. Selection of intestinal segments for bladder substitution: physical and physiological characteristics. J Urol. 1988;139:519-23.
28. Alencar VP, Gomes CM, Miranda EP, Dos Santos Lelis MA, Fera P, de Bessa J Jr., et al. Impact of the route of clean intermittent catheterization on quality of life in children with lower urinary tract dysfunction. Neurourol Urodyn. 2018;37(8):2833-40.
29. Krishna A, Gough DC, Fishwick J, Bruce J. Ileocystoplasty in children: assessing safety and success. Eur Urol. 1995;27:62-6.
30. Metcalfe PD, Rink RC. Bladder augmentation: Complications in the pediatric population. Curr Urol Rep. 2007;8(2):152-6.
31. Shekarriz B, Upadhyay J, Demirbilek S, Barthold JS, Gonzalez R. Surgical complications of bla-dder augmentation: comparison between various enterocystoplasties em 133 patients. Urology. 2000;55:123-8.
32. Du K, Mulroy EE, Wallis MC, Zhang C, Presson AP, Cartwright PC. Enterocystoplasty 30-day outcomes from National Surgical Quality Improvement Program Pediatric 2012. J Pediatr Surg. 2015;50:1535.

33. Chartier-Kasler EJ, Mongiat-Artus P, Bitker ML, Chancellor MB, Richard F, Denys P. Long-term results of augmentation cystoplasty in spinal cord injury patients. Spinal Cord. 2000;38:490-4.

34. DeFoor W, Tackett L, Minevich E, Wacksman J, Sheldon C. Risk factors for spontaneous bladder perforation after augmentation cystoplasty. Urology. 2003;62:737-41.

35. Metcalfe PD, Cain MP, Kaefer MA, Gilley DA, Meldrum KK, Misseri R, et al. What is need for additional bladder surgery after bladder augmentation in childhood? J Urol. 2006;176:1801-5.

36. Kisku S, Sen S, Karl S, Mathai J, Thomas RJ, Barla R. Bladder calculi in the augmented bladder: A follow-up study of 160 children and adolescents. J Pediatr Urol. 2015;11(2):66.e1-66.e6.

37. Gurung PM, Attar KH, Abdul-Rahman A, Morris T, Hamid R, Shah PJ. Long-term outcomes of augmentation ileocystoplasty in patients with spinal cord injury: a minimum of 10 years of follow--up. BJU Int. 2012:109:1236-42.

38. Khoury AE, Salomon M, Doche R, Soboh F, Ackerley C, Jayanthi R, et al. Stone formation after augmentation cystoplasty: the role of intestinal mucus. J Urol. 1997;158:1133-7.

39. Mathoera RB, Kok DJ, Nijman RJ. Bladder calculi in augmentation cystoplasty in children. Urology. 2000;56:482-7.

40. DeFoor W, Minevich E, Reddy P, Sheldon D, Polsky E, Wacksman J, et al. Bladder calculi after augmentation cystoplasty: risk factors and prevention strategies. J Urol. 2004;172:1964-6.

41. Zhang H, Yamataka A, Koga H, Kobayashi H, Lane GJ, Miyano T. Bladder stone formation after sigmoidocolocystoplasty: statistical analysis of risk factors. J Pediatr Surg. 2005;40:407-11.

42. Hensle TW, Bingham J, Lam J, Shabsigh A. Preventing reservoir calculi after augmentation cystoplasty and continent urinary diversion: the influence of an irrigation protocol. BJU Int. 2004;93:585e7.

43. Woodhouse CRJ, Lennon GN. Management and aetiology of stones in intestinal urinary reservoirs in adolescents. Eur Uro. 2001;39:253-9.

44. Palmer LS, Franco I, Kogan SJ, Reda E, Gill B, Levitt SB. Urolithiasis in children following augmentation cystoplasty. J Urol. 1993;150:726-9.

45. Gilbert SM, Hensle TW. Metabolic consequences and long-term complications of enterocystoplasty in children: a review. J Urol. 2005;173:1080-6.

46. Filmer RB, Spencer JR. Malignancies in bladder augmentations and intestinal conduits. J Urol. 1990;143:671.

47. Shaw J, Lewis MA. Bladder augmentation surgery-what about the malignant risk? Eur J Pediatr Surg. 1999;9 Suppl 1:39-40.

48. Castellan M, Gosalbez R, Perez-Brayfield M, Healey P, McDonald R, Labbie A, Lendvay T. Tumor in bladder reservoir after gastrocystoplasty. J Urol. 2007:178-1771-4;discussion 4.

49. Soergel TM, Cain MP, Misseri R, Gardner TA, Koch MO, Rink RC. Transitional cell carcinoma of the bladder following augmentation cystoplasty for the neuropathic. J Urol. 2004;172(4):1649-52.

50. Barthold JS, Rodriguez E, Freedman AL, Fleming PA, González R. Results of the rectus fascial sling and wrap procedures for the treatment of neurogenic sphincteric incontinence. J Urol. 1999;161:272-4.

51. Dean GE, Kunkle DA. Outpatient perineal sling in adolescent boys with neurogenic incontinence. J Urol. 2009;182:1792-6.

52. Kryger JV, Gonzalez R, Barthold JS. Surgical management of urinary incontinence in children with neurogenic sphincter incompetence. J Urol. 2000;163:256-63.

53. Catti M, Lortat-Jacob S, Morineau M, Lottmann H. Artificial urinary sphincter in children-voiding or emptying? An evaluation of functional results in 44 patients. J Urol. 2008;180(2):690-3.

54. Austin PF, Homsy YL, Masel JL, Cain MP, Casale AJ, Rink RC. Alpha-adrenergic blockade in children with neuropathic and nonneuropathic voiding dysfunction. J Urol. 1999;162:1064-7.

55. Moore KN, Fader M, Getliffe K. Long-term bladder management by intermittent catheterisation in adults and children. Cochrane Databse Syst Rev. 2007;4 CD006008.

56. Kaplan SA, Chancellor MB, Blaivas JG. Bladder and sphincter behavior in patients with spinal cord lesions. J Urol. 1991;146:113-7.

57. de Jong TP, Chrzan R, Klijn AJ, Dik P. Treatment of the neurogenic bladder in spina bífida. Pediatr Nephrol. 2008;23:889-96.

58. Morrisroe SN, O'Connor RC, Nanigian DK, Kurzrock EA, Stone AR. Vesicostomy revisited: the best treatment for the hostile bladder in myelodysplastic children? BJU Int. 2005;96:397-400.

59. Reynard JM, Vass J, Sullivan ME, Mamas M. Sphincterotomy and the treatment of detrusor-s-phyncter dyssynergia: current status, future. Spinal Cord. 2003;41(1):1-11.

Seção VII

Oncologia

23 | Tumores em urologia pediátrica

Francisco Tibor Dénes
Ricardo Jordão Duarte
Lilian Maria Cristofani
Roberto Iglesias Lopes

APÓS LER ESTE CAPÍTULO, VOCÊ ESTARÁ APTO A:

- Apresentar as diferentes lesões oncológicas em urologia pediátrica.
- Conduzir a investigação diagnóstica dessas lesões.
- Propor as alternativas adequadas de tratamento oncológico a cada tipo de lesão.

INTRODUÇÃO

Neste capítulo, são abordados os tumores mais importantes na faixa etária pediátrica, especificamente os tumores renais, os rabdomiossarcomas geniturinários, os tumores testiculares e da adrenal.

TUMORES RENAIS

Entre os tumores renais da infância, o de Wilms é o mais frequente, seguido pelo nefroma mesoblástico e outros, conforme a Tabela 23.1[1,2].

TABELA 23.1 Tumores renais da infância: tipos histológicos e frequência[2]	
Neoplasia renal	**Frequência**
Tumor de Wilms	85%
Nefroma mesoblástico	5%
Sarcoma de células claras	4%
Tumor rabdoide	2%
Miscelânea (carcinoma de células claras, carcinoma medular renal, adenoma, nefroma cístico, angiomiolipoma)	4%

Tumor de Wilms

Também conhecido como nefroblastoma, é a neoplasia maligna geniturinária mais comum na infância. A incidência no Brasil varia de 4 a 15 casos por milhão, dependendo da região. O pico de incidência ocorre entre dois e três anos de idade[3,4].

Algumas síndromes correlacionam-se com maior risco de desenvolvimento desse tumor, como as de Beckwith-Wiedemann, Denys-Drash, WAGR (Wilms, aniridia, malformações geniturinárias e retardo mental) e a hemi-hipertrofia corporal[5]. Mutações nos genes *WT1* no cromossomo 11p13 e *WT2* no cromossomo 11p15.5 estão presentes em uma minoria dos tumores de Wilms. O gene *WTX* apresenta mutação em 29% dos pacientes. A perda da heterozigozidade (LOH) do cromossomo 1p e/ou 16q é um fator adverso de prognóstico[6-8].

A maioria dos tumores de Wilms tem histologia trifásica, com componentes blastematoso, epitelial e estromal. A predominância epitelial é mais frequente em lactentes com doença localizada e tem bom prognóstico. O fator histológico mais importante no prognóstico é a presença de anaplasia, encontrada em 5% dos casos e caracterizada pela presença de múltiplas figuras mitóticas, aumento de tamanho e hipercromasia do núcleo. Sua presença, tanto focal quanto difusa, indica maior agressividade do tumor, mesmo quando localizados (estádios I e II)[7].

O tumor de Wilms se manifesta como massa abdominal assintomática, palpada pelos familiares em 90% dos casos. Hematúria macroscópica ocorre em 25% dos casos. Dor abdominal é descrita em 30% e hipertensão arterial em 60% dos pacientes. A ultrassonografia abdominal é o exame inicial, que confirma a presença de massa renal, mas é a tomografia computadorizada que fornece informações mais precisas para diagnóstico e estadiamento desse tumor, bem como a presença de extensão vascular. A tomografia de tórax é necessária para a detecção de metástases pulmonares. O diagnóstico diferencial inclui neuroblastoma, que acomete crianças na mesma faixa etária. O Quadro 23.1 mostra o sistema de estadiamento utilizado nos tumores de Wilms.

QUADRO 23.1   Sistema de estadiamento para o tumor de Wilms[8]

Estágio I (entre 40 e 45% dos casos)

Tumor limitado ao rim

Tumor presente na gordura perirrenal, mas cercado por uma (pseudo)cápsula fibrosa. A (pseudo)cápsula pode estar infiltrada por tumor viável, que não atinge a superfície externa

Tumor mostrando um crescimento saliente (botrioide) na pelve renal ou no ureter, mas não infiltrando as paredes

Vasos ou tecidos moles do seio renal não estão envolvidos pelo tumor. O envolvimento intrarrenal dos vasos pode estar presente

Estágio II (cerca de 20% dos casos)

Tumor viável presente na gordura perirrenal e não coberto por uma (pseudo)cápsula, mas completamente ressecado (margens de ressecção são livres)

Tumor viável infiltrado nos tecidos moles do seio renal

Tumor viável infiltrado nos vasos sanguíneos e/ou linfáticos do seio renal ou do tecido perirrenal, mas completamente ressecado

Tumor viável infiltrado na parede da pelve renal ou do ureter

Tumor viável infiltrado na veia cava ou em órgãos adjacentes (exceto a glândula adrenal), mas completamente ressecado

Estágio III (entre 20 e 25% dos casos)

Tumor viável presente em margem de ressecção. Alterações induzidas por tumores ou quimioterapia não viáveis, presentes na margem de ressecção, não são consideradas estágio III

Envolvimento de linfonodos abdominais por tumor viável ou não viável

Ruptura tumoral pré-operatória ou intraoperatória, confirmada por exame microscópico (tumor viável na superfície da amostra na área da ruptura)

Trombo tumoral viável ou não viável presente nas margens de ressecção do ureter, veia renal ou veia cava inferior

Trombo tumoral viável ou não viável, aderido à parede da veia cava inferior, removido aos fragmentos pelo cirurgião

Cunha ou biópsia do tumor antes da quimioterapia ou cirurgia pré-operatória

Implantes tumorais (viáveis ou não viáveis) encontrados em qualquer lugar do abdome

Tumor (viável ou não viável) penetrando na superfície peritoneal

Estágio IV (cerca de 10% dos casos)

Metástases hematogênicas (p. ex., pulmão, fígado, osso e cérebro) ou linfonodais fora da região abdominopélvica

Estágio V (cerca de 5% dos casos)

Tumores bilaterais no diagnóstico (cada lado deve ser subestagiado de acordo com os critérios acima)

Duas estratégias de abordagem inicial do tratamento do tumor de Wilms são mundialmente utilizadas: o sistema americano do National Wilms Tumor Study (NWTS) e do Children's Oncology Group (COG) e o protocolo europeu da Société Internationale d'Oncologie Pediatrique (SIOP). A SIOP preconiza a quimioterapia pré-operatória, enquanto o COG advoga a abordagem cirúrgica inicial e a seguir quimioterapia para os tumores unilaterais. O argumento da SIOP é que a avaliação inicial por meio de imagens permite o diagnóstico e o estadiamento bastante acurados e a quimioterapia pré-operatória facilita a cirurgia, pois torna o tumor menos friável, de menores dimensões e com uma pseudocápsula que diminui o risco de ruptura tumoral. Em contrapartida, o NWTS-COG recomenda a cirurgia primária, que permite a avaliação histológica precisa, sem influência das drogas antineoplásicas e um estadiamento detalhado, informações que orientam as etapas terapêuticas seguintes, além de uma acurada análise citogenética da neoplasia. A quimioterapia pré-operatória estaria recomendada apenas nos casos de tumores inicialmente inoperáveis, nos tumores bilaterais e no caso de tumores em rim único. A longo prazo, os resultados de sobrevida de ambos protocolos são equivalentes, com mais de 90% dos pacientes curados, reflexo da associação entre quimioterapia, radioterapia e cirurgia[8,9]. No Brasil, e em particular no Hospital das Clínicas da FMUSP, o tratamento é baseado no protocolo da SIOP.

A biópsia percutânea antes da quimioterapia não está indicada nos pacientes de idade compatível com tumor de Wilms, pois os recursos atuais de imagem apresentam uma margem de erro diagnóstico de menos de 5%. A biópsia deve ser realizada apenas quando os estudos de imagem não permitem o diagnóstico seguro, ou em crianças menores de seis meses ou maiores de seis anos de idade, faixas etárias em que outros tumores renais são mais frequentes.

A cirurgia clássica para o tumor de Wilms é a nefrectomia radical aberta, por acesso transperitoneal, sendo a opção terapêutica primária no protocolo NWTS-COG. Também é recomendada para tumores de grandes dimensões, particularmente para os que não regridem satisfatoriamente com quimioterapia pré-operatória, bem como tumores bilaterais ou com trombos venosos, e ainda em lactentes[8,10]. Amostras de linfonodos peri-hilares e interaortocavais devem ser obtidas em todos os casos, pois são imprescindíveis para o estadiamento correto e a orientação da conduta pós-operatória. Não há necessidade de linfadenectomia total.

Seguindo a experiência consolidada no tratamento dos tumores renais em adultos, os benefícios da técnica laparoscópica foram estendidos para pacientes selecionados de tumor de Wilms com tumores unilaterais e que apresentam uma redução significativa do tumor após a quimioterapia pré-operatória, com excelentes resultados[11,12]. Os benefícios da técnica são menor tempo de recuperação pós-operatória e internação e de uso de analgésicos, e melhores resultados estéticos.

Em 5 a 7% dos casos, o tumor de Wilms se apresenta como doença bilateral. Nesta situação, além da remoção e da cura da neoplasia, o objetivo do tratamento é a preservação da maior quantidade de tecido renal sadio possível (*nephron-sparing surgery*)[13]. Após biópsia do tumor e quimioterapia pré-operatória por 6 a 8 semanas, o paciente é reavaliado por meio de imagens para planejamento da cirurgia, na qual ambos rins devem ser tratados, com o objetivo de remover totalmente a neoplasia preservando o máximo possível de parênquima renal. Para tal, pode ser realizada uma nefrectomia parcial bilateral, ou mesmo a nefrectomia radical unilateral, associada à nefrectomia parcial contralateral. Raramente há necessidade de nefrectomia radical bilateral, o que exigiria pronta instalação de diálise e programação de transplante renal.

O tumor de Wilms pode se apresentar com extensão vascular, ou seja, trombo em veia renal, veia cava ou átrio em 4 a 10% dos casos, os quais são identificados por meio da ultrassonografia com Doppler, tomografia computadorizada ou ressonância magnética[8,10]. Nesta situação, recomenda-se o uso de quimioterapia pré-operatória para redução do tamanho tumoral e do trombo venoso. Os trombos na veia renal são removidos com o tumor, enquanto os que se estendem pela cava inferior requerem seu clampeamento abaixo das renais e do diafragma para remoção completa do trombo. Nos trombos que se estendem acima do diafragma, há necessidade de toracotomia e cardiotomia, eventualmente com instalação de circulação extracorpórea.

O tratamento pós-operatório depende do estadiamento e da análise histopatológica do espécime e dos linfonodos removidos na cirurgia. Em geral, os pacientes recebem quimioterapia adjuvante em todos os estágios (Figura 23.1), e a radioterapia está indicada nos casos que apresentam metástases em linfonodos ou peritônio e nos casos em que ocorre rotura pré ou intraoperatória do tumor[8,9].

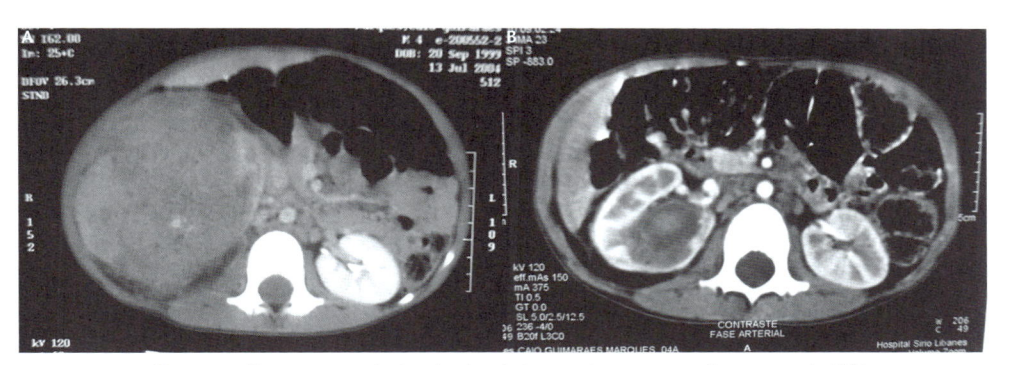

FIGURA 23.1   Tomografia computadorizada de abdome demonstrando tumor de Wilms antes (A) e após (B) tratamento com quimioterapia neoadjuvante.

Nefroma Mesoblástico

É o tumor sólido mais comum no recém-nascido, também denominado hamartoma renal ou hamartoma leiomiomatoso. Geralmente, este tumor surge nos primeiros três meses de vida, com discreta predominância em meninos. Caracteriza-se por massa abdominal palpável e assintomática. Em alguns casos, o tumor já é detectado na ultrassonografia pré-natal, acompanhado de polidrâmnio, hidropsia e parto prematuro. Os exames de imagem demonstram massa intrarrenal sólida envolvendo o seio renal, que pode conter áreas císticas, hemorrágicas e necróticas[2]. O tratamento baseia-se na nefrectomia com margens amplas por conta da tendência infiltrativa do tumor. O prognóstico é bom, especialmente nos casos operados antes do sexto mês de vida[14].

Sarcoma Renal de Células Claras

Este tumor tem pico de incidência entre 1 e 4 anos de idade, predominando nos meninos (2:1). Não se conhece associação sindrômica ou familiar. Não há descrição de casos bilaterais[2,14]. Massa abdominal palpável é o principal sinal a ser investigado. Cerca de 15 a 60% dos casos apresentam metástases ósseas ao diagnóstico, razão pela qual a dor pode ser o sintoma inicial. Os métodos de imagem não permitem a diferenciação com o tumor de Wilms. O tratamento é nefrectomia radical associada à quimioterapia. Este tumor é sensível aos agentes quimioterápicos e os índices de sobrevida atingem até 60% em cinco anos[15].

Tumor Rabdoide do Rim

Este tumor é raro, com cerca de 80% dos casos ocorrendo em crianças menores de dois anos de idade. Há predominância do sexo masculino (1,5:1)[2,8]. Lesões cerebrais concomitantes que ocorrem em poucos pacientes se assemelham a tumores neuroecto-dérmicos primitivos, que possuem a mesma mutação genética HSNF5/INI-1 encontra-da no tumor rabdoide renal[14].

Hematúria é um sintoma comum que faz pesquisar a origem. Frequentemente o diagnóstico se faz à custa dos sinais e sintomas causados pelas metástases, presentes em até 80% das crianças na fase do diagnóstico: pulmão, fígado e cérebro[2,14]. Exérese do tumor ou biópsia são necessárias para a definição do diagnóstico anatomopatológico. Este é um tumor agressivo, resistente a agentes quimioterápicos. Entre as drogas mais usadas destacam-se vincristina, actinomicina D, doxorrubicina, carboplatina, etoposí-deo e radioterapia. A sobrevida em quatro anos varia de 20 a 36%[8,15].

Carcinoma Renal

O carcinoma renal corresponde a 2 a 5% dos tumores renais pediátricos. De 0,5 a 2% de todos os carcinomas renais ocorrem em pacientes menores de 21 anos. A idade média do diagnóstico varia de 9 a 15 anos[2,8,14]. Pode estar associado à síndrome de von Hippel-Lindau, na qual os tumores tendem a ser múltiplos e de manifestação mais pre-coce[2]. Em geral o carcinoma renal é de tamanho menor que o tumor de Wilms. A incidência dos diferentes tipos histológicos é distinta daquela dos adultos. A forma papilar ocorre em 20 a 50% dos casos de crianças e o restante é representado por carcinoma de células claras clássico[8,14]. Translocações genéticas são encontradas em 30% dos carcinomas renais na infância, a maioria envolvendo o cromossomo X p 11.2, resultando em fusões de *TFE 3*. Morfologicamente, esses carcinomas parecem o tumor de células claras convencional, mas possuem áreas de arquitetura papilar. Atualmente formam classe distinta de carcinoma na classificação da Organização Mundial da Saúde[2,8].

As manifestações clínicas são similares às dos adultos: hematúria macroscópica indolor, dor no flanco e massa palpável. Metástases para pulmões, fígado ou cérebro estão presentes em 20% dos pacientes ao diagnóstico[2]. O diagnóstico se realiza por métodos de imagem como a ultrassonografia inicialmente e a tomografia computadorizada, que mostram lesão sólida intrarrenal pouco contrastada, com áreas de hemorragia, necrose e às vezes calcificações (Figura 23.2).

O tratamento consiste na remoção cirúrgica completa do tumor pela nefrectomia radical, podendo ser realizada por via aberta ou laparoscópica. A exérese dos linfonodos está indicada para estadiamento. A preservação da adrenal pode ser considerada nos tumores de polo inferior. O tumor é resistente a quimioterapia e radioterapia, sendo o tratamento das metástases um desafio. Novas drogas inibidoras da angiogênese e terapia imune (vacinas, interferon, interleucina 2, sorafenibe, sirolimo) são alternativas, com limitados resultados temporários. Estudos recentes indicam que a sobrevida em crianças com tumores metastáticos somente em linfonodos é mais provável (72% em crianças contra 20% em adultos em cinco anos)[8,15].

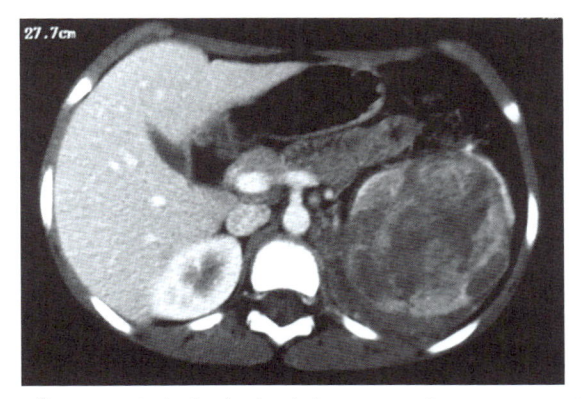

FIGURA 23.2 Tomografia computadorizada de abdome em criança com carcinoma renal.

Carcinoma Medular Renal

É um tumor descrito recentemente, em 1995, que afeta adultos jovens da raça negra portadores de estigma falciforme. Este tumor é agressivo, com índices de metástase elevados e que acarreta uma taxa de mortalidade próxima a 100%. O carcinoma medular renal é raro e o tratamento consiste em nefrectomia radical, por ser pouco responsivo à quimioterapia e radioterapia[15].

Adenomas, Nefromas Císticos e Angiomiolipomas

Adenomas renais

Os adenomas renais na população pediátrica têm diagnóstico diferencial com tumor de Wilms e carcinoma renal, entretanto, somente 100 casos desta doença foram descritos na literatura médica. Alguns tumores são produtores de eritropoietina, que podem causar policitemia[16].

Nefroma cístico

O nefroma cístico tem diagnóstico diferencial com tumor de Wilms e amplo espectro de doenças císticas na infância, em especial com o nefroma cístico parcialmente diferenciado e tumores de Wilms císticos. O tratamento desta doença consiste na realização exclusivamente de nefrectomia. O clínico deverá estar atento para esta doença, uma vez que o diagnóstico por meio de imagem é desafiador, e o diagnóstico adequado pode evitar a aplicação de quimioterapia desnecessária[17].

Angiomiolipoma renal

Angiomiolipomas renais ocorrem em pacientes portadores do complexo da esclerose tuberosa, que se caracteriza por alterações genéticas, mais especificamente na via mTORC1. São encontrados em menor tamanho na infância e são descritos casos de lesões maiores que 4 cm, potencialmente hemorrágicas, em adolescentes. Tumores maiores que 4 cm e com aneurismas maiores que 5 mm são propensos a sangramentos e são tratados com técnicas invasivas como embolização, ablação ou cirurgia. Drogas inibidoras da via mTORC1 podem ser úteis na redução do volume de alguns tumores[18].

RABDOMIOSSARCOMAS

Os rabdomiossarcomas (RMS) são tumores malignos originários da célula mesenquimal embrionária, que dá origem à musculatura estriada. Podem surgir em vários locais do corpo, mesmo naqueles em que o músculo estriado não é encontrado. No trato geniturinário, os rabdomiossarcomas acometem a bexiga, a próstata, a região paratesticular e a vagina[19].

Os RMS compõem 4 a 8% das neoplasias malignas em pacientes com menos de 15 anos de idade e cerca de 21% deles acometem o trato geniturinário. A incidência anual nos Estados Unidos é de 4,5 casos/milhão de crianças abaixo de 15 anos. O pico de incidência é entre 2 e 5 anos de idade e mais da metade dos casos ocorre na primeira década de vida. A etiologia é desconhecida, mas alguns fatores ambientais são associados ao aumento do risco de desenvolver RMS, como hábito paterno de fumar, idade materna avançada, exposição intrauterina ao raio X e uso de drogas ilícitas pela mãe. Malformações congênitas são descritas em até 32% das crianças portadoras de RMS, quando comparadas à população geral, cuja frequência é de 3%[20].

Este é um grupo heterogêneo de tumores, que apresentam duas variáveis histológicas principais: embrionária (predominante) e alveolar (Tabela 23.2). Os RMS de trato geniturinário podem apresentar histologia fusiforme e botrioide, são comuns em crianças menores de 10 anos, e têm prognóstico favorável. A histologia alveolar é mais frequente em adolescentes e confere uma menor chance de cura[20]. O subtipo alveolar de RMS é associado a duas translocações genéticas recíprocas, o que confere um prognóstico desfavorável a esta variedade histológica. A expressão difusa de miogenina e de tirosina-quinases pelos RMS pode ser útil para o futuro emprego de terapias-alvo no tratamento destes tumores[21,22].

O quadro clínico depende da localização do tumor. Tumores paratesticulares se apresentam como massa escrotal não dolorosa, geralmente palpada ao acaso (Figura 23.3). Cerca de 40% dos pacientes com tumores paratesticulares têm envolvimento de linfonodos retroperitoneais. Tumores que surgem na bexiga e na próstata causam he-

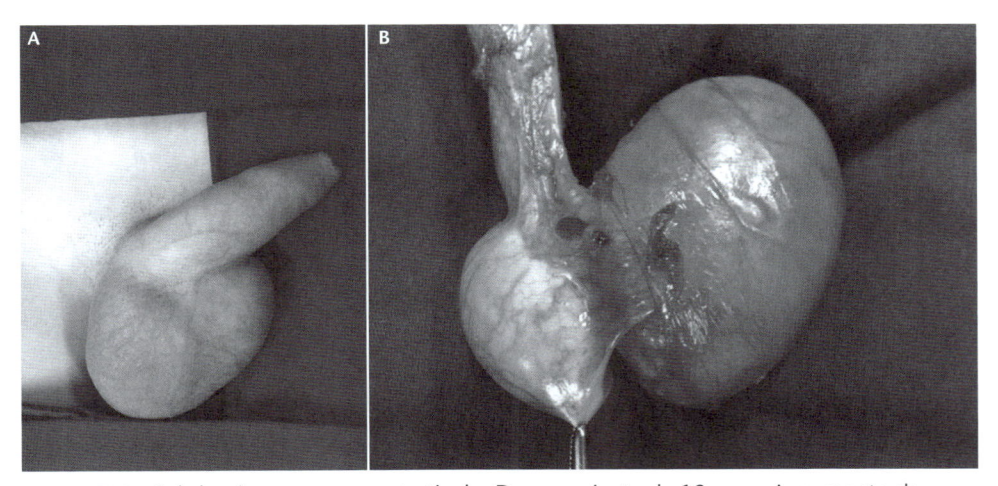

FIGURA 23.3 Rabdomiossarcoma paratesticular D em paciente de 12 anos. A: aumento de volume escrotal com nódulo palpável; B: orquiectomia radical por inguinotomia. (Ver imagem colorida no encarte.)

matúria e sintomas miccionais, e o mais frequente é a retenção urinária. Em meninas, quando o tumor se origina na vagina ou no colo uterino, podem ocorrer sangramento vaginal e exteriorização de massa pela vulva (Figura 23.4)[20].

A investigação por imagens, nos casos de bexiga e próstata e vagina, deve ser feita preferencialmente pela tomografia ou ressonância magnética da pelve (Figura 23.5). O tórax deve ser avaliado pela tomografia computadorizada. A cintilografia óssea é útil para pesquisa de metástases ósseas. A tomografia computadorizada por emissão de pósitrons (PET-CT) está sendo progressivamente utilizada na avaliação desta neoplasia e da resposta terapêutica. Dados iniciais estimam uma sensibilidade de 77 a 100% para o tumor primário e de 62 a 77% para as metástases regionais ou a distância, com 83 a 95% de especificidade[23].

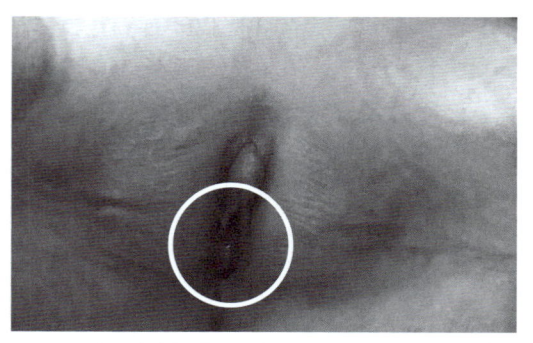

FIGURA 23.4 Rabdomiossarcoma botrioide de vagina: tumor exteriorizado no introito vaginal.

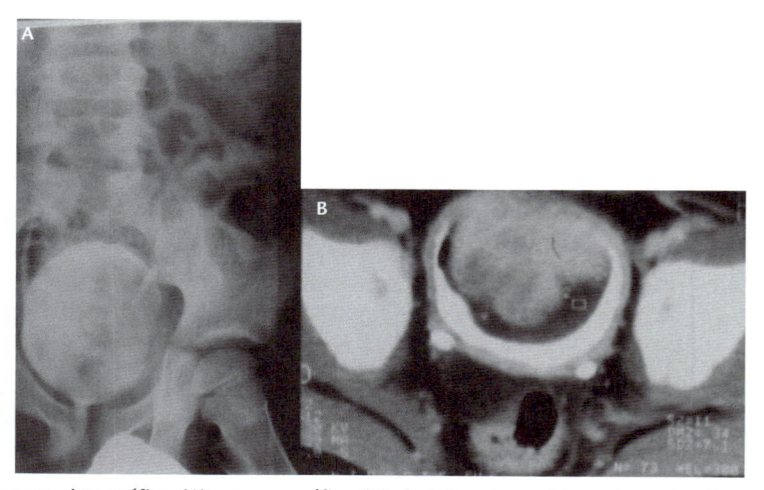

FIGURA 23.5 Imagem cistográfica (A) e tomográfica (B) de falha de enchimento na bexiga por rabdomiossarcoma vesical em menino de 4 anos de idade.

O diagnóstico se confirma pela biópsia ou exérese da lesão. Nos tumores paratesticulares, inicia-se pela orquiectomia radical por via inguinal, sendo obrigatório o estadiamento com coleta de linfonodos femorais e ilíacos, principalmente em pacientes acima de 10 anos. Nas lesões vesicais ou prostáticas, o acesso à massa pode ser tentado por meio de cistoscopia; em caso de impossibilidade, realiza-se acesso por via aberta. Nas lesões exteriorizadas de vagina, realiza-se biópsia do tecido vegetante para avaliação por análise histopatológica, imuno-histoquímica, citogenética e molecular. O princípio terapêutico é a cura com máxima preservação anatômica e funcional do órgão acometido, evitando-se procedimentos mutiladores e de grande morbidade. Após as avaliações de imagem e biópsia para definição histológica do tumor, realiza-se quimioterapia neoadjuvante. Em um segundo momento, após reavaliação que confirma a redução do tumor, pode-se realizar cirurgia definitiva, mais conservadora. O tratamento quimio e radioterápico é definido pela extensão e grau de disseminação da doença[24].

O Soft Tissue Sarcoma Committee (STSC) divide os pacientes em categorias de baixo, intermediário e alto risco, que orientam a conduta terapêutica[24]. A categoria de risco se baseia em idade, histologia, estadiamento pré-operatório TNM e classificação de grupo pós-operatória, definida pelo grau de ressecção e tumor residual. Considerando-se o tamanho do tumor, o envolvimento de linfonodos e a presença de metástases a distância (classificação de TNM), os tumores de bexiga e próstata são designados estádio II ou III, com base no tamanho (maior ou menor que 5 cm), invasão de estruturas vizinhas ou envolvimento de linfonodos. Na ausência de metástases distantes, os tumores não vesicais ou prostáticos são designados estádio I, independentemente do tamanho do tumor ou envolvimento nodal (Tabelas 23.2 e 23.3).

O papel da cirurgia é decisivo na evolução dos pacientes porque o controle local da doença tem correlação com o prognóstico. A ressecção completa do tumor primário é o ideal. Embora imprecisa, recomenda-se a avaliação de margens cirúrgicas na sala de operação por meio de exame anatomopatológico, além de coleta de linfonodos para estadiamento. Nos tumores de bexiga e próstata, cerca de 70% se originam da bexiga e é possível salvar a função vesical em cerca de 50 a 60% dos casos pela cistectomia parcial, com sobrevida livre de doença na maioria dos casos. Tumores de cúpula vesical são os mais facilmente ressecados. Lesões mais baixas ou extensas, resistentes à quimioterapia, requerem reimplante de ureteres, eventual ampliação ou substituição vesical[26]. Os tumores de vagina respondem bem à quimioterapia, sendo raramente necessárias ressecções mutiladoras. Os tumores paratesticulares devem ser tratados com orquiectomia radical, e crianças maiores de 10 anos necessitam ser submetidas à linfadenectomia retroperitoneal ipsilateral para estadiamento, antes da quimioterapia. Aqueles com linfonodos positivos devem ser submetidos a quimioterapia e eventual radioterapia. Com esse esquema multimodal, obtém-se sobrevida de 90% dos pacientes[27].

TABELA 23.2	Estadiamento pré-cirúrgico (Soft Tissue Sarcoma Committee)[25]				
Estádio	Local	Tumor (T)	Tamanho	Linfonodo (N)	Metástases (M)
I	Órbita, cabeça e pescoço, paratesticular	T1 ou T2	a ou b	N0, N1, Nx	M0
II	Bexiga/próstata, extremidades, parameníngeo e outros	T1 ou T2	A	N0, Nx	M0
III	Bexiga/próstata, extremidades, parameníngeo e outros	T1 ou T2	a b	N1 N0, N1, Nx	M0
IV	Todos	T1 ou T2	a ou b	N0 ou N1	M1

T1: tumor confinado ao local de origem; a: menor ou igual a 5 cm de diâmetro; b: maior que 5 cm de diâmetro.
T2: extensão e/ou aderência ou infiltração local; a: menor ou igual a 5 cm de diâmetro; b: maior que 5 cm de diâmetro.
N0: linfonodos regionais negativos; N1: linfonodos regionais positivos; Nx: linfonodos em situação desconhecida; M0: sem metástases a distância; M1: metástases presentes.

TABELA 23.3	Classificação pós-cirúrgica de grupo (Soft Tissue Sarcoma Committee)[25]
Grupo 1	Doença localizada, completamente removida, sem resíduo microscópico
A	Confinada ao local de origem, completamente removida
B	Infiltração além do local de origem, completamente removida
Grupo 2	Ressecção macroscópica total
A	Ressecção macroscópica com evidência de lesão residual microscópica
B	Doença regional com envolvimento de linfonodos, completamente ressecada, sem resíduos microscópicos
C	Resíduos microscópicos locais e ou linfonodos residuais
Grupo 3	Ressecção incompleta ou biópsia, com massa residual
Grupo 4	Metástases a distância

O esquema básico de quimioterapia baseia-se em vincristina, actinomicina D e ciclofosfamida para os pacientes de baixo risco. O grupo de risco intermediáro pode receber o mesmo esquema, acrescentado de ifosfamida ou etoposídeo. Pacientes com doença de alto risco recebem combinação de ifosfamida, etoposídeo e doxorrubicina. A combinação de vincristina/irinotecano pode ser útil em tumores metastáticos. A terapia-alvo para receptores de mTOR (rapamicina, temsirolimo e everolimo) e IGF-1R está em investigação. Crianças com tumores de baixo risco têm sobrevida acima de 90% em cinco anos. Casos de risco intermediário têm sobrevida variável entre 55 e 70%. Os casos de alto risco têm menos de 50% de chances de sobrevivência em cinco anos[27-29].

TUMORES DE TESTÍCULO

Os tumores de testículo na criança são menos frequentes que na idade pós-puberal. Apresentam uma incidência anual de 5,9/100.000 meninos com menos de 15 anos, com pico aos 2 anos de idade. Constituem 2% dos tumores pediátricos e em dois terços dos casos as lesões são benignas[30,31] (Tabela 23.4).

TABELA 23.4   Frequência relativa dos tipos tumorais registrados no Prepuberal Testis Tumor Registry[32]

Tipo de tumor	N.	%	Potencial de malignidade
Tumor de células vitelínicas	244	62	Maligno
Teratoma	92	23	Benigno
Estromal indiferenciado	16	4	Ocasionalmente maligno
Cisto epidermoide	13	3	Benigno
Células juvenis da granulosa	11	3	Benigno
Células de Sertoli	10	3	Maligno nas crianças maiores
Células de Leydig	5	1	Benigno
Gonadoblastoma	4	1	Comumente benigno

Em 88% dos pacientes, a manifestação é de aumento volumétrico de testículo, devendo-se excluir processos inflamatórios, hérnia, hidrocele, cistos epididimários e principalmente torção testicular[32]. A avaliação ultrassonográfica confirma a presença de massa, porém não distingue afecções benignas das malignas, embora alguns tumores tenham características específicas, como os teratomas e os cistos epidermoides. O exame físico complementar é importante, pesquisando-se sinais de virilização ou feminização. Nos casos confirmados de neoplasia maligna, é necessário pesquisar metástases retroperitoneais ou pulmonares com tomografia de abdome e tórax. A alfafeto proteína (AFP) é um importante marcador tumoral em crianças com mais de 8 meses de idade, estando elevado nos tumores de saco vitelínico. A gonadotropina coriônica (β-HCG) raramente está elevada nos tumores pré-puberais. O estadiamento é baseado em estudos de imagem, marcadores tumorais e achados patológicos. O tratamento habitual inicial é a orquiectomia radical, reservando-se a orquiectomia parcial apenas aos casos confirmados de teratoma ou cisto epidermoide, considerados benignos nas crianças pré-puberais[33].

Tumor de Saco Vitelínico

É o tumor mais comum em crianças menores de dois anos, manifestando-se como massa sólida associada à elevação da AFP[31]. A maioria dos casos se apresenta com doença localizada, e apenas em 4 a 6% ocorrem metástases pulmonares ou retroperitoneais evidenciadas por exames de imagem ou pela persistência de níveis elevados de AFP após a orquiectomia. A orquiectomia radical é curativa nos casos de doença localizada e se o estadiamento pós-operatório com estudos de imagem e dosagem de AFP for normal, não há necessidade de tratamento adjuvante[34]. Os casos com adenopatia retroperitoneal ou AFP elevadas devem ser tratados com quimioterapia baseada em cisplatina, etoposídeo e bleomicina, cujos resultados em termos de sobrevida atingem 100% em seis anos[34-36].

Teratoma

É o segundo tumor pré-puberal mais frequente, com pico de incidência aos 13 meses de idade[34]. Ao contrário do teratoma de adultos, os da infância têm comportamento benigno[37]. Embora inespecífico, o achado ultrassonográfico de cistos pode sugerir o diagnóstico (Figura 23.6). Como mencionado previamente, o tratamento é cirúrgico, podendo ser realizada uma cirurgia conservadora com ressecção do nódulo e preservação do testículo, exceto nos casos com sinais evidentes de puberdade, quando está indicada a orquiectomia radical[38].

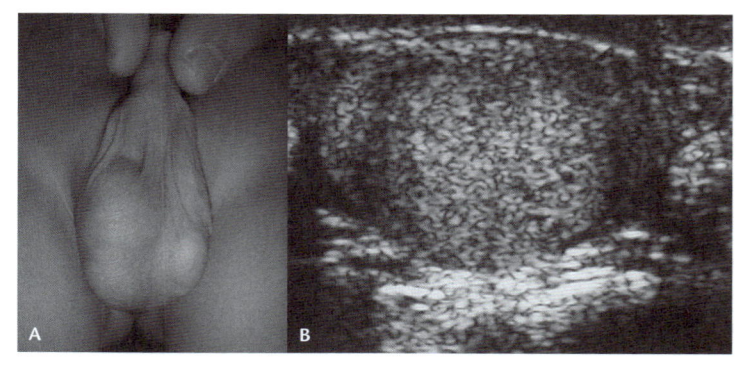

FIGURA 23.6 A: Teratoma em menino de 11 meses; B: imagem ultrassonográfica da lesão.

Tumores Estromais

São muito raros na infância. São representados pelas seguintes linhagens[40]:

- Tumores de células de Leydig: ocorrem entre 5 e 10 anos de idade e são benignos, mas podem se manifestar pela virilização. Podem ser tratados com orquiectomia parcial.
- Tumores de células de Sertoli: ocorrem entre 4 meses e 10 anos. Embora hormonalmente inativos na maioria dos casos, podem causar ginecomastia ou puberdade precoce. Não há casos de doença metastática nesta faixa etária, mas em crianças maiores pode haver disseminação da doença. Desse modo, a orquiectomia simples pode ser curativa nas crianças menores, mas nas maiores o estadiamento por imagens é importante para identificar metástases.
- Tumor de células juvenis da granulosa: assim denominado pela presença de células que lembram a camada granulosa do ovário juvenil. Ocorrem principalmente no primeiro semestre de vida e estão associados a alterações do cromossomo Y. Pode haver associação com ambiguidade genital. O tratamento é a orquiectomia simples.
- Tumor estromal indiferenciado: apresenta áreas de neoplasia estromal associadas a regiões indiferenciadas de células fusiformes com alto índice de mitose. A maioria dos casos é benigna, podendo haver malignidade nas crianças maiores. O tratamento rotineiro é a orquiectomia, sendo necessário tratamento adjuvante nos casos confirmados de malignidade.

Cisto Epidermoide

São compostos inteiramente de epitélio produtor de queratina, o que permite a identificação pela ultrassonografia na maioria dos casos, pelo aspecto que lembra as camadas de uma cebola[39]. Esse tumor provavelmente representa um teratoma monodérmico e tem uma evolução benigna, podendo ser tratado com cirurgia conservadora[30,32,33].

Gonadoblastoma

Pacientes com desordens de diferenciação sexual (DDS) apresentam maior incidência de tumores gonadais na presença do cromossomo Y, principalmente quando associadas a disgenesia e criptorquidia. Embora predominem na idade pós-puberal, ocorrem raramente na infância. São geralmente benignos e assintomáticos, porém podem estar associados à virilização. Se não forem extirpados, podem evoluir para o disgerminoma, que tem características malignas. O tratamento é gonadectomia por via laparoscópica, que deve ser realizada profilaticamente nos pacientes com as características descritas anteriormente[40,41].

TUMORES DE ADRENAL

A adrenal pode ser sítio de vários tipos de tumores benignos e malignos, tanto primários quanto metastáticos. O achado incidental de tumores de adrenal ("incidentalomas") tem aumentado significativamente com os exames de rotina e atinge cerca de 8,7% em autópsias. Entre os "incidentalomas" no adulto, aproximadamente 80% têm adenomas não funcionantes, 5% apresentam síndrome de Cushing subclínica, 5% têm feocromocitomas e 1% têm aldosteronoma. Menos de 5% dos pacientes têm um carcinoma adrenocortical e 2,5% têm uma lesão metastática, com o restante dos casos correspondendo a ganglioneuromas, mielolipomas e cistos benignos. Em crianças, predominam os neuroblastomas e os adenomas adrenais como as lesões mais frequentes da adrenal[42].

A avaliação inclui investigação clínica completa, inclusive hormonal, para identificar lesões adrenais funcionantes. A tomografia computadorizada ou ressonância magnética são obtidas para determinar o local, o tamanho e a extensão do tumor, bem como a presença de eventuais trombos venosos, infiltração de órgãos vizinhos e metástases a distância.

Pacientes com lesões adrenais medulares funcionantes e neuroblastomas devem ser submetidos à cintilografia com metaiodobenzilguanidina (MIBG). Na suspeita de feocromocitoma, utilizam-se alfabloqueadores para controle da pressão arterial e betabloqueadores para controle da frequência cardíaca. Os cuidados anestésicos de pacientes com feocromocitoma incluem hidratação adequada, monitoração invasiva contínua da pressão arterial e controle da frequência cardíaca durante a cirurgia com o uso titulado de nitroprussiato e betabloqueadores (com pausa cirúrgica) conforme necessário[42].

Tumores Neuroblásticos

A adrenal é o sítio mais comum de envolvimento dos tumores de origem de células ganglionares. Estes tumores incluem o ganglioneuroma (benigno), o neuroblastoma (maligno) e o ganglioneuroblastoma (intermediário). Neuroblastoma e ganglioneuroblastoma ocorrem mais frequentemente em crianças, enquanto o ganglioneuroma tende a ocorrer em adolescentes e adultos jovens.

Neuroblastoma é o tumor adrenal maligno mais comum na infância. Consiste em neuroblastos primitivos e pode surgir dentro do plexo simpático ou da medula adrenal. Ocorre mais comumente durante os primeiros 10 anos de vida, com cerca de 80% em crianças menores de 5 anos. O neuroblastoma tende a se infiltrar e às vezes invade os vasos e órgãos adjacentes, podendo causar hemorragia e necrose. Cerca de 70% dos doentes têm doença metastática no diagnóstico. A conduta em lactentes pode ser expectante, pois frequentemente as lesões podem regredir e desaparecer, sendo indicada a adrenalectomia laparoscópica para casos com persistência ou progressão[43].

Tumores Corticais

Geralmente de caráter benigno em crianças, na imensa maioria dos casos são detectados por serem funcionantes, ao se manifestarem pelas alterações hormonais que produzem (virilização, síndrome de Cushing ou hipertensão). Sua incidência mundial é de 0,3/milhão por ano, porém nas regiões Sul e Sudeste do Brasil, a incidência é 15 vezes maior, estando correlacionada a uma alteração endêmica no cromossomo p53[44]. Incluem os adenomas, mais frequentes, e os carcinomas, e a diferenciação independe da produção hormonal, estando mais relacionada à velocidade de crescimento e a aspectos histológicos da lesão. Após investigação clínica, que inclui estudos hormonais, e de imagem, a adrenalectomia deve ser realizada, podendo-se empregar a técnica laparoscópica, que apresenta excelentes resultados. Tumores de grande volume, com infiltração de órgãos vizinhos ou com trombos intravasculares, devem ser tratados com cirurgia aberta. Em todos os pacientes, os sintomas clínicos são resolvidos com a remoção da lesão[44] (Figura 23.7). Pacientes com tumores não funcionantes podem ser seguidos clinicamente, devendo ser avaliados radiologicamente a cada 3 a 6 meses no primeiro ano e depois anualmente, por pelo menos 5 anos; em caso de aumento progressivo do tumor, indica-se a cirurgia[41,42]. Em adultos, sabe-se que tumores maiores de 4 cm apresentam maior risco de carcinoma adrenal. Embora seja difícil definir

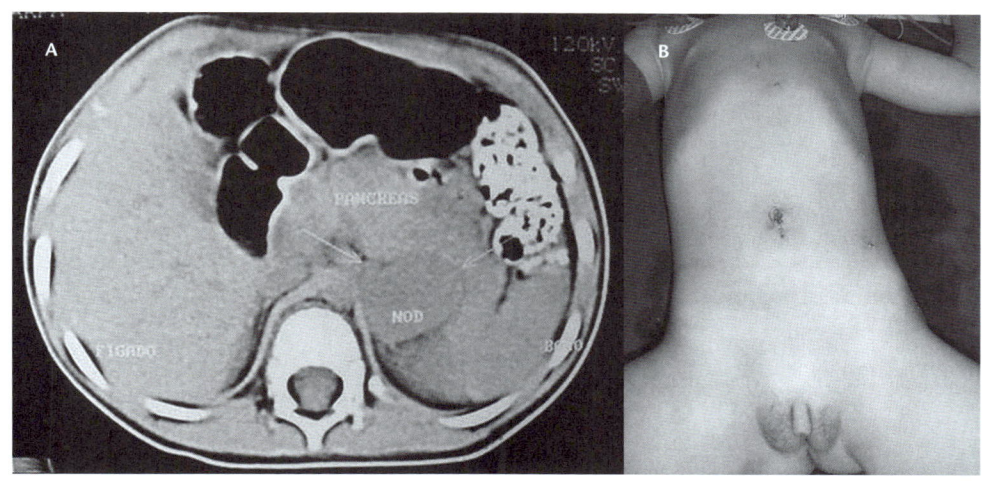

FIGURA 23.7 Imagem tomográfica de tumor de adrenal esquerda em menina de 5 anos (A), com virilização da genitália (B). Ressecção do tumor realizada por videolaparoscopia.

o que é um tumor grande em crianças, casos com exames de imagem sugestivos de malignidade como heterogeneidade, *washout* lento e invasão vascular e/ou de órgãos adjacentes, devem ser submetidos à ressecção cirúrgica imediata[42].

Feocromocitomas

São tumores raros em crianças e adolescentes. Estes, contudo, têm maior frequência de tumores bilaterais que os adultos (20 *vs.* 5-10%). A maioria dos feocromocitomas é esporádica, mas pode ser herdada como traço autossômico dominante e familiar. Feocromocitomas familiares estão associados com síndromes, como neoplasia endócrina tipo 2 e doenças de von Recklinghausen, von Hippel-Lindau (Figura 23.8) e Sturge-Weber. Manifesta-se pela alteração dos níveis pressóricos, palpitação e sudorese, decorrentes do excesso de produção de catecolaminas. O tratamento clássico é a ressecção completa da adrenal tumoral, no entanto, nos últimos anos, a adrenalectomia parcial laparoscópica vem ganhando terreno como terapia de primeira linha para pequenos tumores adrenais. Está amplamente justificada na abordagem de pacientes com as síndromes hereditárias

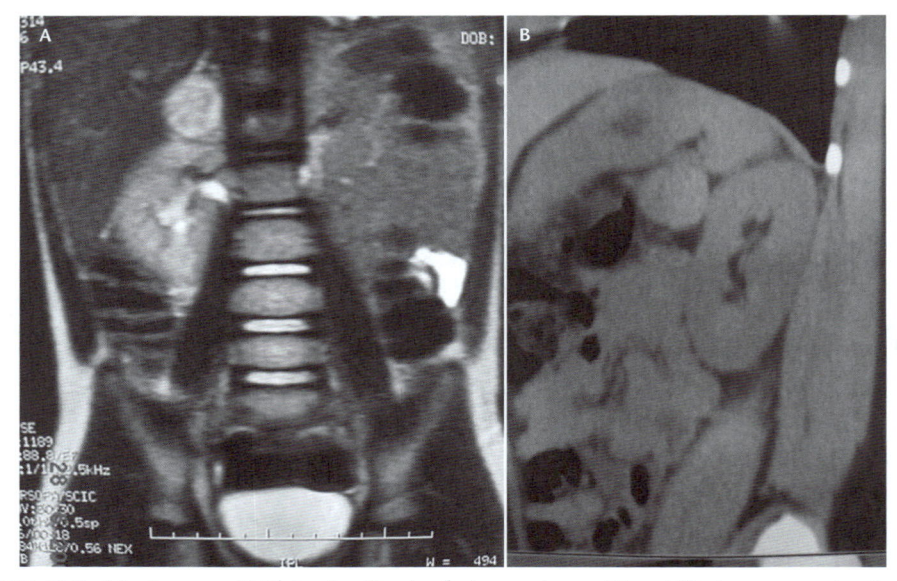

FIGURA 23.8 Menino com histórico familiar de síndrome de von Hippel-Lindau, apresentando quadro clínico de feocromocitoma, sendo identificado nódulo adrenal direito (A) aos 7 anos de idade. Foi submetido à adrenalectomia laparoscópica direita e evoluiu assintomático até os 12 anos, quando voltou a apresentar os sintomas, diagnosticando-se nódulo na adrenal esquerda (B). Foi submetido com sucesso à adrenalectomia parcial esquerda, para preservar tecido adrenal normal, poupando o paciente de necessidade de reposição hormonal no pós-operatório. Após 4 anos, desenvolveu recidiva do feocromocitoma na adrenal residual esquerda, tendo sido submetido à adrenalectomia radical laparoscópica esquerda, passando então a receber reposição hormonal.

supracitadas, uma vez que estes tumores são frequentemente bilaterais e podem recorrer, e uma ressecção econômica da adrenal é desejável para evitar a necessidade de reposição de corticosteroide[43,44]. Caso lesões adrenais contralaterais metacrônicas desenvolvam-se após uma adrenalectomia unilateral, a adrenalectomia parcial laparoscópica também pode ser considerada[45].

REFERÊNCIAS BIBLIOGRÁFICAS

1. Spreafico F, Bellani FF. Wilms' tumor: past, present and (possibly) future. Expert Rev Anticancer Ther. 2006;6:249-58.
2. Brok J, Treger TD, Gooskens SL, van den Heuvel-Eibrink MM, Pritchard-Jones K. Biology and treatment of renal tumours in childhood. Eur J Cancer. 2016;68:179-95.
3. Breslow NE, Olshan A, Beckwith JB, Green DM. Epidemiology of Wilms tumor. Med Pediatr Oncol. 1993;21:172-81.
4. de Camargo B, de Oliveira Santos M, Rebelo MS, de Souza Reis R, Ferman S, Noronha CP, Pombo-de-Oliveira MS. Cancer incidence among children and adolescents in Brazil: first report of 14 population-based cancer registries. Int J Cancer. 2010;126(3):715-20.
5. Geller JI. Genetic stratification of Wilms' tumor. Cancer. 2008;113:893-6.
6. Castellino SM, Martinez-Borges AR, McLean TW. Pediatric genitourinary tumors. Curr Opin Oncol. 2009;21:278-83.
7. Perlman EJ. Pediatric renal tumors: practical updates for the pathologist. Pediatr Dev Pathol. 2005:8:320-38.
8. Vujanić GM, Gessler M, Ooms AHAG, Collini P, Coulomb-l'Hermine A, D'Hooghe E, et al.; International Society of Paediatric Oncology–Renal Tumour Study Group (SIOP–RTSG). The UMBRELLA SIOP-RTSG 2016 Wilms tumour pathology and molecular biology protocol. Nat Rev Urol.2018;15(11):693-701.
9. van den Heuvel-Eibrink MM, Hol JA, Pritchard-Jones K, van Tinteren H, Furtwängler R, Verschuur AC, et al. Rationale for the treatment of Wilms tumour in the UMBRELLA SIOP-RTSG 2016 protocol. Nat Rev Urol. 2017;14:743-52.
10. Cristófani LM, Duarte RJ, Almeida MT, Odone Filho V, Maksoud JG, Srougi M. Intracaval and intracardiac extension of Wilms' tumor. The influence of preoperative chemotherapy on surgical morbidity. Int Braz J Urol. 2007;33(5):683-9.
11. Duarte RJ, Dénes FT, Cristófani LM, Giron AM, Odone Filho V, Arap S. Laparoscopic nephrectomy for Wilms tumor after chemotherapy: initial experience. J Urol. 2004;172:1438-40.
12. Duarte RJ, Dénes FT, Cristófani LM, Odone Filho V, Srougi M. Further experience with laparoscopic nephrectomy for Wilm's tumour after chemotherapy. Br J Urol. 2006;98:155-9.
13. Davidoff AM, Giel DW, Jones DP, Jenkins JJ, Krasin MJ, Hoffer FA, et al. The feasibility and outcome of nephron-sparing surgery for children with bilateral Wilms tumor. Cancer. 2008:112:2060-70.
14. Ahmed HU, Arya M, Levitt G, Duffy PG, Mushtaqi I, Sebire N. Part I: primary malignant non-Wilms' renal tumours in children. Lancet Oncol. 2007:8:730-7.
15. Ahmed HU, Arya M, Levitt G, Duffy PG, Sebire N., Mushtaqi I, Part II: treatment of primary malignant non-Wilms' renal tumours in children. Lancet Oncol. 2007:8:842-8.
16. Spaner SJ, Yu Y, Cook AJ, Boag G. Pediatric metanephric adenoma: case report and review of the literature. Int Urol Nephrol. 2014;46(4):677-80.
17. van den Hoek J, de Krijger R, van de vem K, Lequin M, van den Heuvel-Eibrink MM. Cystic nephroma, cystic partially differentiated nephroblastoma and cystic Wilms' tumor in children: a spectrum with therapeutic dilemas. Urol Int. 2009;82:65-70.

18. Siroky BJ, Yin H, Bissler JJ. Clinical and molecular insights into tuberous sclerosis complex renal disease. Pediatr Nephrol. 2011;26:839-52.
19. Leaphart C, Rodeberg D. Pediatric surgical oncology: management of rhabdomyosarcoma. Surg Oncol. 2007;16:173-85.
20. Loeb DM, Thornton K, Shokek O. Pediatric soft tissue sarcoma. Surg Clin North Am. 2008;88:615-27.
21. Naini S, Etheridge KT, Adam SJ, Qualman SJ, Bentley RC, Counter CM, Linardic CM. Defining the cooperative genetic changes that temporally drive alveolar rhabdomyosarcoma. Cancer Res. 2008;68:9583-8.
22. Jawad N, McHugh K. The clinical and radiologic features of paediatric rhabdomyosarcoma. Pediatr Radiol. 2019;49:1516-23.
23. Völker T, Denecke T, Steffen I, Misch D, Schönberger S, Plotkin M, et al. Positron emission tomography for staging of pediatric sarcoma patients: results of a prospective multicenter trial. J Clin Oncol. 2007;25:5435-41.
24. Raney RB, Anderson JR, Barr FG, Donaldson SS, Pappo AS, Qualman SJ, et al. Rhabdomyosarcoma and undifferentiated sarcoma in the first two decades of life: a selective review of intergroup rhabdomyosarcoma study group experience and rationale for Intergroup Rhabdomyosarcoma Study V. J Pediatr Hematol Oncol. 2001;23:215-20.
25. Crist WM, Anderson JR, Meza JL, Fryer C, Raney RB, Ruyman FB, et al. Intergroup Rhabdomyosarcoma Study-IV: Results for Patients with nonmetastatic disease. J Clin Oncol. 2001;19:3091-102.
26. Casey DL, Chi YY, Donaldson SS, Hawkins DS, Tian J, Arndt CA, et al. Increased local failure for patients with intermediate-risk rhabdomyosarcoma on ARST0531: A report from the Children's Oncology Group. Cancer. 2019;125:3242-8.
27. Wiener ES, Anderson JR, Ojimba JI, Lobe TE, Paidas C, Andrassy RJ, et al. Controversies in the management of paratesticular rhabdomyosarcoma: is staging retroperitoneal lymph node dissection necessary for adolescents with resected paratesticular rhabdomyosarcoma? Semin Pediatr Surg. 2001;10:146-52.
28. Rodeberg D, Paidas C. Childhood rhabdomyosarcoma. Semin Pediatr Surg. 2006;15:57-62.
29. Crist WM, Anderson JR, Meza JL, Fryer C, Raney RB, Ruyman FB, et al. Intergroup Rhabdomyosarcoma Study-IV: Results for Patients with nonmetastatic disease. J Clin Oncol. 2001;19:3091-102.
30. Pohl HG, Shukla AR, Metcalf PD, Cilento BG, Retik AB, Bagli DJ, et al. Prepubertal testis tumors: actual prevalence rate of histological types. J Urol. 2004;172:2370-2.
31. Walsh TJ, Grady RW, Porter MJ, Lin DW, Weiss NS. Incidence of testicular germ cell cancers in U.S. children: SEER program experience 1973 to 2000. Urology. 2008;68:402-5.
32. Kay R. Prepubertal testicular tumor registry. Urol Clin North Am. 1993;20(1):1-5.
33. Metcalfe PD, Farivar-Mohseni J, Farhat W, McLorie G, Khoury A, Bägli DJ. Pediatric testicular tumors: contemporary incidence and efficacy of testicular preserving surgery. J Urol. 2003;170:2412-6.
34. Mann JR, Pearson D, Barrett A, Raafat F, Barnes JM, Wallendszus KR. Results of the United Kingdom Children's Cancer Study Group's malignant germ cell tumor studies. Cancer. 1989;63:1657-67.
35. Rogers PC, Olson TA, Cullen JW, Billmire DF, Marina N, Rescorla F, et al. Treatment of children and adolescents with stage II testicular and stages I and II ovarian malignant germ cell tumors: a Pediatric Intergroup Study–Pediatric Oncology Group 9048 and Children's Cancer Group 8891. J Clin Oncol. 2004;22:3563-9.
36. Cushing B, Giller R, Cullen JW, Marina NM, Lauer SJ, Olson TA, et al. Randomized comparison of combination chemotherapy with etoposide, bleomycin, and either high-dose or standard dose cisplatin in children and adolescents with high-risk malignant germ cell tumors: a pediatric intergroup study—Pediatric Oncology Group 9049 and Children's Cancer Group 8882. J Clin Oncol. 2004;22:2691-700.
37. Grady RW, Ross JH, Kay R. Epidemiological features of testicular teratoma in a prepubertal population. J Urol. 1997;158:1191-2.

38. Rushton G, Belman AB, Sesterhenn I, Patterson K, Mostofi K. Testicular sparing surgery for prepubertal teratoma of the testis: a clinical and pathological study. J Urol. 1990;144:726-30.
39. Ulbright TM. Germ cell tumors of the gonads: a selective review emphasizing problems in differential diagnosis, newly appreciated, and controversial issues. Mod Pathol. 2005;18(Suppl 2):S61-79.
40. Ross JH. Testicular tumors. In: Gearhart J, Rink R, Mouriquand P, editors. Pediatric urology. Philadelphia: WB Saunders; 2001. p.896-907.
41. Dénes FT, Cocuzza MA, Schneider-Monteiro ED, Silva FA, Costa EM, Mendonça BB, Arap P. The laparoscopic management of intersex patients: the preferred approach. BJU Int. 2005;95(6):863-7.
42. Zeiger MA, Thompson GB, Duh QY, Hamrahian AH, Angelos P, Elaraj D, et al. American Association of Clinical Endocrinologists and American Association of Endocrine Surgeons: Medical Guidelines for the Management of Adrenal Incidentalomas. Endocr Pract. 2009;15(5):450-3.
43. Rha SE, Byun JY, Jung SE, Chun HJ, Lee HG, Lee JM. Neurogenic tumors in the abdomen: tumor types and imaging characteristics. Radiographics. 2003;23(1):29-43.
44. Ribeiro RC, Sandrini F, Figueiredo B, Zambetti GP, Michalkiewicz E, Lafferty AR, et al. An inherited p53 mutation that contributes in a tissue-specific manner to pediatric adrenal cortical carcinoma. Proc Natl Acad Sci U S A. 2001;98(16):9330-5.
45. Lopes RI, Dénes FT, Bissoli J, Mendonca BB, Srougi M. Laparoscopic adrenalectomy in children. J Pediatr Urol. 2012;8(4):379-85.

24 Tumores vesicais benignos na infância

Alessandro Tavares
Lorena Marçalo Oliveira
Francisco Tibor Dénes

 APÓS LER ESTE CAPÍTULO, VOCÊ ESTARÁ APTO A:

- Descrever a classificação histológica dos tumores vesicais.
- Relacionar os principais exames a serem indicados na avaliação dos tumores vesicais em crianças.

INTRODUÇÃO

Em comparação com tumores vesicais vistos em adultos, os tumores vesicais em crianças são raros e têm espectro histológico distinto, porém bastante variado[1].

Com exceção do rabdomiossarcoma, abordado em outro capítulo, a maior parte dos tumores vesicais em crianças é de caráter benigno, associado a excelente prognóstico.

APRESENTAÇÃO CLÍNICA

Embora alguns casos sejam detectados de forma incidental em exames de imagem, a apresentação clínica inclui hematúria macroscópica, sintomas urinários do trato urinário baixo (p. ex., disúria, frequência urinária aumentada, incontinência, retenção urinária, dor pélvica) e, mais raramente, massa palpável no hipogástrio[2].

EXAMES COMPLEMENTARES

De acordo com a manifestação clínica, além do exame físico, alguns exames são importantes para definir a lesão.

Entre os exames laboratoriais, a análise da urina e a respectiva urocultura são importantes para descartar infecção do trato urinário, podendo revelar hematúria macro ou microscópica. A citologia urinária tem baixa sensibilidade, já que a maior parte das lesões é benigna, com baixa taxa de proliferação celular. Hemograma e coagulograma são exames úteis em caso de hematúria maciça. Os exames de função renal são especialmente úteis em casos associados a quadro de hidronefrose. Em caso de suspeita de infecção, os marcadores de atividade inflamatória são úteis[3].

O exame de imagem de entrada geralmente é a ultrassonografia, que deve ser realizada com a bexiga bem cheia, para evitar que uma lesão pequena seja perdida ou que uma dobra ou bexiga espessada sejam interpretadas erroneamente como uma massa[4]. Nos casos em que existem lesões maiores, com suspeita de doença maligna, torna-se necessário complementar a ultrassonografia com tomografia computadorizada ou ressonância magnética, para avaliar melhor a extensão e a origem da doença.

A cistoscopia torna-se necessária para melhor avaliação das lesões intravesicais, para as quais se recomenda a biópsia para definição histológica. Em caso de lesões uroteliais pequenas, e dispondo-se de equipamento adequado para a idade do paciente, a biópsia deve ser complementada, se possível, com a ressecção endoscópica completa da lesão[4] (Figuras 24.1 e 24.2).

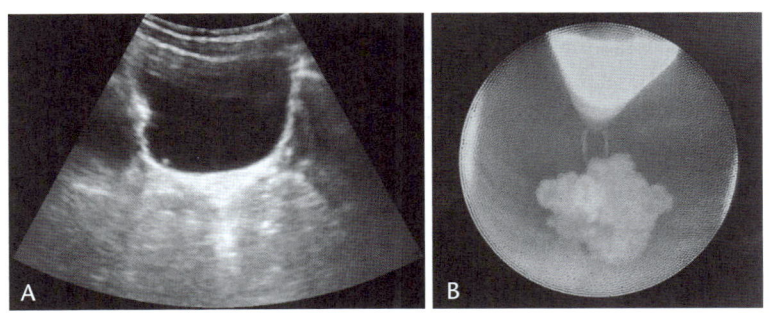

FIGURA 24.1 Menina de 5 anos, com infecção urinária. A: Imagem ultrassonográfica evidenciando pequena lesão na parede lateral inferior direita da bexiga. B: Visão cistoscópica da lesão, ressecada na mesma ocasião. Diagnóstico anatomopatológico de neoplasia urotelial papilar com baixo potencial de malignidade (PUNLMP).

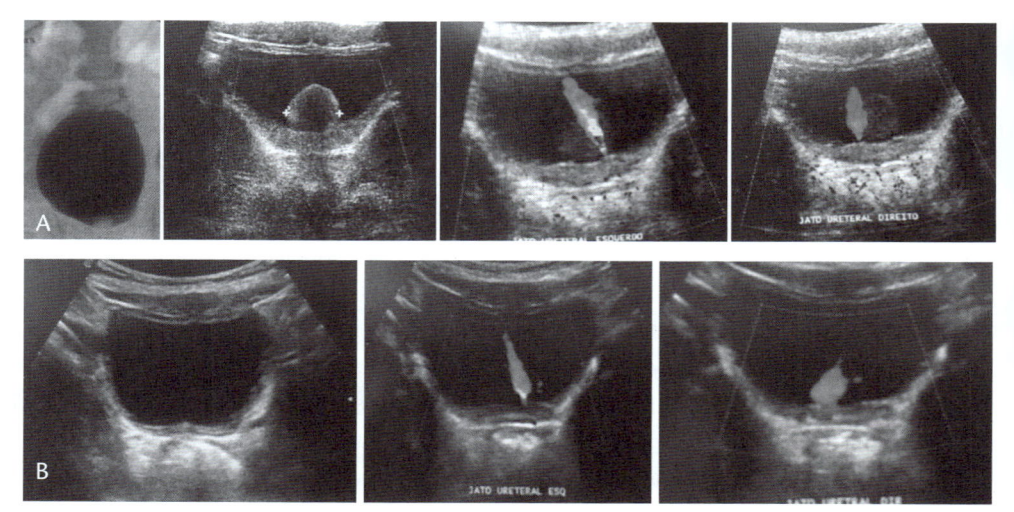

FIGURA 24.2   Menino de 3,5 anos, com disúria e dificuldade miccional. A: Imagens cistográfica e ultrassonográficas de lesão sólida no colo vesical. B: Imagens ultrassonográficas após cistoscopia e ressecção endoscópica de lesão do colo vesical, evidenciando ausência da lesão, determinando desaparecimento dos sintomas. Imagens ultrassonográficas pós-operatórias, sem evidência de lesão. Diagnóstico anatomopatológico: mucosa vesical e tecido fibromuscular sem atipias.

CLASSIFICAÇÃO HISTOLÓGICA

Os tumores vesicais podem ser didaticamente divididos em tumores de origem epitelial (originando-se do urotélio) e de origem mesenquimal (originando-se da lâmina própria, muscular própria ou adventícia da bexiga). Além desses dois tipos principais, existem tumores de origem neuroendócrina, bastante raros, sendo os paragangliomas o principal subtipo.

Algumas lesões inflamatórias de estruturas vizinhas da bexiga (p. ex., úraco) também podem estar associadas à presença de tumorações que mimetizam lesões da parede vesical.

Em ordem de frequência, as neoplasias uroteliais papilares de baixo potencial de malignidade – *papillary urothelial neoplasms of low malignant potential* (PUNLMP) – respondem por 50,7% das lesões em crianças, seguidas pelo rabdomiossarcoma, responsável por 36,4 % dos casos pediátricos[1].

Tumores Uroteliais

Em contraste com adultos, os tumores uroteliais em crianças são mais frequentemente de baixo grau e as lesões são solitárias em 94% dos casos. São associados a baixo risco de recorrência e raramente acometem o trato urinário superior[5].

A maior parte dos casos acomete pacientes com mais de 10 anos de idade, com apenas 30% dos casos ocorrendo em pacientes mais jovens[6].

Neoplasia urotelial papilar com baixo potencial de malignidade

São definidos como PUNLMP tumores uroteliais que se assemelham a papilomas uroteliais exofíticos, mas que apresentam proliferação celular aumentada, cuja espessura excede à do epitélio normal[4] (Figura 24.1).

É a lesão vesical mais comum em crianças[1]. Costuma ocorrer nas paredes paredes laterais e posteriores da bexiga ou nos orifícios ureterais, porém não é invasiva e não metastatiza.

O tratamento-padrão é a ressecção endoscópica. Apesar de comportamento pouco agressivo, cerca de 35% das lesões podem recorrer após a ressecção endoscópica, justificando acompanhamento por imagem, embora a duração ainda não tenha sido padronizada[7].

Papiloma urotelial

Trata-se de lesão benigna polipoide infrequente em crianças, caracterizada por um núcleo fibrovascular coberto por urotélio normal e ausência de atipia citológica[7].

O tratamento-padrão também é a ressecção endoscópica. Pela raridade na população pediátrica, não há protocolo padronizado para acompanhamento dessas lesões após a ressecção, mas geralmente recomenda-se a realização de exames de imagem, já que em adultos essas lesões podem recorrer[8].

Pólipos fibroepiteliais

São lesões fibroepiteliais benignas que em crianças ocorrem preferencialmente próximas ao colo vesical[7] (Figura 24.2).

A apresentação clínica inclui dificuldade miccional, hematúria macroscópica ou dor em flanco, esta podendo estar relacionada à torção do pólipo[4].

O aspecto radiológico pode ser semelhante a outros tipos de lesões vesicais, como papilomas uroteliais e rabdomiossarcoma botrioide[9].

Papiloma invertido

São lesões infrequentes nos adultos, mais frequentemente na quinta e na sexta décadas de vida, e extremamente raras na população pediátrica[10].

Tumores de Origem Mesenquimal

Serão apresentados, a seguir, os tumores de origem mesenquimal da bexiga, com exceção do rabdomiossarcoma, já discutido em capítulo à parte.

Tumores miofibroblásticos inflamatórios

São lesões consideradas benignas, caracterizadas por proliferação reativa de miofibroblastos em meio a estroma mixoide e a processo inflamatório crônico.

A causa é desconhecida, mas alguns especialistas postulam etiologia inflamatória ou infecciosa, por conta da presença de células inflamatórias. Macroscopicamente podem se apresentar como lesões polipoides, pálidas, firmes, com ulceração da superfície. O tamanho médio é de 5,5 cm, variando de 1,8 a 13 cm. Acometem preferencialmente a cúpula vesical[11,12] (Figuras 24.3A e 24.3B).

Como esses tumores podem ter aspecto similar ao rabdomiossarcoma, o diagnóstico deve ser definido por meio de biópsia.

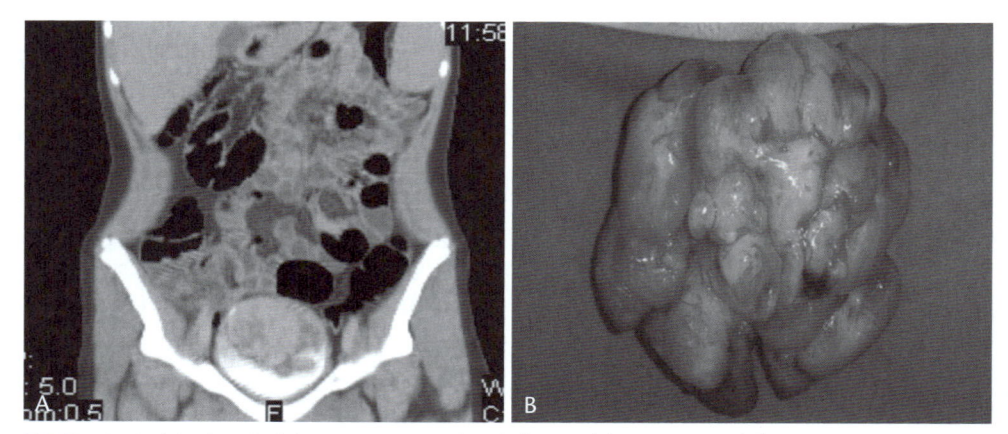

FIGURA 24.3 Menina de 14 anos com quadro de hematúria recorrente há um mês, com necessidade de transfusão de concentrado de hemácias, disúria e perda ponderal de 4 kg. A: Tomografia computadorizada, corte coronal, mostrando grande lesão intravesical ocupando cúpula vesical. Biópsia por cistoscopia: tumor miofibroblástico inflamatório. B: Aspecto macroscópico da lesão ressecada por cirurgia aberta – lesão de superfície lisa, firme e ulcerada.

Neurofibromas

Tumores benignos da bainha neural raramente ocorrem na bexiga. Podem estar associados a neurofibromatose tipo I, sendo importante o exame físico para descartar outros estigmas dessa síndrome.

Os neurofibromas podem envolver nervos somáticos ou autonômicos da bexiga, e, em alguns casos, a micção pode estar comprometida.

São lesões inicialmente vistas como massa focal ou espessamento vesical difuso na ultrassonografia, e a ressonância magnética costuma mostrar lesões com padrão homogêneo, hipossinais em T1 e hipersinais em T2.

O diagnóstico diferencial inclui o rabdomiossarcoma e o ganglioneuroma.

Como costumam ser tumores plexiformes, a ressecção completa nem sempre é possível, e a ressecção parcial pode aliviar alguns dos sintomas.

Existe risco de degeneração maligna de neurofibromas, embora o risco para neurofibromas de bexiga não seja bem estabelecido. Numa série de quatro pacientes pediátricos com neurofibroma vesical, nenhum desenvolveu lesões malignas após acompanhamento médio de 9,6 anos[13].

Outros tumores vesicais de origem mesenquimal

Tumores originados na camada muscular ou em vasos (leiomiomas, leiomiossarcomas e hemangiomas) são lesões extremamente raras na bexiga em crianças, com pouquíssimos casos descritos na literatura[14-18] (Figura 24.4).

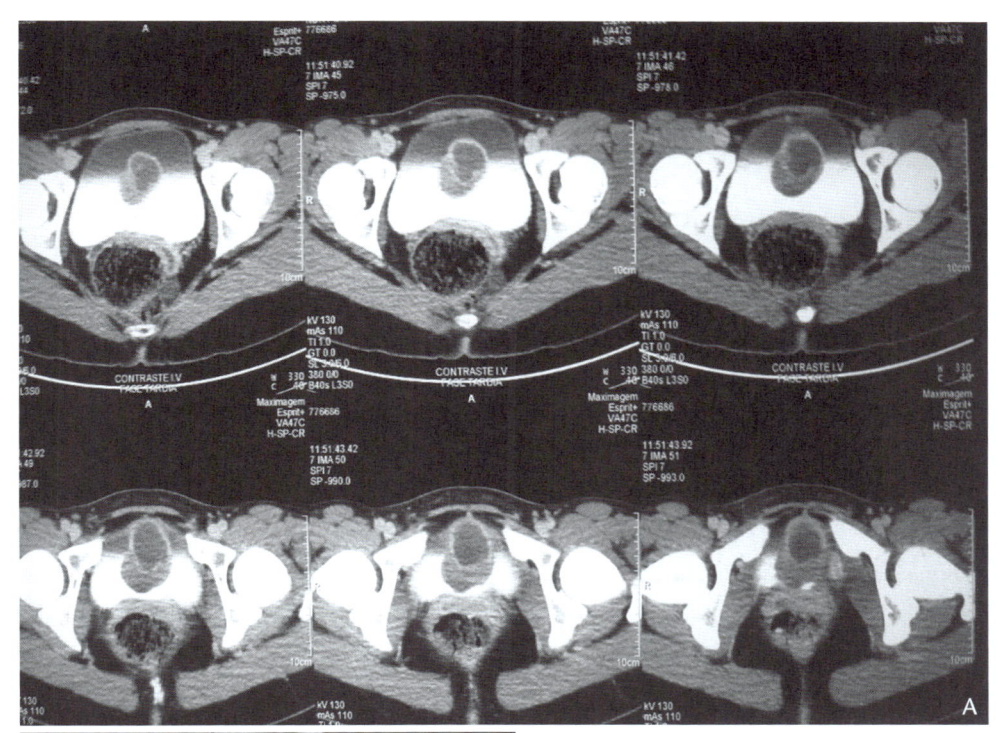

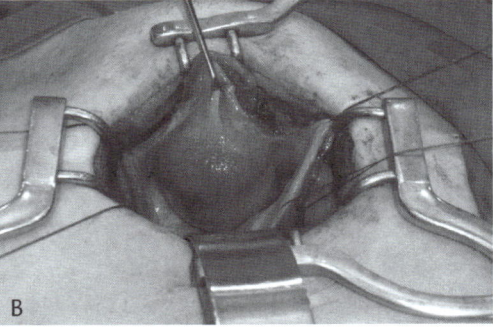

FIGURA 24.4 Menina de 17 anos com disúria. A: Tomografia computadorizada evidenciando lesão pediculada de cúpula vesical. B: Imagem cirúrgica da ressecção aberta da lesão, com cistectomia parcial. Diagnóstico anatomopatológico: leiomioma.

Tumores Neuroendócrinos

Paraganglioma

São feocromocitomas de origem extra-adrenal, sendo a bexiga o local mais comum para paragangliomas do aparelho urinário. São extremamente raros, respondendo por 0,5% dos tumores de crianças e adultos combinados.

São predominantemente benignos (90% dos casos) e frequentemente funcionantes do ponto de vista hormonal. Os sintomas mais comuns são hipertensão e cefaleia, que pode estar relacionada à micção[19].

São tumores predominantemente intramurais, sendo que os exames por imagem mais importantes são a ressonância magnética e cintilografia com MIBG[20].

Em caso de lesões localizadas, a ressecção geralmente é curativa, sendo importante realizar cuidadoso preparo pré e intraoperatório para evitar crises hipertensivas durante o ato cirúrgico.

Lesões Glandulares Vesicais

Adenoma nefrogênico

O adenoma nefrogênico é caracterizado por lesões metaplásicas da bexiga, com estruturas papilares ou em cripta semelhantes a túbulos renais.

São lesões raras, com cerca de 400 casos reportados na literatura[21].

Geralmente, existe história prévia de manipulação cirúrgica do trato urinário, cálculos, infecção, trauma, transplante renal ou imunossupressão.

As lesões podem ser papilares, sésseis ou polipoides, variando em dimensões de microscópicas a maiores que 4 cm[22]. Nos exames de imagem, as lesões se assemelham a neoplasias uroteliais (Figura 24.5).

O tratamento inclui a retirada dos fatores irritativos (cálculo, infecção) e excisão das lesões.

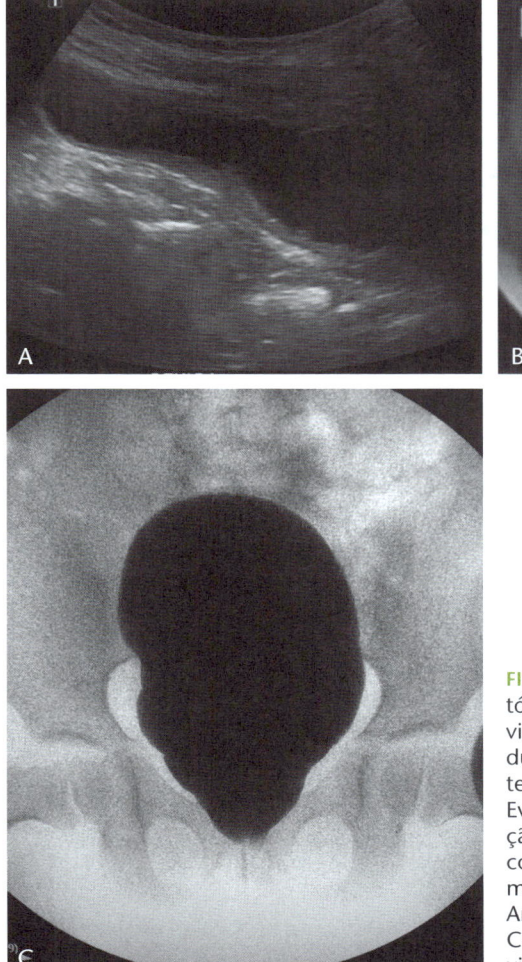
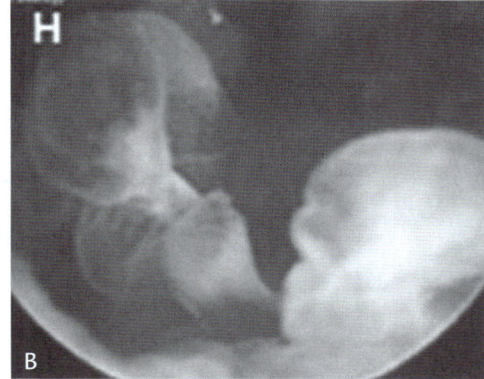

FIGURA 24.5   Menina de 4 anos com história de múltiplas abordagens vesicais por via aberta em outro serviço, em razão de duplicidade ureteral com ureteroceles bilateralmente e refluxo vesicoureteral bilateral. Evoluiu com infeccções urinárias de repetição. A: Ultrassonografia evidenciando bexiga com paredes espessadas com áreas focais de maior espessamento. B: Imagem cistoscópica. Anatomopatológico: adenoma nefrogênico. C: Cistografia após cauterização das lesões por via endoscópica.

DIAGNÓSTICOS DIFERENCIAIS

Remanescentes uracais, particularmente os cistos, podem manifestar-se como lesões volumosas na cúpula vesical, particularmente quando associados a processos inflamatórios. Tipicamente, apresentam grande componente extravesical, porém algumas vezes podem manifestar-se como lesões eminentemente intravesicais (Figura 24.6).

Lesões císticas da bexiga, como cistite cística, cistite eosinofílica, cistite folicular, cistite bolhosa e cistite granular, são lesões inflamatórias muito raras na infância, que podem ser simular lesões tumorais[23-27].

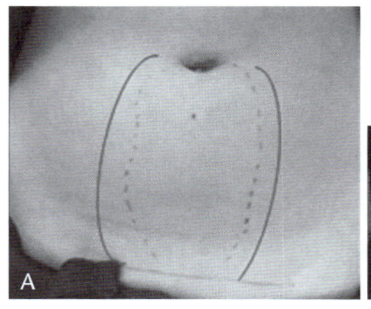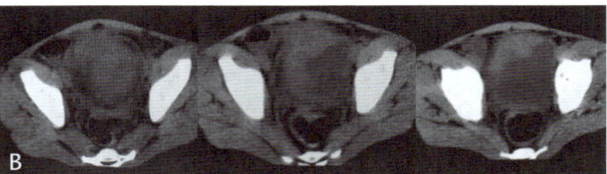

FIGURA 24.6   Menino de 12 anos com dor em hipogástrio, febre intermitente e disúria há 2 meses. Massa palpável no hipogástrio. Tomografia computadorizada demonstrando grande massa na cúpula vesical, sugestiva de lesão uracal primária. Biópsia endoscópica da lesão vesical: processo inflamatório crônico inespecífico com tecido de granulação e supuração. Biópsia percutânea da lesão com agulha: tecido conjuntivo com intensa reação inflamatória crônica em atividade e fibrose. Tratado com antibiótico por 3 semanas, apresentou redução importante do volume da massa. Submetido à ressecção laparoscópica, incluindo parte da cúpula vesical. Anatomopatológico evidenciou úraco com processo inflamatório intenso com supuração, fibrose e formação de tecido de granulação, sem sinais de malignidade.

Cistos de vesícula seminal são uma causa rara de sintomas urinários do trato baixo e de epididimites de repetição em meninos. Quando muito volumosos, podem simular lesões de origem vesical (Figura 4.7). Esses cistos são mais frequentemente encontrados no contexto da tríade de agenesia renal unilateral, obstrução ipsilateral de vesícula seminal e obstrução ipsilateral do duto ejaculatório (síndrome de Zinner)[28].

Materiais dentro da bexiga como coágulos, corpos estranhos, debris, cálculos e substâncias injetadas no meato ureteral podem algumas vezes simular lesões intravesicais. A ultrassonografia pode mostrar que são lesões móveis às mudanças de decúbito.

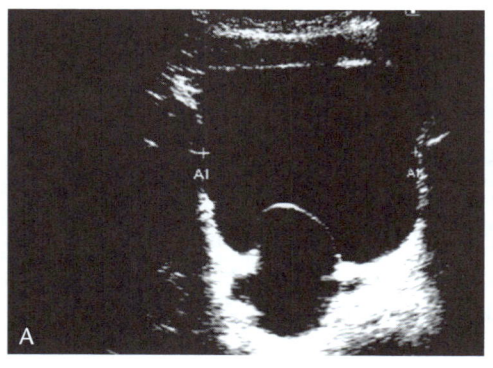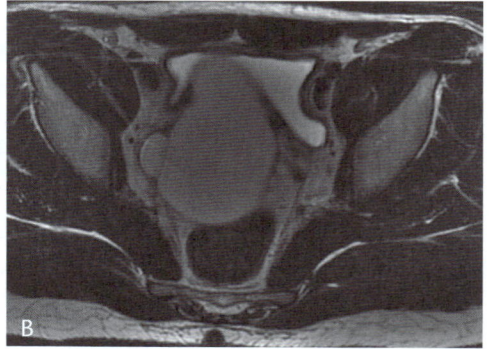

FIGURA 24.7   Menino de 16 anos com dificuldade miccional, disúria e nictúria há 2 anos. Ultrassonografia e ressonância magnética de cisto de vesícula seminal direita com crescimento intravesical, associado a quadro de agenesia renal ipsilateral (síndrome de Zinner). Tratamento bem-sucedido por ressecção laparoscópica da lesão.

Em pacientes com histórico de correção de refluxo vesicoureteral ou incontinência urinária com injeção endoscópica de copolímero, deve-se lembrar que essas substâncias podem ser interpretadas como massas vesicais.

Em caso de massas pélvicas tumorais ou inflamatórias de grande volume, pode ser difícil determinar o órgão de origem, e nessas circunstâncias é necessária a realização de exames de tomografia ou ressonância magnética. Devem ser consideradas lesões originadas dos ovários, dos intestinos, de estruturas ósseas e de linfonodos.

📖 REFERÊNCIAS BIBLIOGRÁFICAS

1. Alanee S, Shukla AR. Bladder malignancies in children aged < 18 years: results from the Surveillance, Epidemiology and End Results database. BJU Int. 2010;106(4):557-60.
2. Dénes FT, Duarte RJ, Cristofani LM, Lopes RI. Pediatric urologic oncology. Front Pediatr. 2013;1:48.
3. Mbeutcha A, Lucca I, Mathieu R, Lotan Y, Shariat SF. Current status of urinary biomarkers for detection and surveillance of bladder cancer. Urol Clin North Am. 2016;43(1):47-62.
4. Shelmerdine SC, Lorenzo AJ, Gupta AA, Chavhan GB. Pearls and pitfalls in diagnosing pediatric urinary bladder masses. Radiographics. 2017;37(6):1872-91.
5. Paner GP, Zehnder P, Amin AM, Husain AN, Desai MM. Urothelial neoplasms of the urinary bladder occurring in young adult and pediatric patients: a comprehensive review of literature with implications for patient management. Adv Anat Pathol. 2011;18(1):79-89.
6. Fine SW, Humphrey PA, Dehner LP, Amin MB, Epstein JI. Urothelial neoplasms in patients 20 years or younger: a clinicopathological analysis using the World Health Organization 2004 bladder consensus classification. J Urol. 2005;174(5):1976-80.
7. Montironi R, Lopez-Beltran A. The 2004 WHO classification of bladder tumors: a summary and commentary. Int J Surg Pathol. 2005;13(2):143-53.
8. Berrettini A, Castagnetti M, Salermo A, Nappo SG, Manzoni G, Rigamonti W, et al. Bladder urothelial neoplasms in pediatric age: experience at three tertiary centers. J Pediatr Urol. 2015;11(1):26 e1-5.
9. Natsheh A, Prat O, Shenfeld OZ, Reinus C, Chertin B. Fibroepithelial polyp of the bladder neck in children. Pediatr Surg Int. 2008;24(5):613-5.
10. Yagi H, Igawa M, Shiina H, Shigeno K, Yoneda T, Wada Y, et al. Inverted papilloma of the urinary bladder in a girl. Urol Int. 1999;63(4):258-60.
11. Collin M, Charles A, Barker A, Khosa J, Samnakay N. Inflammatory myofibroblastic tumour of the bladder in children: a review. J Pediatr Urol. 2015;11(5):239-45.
12. Lecuona AT, Van Wyk AC, Smit SG, Zarrabi AD, Heyns CF. Inflammatory myofibroblastic tumor of the bladder in a 3-year-old boy. Urology. 2012;79(1):215-8.
13. Cheng L, Scheithauer BW, Leibovich BC, Ramnani DM, Cheville JC, Bostwick DG. Neurofibroma of the urinary bladder. Cancer. 1999;86(3):505-13.
14. Chen M, Lipson SA, Hricak H. MR imaging evaluation of benign mesenchymal tumors of the urinary bladder. AJR Am J Roentgenol. 1997;168(2):399-403.
15. Chen H, Niu ZB, Yang Y. Bladder leiomyoma in a 6-year-old boy. Urology. 2012;79(2):434-6.
16. Brucker B, Ernst L, Meadows A, Zderic S. A second leiomyosarcoma in the urinary bladder of a child with a history of retinoblastoma 12 years following partial cystectomy. Pediatr Blood Cancer. 2006;46(7):811-4.
17. Willihnganz-Lawson K, Gordon J, Perkins J, Shnorhavorian M. Genitourinary and perineal vascular anomalies in children: a Seattle children's experience. J Pediatr Urol. 2015;11(4):227.e1-e6.

18. Jahn H, Nissen HM. Haemangioma of the urinary tract: review of the literature. Br J Urol. 1991;68(2):113-7.

19. Mou JW, Lee KH, Tam YH, Cheung ST, Chan KW, Thakre A. Urinary bladder pheochromocytoma, an extremely rare tumor in children: case report and review of the literature. Pediatr Surg Int. 2008;24(4):479-80.

20. Bosserman AJ, Dai D, Lu Y. Imaging characteristics of a bladder wall paraganglioma. Clin Nucl Med. 2019;44(1):66-7.

21. Heidenreich A, Zirbes TK, Wolter S, Engelmann UH. Nephrogenic adenoma: a rare bladder tumor in children. Eur Urol. 1999;36(4):348-353.

22. Turcan D, Acikalin MF, Yilmaz E, Canaz F, Arik D. Nephrogenic adenoma of the urinary tract: A 6-year single center experience. Pathol Res Pract. 2017;213(7):831-5.

23. Fernández Eire P, López Pereira P, Martínez Urrutia MJ, Jaureguizar Monereo E. Cystic cystitis in childhood. Actas Urol Esp. 1992;16(9):732-4.

24. Sparks S, Kaplan A, DeCambre M, Kaplan G, Holmes N. Eosinophilic cystitis in the pediatric population: a case series and review of the literature. J Pediatr Urol. 2013;9(6 Pt A):738-44.

25. Shackelford GD, Manley CB. Acute ureteral obstruction secondary to bullous cystitis of the trigone: report of 2 cases. Radiology. 1979;132(2):351-4.

26. Hansson S, Hanson E, Hjälmås K, Hultengren M, Jodal U, Olling S, Svanborg-Edén C. Follicular cystitis in girls with untreated asymptomatic or covert bacteriuria. J Urol. 1990;143(2):330-2.

27. Bettex M, Oesch I, Zimmermann A. Granular cystitis in girls. Long-term follow-up. Eur Urol. 1988;15(3-4):235-6.

28. Shah S, Patel R, Sinha R, Harris M. Zinner syndrome: an unusual cause of bladder outflow obstruction. BJR Case Rep. 2017;2-20160094.

Transplante renal

25 Transplante renal pediátrico

Fábio C. M. Torricelli
William Carlos Nahas

APÓS LER ESTE CAPÍTULO, VOCÊ ESTARÁ APTO A:

- Compreender a técnica cirúrgica do transplante renal.
- Reconhecer as principais complicações pós-operatórias.
- Saber como conduzir e tratar as complicações pós-operatórias do transplante renal pediátrico.

INTRODUÇÃO

No Estado de São Paulo, a prevalência estimada de crianças com doença renal crônica (DRC) em fase final é de 23,4 casos por milhão na população com idade compatível[1]. O transplante renal é a opção terapêutica com melhor evolução em termos de mortalidade, morbidade e qualidade de vida desses pacientes, porém não é um procedimento isento de complicações. Embora a técnica cirúrgica tenha evoluído muito nos últimos anos e esteja cada vez mais padronizada nos mais diversos centros, eventuais complicações vasculares ou urinárias ainda podem ocorrer. Neste capítulo, será descrita a técnica do transplante renal utilizada no Hospital das Clínicas da Faculdade de Medicina da Universidade de São Paulo (HCFMUSP), com discussão das principais complicações cirúrgicas precoces e tardias e a maneira de conduzir o paciente diante de um evento adverso.

AVALIAÇÃO PRÉ-OPERATÓRIA

O candidato ao transplante renal deve realizar rotineiramente uma ultrassonografia de abdome com enfoque nos rins e nas vias urinárias. Pacientes dialíticos com cistos renais devem ser cuidadosamente avaliados para descartar a presença de cistos renais complexos. Na presença de lesões suspeitas, uma tomografia computadorizada de abdome deve complementar a investigação. Pacientes com bexiga neurogênica, infecções urinárias de repetição (suspeita de refluxo vesicoureteral – RVU), incontinentes e/ou com história de manipulação do trato urinário devem ser submetidos à uretrocistografia miccional. Em pacientes com uropatias obstrutivas, como válvula de uretra posterior ou bexiga neurogênica, estudo urodinâmico completo também está indicado. Em caso de bexigas de baixa capacidade e/ou baixa complacência, o preparo do reservatório miccional é fundamental. A ampliação vesical (ileocistoplastia ou ureterocistoplastia) deve ser realizada antes do transplante, de modo a proteger o rim que será enxertado[2,3]. Todos os pacientes ampliados ou com dificuldade para realizar o esvaziamento vesical devem ser treinados em cateterismo limpo intermitente antes do transplante.

TÉCNICA CIRÚRGICA

O receptor é posicionado em decúbito dorsal horizontal sobre a mesa operatória, sendo realizada então a assepsia e antissepsia das regiões abdominal e genital. Em seguida, uma sonda de Foley é passada em campo operatório, de modo que ela possa ser manipulada durante a cirurgia. Na criança, utiliza-se incisão arciforme em fossa ilíaca, que se inicia próximo à sínfise púbica e caminha em direção do rebordo costal, pararretal. Nas crianças com menos de 10 kg, a incisão estende-se até o rebordo costal. Na totalidade dos casos o acesso é extraperitoneal. Esse posicionamento do rim transplantado possibilita que biópsias renais percutâneas sejam realizadas com mais segurança no período pós-operatório. Além disso, permite a continuidade da diálise peritoneal após o transplante nos pacientes que já a recebiam, quando esta for necessária.

No caso dos transplantes pediátricos, a fossa ilíaca direita é geralmente a preferida, por permitir um acesso melhor aos vasos sanguíneos mais proximais, particularmente a veia cava. Classicamente, a artéria e veia renal são anastomosadas aos vasos ilíacos externos do receptor (Figura 25.1), porém em crianças pequenas (< 20 kg), a utilização da artéria ilíaca comum ou aorta e da veia cava do receptor podem ser necessárias, por proporcionar anastomose mais segura (vasos de maior calibre) e permitir melhor acomodação do órgão implantado[4].

O enxerto doado deve ser preparado em uma cirurgia de mesa (*back table*), em que o excesso de gordura perirrenal é retirado, e os vasos renais, dissecados. A artéria renal, nos casos de doadores falecidos, deve ser mantida com um *patch* de aorta, de modo a

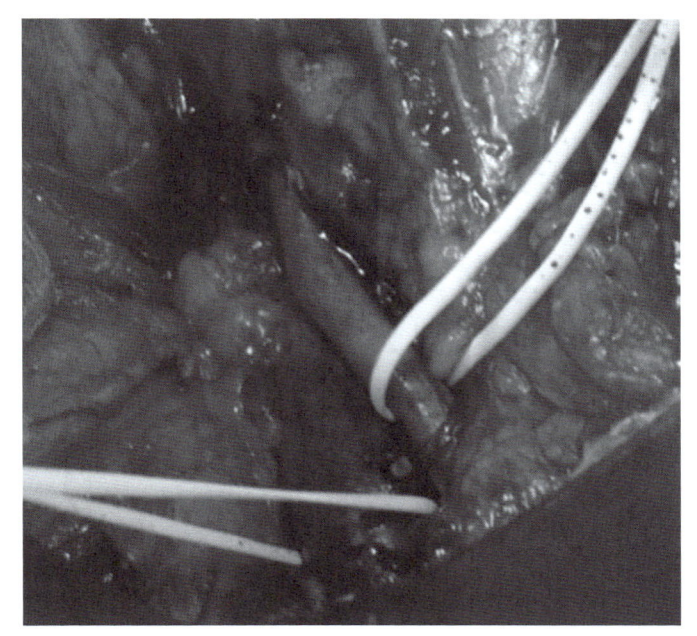

FIGURA 25.1   Anastomose dos vasos renais nas artérias e veias ilíacas externas do receptor. (Ver imagem colorida no encarte.)

facilitar a anastomose arterial e diminuir a incidência de trombose. A veia renal deve ser preparada de modo que fique em um cumprimento similar ao da artéria, evitando-se assim acotovelamento vascular. Após as anastomoses vasculares, a reconstrução do trato urinário é realizada. Diversas técnicas estão disponíveis, sendo consagrado o reimplante extravesical com a técnica de Lich-Gregoir[5,6]. Este consiste na anastomose do ureter distal na mucosa da bexiga, após incisão do detrusor e seu fechamento sobre o ureter, criando um mecanismo antirrefluxo.

Um assunto ainda controverso no transplante renal é a colocação rotineira de cateter duplo J. No Instituto da Criança e do Adolescente do HCFMUSP, não se faz uso rotineiro desse cateter, sendo ele restrito a casos especiais, nos quais se questiona a vitalidade do ureter ou nos casos de maior dificuldade do implante. A colocação de dreno na loja renal também não é obrigatória, estando reservada aos casos com fatores de risco para o desenvolvimento de sangramento/hematoma perirrenal; em especial, quando se necessita do emprego de anticoagulantes no pós-operatório de pacientes com trombofilias[7,8].

CUIDADOS NO PÓS-OPERATÓRIO IMEDIATO

Os receptores pediátricos devem ser encaminhados à unidade de terapia intensiva no pós-operatório imediato para controle volêmico, metabólico e eletrolítico adequados. Classicamente, a imunossupressão com corticosteroide é mantida com metilprednisolona endovenosa nos primeiros dias. Idealmente, no primeiro dia pós-operatório são iniciados o inibidor de calcineurina (ciclosporina ou tacrolimo), com controle de nível sérico, e um agente antiproliferativo (azatioprina ou micofenolato).

Em crianças com diurese residual dos rins nativos, atenção especial é necessária, pois uma disfunção do rim transplantado pode passar desapercebida em decorrência de diurese remanescente dos rins primitivos. Ultrassonografia com Doppler do enxerto deve ser realizada ao menos uma vez nas primeiras 24 horas em todos os transplantados e repetida em caso de qualquer suspeita de alteração da função do enxerto (diminuição da diurese). Receptores jovens, rins de doadores jovens e receptores com história de coagulopatias constituem-se em condições de risco para complicações vasculares. Esses fatores têm sido usado em muitos centros de transplantes para indicar anticoagulação imediata no período pós-operatório, embora o protocolo ideal de profilaxia antitrombótica não esteja bem estabelecido[9]. No HCFMUSP, os pacientes de alto risco recebem heparina 10 UI/kg/h por 7 dias e, em seguida, enoxiparina até completar 3 meses.

Cabe ao cirurgião avaliar o dreno abdominal quando presente. Um aumento no débito deste pode indicar fístula urinária, linforreia ou sangramento. Exames laboratoriais (ureia, creatinina, potássio e hematócrito) podem ajudar a esclarecer e distinguir essas situações. Exames de imagem, como ultrassonografia com Doppler ou tomografia computadorizada, também são úteis neste cenário, avaliando a morfologia renal e a presença e volume de coleções perirrenais. Em geral, o dreno abdominal é mantido por 3 a 7 dias, período similar ao da sonda de Foley. O cirurgião deve também avaliar regularmente a ferida operatória, pois deiscências e infecções locais não são incomuns, e por muitas vezes não apresentam os sinais flogísticos clássicos. Além do mais, dor e inchaço na fossa transplantada podem significar trombose venosa ou até ruptura renal.

COMPLICAÇÕES CIRÚRGICAS

Embora tenha havido grande melhora no cuidado dos pacientes transplantados nas últimas décadas, algumas complicações cirúrgicas ainda podem ocorrer, sendo classicamente divididas em vasculares (trombose e estenose), urinárias (fístula, obstrução e RVU) e de loja renal (linfocele, hematoma, infecções e hérnias).

Vasculares

As principais complicações vasculares descritas são trombose arterial, trombose venosa e estenose arterial.

A trombose arterial é um evento raro, tendo incidência em torno de 1% em serviços de grande volume[10]. No HCFMUSP, a incidência é de 1,6% em 305 casos realizados até 2015[11]. Geralmente é precoce, ocorrendo em horas ou dias após o transplante. O quadro clínico consiste em anúria associada à elevação da creatinina. O diagnóstico pode ser realizado por meio de ultrassonografia com Doppler, que evidenciará ausência de fluxo arterial renal, ou por uma angiotomografia computadorizada. Uma vez feito o diagnóstico, a exploração cirúrgica deve ser imediata. Trata-se de uma complicação temida, uma vez que em quase todos os casos perde-se o enxerto.

A estenose de artéria renal é a complicação vascular mais frequente após o transplante de rim. Ocorre mais tardiamente que a trombose arterial, podendo demorar anos para ser diagnosticada, com incidência de 2 a 13%, dependendo do instrumento usado para seu diagnóstico[10,12]. O paciente pode ser assintomático, em casos de estenoses leves, ou se apresentar com hipertensão arterial de difícil controle e aumento dos níveis de creatinina em casos de estenoses mais significativas. Caracteristicamente, o uso de inibidores da enzima de conversão de angiotensina leva ao agravamento do quadro. O diagnóstico pode ser realizado por ultrassonografia com Doppler, angiografia ou angiotomografia computadorizada, sendo que esta última apresenta melhor acurácia (Figura 25.2). Apesar de esses métodos serem pouco invasivos, têm sensibilidade e especificidade inferiores à arteriografia, que apresenta também a vantagem de ser terapêutica em muitos casos. O tratamento varia de expectante a cirúrgico, passando pelo controle com anti-hipertensivos e técnicas percutâneas minimamente invasivas com dilatação da estenose com balão e colocação de *stent*.

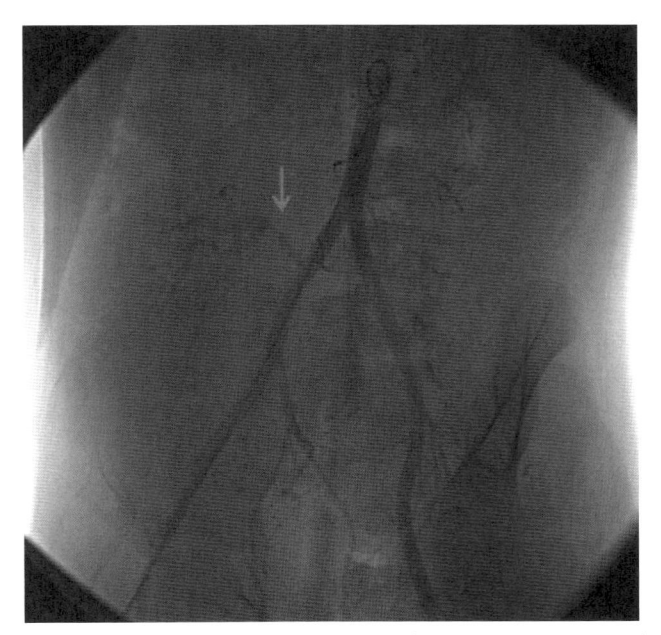

FIGURA 25.2 Arteriografia evidenciando estenose da artéria renal do rim transplantado.

A trombose venosa apresenta incidência de aproximadamente 5%, variando de 0,1 a 8%[13]. No HCFMUSP, a incidência é de 2,3% em 305 casos realizados até 2015[11]. O quadro clínico caracteriza-se por diminuição da diurese e aumento da creatinina e da proteinúria, associados à presença de dor na loja renal. Pode ocorrer aumento de pressão intrarrenal com consequente rotura do rim, quadro que se caracteriza por choque hipovolêmico com hematoma de loja. O diagnóstico é confirmado por ultrassonografia com Doppler ou angiotomografia computadorizada (maior acurácia). No intuito de salvar o órgão, a exploração cirúrgica deve ser imediata.

A rotura de rim também pode ser decorrente a processo autoimune associado à necrose tubular aguda no pós-operatório do transplante renal.

Urinárias

Os tipos mais comuns de complicações são as fístulas urinárias, as obstruções ureterais e o refluxo vesicoureteral. As duas primeiras, apesar de não serem emergências como as tromboses arterial e venosa, também necessitam de tratamento imediato.

As fístulas urinárias ocorrem geralmente na região da anastomose ureterovesical e são secundárias a falhas técnicas ou isquemia e necrose do ureter distal. Sua incidência varia de 1 a 10%[14]. No HCFMUSP, a incidência é de 2,9% em 305 casos realizados até 2015[11]. O quadro clínico caracteriza-se por disúria e certa polaciúria, assim como pode ocorrer dor na loja renal, irradiada para pelve e membro inferior ipsilateral. Pode ser acompanhada de infiltração e edema de parede abdominal e escroto no homem e nos grandes lábios na mulher. Há diminuição da diurese ou até mesmo anúria, acompanhada do aumento dos níveis séricos de creatinina. O diagnóstico é realizado por exames de imagem e análise laboratorial do líquido coletado em dreno, se houver, ou obtido através de punção guiada de possível coleção (Figura 25.3). Níveis elevados de creatinina, ureia e potássio, geralmente maiores que 3 vezes o nível sérico, confirmam o diagnóstico de fístula urinária. Uma vez estabelecido este diagnóstico, o tratamento deve ser realizado o mais rapidamente possível, sendo a exploração cirúrgica a melhor opção terapêutica. O tratamento minimamente invasivo constitui a exceção, com passagem retrógrada ou anterógrada de cateter duplo J, porém esses procedimentos não são simples, pela dificuldade técnica para passagem de fio-guia pelo neomeato ureteral ou punção do rim transplantado. Além disso, as taxas de sucesso do tratamento menos invasivo são inferiores às da reconstrução primária do trato urinário[15]. Esta é realizada por meio de novo implante ureteral, ou com a utilização do trato urinário primitivo por uretero-ureteroanastomose e colocação de cateter de duplo J.

A obstrução ureteral do rim transplantado é uma complicação reportada em 1 a 5% dos casos[14,16]. O paciente geralmente é assintomático, sendo muitas vezes diagnosticado em exame rotineiro de ultrassonografia. No pós-operatório imediato, pode apresentar-

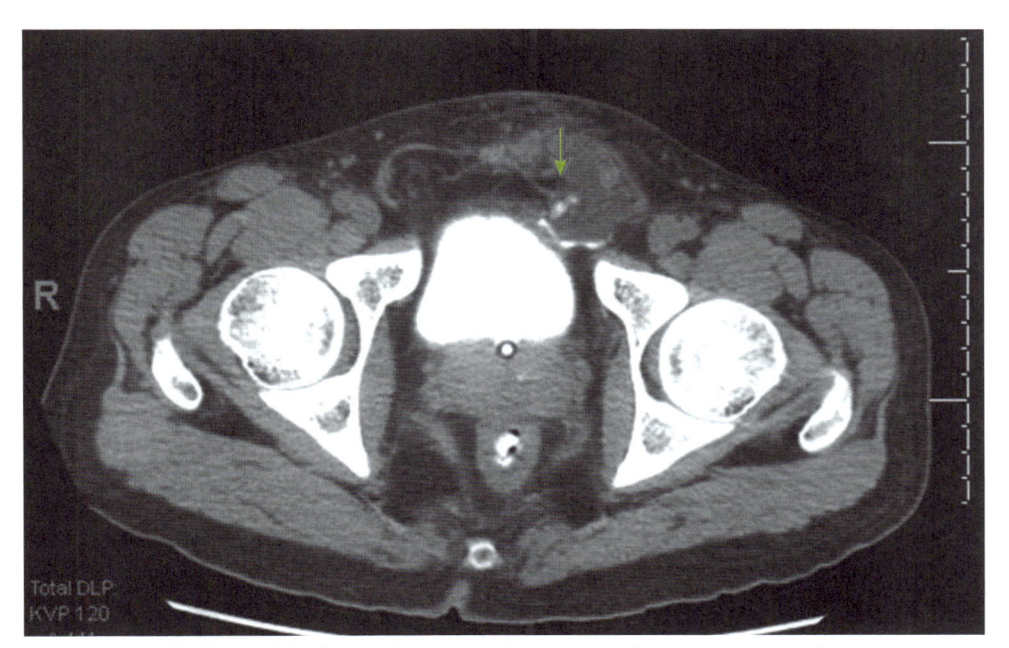

FIGURA 25.3 Fístula urinária diagnosticada por cistotomografia computadorizada.

-se com diminuição da diurese ou anúria e aumento dos níveis séricos de creatinina. Uma ultrassonografia confirma o diagnóstico, evidenciando dilatação ureteropielocalicinal. Sempre que ocorrer dilatação, deve-se repetir a ultrassonografia com bexiga vazia, uma vez que o refluxo vesicoureteral pode falsear o diagnóstico. Uma tomografia computadorizada pode fornecer as mesmas informações, com a vantagem de avaliar melhor as condições do enxerto e da loja renal. Outras alternativas incluem ressonância magnética ou pielografia. O tratamento pode ser minimamente invasivo, por meio da dilatação ureteral com balão e passagem de cateter de duplo J ou nefrostomia. Porém, assim como nas fístulas urinárias, os melhores resultados são obtidos com o tratamento cirúrgico (reimplante ureteral ou reconstrução com o trato urinário primitivo). Em caso de compressão extrínseca por coleções, estas devem ser drenadas primariamente.

O refluxo vesicoureteral para o enxerto renal apresenta incidência variável na literatura, sendo reportado em 1 até 50% dos receptores[15,17,18]. Isso é explicado pelo fato de muitas vezes ser assintomático, sendo, portanto, maior nas séries que realizam sua pesquisa sistemática. Quando associado à infecção urinária, pode causar pielonefrite, cicatrizes renais e perda de função do órgão, tornando-se um uma afecção extremamente grave ao paciente transplantado[15]. O diagnóstico pode ser presumido com uma ultrassonografia que evidencia dilatação, mas só é confirmado por uretrocistografia

(Figura 25.4). Esta deve ser realizada apenas após tratamento do quadro infeccioso e comprovação de urina estéril por urocultura. O tratamento pode ser realizado por técnicas minimamente invasivas, como a injeção endoscópica de polímero[19], sendo este o tratamento de escolha, ou por meio de reimplante ureteral.

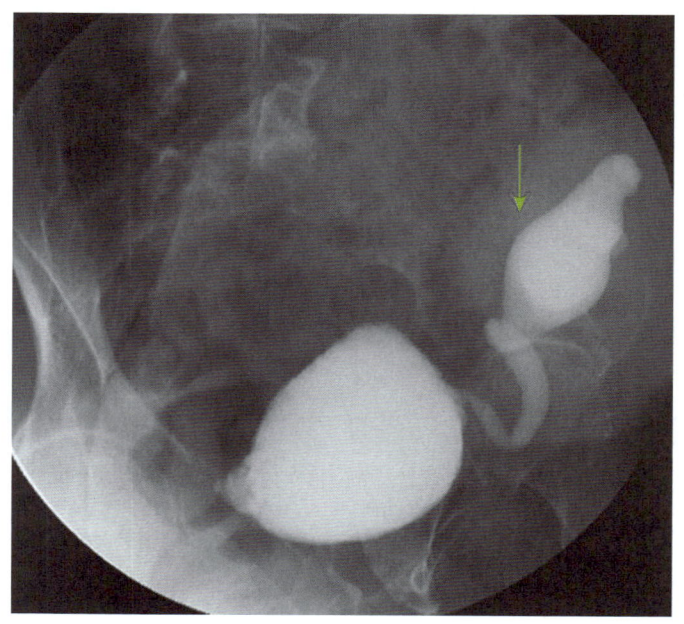

FIGURA 25.4 Cistografia retrógrada envidenciando refluxo vesicoureteral para o rim transplantado.

Loja Renal

As principais complicações de loja do enxerto renal são linfocele, hematoma, infeção e hérnias.

A incidência de linfocele varia de 3 a 10% após o transplante de rim e sua manifestação clínica é variável[20,21]. Coleções pequenas geralmente são assintomáticas, enquanto coleções maiores podem causar dor abdominal ou obstrução ureteral por compressão extrínseca. Podem ocorrer sintomas urinários irritativos, dor e inchaço no membro inferior ipsilateral. Na presença de obstrução ureteral, o paciente apresenta diminuição da diurese e aumento dos níveis séricos de creatinina. O diagnóstico pode ser realizado por ultrassonografia ou tomografia computadorizada. Na suspeita de linfocele sintomática, o líquido perirrenal deve ser puncionado, guiando-se por exame de imagem sob técnica asséptica. O material coletado deve ser enviado para cultura e análise bioquímica. Dosagens de creatinina, ureia e potássio são necessárias para excluir a presença de fístula urinária. A cultura será fundamental para nortear o tratamento nos casos sintomáticos. As opções terapêuticas incluem a punção simples da coleção, que apresenta alta taxa de recorrência, escleroterapia, drenagem interna (laparoscópica ou aberta) e externa. Coleções com cultura negativa podem ser marsupializadas para o peritôneo, enquanto coleções infectadas devem ser derivadas externamente, concomitantemente ao tratamento com antibióticos.

O hematoma de loja renal é uma complicação que ocorre em 5 a 25% dos pacientes transplantados de rim, mas uma pequena porcentagem destes requer intervenção[8]. É frequentemente diagnosticado precocemente, nas primeiras horas a dias após a cirurgia. Fatores de risco para seu desenvolvimento incluem hemostasia inadequada da loja renal, uso de heparina na diálise pré-transplante, coagulopatias do receptor, ruptura renal e uso de anticoagulantes no pós-operatório de pacientes com trombofilias[7,8]. O quadro clínico varia de paciente assintomático, no caso de coleção de pequeno volume, até choque hipovolêmico, nos casos de ruptura renal com grande hematoma de loja. O diagnóstico deve ser confirmado com exames de imagem, sendo a tomografia computadorizada a melhor opção, pois além de permitir o diagnóstico, fornece dados adicionais, como volume e localização da coleção e aspecto do enxerto renal (presença ou não de hidronefrose e integridade do órgão) que serão fundamentais na decisão terapêutica. Pacientes instáveis, com queda progressiva dos níveis de hemoglobina, necessidade de múltiplas transfusões ou disfunção do enxerto por compressão extrínseca pelo hematoma devem ser abordados cirurgicamente, com o intuito de realizar uma revisão de hemostasia e limpeza da loja.

As complicações de ferida operatória incluem infecções superficiais e profundas de partes moles, abscessos perirrenais e hérnias incisionais, ocorrendo em 5 a 10% dos pacientes transplantados de rim[22-25]. O diagnóstico de complicações superficiais de partes moles é clínico, caracterizando-se por hiperemia local e secreção. Uma vez que os pacientes são imunossuprimidos, não é de se esperar uma clínica tão exuberante como nos pacientes imunocompetentes. Exames de imagem, como ultrassonografia e tomografia computadorizada (melhor acurácia), podem auxiliar na avaliação da extensão do processo, assim como na presença de coleções/abscessos. Hérnias são diagnosticadas ao exame físico, mas, novamente, um exame de imagem pode fornecer informações complementares. O tratamento é direcionado conforme a gravidade e a extensão do caso. Infecções superficiais (acima da fáscia) podem ser tratadas com antibióticos parenterais e cuidados locais, como limpeza com antissépticos e curativo. Infecções profundas requerem desbridamento de tecidos, limpeza cirúrgica e antibioticoterapia de amplo espectro. Deiscência de parede/hérnias incisionais devem ser corrigidas prontamente, desde de que não haja contaminação grosseira do local. Limpeza local vigorosa, antibioticoterapia e drenagem ampla permitem a colocação de tela de polipropileno com segurança[24,25].

CONCLUSÕES

O transplante renal apresenta elevada taxa de sucesso quando realizado com técnica padronizada e por equipe cirúrgica experiente. O procedimento tem baixa taxa de complicações, mas, quando ocorrem, são acompanhadas de significativa morbidade. Cuidados perioperatórios por equipe especializada e multidisciplinar, além do diagnóstico correto e posterior tratamento dirigido de eventuais complicações, são essenciais para a otimização dos resultados.

📖 REFERÊNCIAS BIBLIOGRÁFICAS

1. Nogueira PC, Feltran LS, Camargo MF, Leao ER, Benninghoven JR, Goncalves NZ, et al. Estimated prevalence of childhood end-stage renal disease in the state of Sao Paulo. Rev Assoc Med Bras (1992). 2011;57(4):436-41.
2. Nahas WC, Antonopoulos IM, Piovesan AC, Pereira LM, Kanashiro H, David-Neto E, et al. Comparison of renal transplantation outcomes in children with and without bladder dysfunction. A customized approach equals the difference. J Urol. 2008;179(2):712-6.
3. Nahas WC, David-Neto E. Strategies to treat children with end-stage renal dysfunction and severe lower urinary tract anomalies for receiving a kidney transplant. Pediatr Transplant. 2009;13(5):524-35.
4. Nahas WC, Mazzucchi E, Scafuri AG, Antonopoulos I, Neto ED, Ianhez LE, et al. Extraperitoneal access for kidney transplantation in children weighing 20 kg or less. J Urol. 2000;164(2):475-8.
5. Lich R, Jr., Howerton LW, Davis LA. Ureteral reflux, its significance and correction. South Med J. 1962;55:633-5.
6. Gregoir W. Congenital vesico-ureteral reflux. Acta Urol Belg. 1962;30:286-300.
7. Eng M, Brock G, Li X, Chen Y, Ravindra KV, Buell JF, et al. Perioperative anticoagulation and antiplatelet therapy in renal transplant: is there an increase in bleeding complication? Clin Transplant. 2011;25(2):292-6.
8. Pawlicki J, Cierpka L, Krol R, Ziaja J. Risk factors for early hemorrhagic and thrombotic complications after kidney transplantation. Transplant Proc. 2011;43(8):3013-7.
9. Torricelli FC, Watanabe A, David-Neto E, Nahas WC. Current management issues of immediate postoperative care in pediatric kidney transplantation. Clinics (Sao Paulo). 2014;69 Suppl 1:39-41.
10. Bessede T, Droupy S, Hammoudi Y, Bedretdinova D, Durrbach A, Charpentier B, et al. Surgical prevention and management of vascular complications of kidney transplantation. Transpl Int. 2012;25(9):994-1001.
11. Torricelli FC, Watanabe A, Piovesan AC, Antonopoulos IM, David-Neto E, Nahas WC. Urological complications, vesicoureteral reflux, and long-term graft survival rate after pediatric kidney transplantation. Pediatr Transplant. 2015;19(8):844-8.
12. Wong W, Fynn SP, Higgins RM, Walters H, Evans S, Deane C, et al. Transplant renal artery stenosis in 77 patients--does it have an immunological cause? Transplantation. 1996;61(2):215-9.
13. Keller AK, Jorgensen TM, Jespersen B. Identification of risk factors for vascular thrombosis may reduce early renal graft loss: a review of recent literature. J Transplant. 2012;2012:793461.
14. Kayler L, Kang D, Molmenti E, Howard R. Kidney transplant ureteroneocystostomy techniques and complications: review of the literature. Transplant Proc. 2010;42(5):1413-20.
15. Praz V, Leisinger HJ, Pascual M, Jichlinski P. Urological complications in renal transplantation from cadaveric donor grafts: a retrospective analysis of 20 years. Urologia internationalis. 2005;75(2):144-9.

16. Odland MD. Surgical technique/post-transplant surgical complications. Surg Clin North Am. 1998;78(1):55-60.

17. Ostrowski M, Wlodarczyk Z, Wesolowski T, Gracz H, Sluzar T, Sienko J, et al. Influence of ureterovesical anastomosis technique on the incidence of vesicoureteral reflux in renal transplant recipients. Ann Transplant. 1999;4(1):54-8.

18. Whang M, Yballe M, Geffner S, Fletcher HS, Palekar S, Mulgaonkar S. Urologic complications in more than 2500 kidney transplantations performed at the Saint Barnabas healthcare system. Transplant Proc. 2011;43(5):1619-22.

19. Antonopoulos IM, Piovesan AC, Falci R, Jr., Kanashiro H, Saito FJ, Nahas WC. Transurethral injection therapy with carbon-coated beads (Durasphere(R)) for treatment of recurrent pyelonephritis in kidney transplant patients with vesico-ureteral reflux to the allograft. Clin Transplant. 2011;25(2):329-33.

20. Ulrich F, Niedzwiecki S, Fikatas P, Nebrig M, Schmidt SC, Kohler S, et al. Symptomatic lymphoceles after kidney transplantation - multivariate analysis of risk factors and outcome after laparoscopic fenestration. Clin Transplant. 2010;24(2):273-80.

21. Derouiche A, Mechri M, Ktari MM, Helal I, Ben Abdallah T, Chebil M. [Lymphoceles after renal transplantation: Study of risk factors]. Prog Urol. 2010;20(4):301-6.

22. Sousa SR, Galante NZ, Barbosa DA, Pestana JO. Incidence of infectious complications and their risk factors in the first year after renal transplantation. J Bras Nefrol. 2010;32(1):75-82.

23. Humar A, Ramcharan T, Kandaswamy R, Gruessner RW, Gruessner AG, Sutherland DE. The impact of donor obesity on outcomes after cadaver pancreas transplants. Am J Transplant. 2004;4(4):605-10.

24. Mazzucchi E, Nahas WC, Antonopoulos I, Ianhez LE, Arap S. Incisional hernia and its repair with polypropylene mesh in renal transplant recipients. J Urol. 2001;166(3):816-9.

25. Antonopoulos IM, Nahas WC, Mazzucchi E, Piovesan AC, Birolini C, Lucon AM. Is polypropylene mesh safe and effective for repairing infected incisional hernia in renal transplant recipients? Urology. 2005;66(4):874-7.

Trauma

26 Trauma do trato geniturinário

Amilcar Martins Giron

APÓS LER ESTE CAPÍTULO, VOCÊ ESTARÁ APTO A:

- Descrever a história e os mecanismos etiológicos do trauma nos diferentes níveis do sistema geniturinário.
- Fazer o diagnóstico por meio dos principais métodos de imagem (custo/benefício).
- Conduzir o tratamento inicial na unidade emergencial pediátrica.
- Discutir com diferentes especialistas envolvidos (muitas vezes a equipe multidisciplinar).

INTRODUÇÃO

O trauma do trato urinário é evento relativamente comum, perdendo em incidência somente para traumatismo do sistema nervoso. A sociedade moderna impõe dependência extrema ao uso de máquinas utilitárias, variados produtos com controles digitalizados, veículos motorizados e brinquedos infantis que oferecem riscos. Dessa forma, a criança fica mais exposta a acidentes e traumas, aumentando a morbidade e mortalidade na infância.

Pelo fato de a criança apresentar esqueleto com calcificação incompleta, portanto, mais flexível, ocorrem lesões de vísceras intra-abdominais sem lesão óssea concomitante. Além disso, a reserva fisiológica aumentada em pacientes pediátricos faz com que os sinais vitais se mantenham estáveis mesmo em casos de hipovolemia grave[1].

TRAUMATISMO RENAL

A maioria das lesões traumáticas do sistema geniturinário localiza-se nos rins: traumas fechados ou penetrantes por arma de fogo ou armas brancas. Os traumas fechados são os mais comuns e 80% deles ocorrem por queda ou acidentes automobilísticos. A lesão renal aguda devida à violência externa ou iatrogênica é evento que potencialmente põe em risco a vida e necessita de rápida avaliação clínica e terapêutica. Felizmente, a maioria das lesões renais tende a evoluir bem com tratamento clínico conservador, desde que devidamente avaliada.

Anatomicamente, o rim da criança torna-se mais suscetível ao trauma por causa da diminuição dos fatores de proteção renal: costelas torácicas frágeis, musculatura abdominal mais fraca e tecido adiposo perirrenal pouco denso. Além desses fatores, na infância existem doenças urológicas obstrutivas que podem ser consideradas preexistentes (hidronefrose, rim em ferradura), pois atuam como fator predisponente ao trauma.

O uso de cateter ureteral adequado para crianças, a embolização arterial e a drenagem percutânea são procedimentos adicionais que facilitam drenagens de hematomas/urinomas, hemorragias e ablação de fístulas arteriovenosas e/ou pseudoaneurismas. Entretanto, a literatura médica pertinente não relata um guia que orienta uniformidade na abordagem de crianças com diagnóstico de trauma renal de alto grau; com frequência são usadas as orientações do paciente adulto[2].

O Quadro 26.1 apresenta a classificação geral do trauma renal.

QUADRO 26.1	Classificação da lesão renal traumática[3]
Grau	**Descrição da lesão**
1	Contusão renal ou hematoma subcapsular
2	Hematoma perirrenal, laceração do parênquima < 1 cm, sem extravasamento de urina
3	Hematoma perirrenal estável, laceração > 1 cm, sem extravasamento urinário e com fragmentos renais viáveis ou não
4	Laceração renal até sistema coletor com extravasamento de urina; fragmentos viáveis ou não ou lesão vascular contida no pedículo renal
5	Múltiplas lacerações > 1 cm, associadas com fragmentos desvitalizados ou lesões vasculares no pedículo renal, com hemorragia incontrolável e avulsão hilar

Etiologia

As lesões renais raramente acontecem de forma isolada e estão associadas a lesões hepáticas, pulmonares, esplênicas e neurológicas (em cabeça e coluna). As causas mais comuns na infância são acidentes automobilísticos, atropelamentos por veículos e quedas, representando cerca de 90% dos casos.

Quadro Clínico

Aparece dolorimento difuso no flanco comprometido, com sinais de contusão, escoriações ou abrasões no tronco, fraturas de costelas ou vértebras e hematúria. Dois terços dos casos de lesão renal têm hematúria macroscópica grosseira, 33% apresentam micro-hematúria e 2% não desenvolvem esse sinal. O grau de hematúria não se correlaciona com a gravidade da lesão renal[4].

Outros estudos evidenciam achados similares e hematúria macroscópica em 56 a 88% dos traumas renais na infância, mesmo em crianças hemodinamicamente estáveis, mas associados a exames e história clínica. Não se deve focar somente na hematúria[5].

O estado hipovolêmico (hipotensão arterial) não constitui fator preditor importante para lesão renal na criança, pois ela tem habilidade para manter pressão arterial em face de hipovolemia em razão da complacência da árvore vascular e dos mecanismos de compensação cardíaca. Os sinais mais sutis de choque hipovolêmico aparecem apenas quando há redução de pelo menos 25% do volume sanguíneo circulante[6].

Acidentes com bicicletas e veículos usados em competições esportivas recreativas realizadas em terrenos acidentados e montanhosos causam mais traumas renais quando comparados com esportes de contato (futebol, basquete, beisebol e patinação), na proporção de 2,8 versus 1,4 (p = 0,004). O escore de gravidade das lesões foi significativamente maior para todas as lesões dos veículos competitivos (12,9/18,5, p = 0,007), em comparação às lesões provocadas pelos esportes de contato (5,6, p = 0,006). O aumento de lesões foi decorrente de lacerações esplênicas e hepáticas, contusões e fraturas de extremidades de membros[7].

Diagnóstico

A investigação radiográfica do trato geniturinário da criança corresponde praticamente aos mesmos critérios aplicados aos casos de trauma em adultos, devendo-se observar fatores relacionados à avaliação clínica do paciente e ao mecanismo de trauma. Esse exame adota os seguintes critérios[8]:

- Qualquer trauma penetrante no abdome.
- Trauma fechado: decorrente de acidente automobilístico em alta velocidade com significativa desaceleração; atropelamento, queda livre e contusão no abdome em

flanco com objetos pesados; trauma com fraturas de costelas, pelve e coluna; hematúria macroscópica; hematúria microscópica > 50 hemácias/campo associada à hipotensão arterial.

Ultrassonografia

Método útil que pode ser confiável na investigação do trauma renal agudo. Pode detectar coleção de urina, hematomas ou líquido na cavidade abdominal, mas é pobre na avaliação do parênquima renal. A acurácia é reconhecida por ser dependente do operador e de sua experiência. A sensibilidade é de 70 a 85%, e a especificidade, de 93 a 100%[9].

Tomografia computadorizada

É o método mais sensível para diagnosticar e classificar o trauma renal. A tomografia computadorizada (TC) determina a perfusão renal e a presença de lesões maiores do parênquima renal, mas não é precisa e/ou confiável na determinação de extravasamento de urina e na definição de lesões ureterais. A TC espiral pode substituir a TC clássica, que usa uma única exposição de raios X, é rápida e termina após 60 segundos da injeção. Pode ser útil em crianças que não cooperam, além de eliminar artefatos, mas não identifica satisfatoriamente lesões do sistema coletor e do pedículo renal (Figuras 26.1 a 26.3).

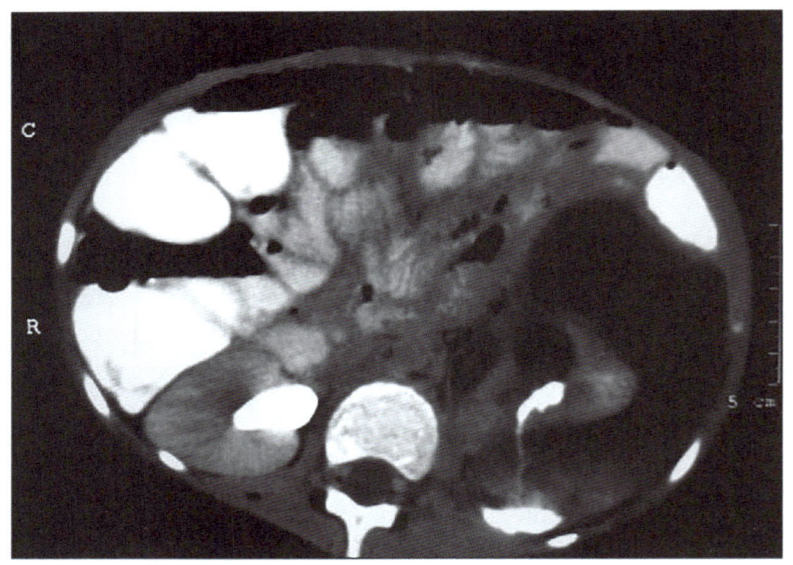

FIGURA 26.1 Tomografia computadorizada em adolescente demonstrando grande laceração do parênquima renal esquerdo, com extravasamento de contraste e coleção de urina perirrenal após traumatismo fechado em região lombar.

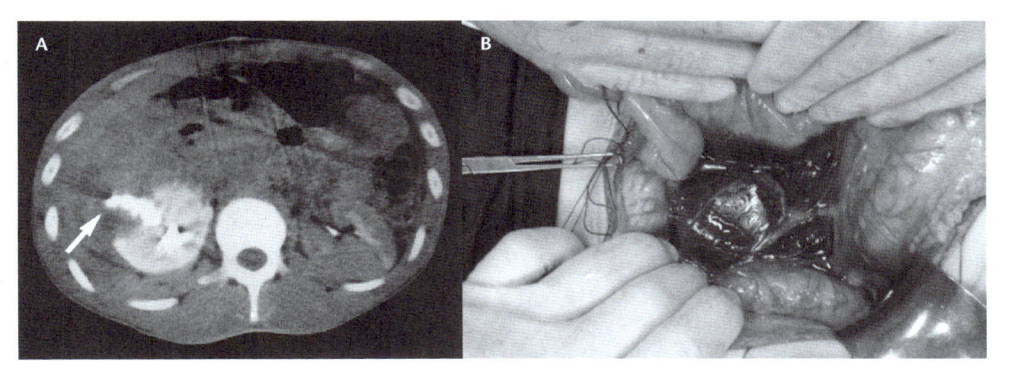

FIGURA 26.2   A: Traumatismo renal fechado de grau 3, com extensa lesão renal, hematoma e urinoma retroperitoneal. B: Aspecto intraoperatório visualizando hematoma retroperitoneal. (Ver imagem colorida no encarte.)

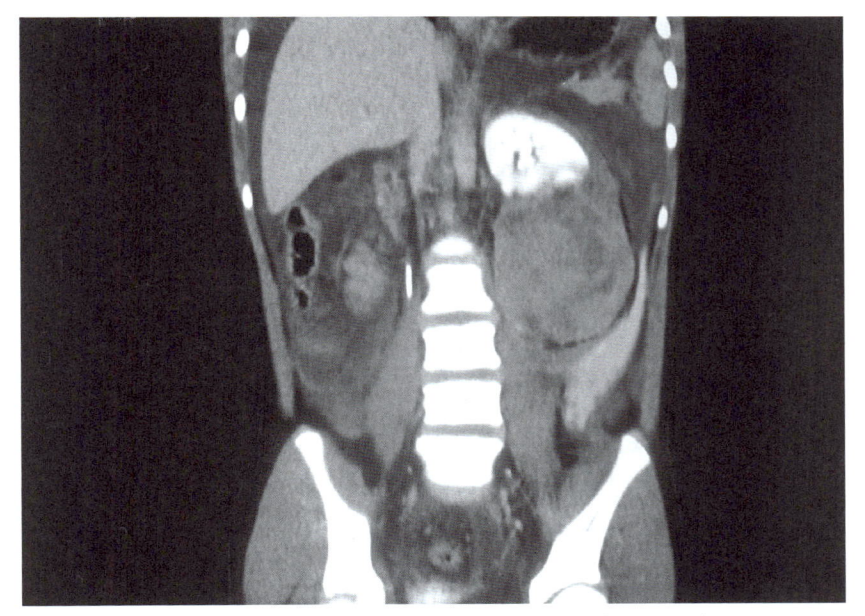

FIGURA 26.3   Criança de 9 anos, vítima de queda de altura, que deu entrada em pronto atendimento com instabilidade hemodinâmica. A avaliação tomográfica demonstrou hematoma volumoso e exclusão do polo inferior do rim esquerdo.

Urografia excretora

Em paciente com trauma renal e hemodinamicamente estável, a injeção endovenosa do meio de contraste, mesmo feita rapidamente, denominada "em bolo", pode ser inconclusiva; por esse motivo, não é muito utilizada.

Pielografia ascendente

Consiste na passagem de cateter ureteral com cistoscopia e injeção de contraste. Pode ser útil na suspeita de ruptura parcial ou total da via excretora ou na drenagem de coleção urinária por meio de cateter duplo J. É importante lembrar que a maioria dos extravasamentos regride espontaneamente.

Faz-se arteriografia em casos de hematúria tardia persistente e suspeita de fístula arterial (Figura 26.4).

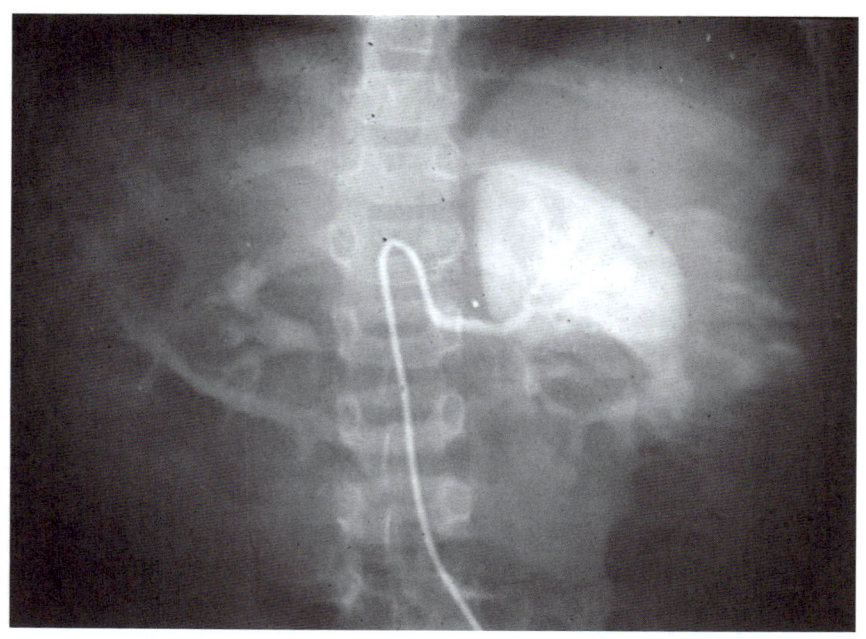

FIGURA 26.4 Criança com hematúria após envolvimento em acidente automobilístico. Na época, submeteu-se à exploração radiológica com arteriografia seletiva da artéria renal esquerda, demonstrando grande laceração renal (preservaram-se os polos renais).

Cintilografia renal

A cintilografia renal com radioisótopo (DMSA) classifica o trauma renal em quatro categorias com relação à função renal: normal (> 45% da função renal relativa); média (entre 40 e 45%); moderada (entre 30 e 39%); e perda renal grave (< 29%)[10].

Tratamento do Trauma Renal

O Quadro 26.2 resume o consenso de recomendações para abordagem do trauma renal.

Assim, a intervenção cirúrgica no trauma renal tem indicações absolutas e relativas. A maioria dos traumas renais fechados e isolados tem condutas quase que unicamente conservadoras. Mesmos nos casos com intenso extravasamento de urina para região do retroperitônio, pode-se lançar mão da sondagem vesical de demora e do cateter duplo J (Figura 26.5).

Henderson et al.[11] analisaram retrospectivamente 126 pacientes com trauma renal no período de 20 anos, atendidos em centro pediátrico de emergência: 60% eram

QUADRO 26.2 Achados clínicos e/ou graus de lesão renal: recomendações para tratamento[8,9]	
Grau 1 ou 2 – independentemente da etiologia	Não cirúrgico
Graus 3, 4 e 5 – hemodinamicamente estável	Não cirúrgico
Hemorragia incontrolável/instabilidade vascular (geralmente lesão de grau 4 ou 5)	Intervenção cirúrgica
Hematoma retroperitoneal e pulsátil na exploração de lesões abdominais	Intervenção cirúrgica renal e verificação do rim oposto
Trauma penetrante, instabilidade vascular e hemorragia retroperitoneal	Exploração renal e verificação do rim contralateral
Trauma fechado, instabilidade vascular e hemorragia retroperitoneal	Exploração renal e verificação do rim contralateral
Trauma penetrante ou fechado, grau 3 com fragmentos desvitalizados, lesões de graus 4 e 5, outras lesões (duodeno, pâncreas, colo)	Exploração renal com renorrafia e reparos recomendados

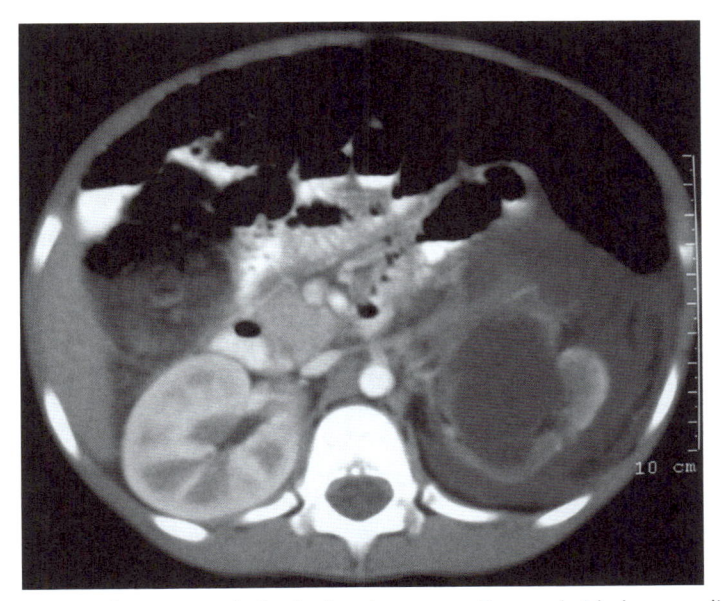

FIGURA 26.5 Tomografia computadorizada de criança com 7 anos de idade, com diagnóstico prévio de hidronefrose por estenose de junção ureteropiélica. Contusão leve na região lombar esquerda seguida de dor e hematúria macroscópica. A imagem de hidronefrose é muito clara, com a cortical renal bastante afilada. Foi tratada cirurgicamente com correção da estenose pieloureteral.

de baixo grau e 40% de alto grau (IV e V) e, de acordo com os critérios anteriormente descritos, 8,7% necessitaram de intervenção cirúrgica conservadora e somente 3,25% foram submetidos à nefrectomia.

TRAUMATISMO URETERAL

Anatomicamente, o ureter é uma estrutura bem protegida, flexível e imóvel e, por isso, os traumatismos nessa região são raros. Podem ocorrer em associação com trauma renal e de bexiga em 10% dos casos ou associados a lesões intraperitoneais em 90% dos pacientes. Essa associação aumenta a morbidade da lesão. A avulsão do ureter no nível da junção pieloureteral é o tipo mais comum de lesão por causa do trauma fechado.

A lesão traumática penetrante do ureter é mais comum. Entre as lesões iatrogênicas (perfuração e avulsão) decorrentes de extensos procedimentos em cirurgias abertas, as laparoscópicas ou as endoscópicas são raras e ocorrem em menos de 2% dos pacientes em idade pré-puberal[12].

Os sinais/sintomas clínicos são vagos e hematúria pode estar ausente em quase 100% dos casos. O diagnóstico nas rupturas de junção pieloureteral (JUP) é tardio em 50% dos casos e os métodos de imagem para diagnóstico não são precisos: urografia excretora e TC. A pielografia ascendente apresenta maior sensibilidade para diagnosticar o extravasamento[13].

São descritos cinco tipos de lesões ureterais: contusão, laceração parcial, laceração completa, esmagamento e avulsão.

O tratamento da lesão ureteral depende, fundamentalmente, do local da lesão, do tempo de diagnóstico, das lesões associadas e das condições clínicas do paciente.

As lesões mais simples e diagnosticadas durante a exploração cirúrgica podem ser abordadas com colocação de cateter (duplo J) ureteral. As lesões mais extensas podem exigir reimplante ureteral, ureteroureterostomia, retalhos de bexiga e sempre com cateter ureteral e drenagem do espaço periureteral. As lesões ureterais, de modo geral, podem ser tratadas por nefrostomia percutânea e/ou colocação de cateter ureteral. Entretanto, esse procedimento pode evoluir com 40% de estenose e fístula ureteral. Em geral, 10% dos casos necessitam de cirurgia aberta[14].

TRAUMATISMO DE BEXIGA

Etiologia

Na criança, a bexiga ainda é um órgão predominantemente intra-abdominal com vulnerabilidade a impacto externo. No adolescente e no adulto, a bexiga se localiza definitivamente no espaço extraperitoneal de Retzius. Lateralmente, é protegida pelos músculos obturadores e pelos ligamentos umbilicais, enquanto a base da bexiga está ligada ao diafragma urogenital e às fáscias de Denonvilliers, além de estar protegida em quase toda circunferência pelos ossos da bacia, com exceção da cúpula. Dessa forma, a única parte da bexiga que é móvel, distensível e vulnerável é a cúpula vesical.

As lesões traumáticas vesicais decorrentes desses mecanismos protetores anatômicos estão frequentemente associadas a traumas de múltiplos órgãos, o que eleva a mortalidade a índices que variam de 20 a 40%[15].

O trauma de bexiga é assim classificado: fechado ou cego (contusão, ruptura intraperitoneal e ruptura extraperitoneal) e penetrante. Trauma isolado de bexiga é raro, sendo mais comum quando associado a traumas maiores; em atos cirúrgicos (hérnia inguinal), os pediatras clínicos devem ter atenção na observação de anúria, dificuldade em sondagem vesical e presença de líquidos na cavidade abdominal, que podem significar perfuração da bexiga.

Quadro Clínico

A criança se queixa de dor ou sensibilidade suprapúbica e dificuldade para urinar e hematúria macroscópica em 95% dos casos, além de micro-hematúria.

As lesões intraperitoneais ocorrem quando a bexiga está cheia e um súbito golpe (soco e chute) ou trauma compressivo causa ruptura intraperitoneal da cúpula vesical, o local mais frágil. Em acidentes automobilísticos, também poderá ocorrer efeito de desaceleração se a criança estiver usando cinto de segurança.

Diagnóstico

O diagnóstico de lesão intraperitoneal pura pode ser difícil, pois a criança continua com micções normais e, lentamente, instala-se um quadro de peritonite química por urina, de evolução insidiosa (Figura 26.6).

As lesões extraperitoneais estão quase sempre associadas a fraturas ósseas da pelve e/ou deslocamentos abruptos do anel pélvico da bacia. As paredes laterais da bexiga podem ser laceradas por espículas ósseas.

O diagnóstico da lesão vesical é confirmado pela cistografia. A instilação de contraste na bexiga de maneira contínua deve identificar o extravasamento para a cavidade abdominal ou o espaço perivesical. Sugere-se também radiografia após esvaziamento da bexiga. A TC de pelve associada à cistografia também é útil quando existe fratura de ossos (Figura 26.7).

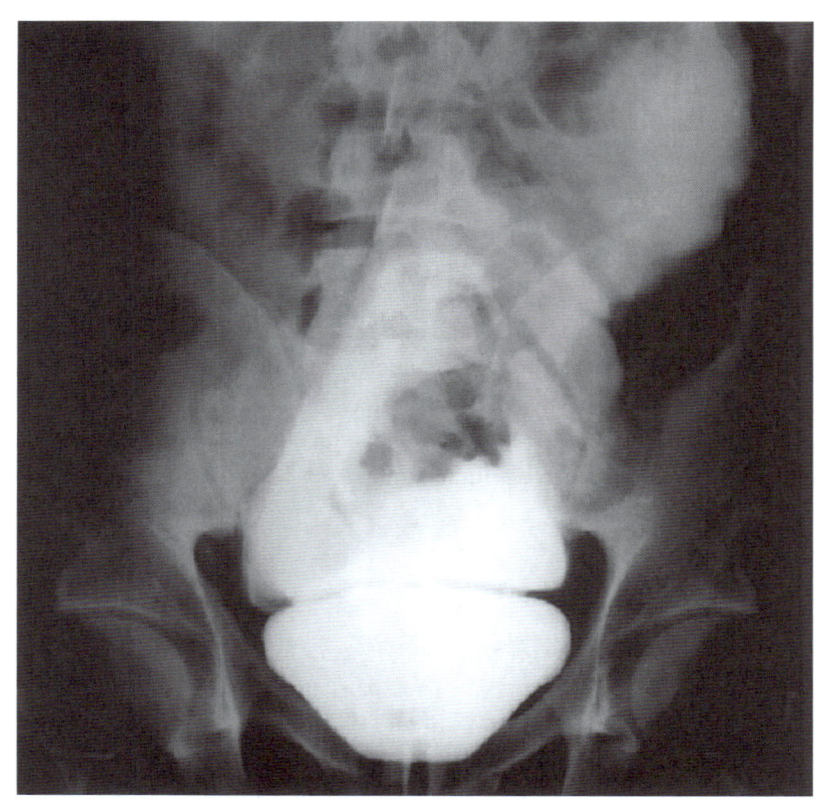

FIGURA 26.6   Cistografia demonstrando imagem típica de extravasamento de contraste da cúpula vesical para a cavidade peritoneal, após contusão no abdome.

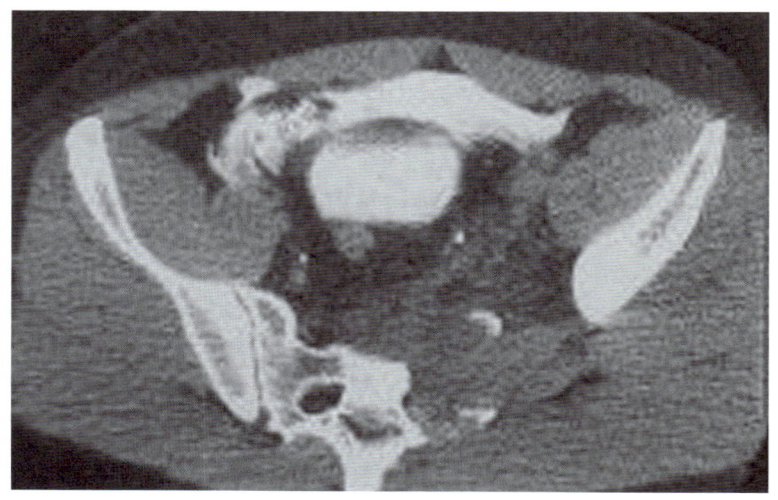

FIGURA 26.7   Tomografia computadorizada revela fratura de ossos da bacia e extravasamento de contraste de forma irregular no espaço perivesical e extraperitoneal, após acidente automobilístico.

Tratamento

- Contusão vesical sem extravasamento de urina e presença de hematúria: o tratamento consiste em sondagem vesical até que a urina se torne clara.
- Ruptura intraperitoneal: recomendam-se a exploração e o reparo da lesão com cirurgia aberta para reconstruir e/ou investigar o colo vesical. Deve-se drenar externamente o espaço perivesical, além de manter a sonda vesical de 7 a 10 dias. Nesse caso, prescrever antibióticos.
- Ruptura extraperitoneal: deve-se considerar cirurgia aberta quando houver lesão/laceração do colo vesical ou espículas ósseas protundindo na bexiga. Além dessa indicação, o tratamento é feito somente com a colocação de cateter vesical e medidas gerais[16].
- Trauma penetrante: pode ser causado por empalamento no períneo, na vagina ou no reto e por perfuração por arma branca, arma de fogo e estilhaços. As lesões penetrantes de bexiga geralmente são tratadas com sutura simples e drenagem vesical.

É importante salientar que lesões associadas estão quase sempre presentes e podem complicar o tratamento. Lesões retais exigem colostomia e a ureteral associada pode requerer reimplante ureteral imediato. Em muitos casos, a fístula vesicovaginal não é diagnosticada.

TRAUMATISMO DE URETRA

Etiologia

A história que precede o trauma do sistema geniturinário é extremamente importante para o conhecimento de possíveis mecanismos de lesões: uso ou não de cinto de segurança, altura da queda e estado de consciência do paciente no momento do socorro, fraturas, hematúria ou presença de sangue no meato uretral.

As lesões traumáticas da uretra ocorrem em sua porção posterior, que compreende três segmentos anatômicos: uretra prostática, membranosa e uretra bulbar. O trauma em cada segmento tem mecanismos etiológicos distintos:

- Uretra membranosa: corresponde ao segmento da uretra que passa através do assoalho pélvico e permanece fixa aos ossos pubianos. Na infância, com a próstata ainda em desenvolvimento, a uretra membranosa fica desprotegida, sendo facilmente lesada quando ocorre fratura de bacia. Portanto, quando isso ocorre, os ossos do anel pélvico se desestabilizam e a uretra membranosa que é fixada ao osso pode ser lacerada ou sofrer secção completa. A lesão uretral está quase sempre associada à fratura do púbis e à diástase da articulação sacroilíaca. A fratura dos ossos da bacia e a lesão na uretra produzem importante sangramento na pelve e no períneo, constituindo um grande hematoma que ainda se associa ao extravasamento de urina. O paciente não consegue urinar e, rapidamente, o uro-hematoma desloca cranialmente a bexiga e a uretra prostática, separando completamente a uretra membranosa[17] (Figura 26.8).

- Uretra bulbar: corresponde à porção da uretra que fica abaixo do assoalho pélvico e para fora da pelve. O mecanismo clássico que lesa a uretra bulbar é a queda a cavaleiro, ou seja, a criança cai sobre um objeto fixo com as pernas abertas. As lesões ocorrem em bicicleta, parques ou subidas em cercas. O corpo esponjoso que circunda a uretra bulbar é esmagado contra a sínfise púbica e a lesão uretral pode ser parcial ou total. Ocorre sangramento importante no períneo, mas o sangue não entra na pelve. O sangramento é limitado pela fáscia perineal, produzindo o padrão clássico de "asa de borboleta" no períneo. A retenção urinária ocorre por edema e compressão da uretra pelo hematoma.

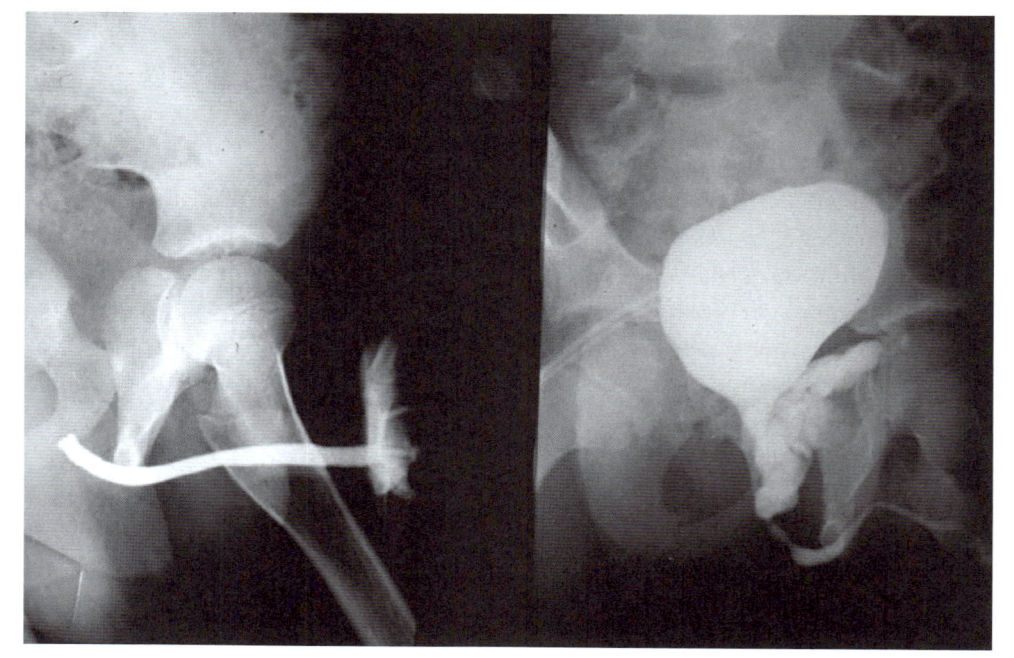

FIGURA 26.8 Uretrografia retrógrada com evidência de lesão de uretra posterior (membranosa) associada a trauma de ossos da bacia. O contraste chega até a bexiga e se espalha no espaço retropúbico.

Quadro Clínico e Diagnóstico

Geralmente, o trauma de uretra e a fratura de bacia são acompanhados por lesão de múltiplos órgãos, muitas vezes com perda da consciência do paciente e instabilidade hemodinâmica.

Sinais de lesão uretral incluem hematúria, uretrorragia, dor à micção ou retenção urinária e hematoma perineal ou escrotal. O toque retal faz parte do exame físico e é útil para determinar a posição da próstata e avaliar a extensão do trauma. Inicialmente, na sala de admissão, deve-se tentar cuidadosamente o cateterismo uretral no paciente que não está urinando; na impossibilidade, pode-se tentar cateter suprapúbico (cistostomia).

A avaliação radiológica por meio de uretrografia retrógrada permite contrastar a uretra e avaliar o nível e a extensão da lesão, a presença de extravasamento do contraste e a contrastação da bexiga em lesões parciais da uretra. A ressonância magnética é útil no período pré-operatório, pois fornece informações preciosas para a abordagem cirúrgica[18].

Tratamento

As lesões parciais de uretra bulbar podem ser tratadas com a introdução de cateter uretral (sonda). Deve-se, ainda, realizar observação tardia com o propósito de avaliar possíveis estreitamentos da uretra.

Em lesões mais extensas com hematoma compressivo e retenção urinária, o procedimento é cirúrgico, com abordagem via perineal, abaixo do escroto e sutura termino-terminal dos cotos uretrais sobre cateter uretral.

Nas lesões da uretra membranosa, nas quais, em geral, o trauma está associado a múltiplos órgãos, o tratamento cirúrgico apresenta controvérsias: realinhamento primário dos cotos uretrais sobre cateter uretral (facilitado pela uretroscopia) e cistostomia com drenagem perivesical do hematoma e reconstrução tardia da uretra. Ambos os procedimentos podem apresentar complicações como estenose de uretra, incontinência urinária (21%) e disfunção sexual (56%)[19].

Por causa de fatores anatômicos, as lesões da uretra – que tem curta extensão e é protegida e móvel – são raras em meninas e ocorrem por fraturas da bacia e/ou traumas extensos do períneo, com incidência de 6% nas fraturas pélvicas[20,21].

TRAUMATISMO GENITAL

Etiologia

O trauma genital é pouco comum na infância e a etiologia está relacionada a lesão iatrogênica durante circuncisão, acidentes de tráfego e quedas acidentais. Há ainda o trauma genital causado por abuso sexual, o que ocorre principalmente em grandes centros urbanos. A associação do trauma genital com lesões viscerais, como as anorretais, pode alterar a abordagem cirúrgica. O papel da colostomia como derivação fecal é motivo de controvérsia na atualidade, mas a associação com lesão anorretal continua sendo fator de risco que pode comprometer o resultado do tratamento, principalmente quando as lesões não são tratadas prontamente. Onem et al.[22], com base na gravidade do trauma, estabeleceram graduação e escores, criando uma classificação para lesões genitais na infância (Quadro 26.3).

QUADRO 26.3 Gras de escores de trauma genital correlacionados com a gravidade das lesões[22]	
Escore	**Gravidade da lesão**
I	Laceração genital isolada abaixo do hímen ou limitada ao pênis e/ou à bolsa escrotal
II	Laceração genital isolada incluindo hímen, túnica dartos do escroto e/ou fáscia de Buck do pênis
III	Laceração isolada genital incluindo vagina ou testículo e/ou corpo cavernoso ou uretra distal
IV	Escore II ou lesão III associados à lesão anorretal parcial
V	Lesão de grau III associada à lesão anorretal completa

Diagnóstico

O diagnóstico depende essencialmente da história clínica, isto é, dos fatores responsáveis pelo desenvolvimento do trauma, e do exame físico, que pode determinar a extensão do traumatismo.

Métodos de imagem, como uretroscopia, colposcopia e anorretoscopia, são importantes mesmo havendo necessidade de anestesia geral.

Traumas Genitais Mais Comuns

- Circuncisão de recém-nascido: pode ocorrer amputação parcial da glande na circuncisão, comprometendo ou não a uretra. Nesta situação, sempre que possível, devem-se tentar a identificação microcirúrgica dos vasos e nervos e o realinhamento primário. Bons resultados funcionais e cosméticos são obtidos em até 74% dos casos[23].
- Desenluvamento da pele peniana: provocado por quedas/trauma genital sobre cercas, brinquedos de lazer ou mesmo ferimentos perfurantes. Geralmente essas lesões são contaminadas e exigem debridamentos extensos para manter suturas com tecidos bem irrigados (Figuras 26.9 e 26.10).
- Priapismo e trauma peniano fechado: o quadro clínico é caracterizado por uma ereção prolongada e dolorosa, denominada priapismo de alto fluxo, a qual resulta de lesão traumática de artérias cavernosas, aumentando o fluxo arterial no tecido

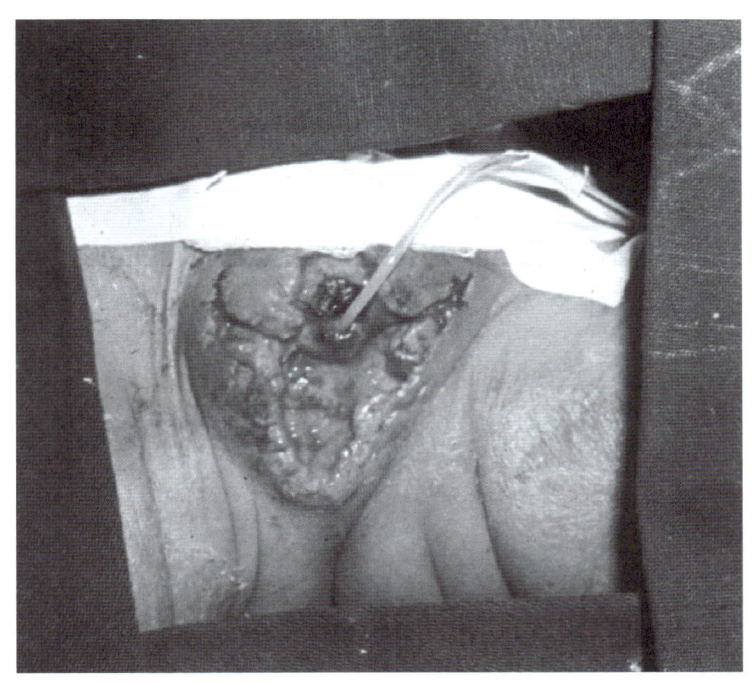

FIGURA 26.9 Avulsão traumática do pênis e da bolsa escrotal. O aspecto mostra o resultado após debridamento cirúrgico. O pênis foi totalmente arrancado, permanecendo parte da uretra proximal com sonda vesical. (Veja imagem colorida no encarte.)

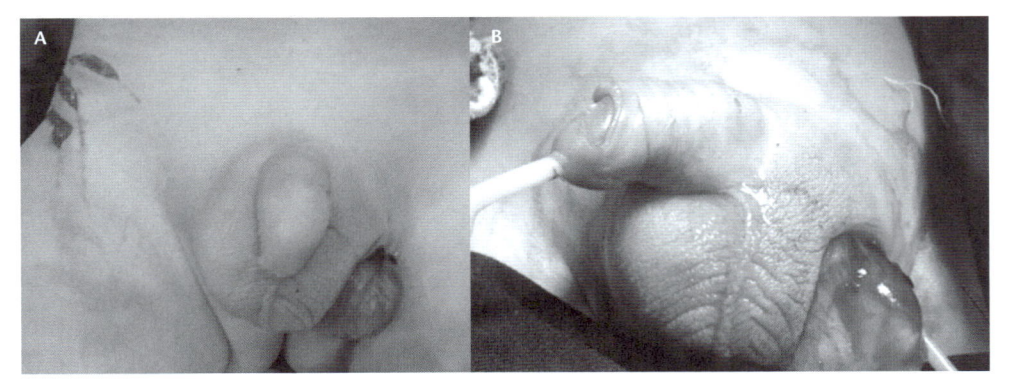

FIGURA 26.10 A: Menino com 6 anos de idade que sofreu queda acidental sobre vaso sanitário. Houve quebra da louça do vaso e lesões cortantes no nível da espinha ilíaca direita e da bolsa escrotal. B: A lesão no escroto foi profunda, seccionando totalmente a uretra bulbar e os corpos cavernosos. A sonda uretral introduzida pelo meato uretral está exteriorizada na uretra seccionada. (Veja imagem colorida no encarte.)

erétil, na presença de retorno venoso normal. O diagnóstico é feito pela história (trauma) e por exame físico (priapismo) e laboratorial (a gasometria de sangue dos corpos cavernosos é igual à do sangue arterial: $pO_2 > 90$ mmHg, $PCO_2 < 40$ mmHg e pH ± 7,40)[24] (Figura 26.11).

- Lesões específicas que praticamente só acontecem com crianças: estrangulamento do pênis de recém-nascidos por fios de cabelo deixados inadvertidamente no interior das fraldas, trauma no assento do vaso sanitário e lesão da pele peniana aprisionada pelo zíper quando os meninos fecham apressadamente a calça depois da micção[25].
- Lesões por mordidas de animais: constituem desafio importante, pois implicam risco elevado de infecção e apresentam piores resultados estéticos e funcionais mesmo com o uso de antibioticoterapia de amplo espectro e microcirurgia.

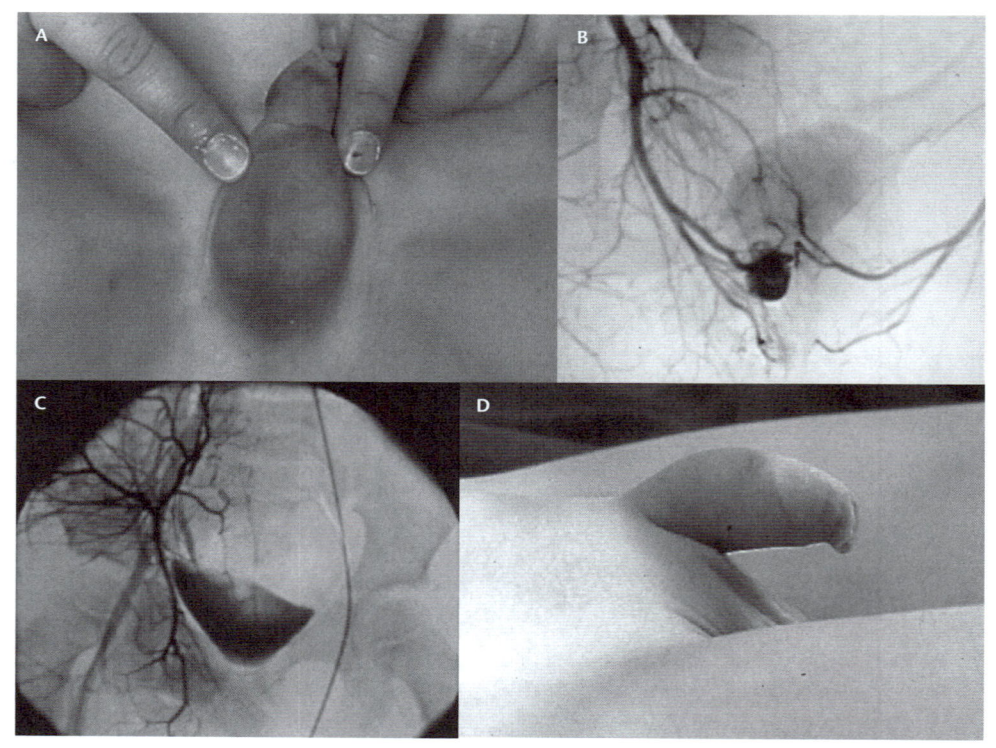

FIGURA 26.11 A: Trauma perineal em parque de diversão. Três dias após o acidente, os pais notaram ereção prolongada e persistente, diagnosticada na emergência hospitalar como priapismo de alto fluxo. B: Como método diagnóstico, foi realizada arteriografia no nível de artérias pudendas. Constataram-se aneurisma arterial e extravasamento no nível das artérias cavernosas. C: Tratamento da fístula por meio de embolização, observando-se o desaparecimento do aneurisma. D: Com embolização e obstrução do alto fluxo arterial, o pênis permanece flácido.

CONCLUSÕES

O trauma renal é mais comum na infância, principalmente quando relacionado com acidentes automobilísticos e brinquedos automatizados de lazer. O trauma ureteral quase sempre é de causa iatrogênica, decorrente de instrumentação ureteral.

As lesões de uretra, tanto no sexo masculino como no feminino, estão associadas a trauma de bacia, com ou sem fraturas, e lesões de múltiplos órgãos. As causas mais comuns são acidentes automobilísticos e quedas. A uretra membranosa exige atenção maior, geralmente com comprometimento da estabilidade hemodinâmica do paciente. A uretra bulbar (queda a cavaleiro) geralmente é um trauma único e apresenta menor gravidade. O diagnóstico é feito por meio de imagem (uretrografia retrógrada e ressonância magnética). O tratamento é quase sempre cirúrgico, podendo ocorrer sequelas tardias como estenose de uretra, incontinência urinária e impotência sexual.

Na genitália externa, o trauma também é pouco comum. As principais causas são a lesão iatrogênica durante a circuncisão e os acidentes domésticos. Em ambiente urbano, o abuso sexual deve ser aventado.

📖 REFERÊNCIAS BIBLIOGRÁFICAS

1. Husmann DA. Pediatric genitourinary trauma. In: Campbell-Walsh. Urology. 3 ed. 2012, Ch.138, p.3732.
2. Fitzgerald CL, Tran P, Burnell J, Broghammer JA, Santucci R. Instituting a conservative management protocol for pediatric blunt renal trauma: evaluation of a prospectively maintained patient registry. J Urol. 2011;185:1058-64.
3. Mee SL, McAninch JW, Robinson AL, Auerbach PS, Carroll PR. Radiographic assessment of renal trauma: a 10-year prospective study of patient selection. J Urol. 1989;141(5):1095-8.
4. Morey AF, Bruce JE, McAninch JW. Efficacy of radiographic imaging in pediatric blunt renal trauma. J Urol. 1996;156(6):2014-8.
5. Broghammer JA, Langenburg SE, Smith SJ, Santucci RA. Pediatric blunt renal trauma: its conservative management and patterns of associated injuries. Urology. 2006;67:823-7.
6. Casale AJ. Urinary tract trauma. In: Gearhart JP, Rink RC, Mouriquand PDE, editors. Pediatric urology. Philadelphia: W. B. Saunders; 2001. p.923-94.
7. Wu HY, Gaines BA. Dirt bikes and all terrain vehicles: the real threat to pediatric kidneys. J Urol. 2007;178(4 Pt 2):1672-4.
8. Santucci RA, Wessells H, Bartsch G, Descotes J, Heyns CF, McAninch JW, et al. Evaluation and management of renal injuries: consensus statement of the renal trauma subcommittee. BJU Int. 2004;93(7):937-54.
9. Buckley JC, McAninch JW. The diagnosis, management, and outcomes of pediatric renal injuries. Urol Clin North Am. 2006;33(1):33-40.
10. Wong KY, Jeeneea R, Healey A, Abernethy L, Corbett HJ, McAndrew HF, Losty PD. Management of paediatric high-grade blunt renal trauma: a 10-year single-centre UK experience. BJU Int. 2018;121(6):923-7.
11. Henderson CG, Sedberry-Ross S, Pickard R, Bulas DI, Duffy BJ, Tsung D, et al. Management of high grade renal trauma: 20-year experience at a pediatric level I trauma center. J Urol. 2007;178(1):246-50.

12. Minevich E, Defoor W, Reddy P, Nishinaka K, Wacksman J, Sheldon C, et al. Ureteroscopy is safe and effective in prepubertal children. J Urol. 2005;174(1):276-9.
13. Ghali AM, El Malik EM, Ibrahim AI, Ismail G, Rashid M. Ureteric injuries: diagnosis, management, and outcome. J Trauma. 1999;46(1):150-8.
14. Selzman AA, Spirnak JP. Iatrogenic ureteral injuries: a 20-year experience in treating 165 injuries. J Urol. 1996;155(3):878-81.
15. Carroll PR, McAninch JW. Mechanisms of injury and a unified method of diagnosis and repair. J Urol. 1984;132(2):234-6.
16. Dodat H, Takvorian P, Fendler JP. Injuries of the bladder and urethra in children. Commentary a propos of a multicenter study of 187 cases. Chir Pediatr. 1988;29(2-3):101-13.
17. Cass AS, Godec CJ. Urethral injury due to external trauma. Urology. 1978;11(6):607-11.
18. Koraitim MM, Reda IS. Role of magnetic ressonance imaging in assessment of posterior urethral distraction defects. Urology. 2007;70(3):403-6.
19. Koraitim MM. Failed posterior urethroplasty: lessons learned. Urology. 2003;62(4):719-22.
20. Mayher BE, Guyton JL, Gingrich JR. Impact of urethral injury management on the treatment and outcome of concurrent pelvic fractures. Urology. 2001;57(3):439-42.
21. Dorairajan LN, Gupta H, Kumar S. Pelvic fracture-associated urethral injuries in girls: experience with primary repair BJU Int. 2004;94(1):134-6.
22. Onem A, Ozturk H, Yayla M, Basuguy E, Gedik S. Genital trauma in children: classification and management. Urology. 2005;65(5):986-90.
23. Sherman J, Borer JG, Horowitz M, Glassberg KI. Circumcision: successful glanular reconstruction and survival following traumatic amputation. J Urol. 1997;158(2):550.
24. Marotte JB, Brooks JD, Sze D, Kennedy WA. Juvenile posttraumatic high-flow priapism: current management dilemmas. J Pediatr Surg. 2005;40(4):E25-8.
25. Cain MP. Genital trauma. In: Gearhart JP, Rink RC, Mouriquand PDE, editors. Pediatric urology. Philadelphia: W. B. Saunders; 2001. p.919-22.

Laparoscopia e robótica

27 Laparoscopia e cirurgia robótica em urologia pediátrica

Paulo Renato Marcelo Moscardi

APÓS LER ESTE CAPÍTULO, VOCÊ ESTARÁ APTO A:

- Incorporar as técnicas minimamente invasivas às indicações de cirurgias urológicas pediátricas.
- Descrever as aplicações terapêuticas dos procedimentos cirúrgicos realizados por laparoscopia e robótica em urologia pediátrica.

INTRODUÇÃO

Desde a primeira descrição da aplicação de laparoscopia em 1976[1] para diagnosticar testículos intra-abdominais em um paciente de 18 anos com criptorquidia bilateral, houve grande avanço no desenvolvimento das técnicas minimamente invasivas em urologia. A laparoscopia permitiu a redução da morbidade cirúrgica com menores incisões (e cicatrizes), levando a menor tempo de recuperação. Mesmo em crianças menores e lactentes essa modalidade também se mostrou factível e com resultados similares[2,3]. Mais recentemente, a cirurgia robótica trouxe maior facilidade e menor curva de aprendizado para a realização desses procedimentos, principalmente em casos reconstrutivos (p. ex., pieloplastia, uretero-ureteroanastomose). Entretanto, a grande maioria das tecnologias e técnicas foi desenvolvida inicialmente para adultos e posteriormente adaptada e extrapolada para os casos pediátricos. Apesar de essas técnicas serem similares em ambas as populações, existem diferenças importantes nos casos pediátricos. Ainda hoje, o urologista pediátrico deve saber adaptar materiais e tecnologias desenvolvidos para adultos em procedimentos para crianças[4]. Além disso, também deve estar familiarizado e antecipar as repercussões anestésicas em crianças e, principalmente, em lactentes. Este capítulo discute algumas técnicas laparoscópicas e robóticas mais usadas em urologia pediátrica, as repercussões anestésicas em crianças e os riscos e benefícios inerentes a esses métodos.

EPIDEMIOLOGIA

Uma mudança importante tem sido observada nos últimos anos em relação ao tipo de método usado para a realização de procedimentos em urologia pediátrica. Nos EUA, Varda et al.[5], usando a Premier US Database com quase 12 mil pieloplastias em crianças entre 2003 e 2015, identificaram um declínio global anual de 10% na técnica aberta e 12% na laparoscópica. Inversamente, houve crescimento de 29% da cirurgia robótica, representando esse método quase 40% de todas as pieloplastias em 2015 naquele país. Entretanto, ainda devemos analisar esses números com cautela. No mesmo estudo, ao analisarmos subgrupos por idade, verificamos que em lactentes (< 1 ano), 85% desses procedimentos ainda são feitos pela técnica aberta, números bem distintos quando analisamos a faixa etária de adolescentes (13 a 18 anos) sendo 84% dos procedimentos feitos usando a tecnologia robótica. Um padrão semelhante se observa ao analisar outros procedimentos reconstrutivos. Bowen et al., analisando a KID database nos EUA, verificaram aumento de 0,3% para 6,3% nas técnicas minimamente invasivas para correção do refluxo vesicoureteral, sendo nesse grupo 80% reimplantes ureterais robóticos[6].

Na América do Sul e, em especial, no Brasil, a utilização da cirurgia laparoscópica convencional é bem estabelecida, com diversas aplicações em urologia pediátrica, incluindo procedimentos complexos e reconstrutivos. Entretanto, apesar da cirurgia robótica em adultos já alcançar um número significativo de centros (40 plataformas instaladas em 2018), esse avanço ainda não se refletiu em aumento nos casos pediátricos. Numa revisão recente no Frontiers in Pediatrics de 2018, apenas quatro (1%) dos cirurgiões (dois urologistas e dois dois cirurgiões pediátricos) estavam treinados para procedimentos pediátricos. Além disso, apenas 30 (0,1%) procedimentos foram realizados em urologia pediátrica até a publicação do estudo citado[7].

FISIOLOGIA E CUIDADOS ANESTÉSICOS

Apesar dos benefícios amplamente difundidos em relação a menor morbidade com os métodos minimamente invasivos, uma seleção criteriosa dos pacientes deve ser feita, além de especial atenção às diferentes faixas etárias. O cirurgião deve estar atento às alterações fisiológicas relacionados ao pneumoperitônio. Ao insuflar o abdome com

CO_2, normalmente com pressões de 10 a 15 mmHg, há redução do movimento diafragmático, levando a menor complacência pulmonar, com aumento da resistência das vias aéreas, do descompasso ventilação/perfusão e do espaço morto[8]. Além disso, há maior absorção de CO_2 na corrente sanguínea (hipercarbia), levando a alterações cardiopulmonares como diminuição do débito cardíaco, aumento da frequência cardíaca, menor débito urinário e aumento da pressão intracraniana. Em razão do aumento da pressão intracraniana, deve-se evitar o uso de pneumoperitônio em bebês prematuros, que têm menor complacência intracraniana e maior risco de sangramento intraventricular[9]. O pneumoperitônio pode também causar embolia gasosa em crianças menores, principalmente quando houver lesões venosas[9]. Especial atenção deve ser dada a crianças com comorbidades cardíacas e pulmonares, que normalmente contraindicam esse tipo de procedimento, especialmente quando colocadas em posição de Trendelemburg, como na cirurgia de reimplante ureterovesical.

O uso de gás nitroso deve ser usado com cautela na indução anestésica, pela distensão das alças intestinais, aumentando o risco de lesão inadvertida das mesmas. A indução anestésica em crianças também leva a maior distensão gástrica, que pode rapidamente passar ao intestino delgado, aumentando ainda mais a distensão gasosa. O cirurgião, antes de iniciar o procedimento, deve pedir ao anestesista para descomprimir o estômago com uma sonda orogástrica após a intubação, para diminuir o risco de lesão intestinal. Além disso, procedimentos laparoscópicos em pacientes com bexiga neurogênica e constipação crônica requerem preparo intestinal, com o intuito de diminuir a distensão de alças e facilitar a manipulação dos instrumentos dentro da cavidade[10].

Particularmente em procedimentos robóticos, os braços do robô podem interferir no acesso ao paciente. A equipe médica e de enfermagem presente durante a cirurgia deve saber e estar familiarizada com ressuscitação cardiopulmonar, caso haja alguma emergência durante o procedimento.

POSICIONAMENTO E ACESSO À CAVIDADE ABDOMINAL

O posicionamento da criança deve considerar o procedimento a ser feito e logicamente planejado de forma a evitar lesões. Além disso, o urologista deve saber otimizar a colocação dos instrumentos, lembrando sempre da ergonomia nos casos laparoscópicos. Os membros devem ser checados, para evitar hiperflexão ou hiperextensão, e protegidos nos pontos de pressão, de preferência com coxins de gel de poliureterano. O paciente também deve estar preso à mesa com cintas de segurança, principalmente quando o cirurgião planeja mudar o decúbito durante o procedimento. É adequado realizar um teste com mudanças no decúbito após a finalização do posicionamento e antes da colocação dos campos estéreis.

A realização do pneumoperitônio e a colocação do primeiro trocater em crianças deve ser feita idealmente com a técnica aberta (Hasson). Além da passagem da sonda orogástrica a fim de diminuir a chance de lesões intestinais, como já previamente citado, é importante esvaziar a bexiga antes da passagem do primeiro trocater. Na grande maioria dos casos pediátricos, o primeiro acesso é feito pela cicatriz umbilical, pela facilidade de chegar à cavidade peritoneal. A maioria dos procedimentos laparoscópicos em crianças é feita com uma ótica de 3 ou 5 mm. Independentemente do procedimento e da técnica a ser realizada, deve-se almejar a triangulação adequada entre os instrumentos, para otimizar a manipulação dos mesmos, lembrando que essa decisão deve ocorrer de maneira cuidadosa, principalmente em crianças menores e lactentes (Figura 27.1).

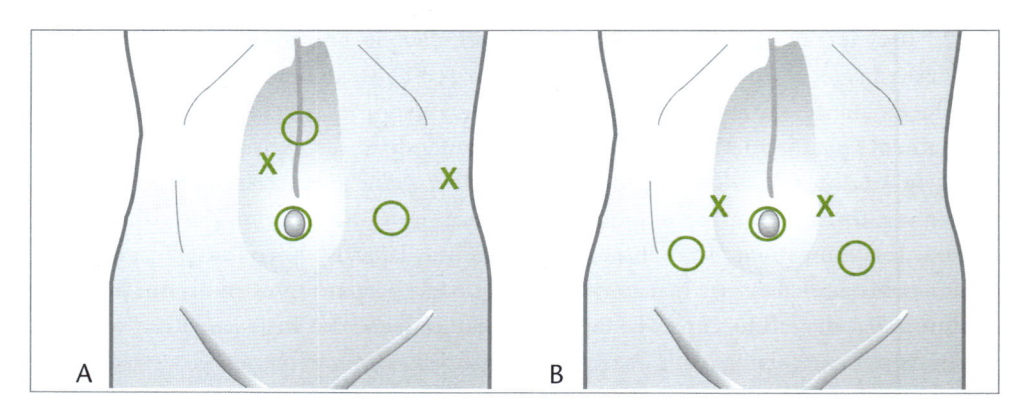

FIGURA 27.1 Posicionamento dos trocateres na cirurgia laparoscópica convencional. Os círculos mostram posição da câmera na cicatriz umbilical e trocateres de trabalho; as marcas em "X" indicam opções para trocater auxiliar. A: Cirurgia renal esquerda (pieloplastia, nefrectomia etc.). B: Opção para cirurgias pélvicas (reimplante ureteral, uretero-ureteroanastomose etc.).

A cavidade abdominal de uma criança é reduzida em comparação com um adulto: enquanto neste o pneumoperitônio pode alcançar 5 a 6 L, o volume é de cerca de 1 L em um bebê de 1 ano, limitando muito a manipulação dos instrumentos[11]. Na cirurgia robótica, a plataforma robótica Da Vinci Si tem instrumentos de 8 e 5 mm de diâmetro e uma câmera de 12 mm, e normalmente é feito o princípio da triangulação com esse sistema (similarmente à laparoscopia convencional – Figura 27.1). Idealmente, uma distância de 8 a 10 cm deve ser utilizada entre os trocateres, se o sistema Si estiver sendo utilizado. A plataforma Xi, por sua vez, apresenta apenas instrumentos e câmera de 8 mm, permitindo distâncias menores entre trocateres (5 a 6 cm), quando sua inserção é feita em "linha" (Figura 27.2).

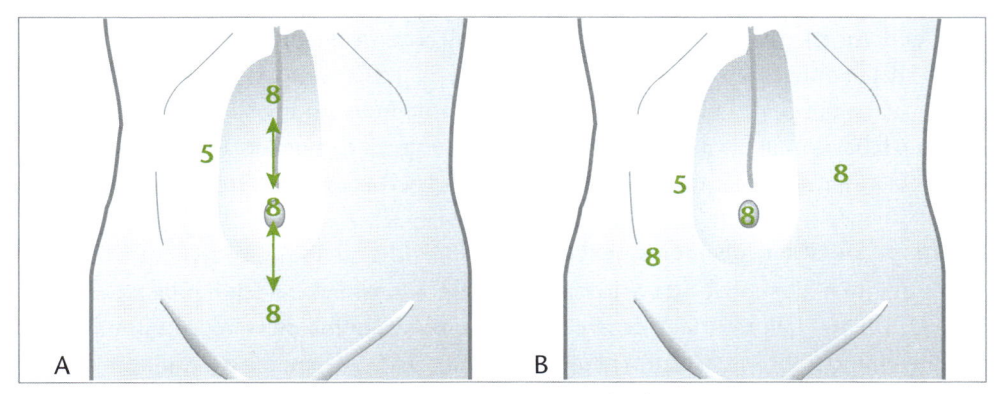

FIGURA 27.2 Posicionamento em linha dos trocateres na plataforma Da Vinci Xi: trocateres robóticos e câmera de 8 mm e auxiliar laparoscópico de 5 mm (opcional). A: Para cirurgia renal; B: Reimplante ureteral esquerdo.

APLICAÇÕES EM UROLOGIA PEDIÁTRICA

Aplicações Diagnósticas

Hérnia inguinal

A exploração cirúrgica de uma hérnia inguinal contralateral de rotina ainda é tema controverso na literatura. Uma hérnia contralateral metacrônica pode se desenvolver em 5 a 7% das crianças[12], sendo idade e sexo fatores que podem influenciar nessa decisão. Antes do advento da laparoscopia, a exploração inguinal aberta contralateral era recomendada em crianças menores. Atualmente, com a laparoscopia, uma incisão contralateral pode ser evitada. Durante o reparo da hérnia, uma óptica de 70° ou 120° pode ser passada através do saco herniário (ou uma de 30° pela cicatriz umbilical) para visualizar o anel inguinal interno contralateral. Caso haja um anel inguinal patente significativo, o reparo da hérnia contralateral é realizado. O custo-benefício dessa prática tem sido questionado, porém ela é defendida para limitar a exploração contralateral desnecessária em prematuros.

Criptorquidia com testículos não palpáveis

As diretrizes das associações americana e europeia de urologia[13,14] atualmente recomendam a laparoscopia e inspeção da cavidade abdominal como ferramenta diagnóstica quando não se palpa algum dos testículos no exame físico. Exames de imagem (ultrassonografia ou ressonância magnética) não são mais recomendados para essa finalidade. Essa conduta permite um diagnóstico com virtualmente 100% de sensibilidade e ainda possibilidade de tratamento (orquidopexia em 1 ou 2 tempos) no mesmo ato anestésico/cirúrgico. Além de poder visibilizar os testículos normais ou atróficos quando em posição intra-abdominal, o urologista também pode identificar vasos gonadais e deferente entrando no anel inguinal interno "aberto", sugerindo que o testículo está na região inguinal, seja ele normal ou atrófico. Já a presença de vasos terminando em fundo cego, com um anel inguinal fechado, sugere a atrofia testicular (*vanishing testis*) por torção no período antenatal. Nesta última situação, a exploração inguinal/escrotal é considerada desnecessária.

Diferenças de desenvolvimento sexual (DDS)

Embora o diagnóstico da maioria das DDS possa ser estabelecido previamente por avaliação física, laboratorial e cromossômica, a laparoscopia pélvica pode confirmar e caracterizar melhor as estruturas genitais internas, particularmente na avaliação das gônadas no caso de suspeita de DDS ovo-testicular, com necessidade de biópsia gonadal.

Aplicações Terapêuticas

Testículos intra-abdominais

Conforme discutido anteriormente no caso de testículos não palpáveis, além do diagnóstico, a laparoscopia permite o tratamento dos testículos intra-abdominais no mesmo procedimento, pela orquidopexia em 1 ou 2 tempos. A decisão entre orquidopexia imediata ou estagiada é geralmente baseada na distância entre testículo e o anel inguinal interno[15]. Além disso, a idade da criança deve ser levada em consideração: está autorizada a realização da orquiectomia em crianças de qualquer idade com testículo atrófico, ou pacientes pós-púberes com testículo intra-abdominal alto, na vigência de testículo contralateral normal e em posição escrotal[14].

Pieloplastia

É um dos procedimentos mais realizados por laparoscopia e cirurgia robótica em urologia pediátrica. A técnica laparoscópica convencional de pieloplastia em crianças foi primeiramente descrita em 1995 por Craig Peters[16]. Posteriormente, houve popularização do método com resultados comparáveis ao procedimento aberto[17], mesmo em casos com anatomia complexa como rim em ferradura e repieloplastias[18-20]. Apesar de mostrar-se vantajoso, esse método ainda esbarra em uma curva maior de aprendizado, que de certa forma foi atenuado com o desenvolvimento da cirurgia robótica[21]. A grande variabilidade de movimentos dos instrumentos no robô permite maior facilidade em procedimentos reconstrutivos, diminuindo o tempo cirúrgico em relação à laparoscopia convencional[22,23]. Além disso, estudos têm demonstrado resultados equiparáveis entre a cirurgia robótica e a cirurgia aberta, inclusive em crianças menores e lactentes[24,25]. Conforme discutido anteriormente, especial atenção deve ser dada à segurança no posicionamento do paciente durante o procedimento, principalmente na cirurgia robótica (Figura 27.3).

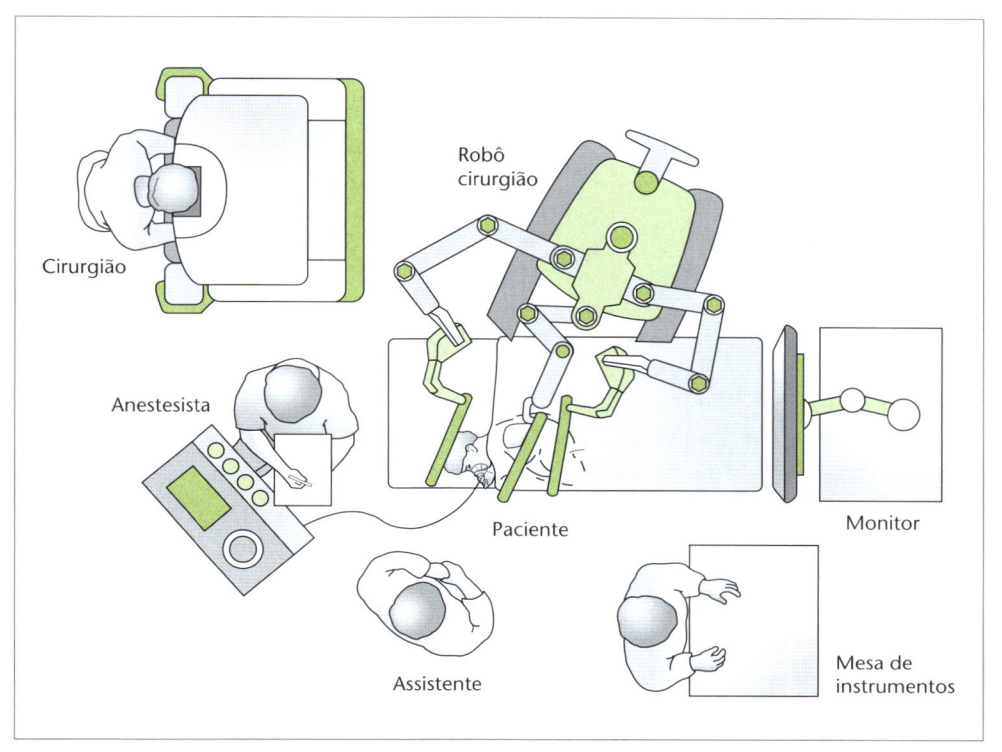

FIGURA 27.3 Posicionamento da equipe cirúrgica em uma pieloplastia robótica esquerda.

Nefrectomia, nefroureterectomia e nefrectomia polar

Na urologia pediátrica, as principais indicações são associadas a rins ou unidades renais não funcionantes, secundárias a causas variadas. A nefrectomia é indicada nos casos de displasia congênita ou hidronefrose, a nefroureterectomia, nos casos de refluxo vesicoureteral, e a nefrectomia polar e ureterectomia distal, na presença de duplicidade pieloureteral associada a quadro de ectopia ureteral com unidade polar superior exclusa[26-28]. Particularmente nos casos de nefroureterectomia, além dos benefícios inerentes relacionados a menores índices de morbidade em relação à cirurgia aberta, a laparoscopia evita uma segunda incisão para realização da ureterectomia distal. Já em casos que é possível o uso do robô, mais precisamente o DaVinci Xi, toda a dissecção desde o polo inferior do rim até o ureter distal pode ser feita com os três trocateres iniciais em linha (como demostrado na Figura 27.2). Na abordagem robótica, a clipagem de eventuais vasos pode ser feita tanto pelo braço/instrumento robótico com Hem-o-lock® como por um portal auxiliar laparoscópico. Além disso, novas tecnologias de ablação térmica como Ligasure® e Ultracision® aumentaram ainda mais a segurança desse procedimento, diminuindo o risco de sangramento.

Uma das discussões importantes sobre a cirurgia robótica é sobre o alto custo dessa tecnologia. Isso fica ainda mais discutível em cirurgias extirpativas, nas quais não há necessidade de reconstruções ou suturas complexas, que podem ser feitas com o uso da laparoscopia convencional. Estudos de custo-análise já demonstraram que programas de cirurgia robótica com 3 a 5 procedimentos por semana podem viabilizar o custo dessa tecnologia[29]. Esse número dificilmente seria alcançado apenas com casos pediátricos, sendo necessário "acoplar" a cirurgia robótica em adultos e crianças usando os mesmos materiais e instrumentos. Isso reforça a ideia já mencionada de adaptação do urologista pediátrico diante de materiais que são idealizados para cirurgia de adultos[4].

Uretero-ureteroanastomose

Geralmente, é indicado em casos de duplicidade do sistema coletor com polo renal superior com função preservada e ureter ectópico e/ou obstruído. A cirurgia consiste em anastomose do ureter do polo superior no ureter do polo inferior (ortotópico) e exérese do coto distal do ureter superior. Um cateter duplo J normalmente é deixado no ureter "receptor" (sistema coletor inferior). A cirurgia laparoscópica nesses procedimentos mostra-se vantajosa, com bons resultados e baixa taxa de complicações e comparável à técnica aberta[30,31]. Do mesmo modo, a cirurgia robótica evolutivamente também apresenta bons resultados em séries publicadas[32].

Correção do refluxo vesicoureteral

É feito de maneira extravesical na maioria dos centros. A correção laparoscópica clássica não foi amplamente difundida como a pieloplastia, provavelmente pelo aparecimento da correção endoscópica para refluxo de baixo grau e por demandar maior curva de aprendizado, principalmente em casos com dilatação ureteral significativa com necessidade de modelagem do ureter distal[6,33]. Já com o desenvolvimento da cirurgia robótica na última década, esse procedimento está se popularizando cada vez mais nos EUA[6]. Apesar de resultados controversos em séries iniciais, um estudo recente sobre reimplante ureteral robótico extravesical com oito centros americanos publicou resultados comparáveis ao procedimento aberto, com baixo índice de complicações[33,34]. Outra técnica disponível é a laparoscópica intravesical, introduzida por Gill et al. em 2001[35]. A técnica é realizada insuflando a bexiga com CO_2 para criar o espaço de trabalho, sendo o reimplante realizado pela técnica de Cohen. Além de apresentar alguns desafios, como vazamento de gás pelos portais e pelo hiato ureteral após liberação do ureter, e não ser apropriada em crianças pequenas (capacidade vesical < 130 mL), também esbarra em maior curva de aprendizado, pela necessidade de realização de uma sutura laparoscópica em espaço reduzido[36]. A técnica também foi posteriormente desenvolvida para o robô, porém pouco difundida com apenas duas séries descritas na literatura[37,38].

Enterocistoplastia, apendicovesicostomia cutânea e reconstrução do colo vesical

Cirurgias minimamente invasivas de reconstrução vesical e de continência urinária são procedimentos de alta complexidade e devem ser feitos por cirurgiões experientes. Antes do advento da robótica, esses procedimentos raramente eram realizados por laparoscopia convencional. Algumas séries recentes, entretanto, demonstram que esses procedimentos são factíveis com auxílio do robô e mostram resultados equiparáveis a séries prévias abertas[39,40]. Um estudo sobre ampliação vesical robótica demostrou resultados funcionais e perioperatórios semelhantes aos da técnica aberta, em termos de capacidade da bexiga, uso de narcóticos e taxas de complicações nos dois grupos. Entretanto, o tempo de cirurgia foi mais longo na cirurgia robótica (627 *versus* 265 minutos), já a duração da hospitalização foi um dia mais curta para o grupo que realizou a cirurgia robótica, embora sem significância estatística[40].

CONCLUSÕES

As técnicas minimamente invasivas são ferramentas importantes e cruciais na prática clínica do urologista pediátrico. Além de permitirem resultados funcionais similares aos da técnica aberta, permitem, de maneira geral, menor morbidade e vantagens inerentes a esse tipo de abordagem. Entretanto, o cirurgião deve sempre estar atento a particularidades na população pediátrica, como a adaptação de materiais desenvolvidos inicialmente para adultos e questões relacionadas à segurança, principalmente em crianças menores e lactentes. Devendo sempre oferecer o melhor tratamento aos pacientes, o cirurgião deve estar confortável com a técnica e a modalidade de tratamento oferecido.

REFERÊNCIAS BIBLIOGRÁFICAS

1. Cortesi N, Ferrari P, Zambarda E, Manenti A, Baldini A, Morano PF. Diagnosis of bilateral abdominal cryptorchidism by laparoscopy. Endoscopy. 1976;8(1):33-4.
2. Denes FT, Tavares A, Monteiro ED, de Bessa J Jr, Giron AM, Queiroz Filho FA, et al. Laparoscopic renal surgery in infants and children: is it a feasible and safe procedure for all pediatric age groups? Int Braz J Urol. 2008;34(6):739-46; discussion 746-8.
3. Chandrasekharam VVS. Laparoscopic pyeloplasty in infants: single-surgeon experience. J Pediatr Urol. 2015;11(5):272.e1-5.
4. Spinoit AF, Nguyen H, Subramaniam R. Role of robotics in children: A brave New World! Eur Urol Focus. 2017;3(2-3):172-80.
5. Varda BK, Wang Y, Chung BI, Lee RS, Kurtz MP, Nelson CP, et al. Has the robot caught up? National trends in utilization, perioperative outcomes, and cost for open, laparoscopic, and robotic pediatric pyeloplasty in the United States from 2003 to 2015. J Pediatr Urol. 2018;14(4):336.e1-336.e8.
6. Bowen DK, Faasse MA, Liu DB, Gong EM, Lindgren BW, Johnson EK. Use of pediatric open, laparoscopic and robot-assisted laparoscopic ureteral reimplantation in the United States: 2000 to 2012. J Urol. 2016;196(1):207-12.

7. Moldes JM, de Badiola FI, Vagni RL, Mercado P, Tuchbaum V, Machado MG, et al. Pediatric robotic surgery in South America: Advantages and difficulties in program implementation. Front Pediatr. 2019;7:94.

8. Means LJ, Green MC, Bilal R. Anesthesia for minimally invasive surgery. Semin Pediatr Surg. 2004;13(3):181-7.

9. Munoz CJ, Nguyen HT, Houck CS. Robotic surgery and anesthesia for pediatric urologic procedures. Curr Opin Anaesthesiol. 2016;29(3):337-44.

10. Fuchs ME, Dajusta DG. Robotics in Pediatric Urology. Int Braz J Urol. 2020;46(3):322-7.

11. Casale P. Laparoscopic and robotic approach to genitourinary anomalies in children. Urol Clin North Am. 2010;37(2):279-86.

12. Zhong H, Wang F. Contralateral metachronous hernia following negative laparoscopic evaluation for contralateral patent processus vaginalis: A meta-analysis. J Laparoendosc Adv Surg Tech. 2014;24(2):111-6.

13. Kolon TF, Herndon CDA, Baker LA, Baskin LS, Baxter CG, Cheng EY, et al. American Urological Association (AUA) Guideline – Evaluation and Treatment of Cryptorchidism: American Urological Association Cryptorchidism. AUA Clin Guidel. 2014.

14. Tekgul S, Dogan HS, Erdem E, Hoebeke P, Kocvara R, Nijman JM, et al. Guidelines on Paediatric Urology. Eur Assoc Urol. 2015.

15. Kirsch AJ, Escala J, Duckett JW, Smith GHH, Zderic SA, Canning DA, et al. Surgical management of the nonpalpable testis: The Children's Hospital of Philadelphia experience. J Urol. 1998;159(4):1340-3.

16. Peters CA, Schlussel RN, Retik AB. Pediatric Laparoscopic Dismembered Pyeloplasty. J Urol. 1995.

17. Autorino R, Eden C, El-Ghoneimi A, Guazzoni G, Buffi N, Peters CA, et al. Robot-assisted and laparoscopic repair of ureteropelvic junction obstruction: A systematic review and meta-analysis. Eur Urol. 2014;65(2):430-52.

18. Moscardi PRM, Barbosa JABA, Andrade HS, Mello MF, Cezarino BN, Oliveira LM, et al. Reoperative Laparoscopic Ureteropelvic Junction Obstruction Repair in Children: Safety and Efficacy of the Technique. J Urol. 2017;197(3):798-804.

19. Moscardi PRM, Lopes RI, Mello MF, Neto CMB, Cezarino BN, Oliveira LM, et al. Laparoscopic pyeloplasty in children with horseshoe kidney. Int Braz J Urol. 2017;43(2).

20. Brunhara JA, Moscardi PRM, Mello MF, Andrade HS, de Carvalho PA, Cezarino BN, et al. Transperitoneal laparoscopic pyeloplasty in children: Does upper urinary tract anomalies affect surgical outcomes? Int Braz J Urol. 2018;44(2):370-7.

21. Passerotti CC, Passerotti AMAMS, Dall'Oglio MF, Leite KRM, Nunes RLV, Srougi M, et al. Comparing the Quality of the Suture Anastomosis and the Learning Curves Associated with Performing Open, Freehand, and Robotic-Assisted Laparoscopic Pyeloplasty in a Swine Animal Model. J Am Coll Surg. 2009;208(4):576-86.

22. Riachy E, Cost NG, Defoor WR, Reddy PP, Minevich EA, Noh PH. Pediatric standard and robot-assisted laparoscopic pyeloplasty: A comparative single institution study. J Urol. 2013;189(1):283-7.

23. Subotic U, Rohard I, Weber DM, Gobet R, Moehrlen U, Gonzalez R. A minimal invasive surgical approach for children of all ages with ureteropelvic junction obstruction. J Pediatr Urol. 2012;8(4):354-8.

24. Murthy P, Cohn JA, Gundeti MS. Evaluation of robotic-assisted laparoscopic and open pyeloplasty in children: Single-surgeon experience. Ann R Coll Surg Engl. 2015;97(2):109-14.

25. Barbosa JA, Kowal A, Onal B, Gouveia E, Walters M, Newcomer J, et al. Comparative evaluation of the resolution of hydronephrosis in children who underwent open and robotic-assisted laparoscopic pyeloplasty. J Pediatr Urol. 2013;9(2):199-205.

26. Michaud JE, Akhavan A. Upper Pole Heminephrectomy Versus Lower Pole Ureteroureterostomy for Ectopic Upper Pole Ureters. Curr Urol Rep. 2017;18(3):21.

27. Gnech M, Berrettini A, Lopes RI, Moscardi P, Esposito C, Zucchetta P, et al. Pyeloplasty vs. nephrectomy for ureteropelvic junction obstruction in poorly functioning kidneys (differential renal function <20%): a multicentric study. J Pediatr Urol. 2019;15(5):e1-553.e8.

28. Dénes FT, Danilovic A, Srougi M. Outcome of laparoscopic upper-pole nephrectomy in children with duplex systems. J Endourol. 2007;21(2):162-8.

29. Palmer KJ, Lowe GJ, Coughlin GD, Patil N, Patel VR. Launching a successful robotic surgery program. J Endourol. 2008;22(4):819-24.

30. Lashley DB, McAleer IM, Kaplan GW. Ipsilateral ureteroureterostomy for the treatment of vesicoureteral reflux or obstruction associated with complete ureteral duplication. J Urol. 2001;165(2):552-4.

31. González R, Piaggio L. Initial experience with laparoscopic ipsilateral ureteroureterostomy in infants and children for duplication anomalies of the urinary tract. J Urol. 2007;177(6):2315-8.

32. Biles MJ, Finkelstein JB, Silva M V., Lambert SM, Casale P. Innovation in robotics and pediatric urology: robotic ureteroureterostomy for duplex systems with ureteral ectopia. J Endourol. 2016;30(10):1041-8.

33. Timberlake MD, Peters CA. Current status of robotic-assisted surgery for the treatment of vesicoureteral reflux in children. Curr Opin Urol. 2017;27(1):20-6.

34. Boysen WR, Akhavan A, Ko J, Ellison JS, Lendvay TS, Huang J, et al. Prospective multicenter study on robot-assisted laparoscopic extravesical ureteral reimplantation (RALUR-EV): Outcomes and complications. J Pediatr Urol. 2018;14(3):262.e1-262.e6.

35. I S Gill, Ponsky LE, Desai M, Kay R, Ross JH. Laparoscopic cross-trigonal Cohen ureteroneocystostomy: Novel technique. J Urol. 2001;166(5):1811-4.

36. Valla JS, Steyaert H, Griffin SJ, Lauron J, Fragoso AC, Arnaud P, et al. Transvesicoscopic Cohen ureteric reimplantation for vesicoureteral reflux in children: A single-centre 5-year experience. J Pediatr Urol. 2009;5(6):466-71.

37. Peters CA, Woo R. Intravesical robotically assisted bilateral ureteral reimplantation. J Endourol. 2005;19(6):618-21.

38. Marchini GS, Hong YK, Minnillo BJ, Diamond DA, Houck CS, Meier PM, et al. Robotic assisted laparoscopic ureteral reimplantation in children: Case matched comparative study with open surgical approach. J Urol. 2011;185(5):1870-5.

39. Gundeti MS, Petravick ME, Pariser JJ, Pearce SM, Anderson BB, Grimsby GM, et al. A multi-institutional study of perioperative and functional outcomes for pediatric robotic-assisted laparoscopic Mitrofanoff appendicovesicostomy. J Pediatr Urol. 2016;12(6):386.e1-386.e5.

40. Murthy P, Cohn JA, Selig RB, Gundeti MS. Robot-assisted laparoscopic augmentation ileocystoplasty and mitrofanoff appendicovesicostomy in children: updated interim results. Eur Urol. 2015;68(6):1069-75.

Índice remissivo

Encarte – imagens coloridas

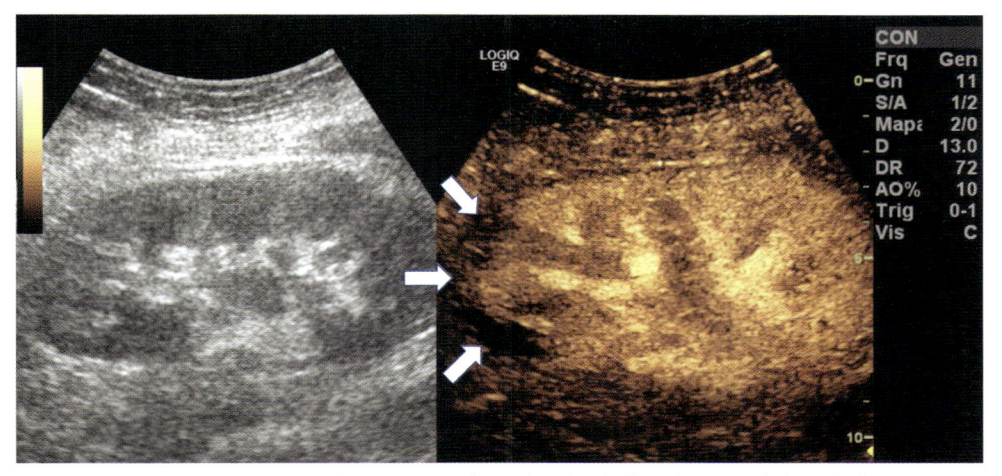

Figura 3.30 USG com contraste intravenoso a base de microbolhas (imagem à direita) demonstra realce homogêneo do enxerto renal, exceto na região periférica do polo superior do rim (setas), onde se observa área hipovascular, compatível com área isquêmica. A imagem à esquerda, em modo B, não demonstra alterações.

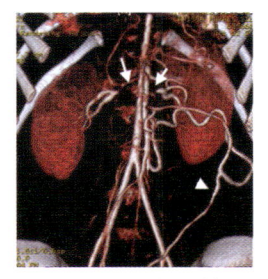

Figura 3.33 AngioTC com reconstrução em 3D – VR evidencia acentuada estenose das artérias renais na sua emergência (setas). Nota-se também uma artéria colateral à esquerda, estendendo-se da aorta até a artéria ilíaca esquerda (cabeça de seta).

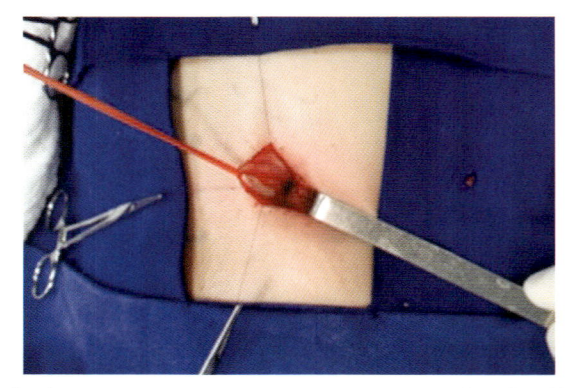

Figura 6.4   Pieloplastia aberta com acesso posterior, com exposição da pelve dilatada sem dilatação do ureter.

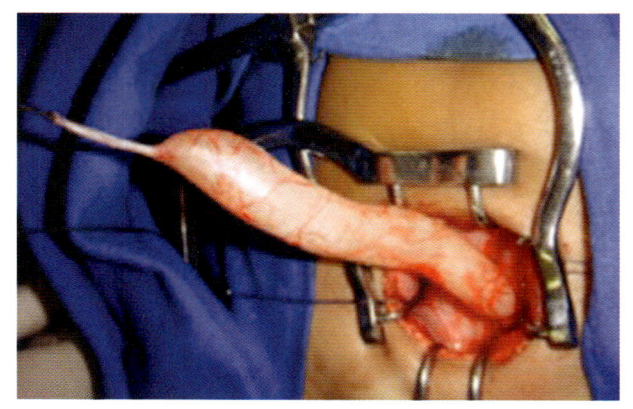

Figura 6.9   Cirurgia para tratamento do megaureter obstrutivo primário (MOP), com dissecção ureteral evidenciando o segmento distal hipoplásico e obstrutivo e segmento a montante dilatado. Na sequência, ressecam-se o segmento obstrutivo e parte do segmento dilatado redundante, para seu reimplante na bexiga.

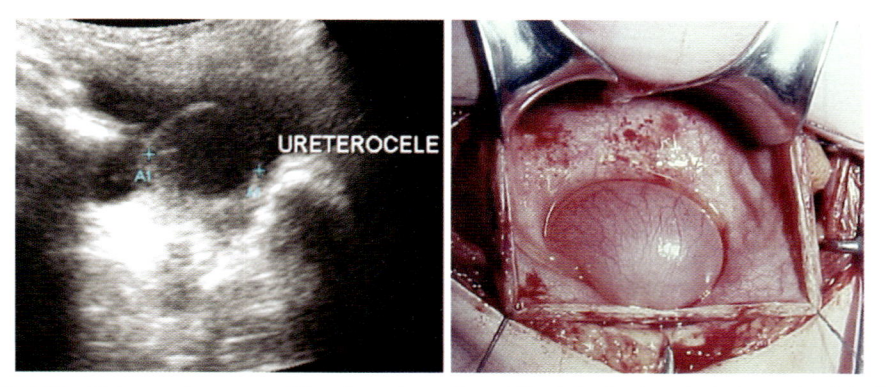

Figura 6.15   Imagem ultrassonográfica de ureterocele e visão da lesão durante tratamento cirúrgico aberto.

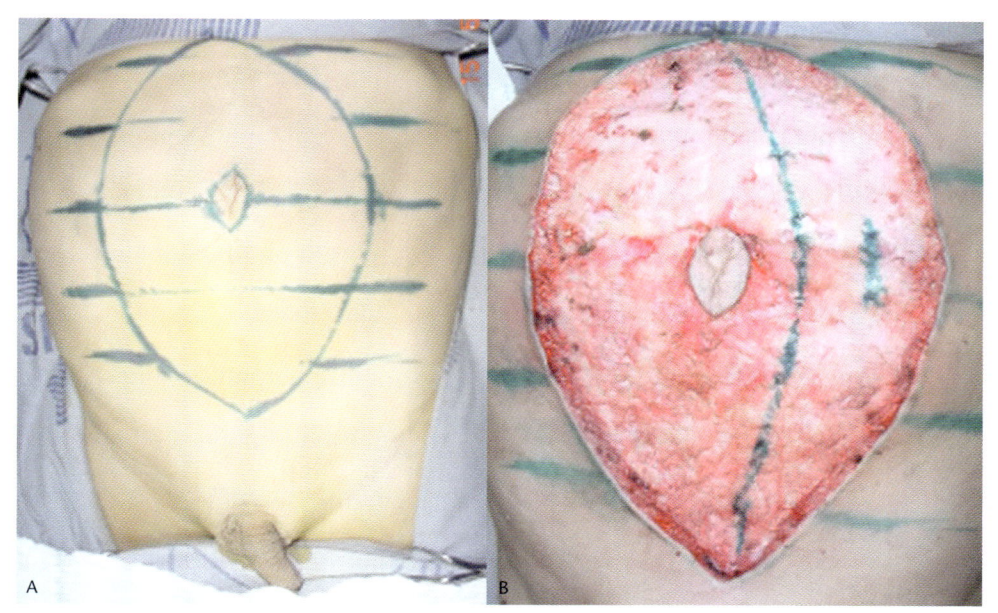

Figura 10.3   A: demarcação de tecidos cutâneo e subcutâneo a serem ressecados, preservando-se a cicatriz umbilical; B: exposição da camada musculoaponeurótica, com a linha traçada que representa o local da incisão que, ao término da cirurgia, será fechada com a técnica de jaquetão.

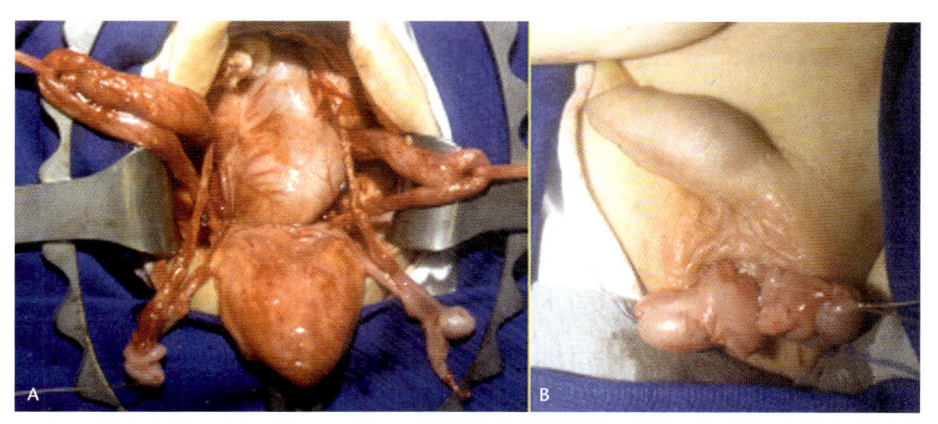

Figura 10.6   Dissecção dos ureteres e dos testículos, preservando o pedículo vascular e deferencial A. Testículos levados ao escroto antes de sua fixação definitiva B.

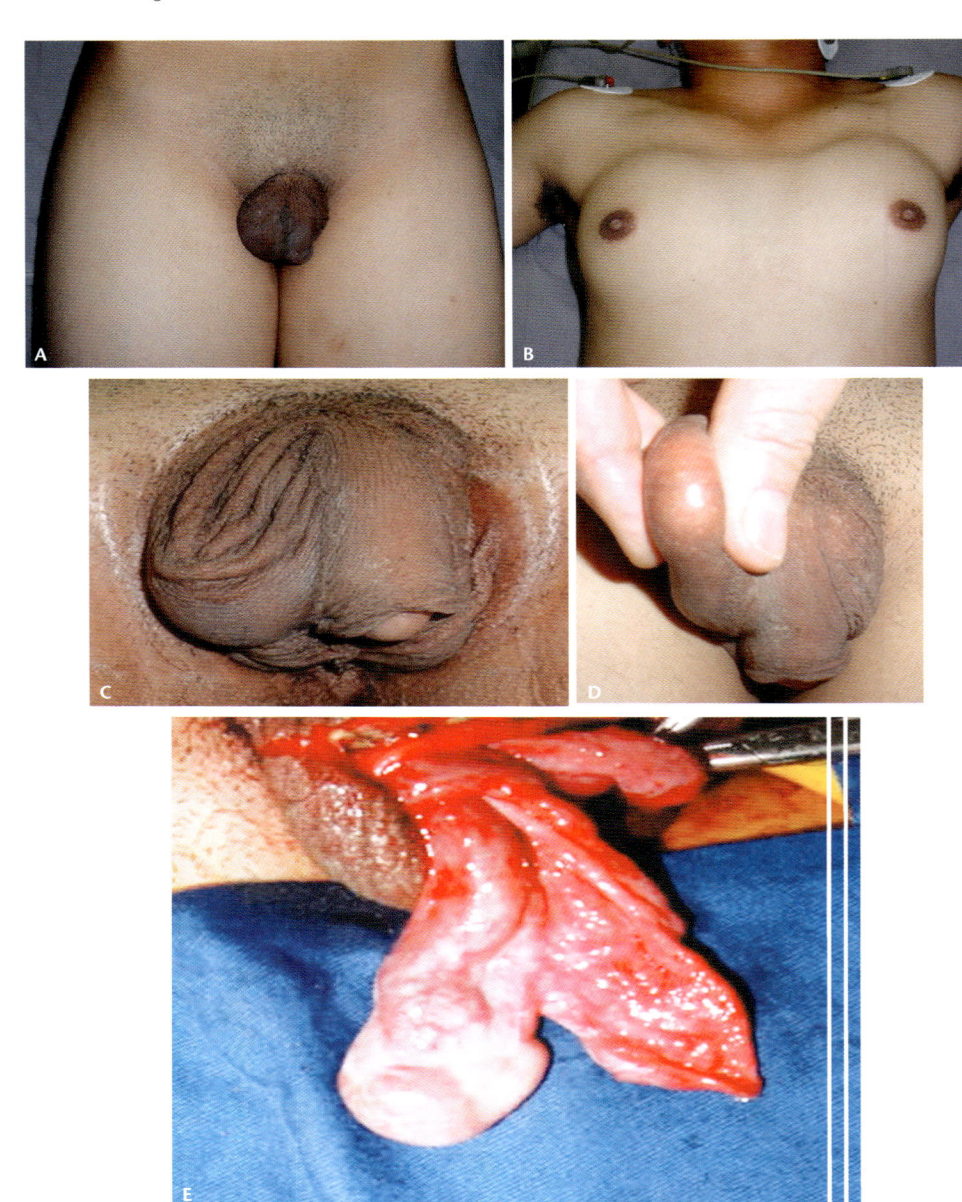

Figura 11.6   A, B, C, D) Paciente com 21 anos de idade, sexo social masculino, genitália atípica porém virilizada, assimetria escrotal, gônada direita única, palpável. Ginecomastia na puberdade. DDS 46, XX ovariotesticular. E) Imagem da gônada direita durante a exploração cirúrgica escrotal, evidenciando ovotestis. Foi preservada a porção testicular e removido o componente ovariano da gônada, bem como removidas por via laparoscópica as estruturas mülleriana sintra-abdominais.

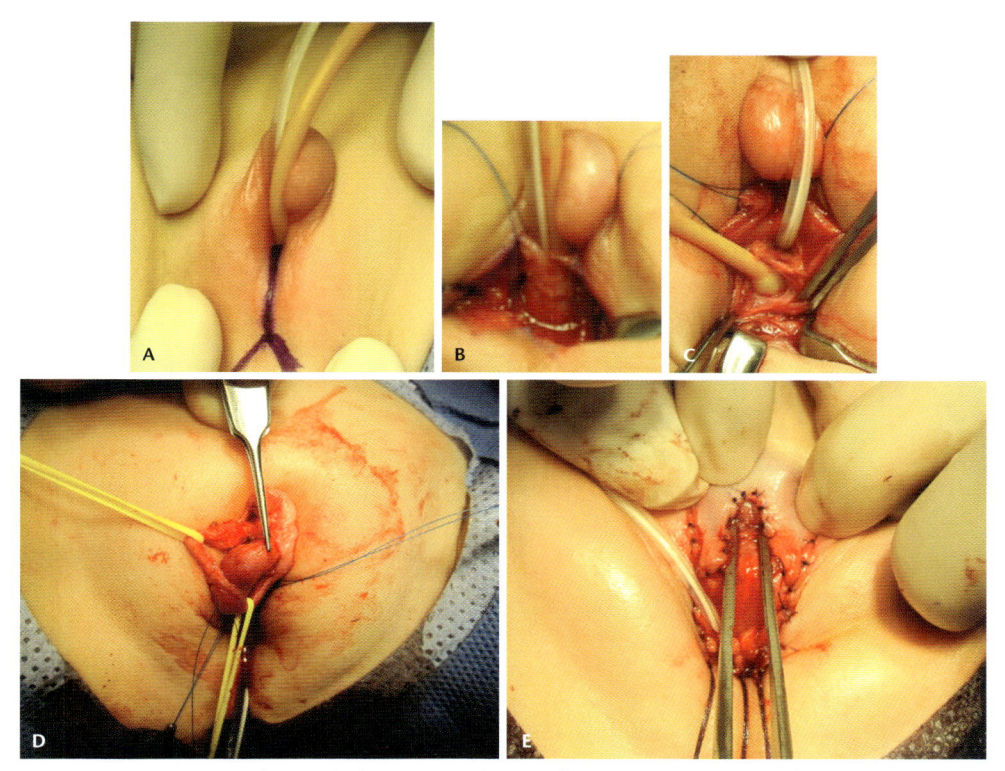

Figura 11.11   Etapas cirúrgicas da feminização da genitália externa. Tratamento do seio urogenital com (A) incisão perineal, (B) mobilização da parede posterior do seio, (C) exposição dos orifícios da uretra e vagina após incisão da parede posterior do seio, (D) clitoroplastia redutora com preservação do feixe vasculonervoso dorsal e mucosa ventral e (E) confecção dos pequenos e grandes lábios-vulvo-plastia.

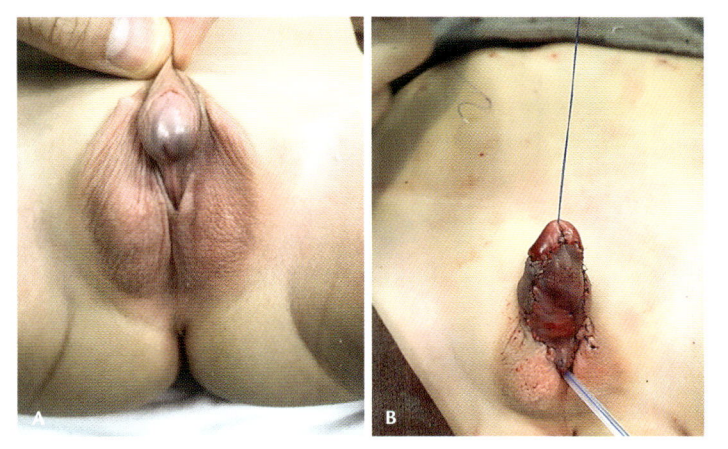

Figura 11.12   Genitália externa atípica de paciente DDS 46,XY. A) pré-operatório. B) pós-operatório 1º tempo da ortofaloplastia.

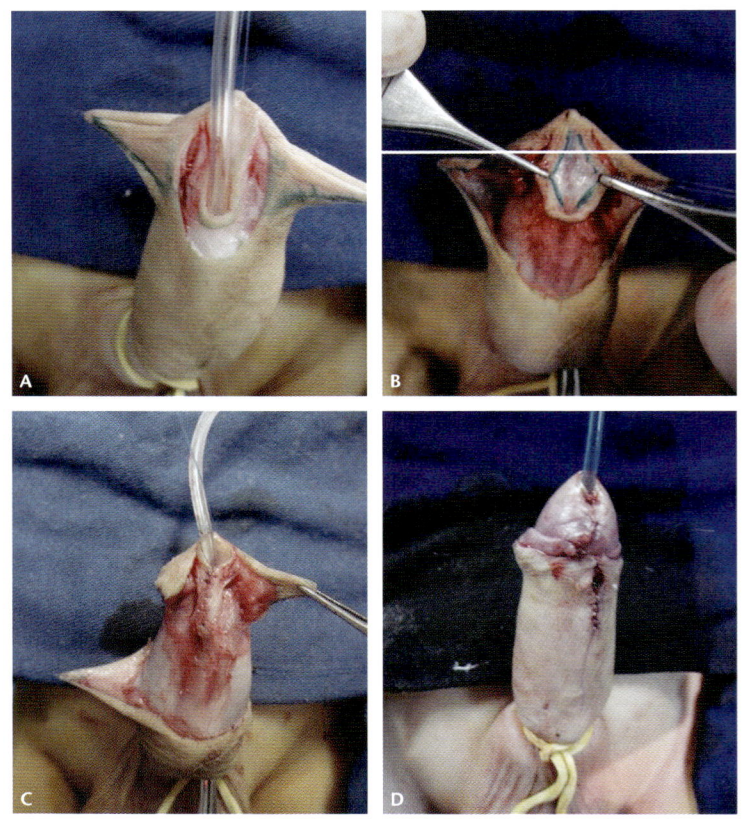

Figura 12.6   A: Preparando a placa uretral; as asas glandares foram liberadas dos corpos cavernosos; B: incisão longitudinal da placa uretral com o objetivo de aumentar o diâmetro da uretra; C: uretro-plastia sobre cateter uretral; D: glandoplastia e distribuição do prepúcio configurando aspecto plástico satisfatório.

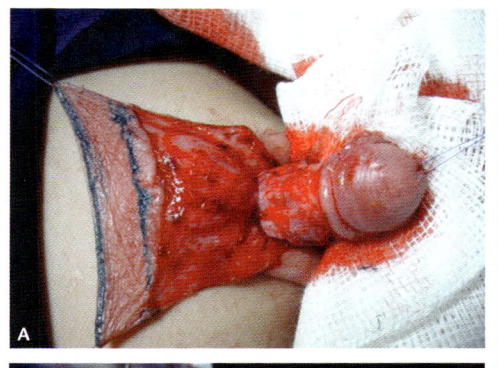
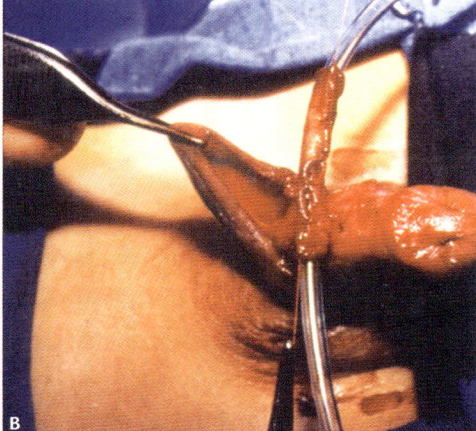
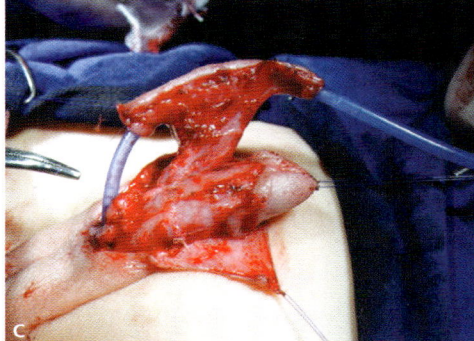

Figura 12.9 A: Após dissecção do prepúcio, demarca-se um retângulo na face ventral. B: O retângulo é tubulizado sobre cateter uretral, mantendo pedículo vascularizado. C: Rotação do tubo prepucial para a face ventral, constituindo a neouretra.

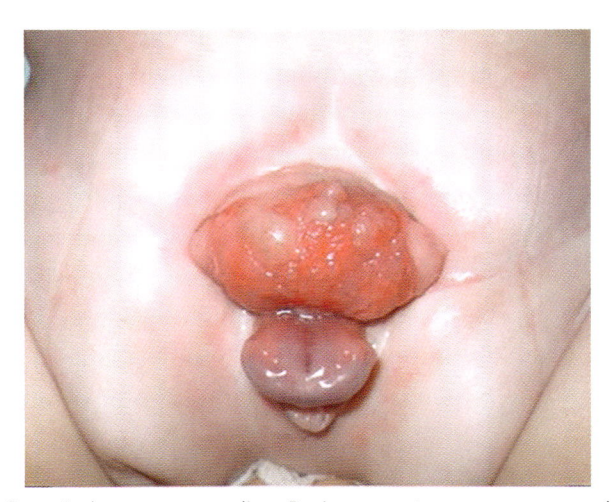

Figura 13.1 Extrofia vesical no sexo masculino. Bexiga exposta com mucosa regular, lisa, paredes finas; placa vesical de 3 x 3 cm, depressível com manobras digitais. Pênis epispádico com base ampla e encurtamento da haste decorrente de diástase pubiana.

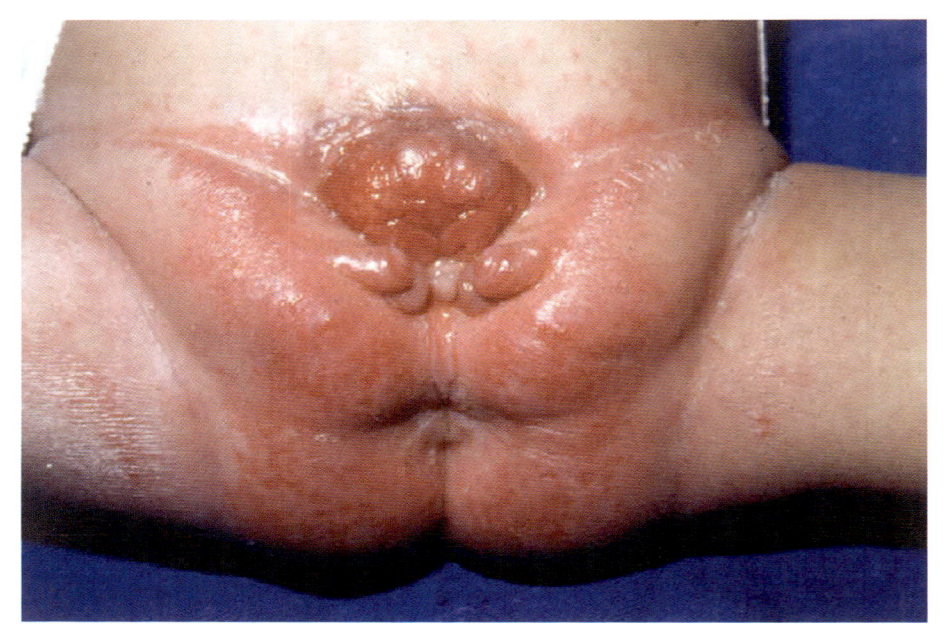

Figura 13.2   Extrofia vesical no sexo feminino. Clitóris fendido ou duplicado, uretra ampla e aberta. Intensa dermatite amoniacal, ânus anteriorizado.

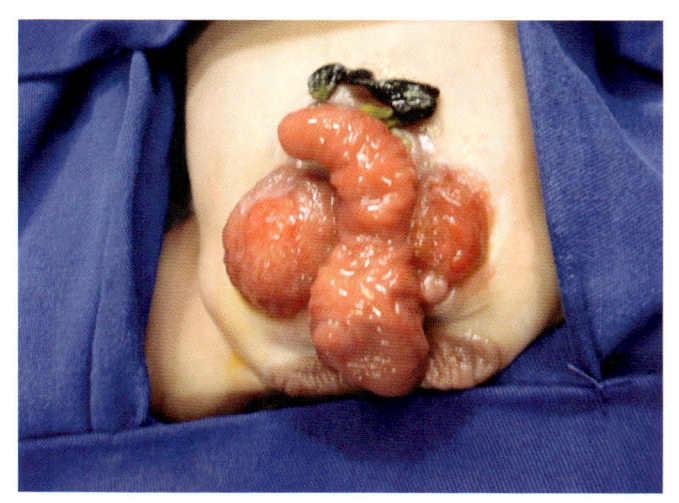

Figura 13.5   Extrofia de cloaca clássica: lateralmente duas hemibexigas separadas por mucosa intestinal. Inferiormente, observa-se orifício (íleo terminal) por onde se eliminam as fezes. Ânus imperfurado e bolsa escrotal bífida.

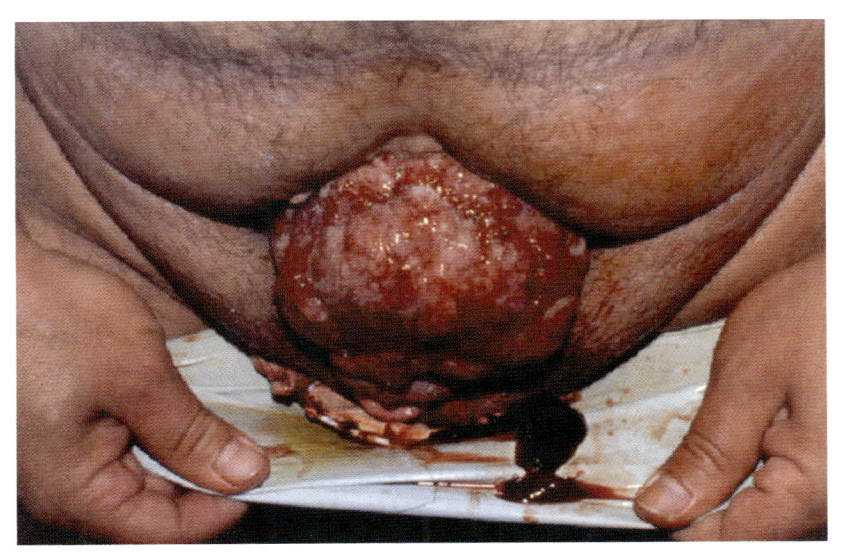

Figura 13.6 Paciente com extrofia vesical virgem de tratamento. Diagnosticou-se adenocarcinoma de bexiga. O paciente submeteu-se à cistectomia e à derivação urinária. Houve recidiva local, metástases e óbito.

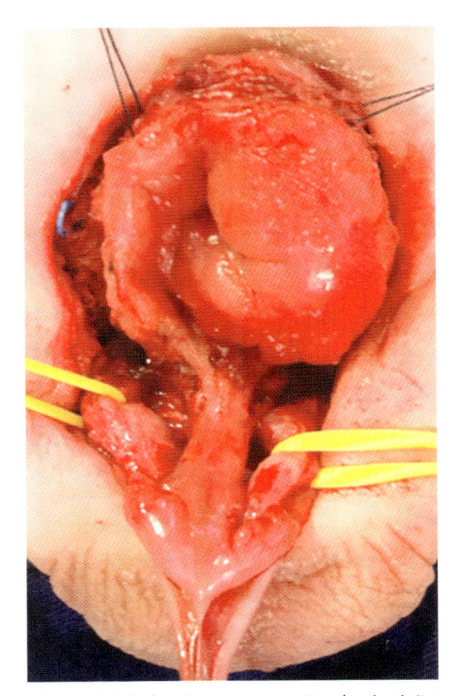

Figura 13.7 Dissecção circunferencial da bexiga e marcação das incisões na placa uretral. Dissecção dos corpos cavernosos, separando-os da placa uretral e mantendo fixa a placa na extremidade da glande. Neouretroplastia.

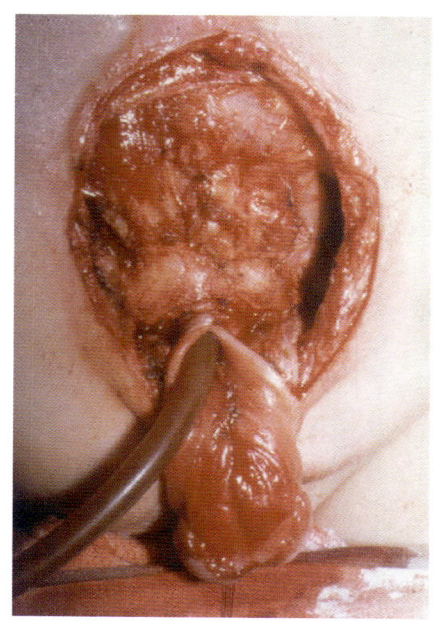

Figura 13.9 Cistorrafia e alongamento peniano, transformando a extrofia em epispadia incontinente. Observar a falha na parede abdominal.

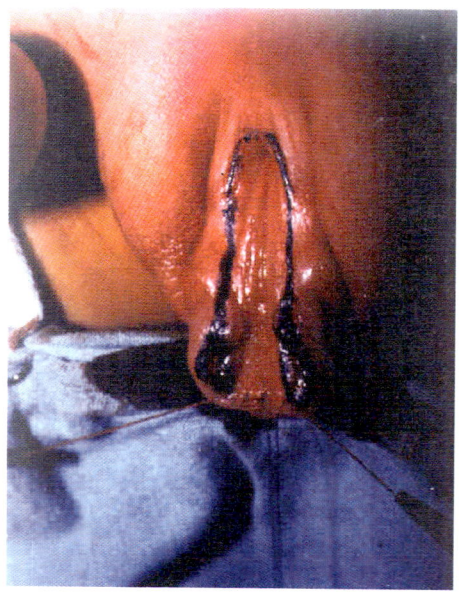

Figura 13.14 Demarcação da placa uretral, circundando o meato uretral do pênis para delimitar a neouretra.

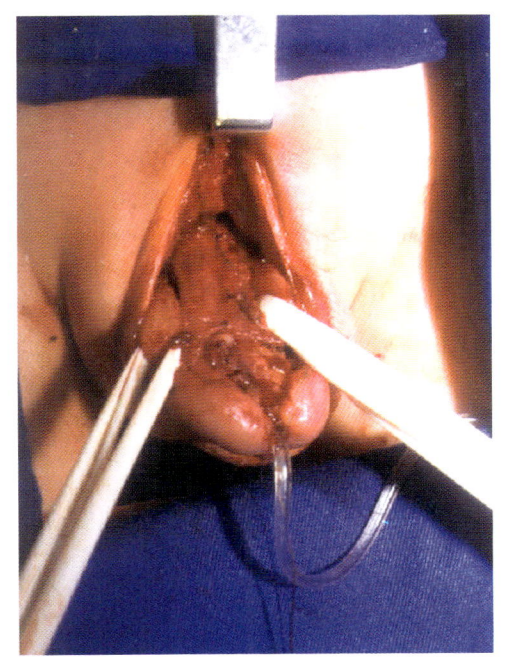

Figura 13.15 Os corpos cavernosos são totalmente liberados da placa uretral, a qual é tubulizada ao redor de sonda uretral n. 6 ou 8. Os corpos cavernosos permanecem sobre a neouretra, após caverno--cavernostomia, corrigindo assim a dorsoflexão do pênis (cirurgia de Cantwell-Ransley).

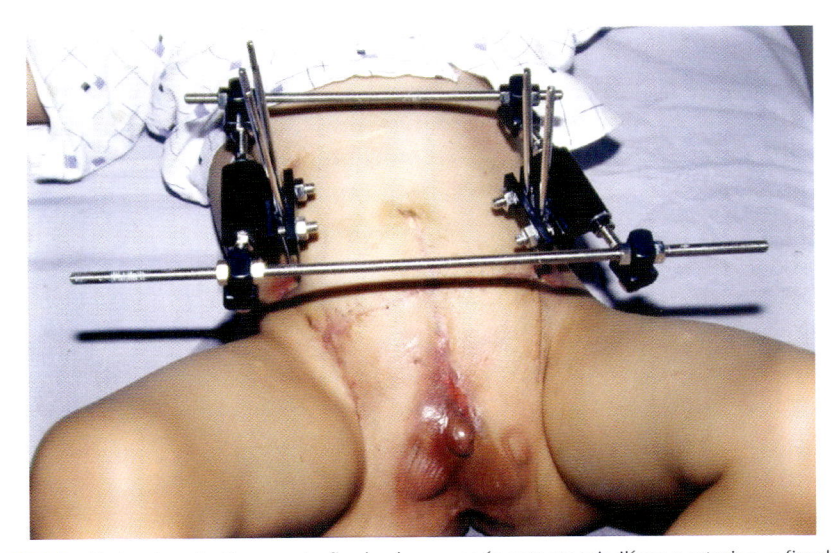

Figura 13.16 Abdominoplastia na extrofia de cloaca: após osteotomia ilíaca posterior, o fixador externo aproxima parcialmente os ossos pubianos, tirando a tensão das linhas de sutura dos retalhos hipogástricos.

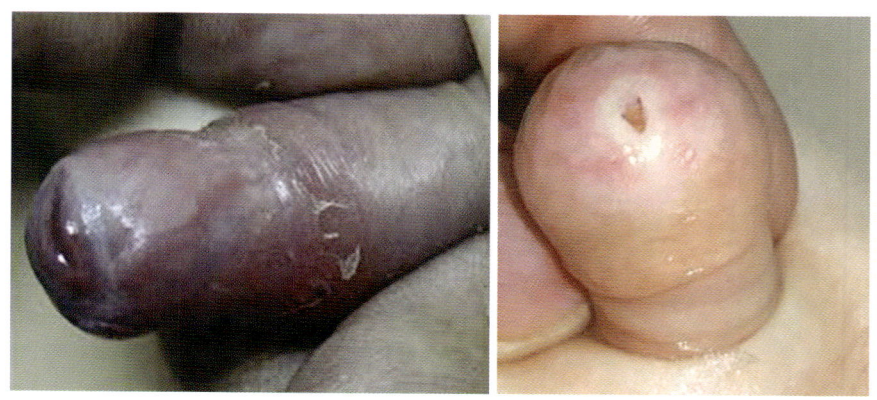

Figura 14.6   Balanite xerótica em crianças não circuncisadas.

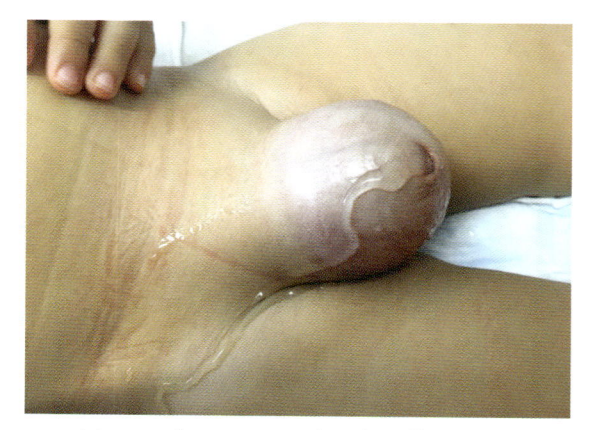

Figura 14.9   Bexiga prepucial com urina extravasando pelo orifício prepucial estreito.

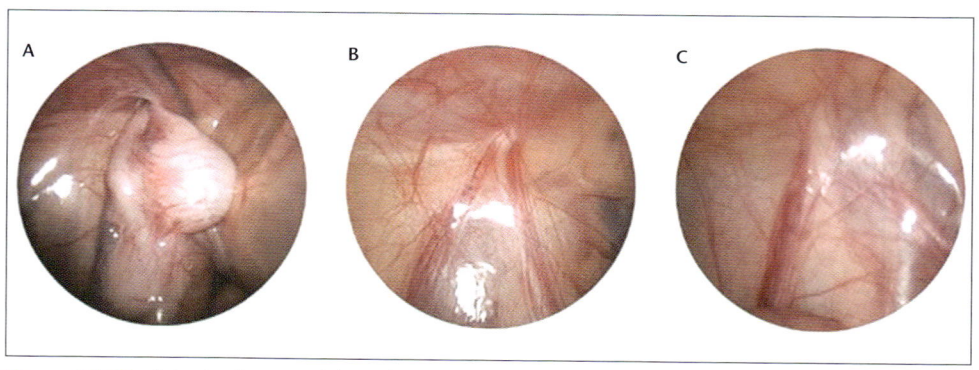

Figura 14.13   Achados laparoscópicos da criptorquidia. A) Testículo intra-abdominal normal em posição baixa. B) Vasos espermáticos e deferente entrando anel inguinal. C) Vasos espermáticos em fundo cego.

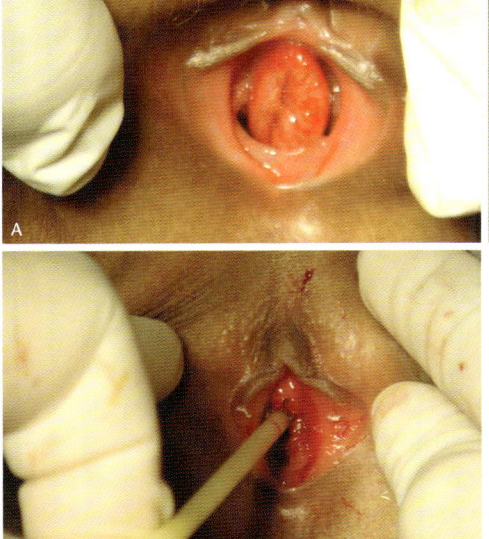
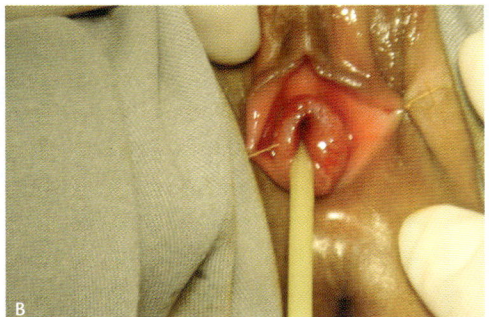
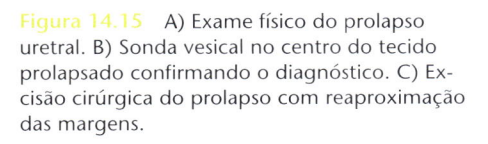

Figura 14.15   A) Exame físico do prolapso uretral. B) Sonda vesical no centro do tecido prolapsado confirmando o diagnóstico. C) Excisão cirúrgica do prolapso com reaproximação das margens.

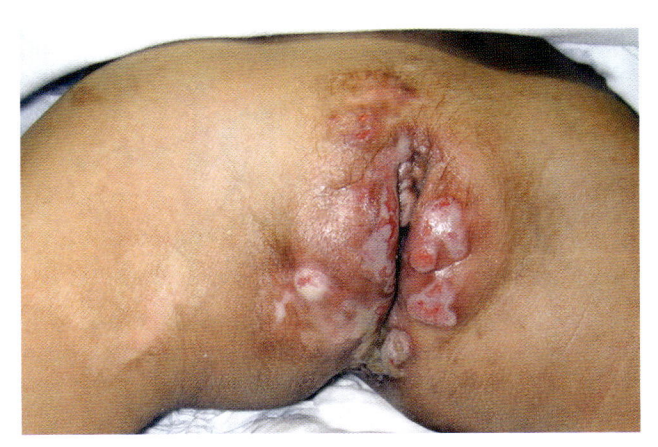

Figura 22.2   Dermatite amoniacal complicada com celulite e lesões ulceradas nas regiões genital e perineal de menina de 10 anos com malformação sacral, incontinência urinária e infecção do trato urinário recorrentes. A diminuição da sensibilidade nessa região predispõe pacientes a quadros cutâneos mais graves.

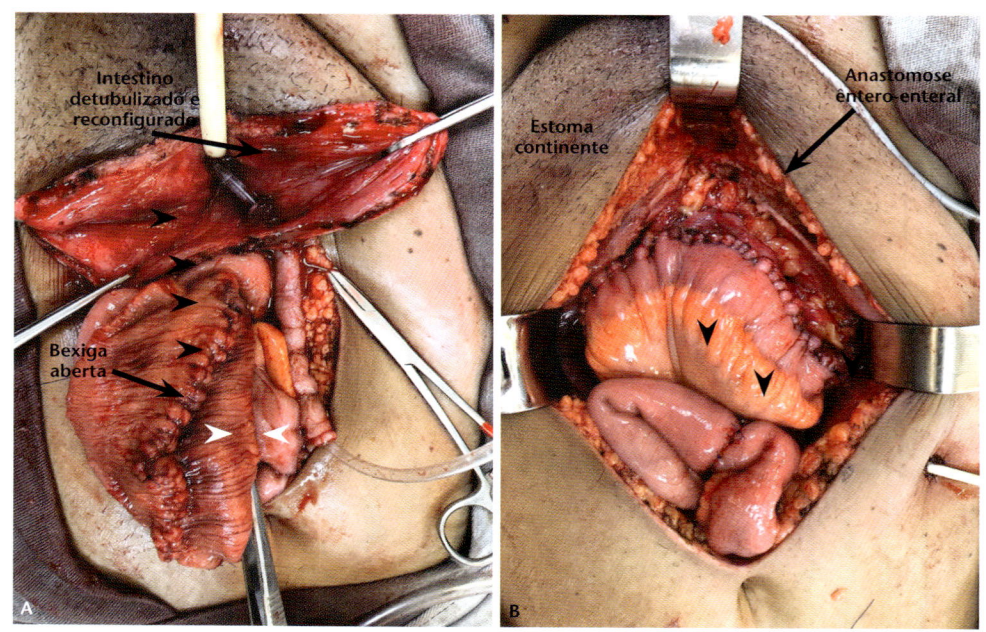

Figura 22.7   Ampliação vesical com segmento ileal (ileocistoplastia) em paciente de 17 anos com mielomeningocele e má complacência vesical. A: aspecto intraoperatório demonstrando o segmento intestinal já detubulizado e reconfigurado antes de ser anastomosado à bexiga e demonstrando o apêndice (cabeças de seta pretas) já implantado na bexiga (cabeças de setas brancas). B: aspecto final da cirurgia demonstrando a anastomose enteroenteral, finalização da ampliação vesical (cabeças de setas na linha de sutura com a bexiga) e o estoma continente feito com o apêndice na fossa ilíaca direita.

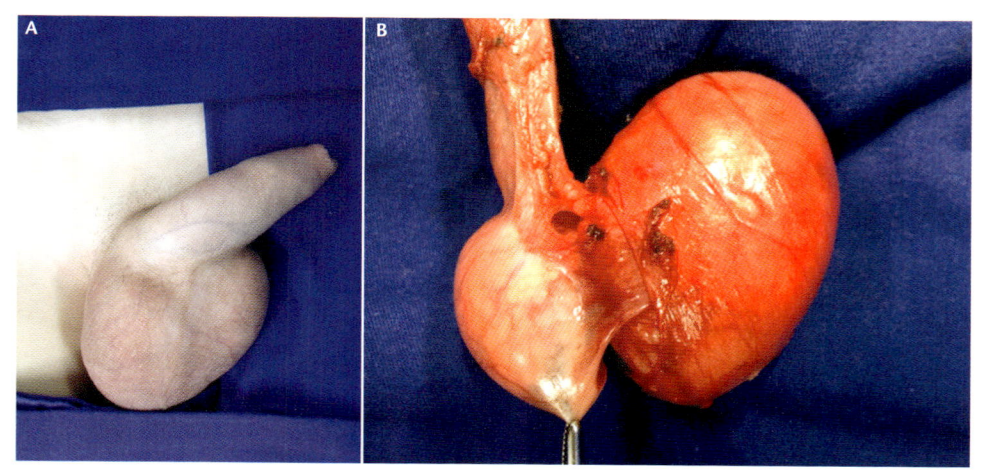

Figura 23.3   Rabdomiossarcoma paratesticular D em paciente de 12 anos. A: aumento de volume escrotal com nódulo palpável; B: orquiectomia radical por inguinotomia.

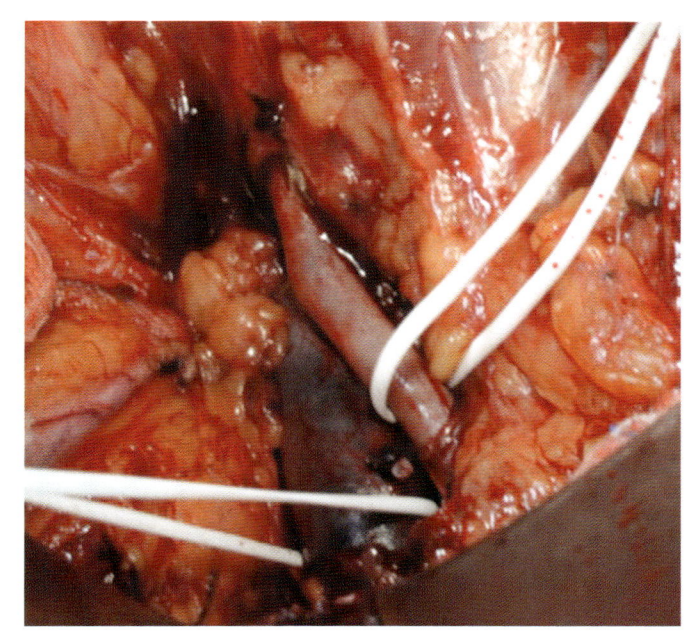

Figura 25.1 Anastomose dos vasos renais nas artérias e veias ilíacas externas do receptor.

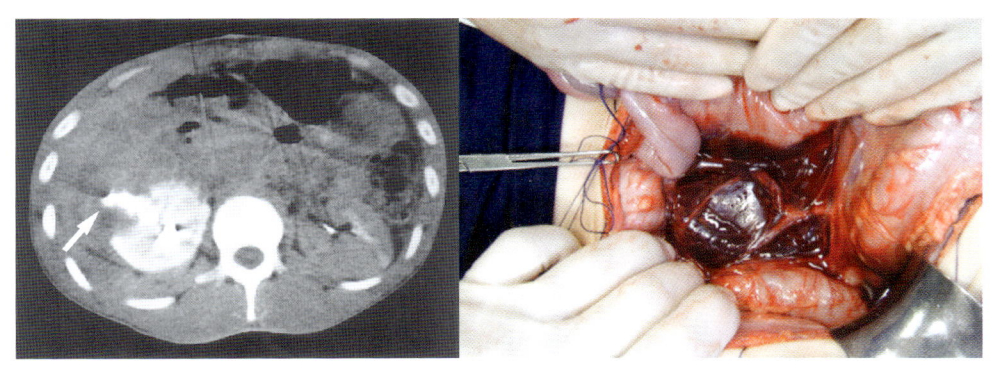

Figura 26.2 A: Traumatismo renal fechado de grau 3, com extensa lesão renal, hematoma e urinoma retroperitoneal. B: Aspecto intraoperatório visualizando hematoma retroperitoneal.

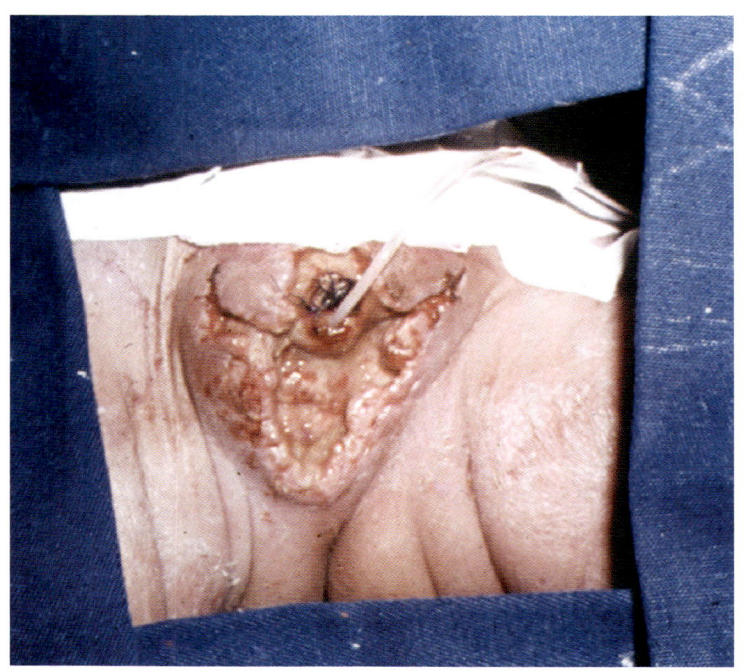

Figura 26.9   Avulsão traumática do pênis e da bolsa escrotal. O aspecto mostra o resultado após debridamento cirúrgico. O pênis foi totalmente arrancado, permanecendo parte da uretra proximal com sonda vesical.

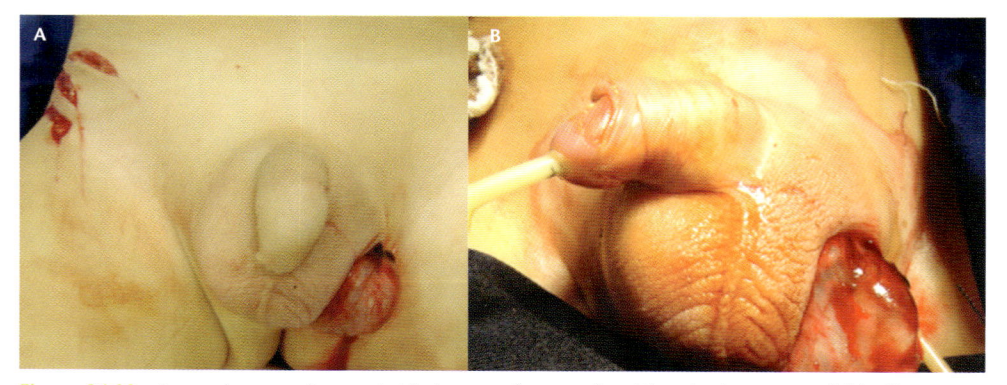

Figura 26.10   A: menino com 6 anos de idade que sofreu queda acidental sobre vaso sanitário. Houve quebra da louça do vaso e lesões cortantes no nível da espinha ilíaca direita e da bolsa escrotal. B: A lesão no escroto foi profunda, seccionando totalmente a uretra bulbar e os corpos cavernosos. A sonda uretral introduzida pelo meato uretral está exteriorizada na uretra seccionada.